各器官の構造と機能から、注目の最新医療まで

史上最強 カラー図解

プロが教える

人体
のすべてがわかる本

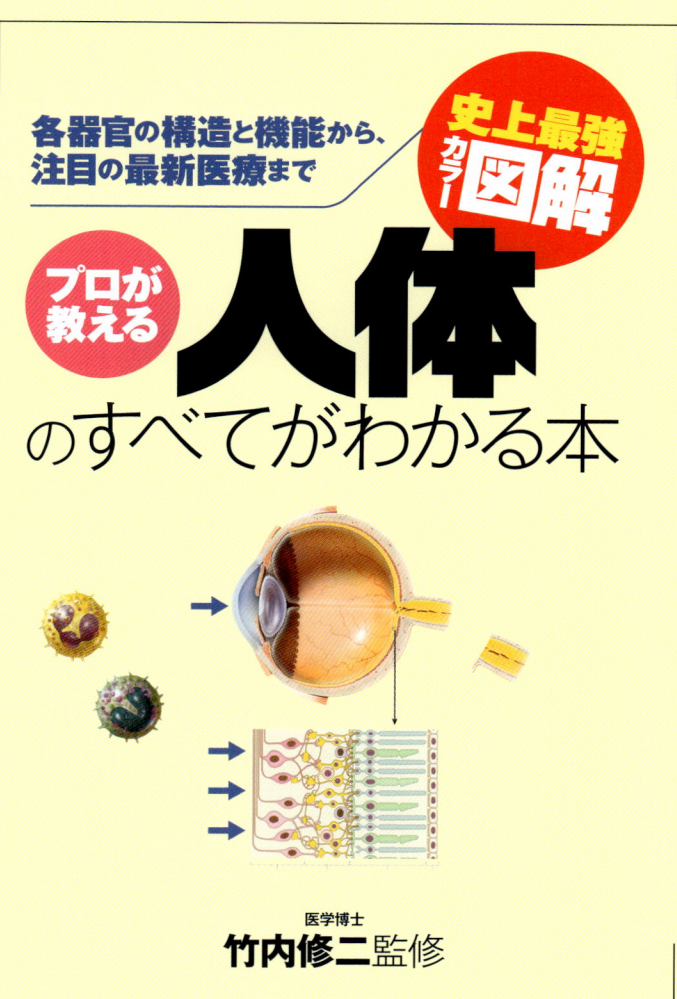

医学博士
竹内修二 監修

ナツメ社

CONTENTS

はじめに ………………………………………………………………… 7

第1部 医療の最前線 日本の医療技術の今を知る …………… 8

第❶章 救急医療 …………………………………………… 10
- 救命救急の現場 ……………… 10

第❷章 注目の医療技術 〜再生医療〜 …………… 16
- 再生医療の現状 ……………… 16
- ハイブリッド人工臓器 ……… 18
- 移植医療 ……………………… 20

第❸章 現代特有の病気 ……………………………… 22
- 生活習慣病 …………………… 22
  - 脂質異常症 ………………… 26
  - 糖尿病 ……………………… 26
  - 肥満 ………………………… 27
  - 高血圧 ……………………… 27
- 心の病 ………………………… 28
- アレルギー …………………… 32

第❹章 進化した人間ドック ………………………… 36
- 最高レベルの人間ドック …… 36
- 部位別ドック ………………… 40

第2部 からだのしくみ からだの各器官の構造・役割を解説 ……42

からだの基本 …………………… 44
- 細胞 …………………………… 44
- 細胞分裂 ……………………… 46
- 組織 …………………………… 48
- 脳の全体像 …………………… 50
- 神経の全体像 ………………… 51
- 筋肉の全体像 ………………… 52
- 全身の筋肉 …………………… 53
- 骨の全体像 …………………… 54
- 全身の臓器 …………………… 55
- リンパの全体像 ……………… 56

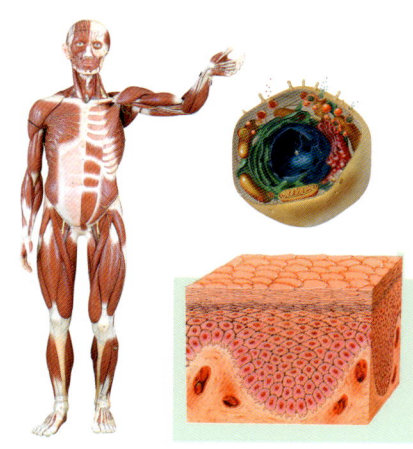

第❶章 消化器 ……………………………………… 57

- 消化管のしくみ ……………… 58
- 口腔のしくみ ………………… 60
- 唾液の役割 …………………… 62
- 歯のしくみ …………………… 64
- 咀嚼の役割 …………………… 66
- 咽頭のしくみ ………………… 68
- 嚥下の役割 …………………… 70
- 胃のしくみ …………………… 72
- 膵臓のしくみ ………………… 74
- 十二指腸のしくみ …………… 76
- 小腸のしくみ ………………… 78
- 小腸の栄養吸収 ……………… 80
- 大腸・肛門のしくみ ………… 82
- 肝臓のしくみ ………………… 84
- アルコール分解のしくみ …… 86
- 胆嚢のしくみ ………………… 88
- 血糖調節のしくみ …………… 90

■ 消化器系の病気 ……………… 92
　胃ガン ………………………… 92

- 胃炎 …………………………… 93
- 胃潰瘍 ………………………… 93
- 十二指腸潰瘍 ………………… 94
- 盲腸（虫垂炎） ……………… 94
- 腸閉塞 ………………………… 95
- 大腸ポリープ ………………… 95
- 腸炎 …………………………… 96
- 膵炎 …………………………… 96
- 肝炎 …………………………… 97
- 胆石症 ………………………… 98
- 痔 ……………………………… 98

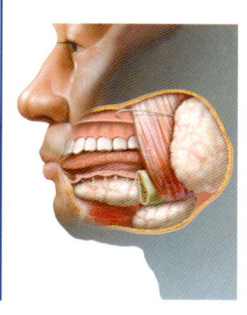
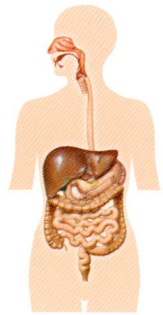

CONTENTS

第❷章　呼吸器 ······ 99

- 鼻のしくみ ······ 100
- 喉頭のしくみ ······ 102
- 声帯のしくみ ······ 104
- 肺のしくみ ······ 106
- 気管のしくみ ······ 108
- ガス交換のしくみ ······ 110
- 呼吸のしくみ ······ 112
- 外呼吸・内呼吸 ······ 114

■ 呼吸器系の病気 ······ 116
　声帯ポリープ ······ 116
　咽頭炎 ······ 116
　肺結核 ······ 117
　睡眠時無呼吸症候群 ······ 117
　肺炎 ······ 118
　気管支炎 ······ 118
　肺気腫 ······ 119
　風邪 ······ 120
　インフルエンザ ······ 120

第❸章　循環器 ······ 121

- 心臓のしくみ ······ 122
- 心筋と拍動 ······ 124
- 全身の血管 ······ 126
- 血液循環のしくみ ······ 128
- 血管のしくみ ······ 130
- 血圧のしくみ ······ 132
- リンパ系の働き ······ 134
- リンパ節のしくみ ······ 136

　大動脈瘤 ······ 138
　狭心症 ······ 139
　心筋梗塞 ······ 139
　貧血 ······ 140
　白血病 ······ 140

■ 循環器系の病気 ······ 138
　心不全 ······ 138

第❹章　泌尿器・生殖器 ······ 141

- 腎臓のしくみ ······ 142
- 尿の生成 ······ 144
- 体液の調節 ······ 146
- 膀胱のしくみ ······ 148
- 尿道のしくみ ······ 150
- 男性生殖器のしくみ ······ 152
- 精巣・精子のしくみ ······ 154
- 勃起・射精 ······ 156
- 女性生殖器のしくみ ······ 158
- 卵巣のしくみ ······ 160
- 排卵・月経 ······ 162

- 乳房のしくみ ······ 164
- 受精・妊娠 ······ 166
- 胎児の成長・出産 ······ 168
- ホルモンのしくみ ······ 170

■ 泌尿器・生殖器系の病気 ······ 172
　腎不全 ······ 172
　前立腺肥大症 ······ 173
　膀胱炎 ······ 174
　尿路結石 ······ 174
　子宮ガン ······ 175

更年期障害 …………………………… 176
甲状腺の病気 ………………………… 176

第❺章　脳・神経　177

- 神経細胞のしくみ ………………… 178
- 神経網のしくみ …………………… 180
- 脊髄のしくみ ……………………… 182
- 脳のしくみ ………………………… 184
- 小脳のしくみ ……………………… 186
- 脳幹のしくみ ……………………… 188
- 大脳のしくみ ……………………… 190
- 大脳皮質の働き …………………… 192
- 髄膜と脳脊髄液 …………………… 194
- 右脳・左脳 ………………………… 196
- 記憶の構造 ………………………… 198
- 感覚神経と運動神経 ……………… 200
- 脳神経のしくみ …………………… 202
- 自律神経のしくみ ………………… 204

■ 脳・神経系の病気 ……………… 206
　脳出血 ………………………… 206
　脳梗塞 ………………………… 207
　脳腫瘍 ………………………… 208
　髄膜炎 ………………………… 209
　アルツハイマー病 …………… 209
　パーキンソン病 ……………… 210
　神経痛 ………………………… 210

第❻章　血液と遺伝　211

- 血液のしくみ ……………………… 212
- 血液の働き（赤血球・白血球）…… 214
- 血液の働き（血漿と血小板）……… 216
- 造血作用 …………………………… 218
- 染色体と遺伝子① ………………… 220
- 染色体と遺伝子② ………………… 222
- 免疫① ……………………………… 224
- 免疫② ……………………………… 226

■ 血液・遺伝系の病気 …………… 228
　エイズ ………………………… 228

第❼章　感覚器　229

- 目のしくみ（眼球・眼筋）………… 230
- 目のしくみ（眼瞼・涙器）………… 232
- 視覚 ………………………………… 234
- 色覚 ………………………………… 236
- 耳のしくみ（外耳・中耳）………… 238
- 耳のしくみ（内耳）………………… 240
- 平衡感覚 …………………………… 242
- 気圧の調整 ………………………… 244
- 嗅覚 ………………………………… 246
- 味覚 ………………………………… 248
- 皮膚のしくみ ……………………… 250
- 皮膚感覚 …………………………… 252
- 体温調節・発汗 …………………… 254
- 毛 …………………………………… 256
- 爪 …………………………………… 258

■ 感覚器系の病気 ………………… 260
　白内障 ………………………… 260

CONTENTS

結膜炎	260
急性中耳炎	261
難聴	261
アレルギー性鼻炎	262
蓄膿症	262
虫歯	263
アトピー性皮膚炎	264
足白癬	264

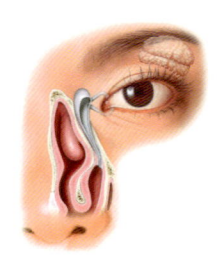
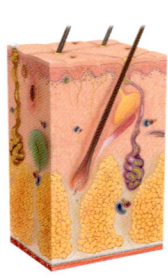

第❽章 骨・筋肉 265

- 骨格 266
- 骨の構造 268
- 筋組織（骨格筋）......270
- 骨の成長・修復・再生 272
- 関節の構造 274
- 頭部の骨格・筋肉 276
- 背骨（脊柱）のしくみ 278
- 胸・腹の骨格・筋肉 280
- 背筋 282
- 骨盤 283
- 上肢の骨格と筋肉 284
- 下肢の骨格と筋肉 286

■ 骨の病気 288
　骨粗鬆症 288
　骨肉腫 289
　骨髄炎 289
　顎関節症 290
　変形性関節症 290
　関節リウマチ 291
　椎間板ヘルニア 292

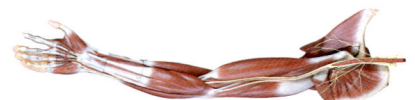

索引 293
協力／参考文献 303

- 執筆・共同監修（第8章 P265 ～ P287）
　　　　　　　　樋口 桂（文京学院大学 保健医療技術学部 解剖学・人体標本室 准教授）
- 編集・執筆　　アーク・コミュニケーションズ、伊藤公一（アイ・ケイ・ジェイ）、佐藤優子
- 編集担当　　　澤幡明子（ナツメ出版企画）
- 本文デザイン　遠藤嘉浩、遠藤明美、横須賀智（遠藤デザイン）
- 取材撮影　　　熊谷章
- イラスト・図版制作　村上寛人、村上 郁、木村図芸社
- 校正　　　　　東京出版サービスセンター、山口智之
- 撮影協力　　　文京学院大学 保健医療技術学部 解剖学・人体標本室

はじめに

　人は生きるために物を食べます。口を開け、歯で切り裂き咬み取りすり潰して飲み込みます。切り裂き咬み取る前歯は鋭く切歯（せっし）といい、クチャクチャとすり潰す奥歯は粉を挽く臼のような形で臼歯（きゅうし）といいます。歯も働きによって形が違い、名前も違っています。

　嚥下（えんげ）、飲み込んだ食べ物は口からのどに行きます。この原稿はパソコンで打っていますが、「のど」と打ち込むと「咽」と「喉」の2つの漢字に変換されます。

　「咽」は、のどがいがらっぽいとき口をあけて覗くと赤く腫れているところです。口からの続きで、鼻からも続いているところで、正式には「咽頭（いんとう）」といいます。本文を見てもらいますと、消化器系でも呼吸器系でも出てきます。一方、「喉」は喉自慢の「のど」で声帯のある気道の一部となり「喉頭（こうとう）」といいます。

　外からからだの中への通り道、食べ物は口（口腔）→咽頭→食道→胃とつながり、空気は鼻（鼻腔（びくう））→咽頭→喉頭→気管→気管支→肺とつながっていきます。このように両方に関係し、走ったりして息が上がると、ハアハアと口を開けて呼吸をする所以です。

　口の中の飲み物や食べ物を飲み込むときに、口を開けておこなってみてください。どうです、うまく飲み込めないでしょう。無理やり行うと、むせてしまいませんか？咽頭は、食べ物と空気の両方の通り道で、咽頭の前から喉頭へ、後ろ下から食道へとつながっていて、飲み込む際には空気の通り道を遮断して、喉頭、気管に食べ物が間違って入るのを防いでいます。口呼吸できるように、口を開いていると気道の遮断がうまく行かないのです。それで、飲み込む際には口を閉じておこなっているのです。

　つま先立ちして見てください。ふくらはぎが堅くなりますよね。ふくらはぎは筋肉で、アキレス腱につながっていて、アキレス腱は踵（かかと）の骨についています。つま先立ちは踵が上がりますが、この踵を上げているのが堅くなったふくらはぎの筋肉です。

　歩く時、走る時、踵が上がりますが、運動は筋肉の収縮によって行われ、筋の先の腱が骨を引っ張り関節を動かしています。

　このように、毎日、自分のからだを使って生きていますが、知っているようであまり良く知っていない自分のからだ、この本は自分のからだ、人体のつくり（構造）と働き（機能）を知ってもらおう、理解してもらいたいとの思いを伝えるための本です。

　いとおしい自分のからだが、どのように精巧に作られているか、いかに人体が不思議であるかをこの本で体験してください。

医学博士
竹内修二

第1部

医療の最前線

進歩が著しい医療技術、医療に関する社会問題など、医療をとりまく環境は日々変化しています。ここでは、医療の最前線「救急医療」、医療技術として注目されている「再生医療」、近年問題化している「現代特有の病気」、病気の予防という観点から需要が高まっている「進化した人間ドック」について解説します。

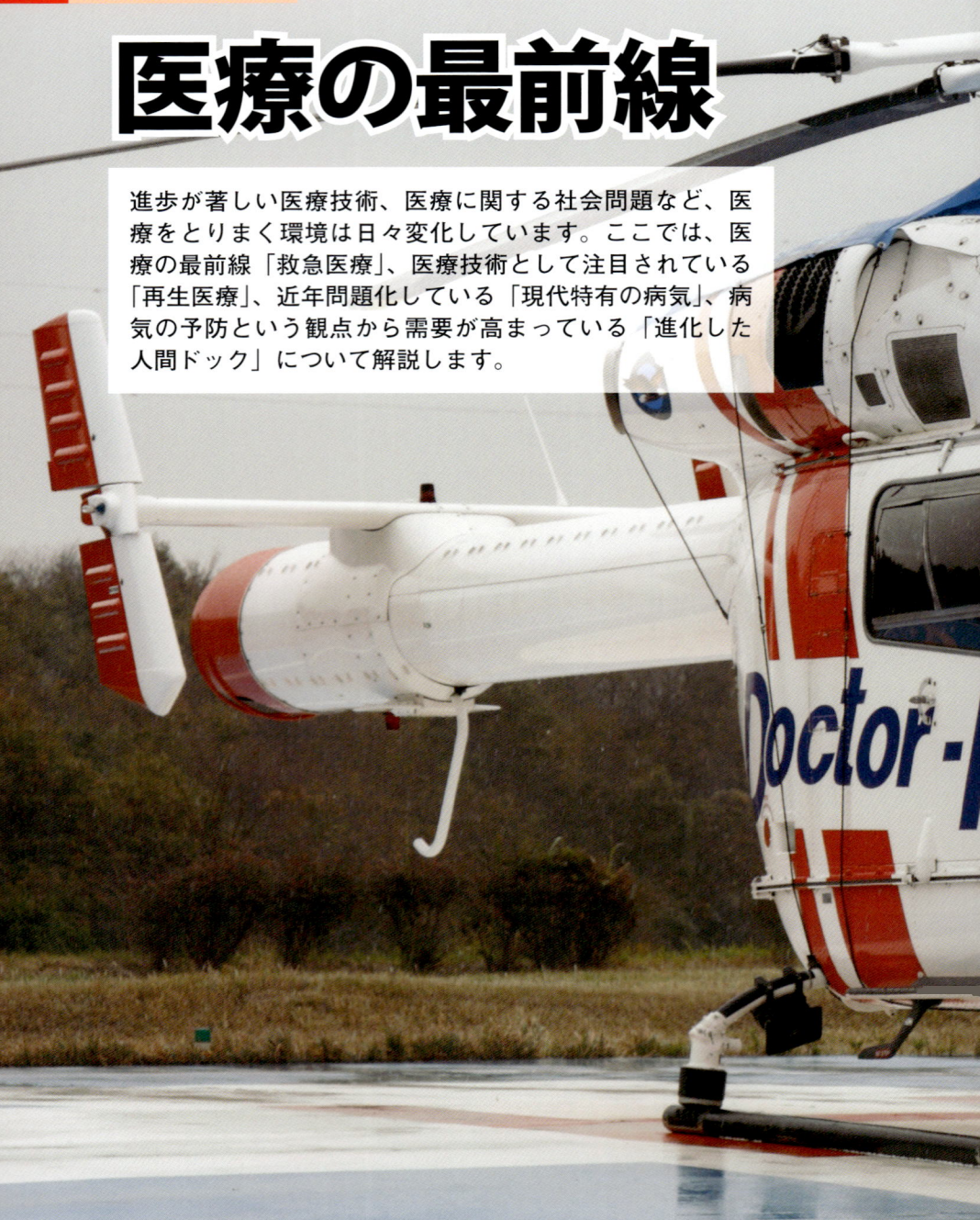

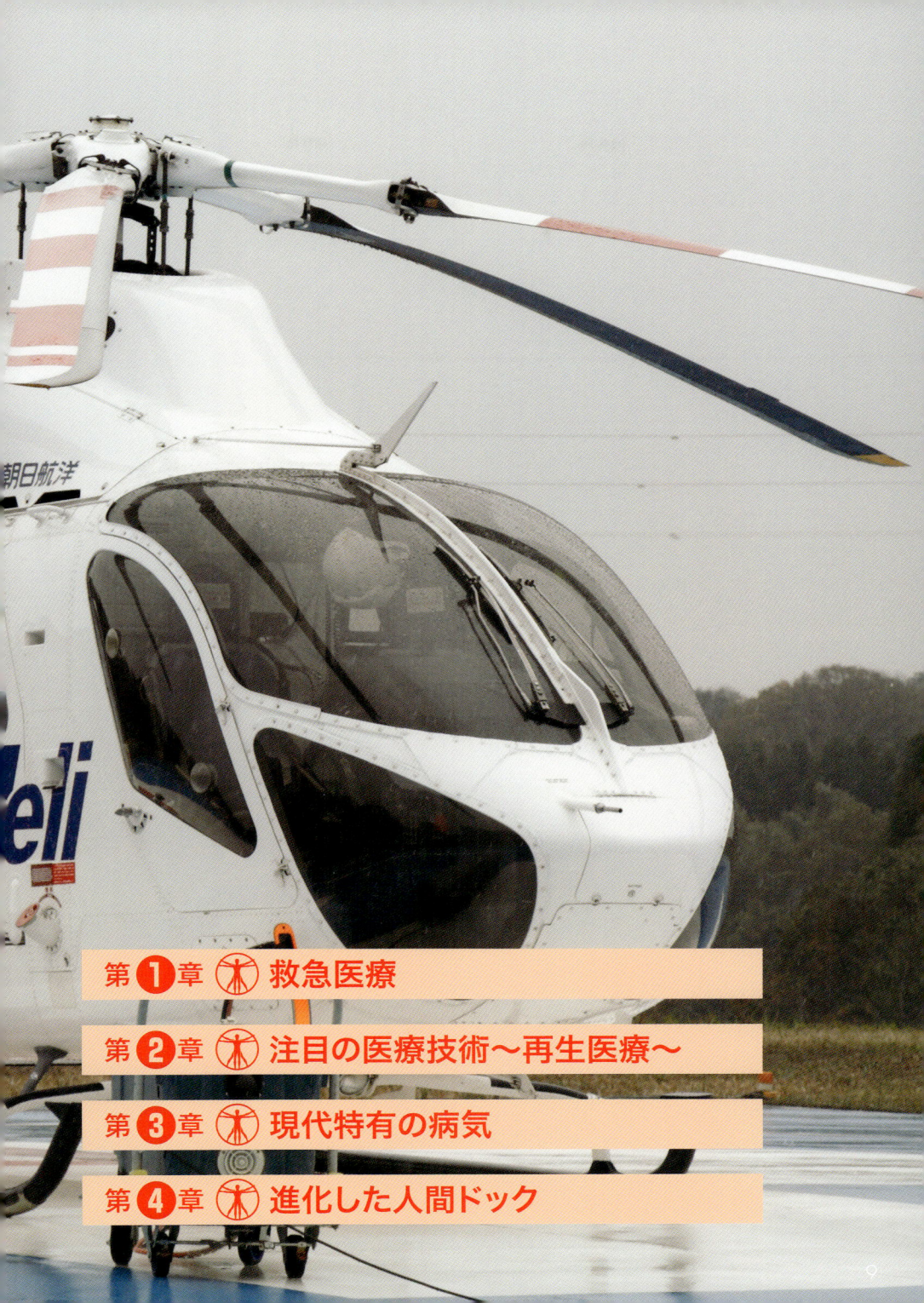

- 第❶章 救急医療
- 第❷章 注目の医療技術〜再生医療〜
- 第❸章 現代特有の病気
- 第❹章 進化した人間ドック

第❶章

救急医療

病気やケガをした患者に対し、生命の危機を回避するための緊急の処置を行う救急医療。その最前線を紹介します。

救命救急の現場

緊急の対応が必要とされる患者たちと、常に向き合っている救命救急の現場。高い志を持って患者と接する医師と看護師の姿を追いました。

●救命救急とは？

救命救急医療とは、急病や事故などによる外傷を負ったとき、症状の悪化や生命の危機を回避するために必要な緊急的治療のこと。**初期救急**（1次救急）、**2次救急**、**3次救急**に分けられる救急医療のうちの3次救急にあたります。

初期救急は、軽症で入院や手術の必要がないケースで、休日夜間急患センターや在宅当番病院などで治療・処置を受けることになります。2次救急は、それより重症で入院や手術が必要となる場合。2次救急に指定された病院などが受け入れ先になります。そして、2次救急では対応できないくらいの重症で、生命の危険もあるケースが3次救急の対象。救命救急センターや高度救命救急センターなどで治療が行われます。

たとえば、急な高熱が出た場合、解熱剤（げねつ）で対応できれば1次救急、肺炎を発症していれば2次救急、呼吸不全の状態になっていたら3次救急での対応です。

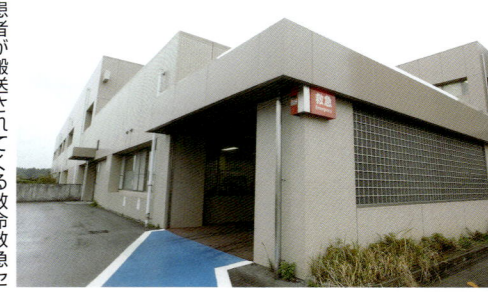

患者が搬送されてくる救命救急センターの入り口

🔬 TOPIC 救急医療の現状

救急医療の現場を預かる医師は、3次救急を除いては、多くは通常の勤務に就きながら、各診療科の医師が担っており、夜間の対応は、その勤務医が交代で当直することになります。そのため、30時間以上の長時間勤務を強いられることも珍しくありません。

また、専門以外の疾患にも対応しなければならず、医療過誤への不安を抱えながら治療・処置を行っているのが現状です。そのため、「専門外だから」「処置が困難」などの理由で、急患の受け入れが拒否されることがあるのです。

こうした背景には、一般病院の閉鎖や医師不足が大きく影響していますが、実は、ここ数年間、医師の数は増加しています。しかし、激務の救急現場を敬遠したり、急患が多く、しかも医療訴訟の多い産婦人科や小児科の医師が減少したりと、医師の偏在が救急現場での医師不足を招いているのです。さらに日本の救急医療体制の問題点も指摘され、欧米型のER（救急外来）を導入する病院も増えています。

●ホットラインに出動要請が

救命救急センター内のホットラインに、ドクターヘリの出動要請が入電。運航管理室から操縦士と整備士に出動が告げられ、救急医とフライトナースがドクターヘリに乗り込みます。風を巻き上げ、ヘリがヘリポートから離陸、現場に直行。この間、およそ3分という速さです。

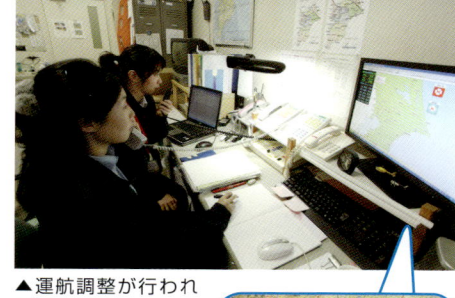
▲運航調整が行われる運航管理室

◀出動から治療開始まで14分程度という速さ

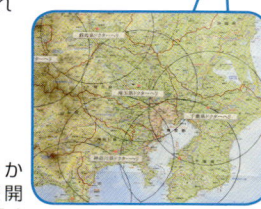
▲ドクターヘリの出動範囲。県外まで広く網羅されている

第❶章 救急医療

救命救急の現場

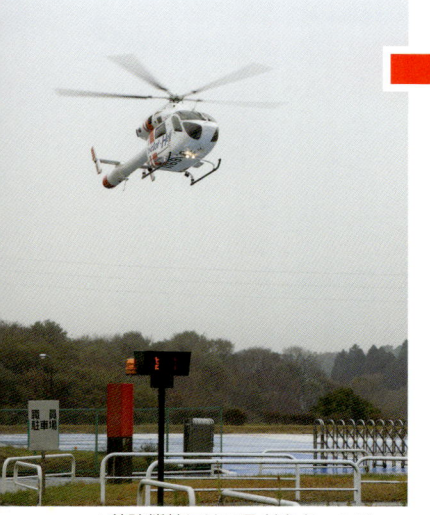
▲着陸態勢にはいるドクターヘリ

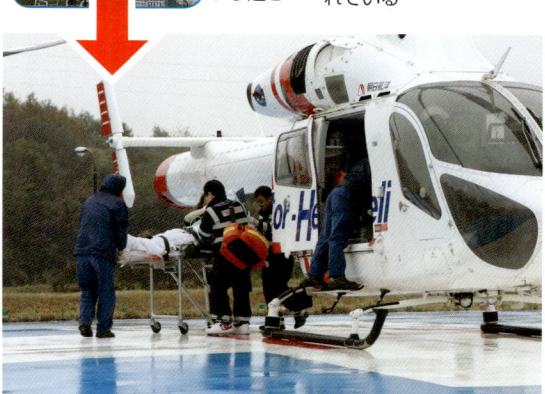
▲搬送された患者が、ヘリから慎重に降ろされていく

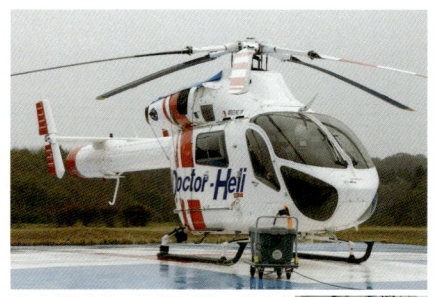
救急医薬品、心電図計、気管挿管キットなどからストレッチャーまで搭載されている

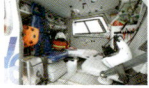

ドクターヘリって何？

ドクターヘリとは、救急医療専門医師と看護師が同乗して、現場から搬送する間も治療ができる、救急専用の医療機器を装備したヘリコプターのこと。現場で治療を開始するため、救急要請から治療開始まで平均14分と、救急車に比べ27分も短縮されたとの結果が報告されています。救命率の向上と後遺症の軽減などを目的に導入されましたが、死亡は39％、重症・後遺症は13％の減少効果があったと推計されていて、さらなる効果が期待されています。

統計は厚生労働省の平成17年度と18年度の「ドクターヘリの実態と評価に関する研究」より

●速やかな初期医療

　現場で救急処置を施された患者が、搬送。緊張の走る初療室は、ヘリから伝えられた患者の容態に応じた準備が整えられています。患者の到着とともに、救急外来の医師と看護師たちが、治療と同時に病状の把握・診断。ここでは、救命処置が優先されるので、病気の治療ではなく、その時の患者の状態を改善させるために必要な処置・対症療法が行われているのです。処置が施されていくにつれて、不安定だったバイタルサインも次第に安定。

▲点滴に支障が出ないようにしながら患者を搬送

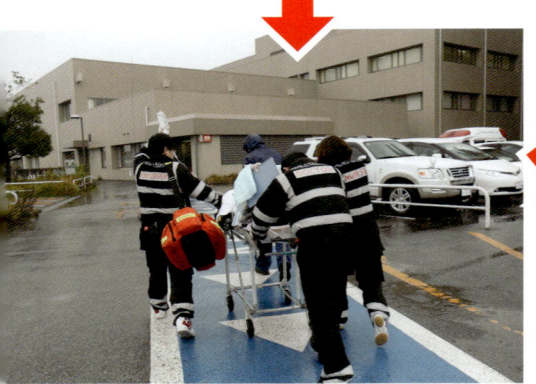

▲フライトスーツに身を包むフライトドクターとナース

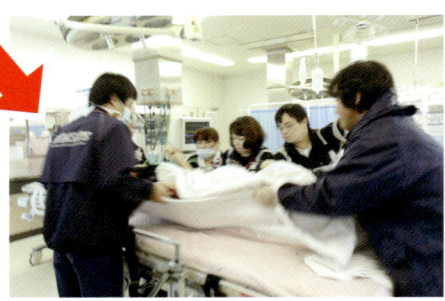

▲ストレッチャーからベッドに移す

▼救命のための対症療法が行われる

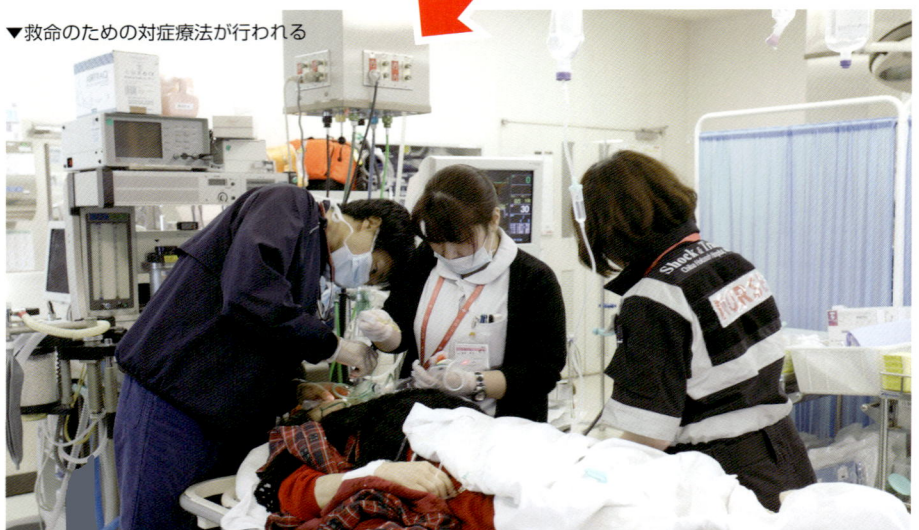

第❶章 救急医療

救命救急の現場

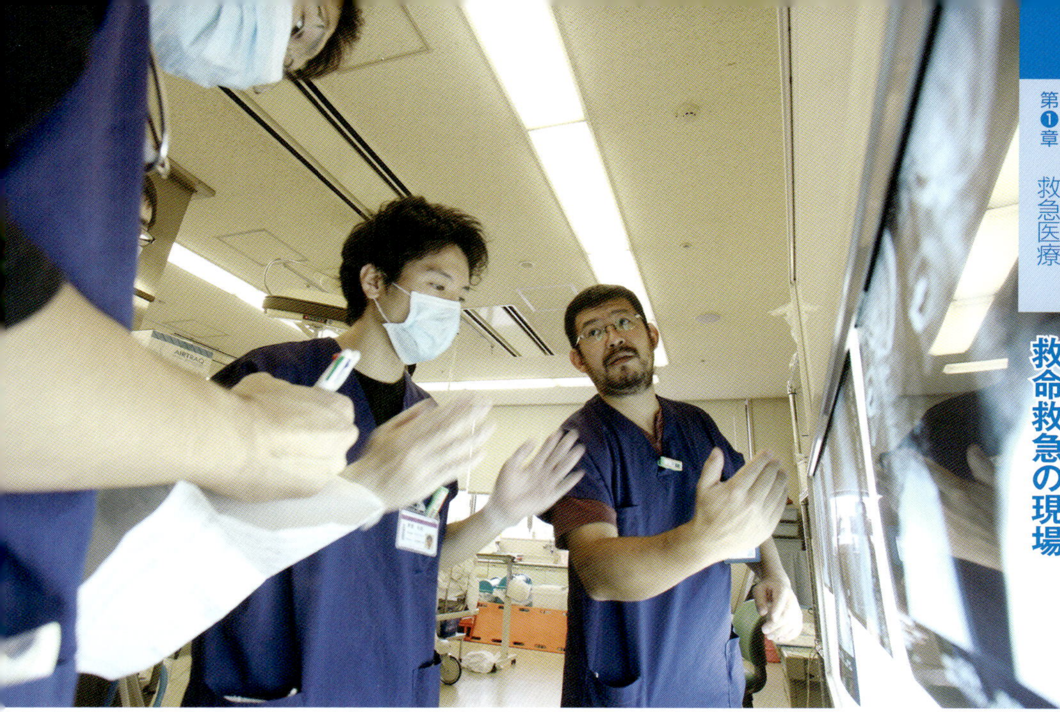

▲X線影像から病状を検討

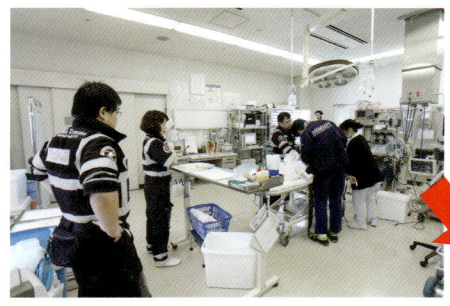
▲処置の様子を見守るフライトドクターとナース

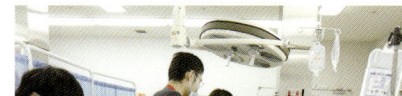
▲スムーズな連携で迅速な処置が行われる

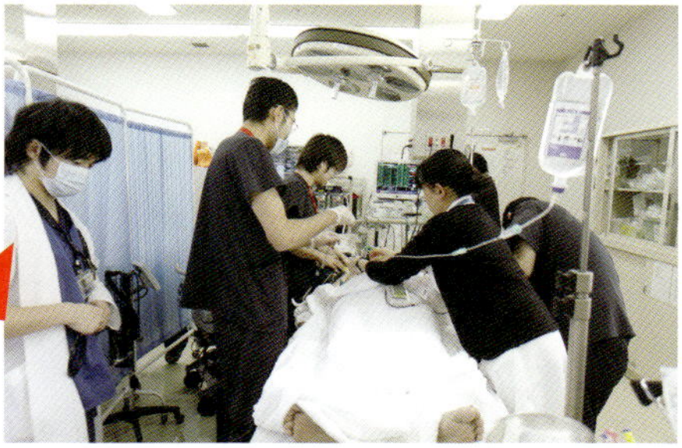

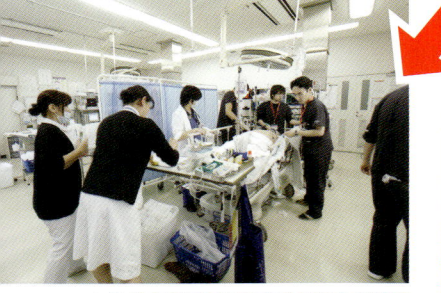
▲治療の記録を取る救急外来の看護師

▶初療室の中には、心電図モニターや人工呼吸器など多くの医療機器が並ぶ

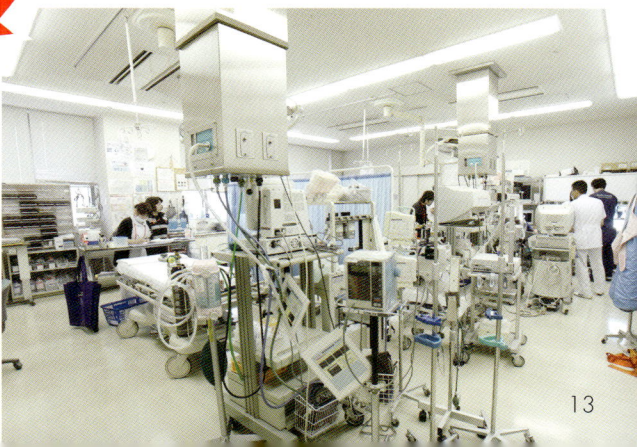

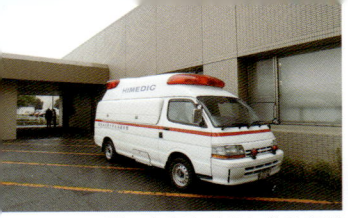
▲別の急患を乗せた救急車が到着

▼モニターを見ながら患者の状態を把握する

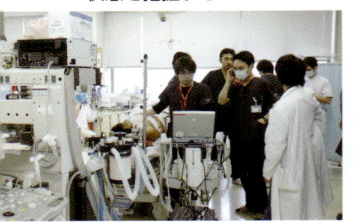

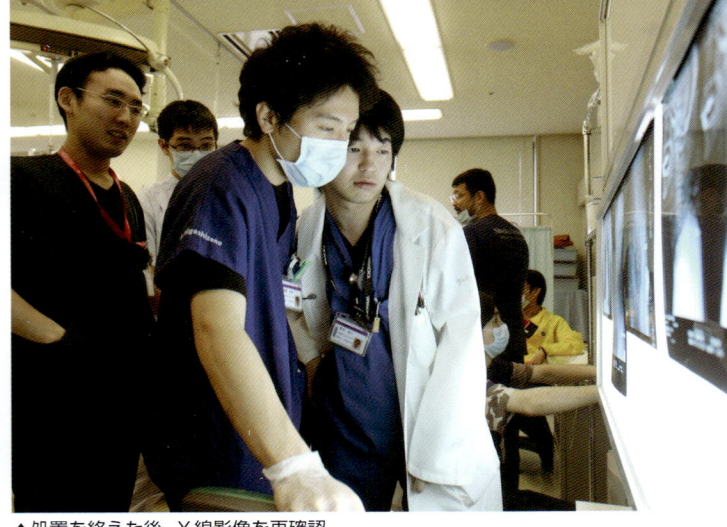
▲処置を終えた後、X線影像を再確認

●病状に応じて病棟へ

　初療室での処置が終わると、医師から患者や家族に症状の説明がされ、その後、患者は緊急手術が必要であれば手術室へ、重篤な状態が続き集中管理が必要であればICUやCCUへと、病状に応じた場所へと移動。もちろん、病状が安定しても入院治療の必要があれば一般病棟へと移りますが、緊急入院の必要がない場合には、回復室で症状が安定するのを待ってから帰宅することに。

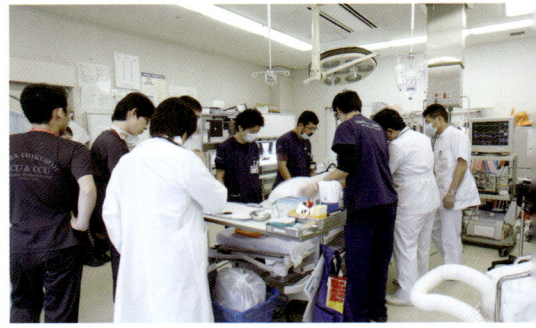
▲症状の説明を受ける救急医の姿も

▶書類のサインを待つ救急隊員

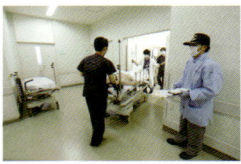

救命救急のプロが語る「救命救急の現場」

松本 尚　まつもと ひさし
日本医科大学千葉北総病院 救命救急センター 医師

　現在、この救命救急センターでは、医師20名、研修医1～2名と看護師90名ほどが、日々途切れることなく運ばれてくる重症患者の対応をしています。

　当院は、重度の外傷患者を受け入れる役割を担っています。高度な医療をしているセンターですが、はっきりいってスタッフの人数は全然足りない。今の倍、いてもいいと思うほどです。そうすれば患者さんに対して、もっときめ細かいケアができると感じています。

　スタッフは皆、忙しいながらもよい結果を残そうと日々努力しています。2、3年前なら亡くなっていた患者さんが、今は生きている。そういうことが、私たちのがんばる糧になっているんです。

第❶章 救急医療

救命救急の現場

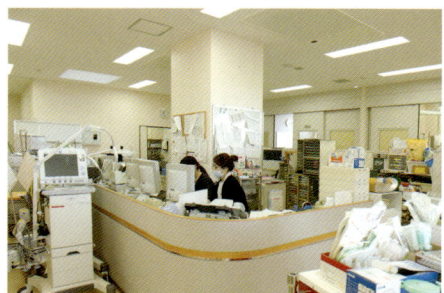

●ICU、CCUとは

重篤で病状が不安定な場合、集中治療室での病状管理が行われます。それが、**ICU**と**CCU**。ICUはIntensive Care Unitの略で、主に呼吸・循環・代謝などの急性機能不全の患者や大きな手術の後の患者を対象に、集中的な治療と看護が行われます。

それに対してCCUはCoronary Care Unitの略で、急性心筋梗塞など冠状動脈疾患で、緊急度の高い患者が対象となり、監視モニターによる管理が行われます。病状が安定すれば、集中治療室から回復室へ、あるいは一般病棟へと移動します。

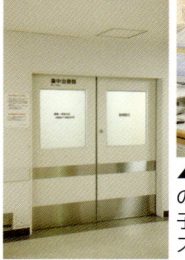
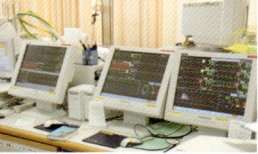
▲監視モニターで、患者の少しの変化も見逃さない。患者の様子を観察しやすいようにナースステーションも室内にある

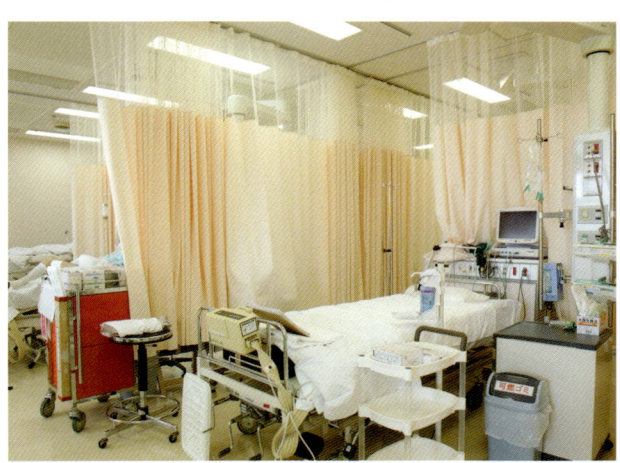
▲いくつもベッドが並ぶICU内部

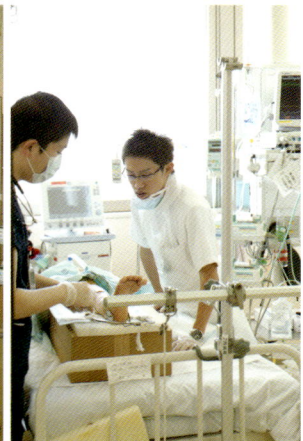
▲常に迅速かつ的確な対応が求められる

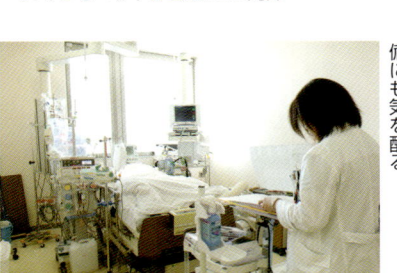
◀ICUの、室内環境の整備にも気を配る

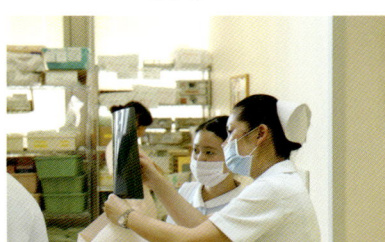
◀X線画像で胸部の状態を確認

協力：日本医科大学千葉北総病院

第2章

注目の医療技術〜再生医療〜

人工的に作り出した細胞や組織を用いて、病気やケガなどで失われた部分を修復・再生することを目的とした再生医療。新たな治療の可能性を広めると注目されています。

再生医療の現状

今後の医療を劇的に変えるといわれているES細胞やiPS細胞の技術。今後、どのようになっていくのでしょうか?

●再生医療とは

新陳代謝を繰り返す皮膚細胞や再生する肝細胞のように、人間の細胞の中には再生能力を備えているものがあります。病気は細胞の損傷がきっかけで、その再生能力を超えて細胞が破壊されるために発症し、その結果、細胞の機能が失われ、臓器や組織もその機能を失います。

そこで、失われた臓器や組織の代わりに、新たに臓器や細胞を移植し、失われた機能を取り戻そうとするのが、**再生医療**です。

●進歩している再生医療

再生医療には、臓器移植、細胞移植、再生能力を促進する薬剤投与の方法があります。実は、輸血や造血幹細胞を移植する骨髄移植も再生医療です。ただし、骨髄移植はドナーを必要としますが、人工培養した細胞を用いればドナーが不要となります。最先端の再生医療は、そうした細胞移植の段階まできているのです。

その一例が角膜移植。角膜上皮シートの作製に成功したことで、人工角膜による新しい移植が始まっています。

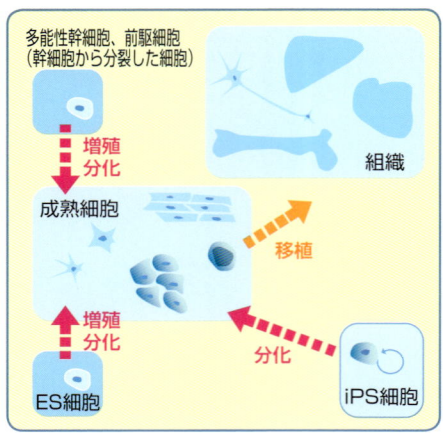

人工的に作り出したES細胞やiPS細胞を増殖・分化(細胞がそれぞれ役割を持つこと)させ、人工的にからだの組織(肝臓、心臓など)やその一部を作り出す

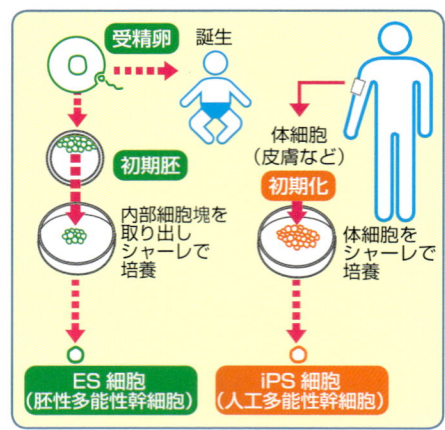

ES細胞は、胎児のもととなる受精卵から取り出すため、受精卵を傷つけたり壊したりしてしまうことから、倫理的な問題がある。一方、iPS細胞は、人の皮膚などを培養して作るため、倫理的な問題の抜本的な解決につながるとされている

●「ES細胞」「iPS細胞」って？

60兆個の細胞から構成される人間のからだも、始まりはひとつの細胞（受精卵）で、細胞が分化していく中で、あらゆる細胞になることのできる**多能性幹細胞**、各臓器・器官を構成する細胞のもととなり、同じ細胞を作り出すことのできる**体性幹細胞**が出現します。これらの細胞から必要な細胞を作り出し移植すれば、機能を失った臓器や組織の再生ができるという発想から、人工的に作り出された幹細胞が**ES細胞**（胚性多能性幹細胞）と**iPS細胞**（人工多能性幹細胞）です。これらは多能性幹細胞と同様に何にでもなれるので、**万能細胞**とも呼ばれています。

受精卵から採取し培養したのがES細胞ですが、生命倫理の問題、免疫拒絶の問題、クローン胚開発の問題などがあり、開発には各国とも慎重になっているのが現状です。

一方、体細胞に遺伝子を導入して多能性幹細胞に変化させたのが、iPS細胞です。自分の細胞なのでES細胞の問題は解決されますが、細胞がガン化しやすいなどの課題が残っています。しかし、それも、近い将来の解消が期待されています。

培養中のES細胞

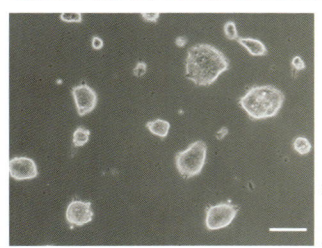

培養しているマウスES細胞の様子

心筋シートの治験がスタート

2007年に日本で臨床研究の第1例目となる、心筋シートを張る手術が実施され、重症心筋症患者は補助人工心臓をはずすことができるまでに機能が回復しました。その後も症例が重ねられ、2012年には医薬品会社のテルモが世界初となる治験開始を発表しました。将来の実用化に向けての大きな一歩です。

同社が開発している心筋シートは、大腿部の骨格筋芽細胞を培養した細胞シート。患者の大腿部から採取する自己由来の細胞シートなので、拒絶反応や感染の危険性も少ないとされています。心不全患者は推定で160万人以上ともいわれ、この新たな治療法の開発には大きな期待が寄せられています。

●実質臓器が作製できる？

人工皮膚や角膜上皮シートのように単層組織の細胞や、細胞が定着するだけで機能する毛根幹細胞などは、臨床応用できる段階にあります。毛根幹細胞移植の実現は、薄毛に悩む人には朗報となるでしょう。

しかし、ただ定着するだけでなく、ホストの心筋と同期して機能する必要のある心筋細胞のように、機能を獲得する必要のある細胞では、実用化まではもう少し時間がかかりそうです。とはいえ、臨床治験が行われているものもあり、新たな治療が可能になると期待されています。

また、臓器そのものを作製する研究も行われており、カエルの心臓作製には成功しています。自分の細胞を使って培養された人工心臓を移植するという、夢物語が実現する日が来るかもしれません。

ハイブリッド人工臓器

人工的な材料と生きた細胞を組み合わせて作り出すハイブリッド人工臓器について、東京工業大学大学院の赤池敏宏教授に説明していただきます。

●人工臓器とは

　機能を失った、あるいは損傷した臓器や組織の代用として、人工的に作製された臓器が**人工臓器**です。義手や義足も人工臓器のひとつですが、義足の使用は古代エジプトまで遡るといわれています。

　人工臓器には、人工骨や人工血管、心臓弁などのように体内に取り込んで半永久的に使用するものと、人工腎臓や人工肺、人工肝臓のように体外に設置して、一時的な体外循環を目的に使用されるものがあります。

　また、これまでの人工臓器は、汎用高分子や金属、セラミックなど人工素材だけで作製されていましたが、生命科学の発達によって人工素材と生体細胞や生体組織由来の物質などの生体素材を組み合わせて人工臓器を作製できるようになりました。これが、**ハイブリッド（バイオ）人工臓器**です。

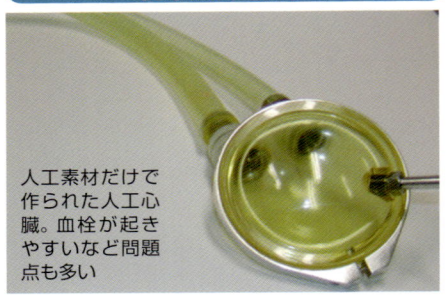

従来の人工心臓

人工素材だけで作られた人工心臓。血栓が起きやすいなど問題点も多い

●生体細胞を使った人工臓器

　人工素材だけで作られた人工臓器は、機能が限定されるだけでなく、体内で異物として認識されるため、血栓形成や感染症などの副作用も出現。埋め込み後の抗血栓剤、抗菌剤（抗生物質）の服用、定期検査、再移植など患者の負担も小さくありません。それに対し、**生体細胞**を使ったハイブリッド型は、機能がより高性能、小型軽量化が可能なため、さまざまな臓器での研究・開発が進んでいます。

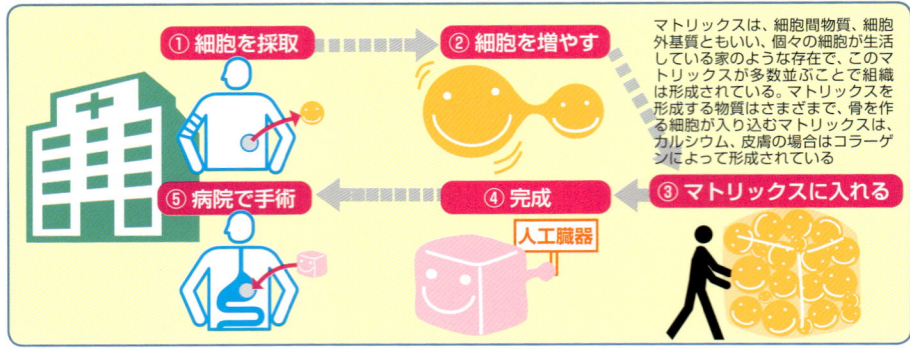

ハイブリッド人工臓器のイメージ図

① 細胞を採取 → ② 細胞を増やす → ③ マトリックスに入れる → ④ 完成 → ⑤ 病院で手術

マトリックスは、細胞間物質、細胞外基質ともいい、個々の細胞が生活している家のような存在で、このマトリックスが多数並ぶことで組織は形成されている。マトリックスを形成する物質はさまざまで、骨を作る細胞が入り込むマトリックスは、カルシウム、皮膚の場合はコラーゲンによって形成されている

●注目のティッシュエンジニアリング

ハイブリッド型人工臓器の作製において重要となるのが、**Tissue Engineering（ティッシュエンジニアリング）**です。人間の細胞は、**マトリックス**と呼ばれる骨組みの中に組み込まれて存在しています（左下図参照）。そこで、人工培養した細胞を、やはり人工的に作ったマトリックスと組み合わせて、臓器や組織を作り出そうというのがこの考え方です。Tissueは人体の「組織」のことで、この研究分野は「組織工学」と呼ばれています。医学的アプローチと工学的アプローチの両輪で開発が進められているのです。

コラーゲンやポリ乳酸などの生体内吸収性の素材を用いてマトリックスを作れば、移植後には体内でマトリックスが分解され、新たに天然のマトリックスに置き換わるので、もともとの臓器や組織の機能と同じような機能を持つことができます。これがハイブリッド型人工臓器の大きな特徴で、コラーゲンをマトリックスにした軟骨細胞の移植などは、すでに実用化されています。

ただし、培養した細胞には使用期限があり、また、細胞を培養する時間も必要となる点も、従来の人工臓器と大きく異なる点だといえるでしょう。

●肝臓では250億個以上の細胞が必要？

細胞は、そのまま放置しても目的とする臓器や組織へと分化することはなく、何らかの形で誘導分化してはじめて目的の臓器や組織を形成します。また、ハイブリッド人工臓器の作製には多くの細胞が必要

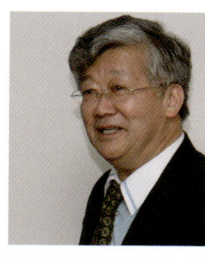

赤池 敏宏
あかいけ としひろ

1969年、東京大学工学部合成化学科卒業。75年東京大学大学院工学研究科合成化学専攻博士課程修了。同年、東京女子医科大学日本心臓血圧研究所助手、80年東京農工大学工学部助教授、90年東京工業大学生命理工学部教授、現在、東京工業大学大学院生命理工学研究科特任教授。専門分野は、医用高分子（生体適合性材料・血液適合性材料）、細胞特異性認識材料、糖鎖工学、人工臓器（ハイブリッド人工臓器＜肝臓・膵臓＞）、ドラッグ（遺伝子）デリバリーシステム、細胞工学、臓器工学、組織工学、再生医療、遺伝子治療。

ES細胞・iPS細胞の培養システム

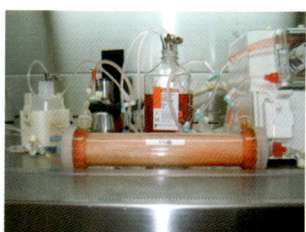

赤池教授が確立した、ES細胞の大量培養システム。これを使えば、ひとつの細胞からまったく同じ細胞を作り出すことができる

となる上、**iPS細胞**が抱えるガン化の問題を解消しなければなりません。たとえば、肝臓を構成する細胞の数は2500億個で、肝機能を補助するのに必要とされる10分の1の肝臓を作るだけでも、250億個の細胞が必要です。

ダメージの少ない効率的な培養方法の確立が、大きな課題となっていましたが、最新の培養法によって、均質な細胞の増殖および引き続く分化誘導への道が開けてきています。

移植医療

移植医療に関しては、まだまだ後進国といわれる日本。臓器移植とは？　移植の流れなど、まずは臓器移植に関して知っておきましょう。

●臓器移植の現状

臓器移植には、**生体移植**と**死体移植**があります。生体移植は主に腎臓、肝臓で行われており、骨髄移植や臍帯血移植、献血も生体移植のひとつです。

一方、死体移植は、さらに**脳死後**と**心停止後**とに分けられます。心停止後に提供できるのは、腎臓、膵臓、眼球で、脳死後に提供が可能なのは、心臓、肺、肝臓、腎臓、膵臓、小腸、眼球です。

そのほか、皮膚、心臓弁、血管、耳小骨、気管、骨などの組織も移植できます。

移植法が施行されて14年。欧米では一般的な移植医療ですが、日本ではまだまだ死後の臓器提供が少ないのが現状です。

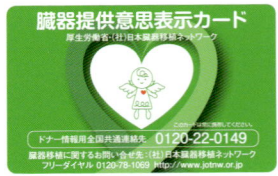

パソコンや携帯から登録した人に発行される「臓器提供意思登録カード」。裏に記入欄がある

●臓器移植までの流れ

脳死臓器提供は、どの病院でも行えるわけではなく、指定された施設でしか行うことができません。

脳死の場合、脳死の状態の患者が**意思表示カード**を持っていたなどの理由で、その家族から臓器提供について話が聞きたいと申し出があった場合、主治医から臓器移植ネットワークに連絡が入り、移植コーディネーターが派遣されます。臓器提供についての話をした後、家族が承諾すると法律に基づいて脳死判定が行われ、脳死判定の結果、脳死と判定されたら、ネットワークがもっとも適したレシピエントを選択。選ばれたレシピエントは待機します。摘出チームがドナーのいる施設へ出向き、臓器を移植施設に搬送し、移植手術にあたります。臓器移植は多くの人が関わる医療なのです。

TOPIC 意思表示していますか？

2010年、「改正臓器移植法」が施行され、脳死後の臓器提供も心停止後の臓器提供も、「本人の書面による意思表示」がなくても、家族の承諾だけで可能になりました。

しかし、突然家族が脳死状態になり、その臓器をどうするのかを悲しみの中で考えなくてはならないのは、残された家族にとって大きな負担です。自分の意思を死後も尊重してもらうためにも、臓器提供については、自分の意思を書面に示すだけでなく、家族とよく話し合って、自分の意思を伝えておくことが大切です。

意思表示は、保険証、運転免許証の裏面や「臓器提供意思表示カード」があります。これには、「臓器を提供する」意思だけでなく、「提供しない」意思も表示できるようになっています。また、インターネットによる登録もできます。意思表示カードは、一部のコンビニやスーパーなどでも手に入れることができます。

臓器の提供に至る流れ（脳死臓器提供の場合）

いつでもどこでも移植手術が可能なわけではありません。移植とは、どのような手順で行われるのでしょうか？

```
病院に患者が入院・治療
        ▼
主治医が脳死と診断
        ▼
   ┌────────────┬────────────────────────┐
   │本人の生前の意思不明│意思表示カード・保険証・免許証
   │            │または意思登録などにより本人が生
   │            │前に意思表示
   │            │ [提供する]  [提供しない]
   └────────────┴────────────────────────┘
        ▼
家族が臓器提供について説明を聴くことを希望
        ▼
主治医から（社）日本臓器移植ネットワークに連絡
移植コーディネーターを派遣
    ▼家族への説明      ▼本人の拒否の意思の確認
[承諾] 家族の総意決定 [拒否]  本人の拒否の意思が
                            確認された
    ▼承諾                        
下記の書類を作成              →  提供せず
・脳死判定承諾書
・臓器摘出承諾書
        ▼
法的脳死判定（2回）
        ▼
死亡宣告（2回目の終了時刻）
        ▼
レシピエント選定
        ▼
臓器摘出
        ▼搬送
各移植施設にて移植
```

患者の状態について、法に規定する脳死判定を行い、脳死とされうる状態にあると判断した場合

移植コーディネーターによる説明

家族の意思決定
説明を聴きたくないという場合は、いつでも断ることができる

脳死判定（脳死後の提供時のみ）
臓器提供が決まれば、脳死判定が行われる。家族が希望すれば、脳死判定に立ち会うこともできる

移植を受ける患者の選択
移植を希望する人は日本臓器移植ネットワークに登録。提供される臓器がもっとも適した患者に移植されるよう、医学的な基準にしたがって公平に選ばれる

臓器の摘出と搬送
レシピエントが選ばれると、提供する臓器の摘出手術が行われる。摘出された臓器は移植手術を行う施設に迅速に運ばれる

ドナー……………… 臓器提供者のこと
レシピエント……… 臓器移植を受ける人のこと
コーディネーター… 移植コーディネーターとレシピエントコーディネーターがいる。移植コーディネーターは、移植について話が聴きたいという家族の元に行き、話をしたり、承諾意思の確認などを行う。レシピエントコーディネーターは、移植病院内で移植を待つ人や移植後の患者さんのケアを担当
意思表示カード…… 臓器提供する、もしくはしないという意思を記入するカード

第2章 注目の医療技術 移植医療

第3章 現代特有の病気

難病とされていた数多くの病気が治療できるようになった一方、環境汚染や食生活の変化、ストレス社会によって増加してきたのが、現代病ともいわれる新しい病気です。

生活習慣病

肥満や喫煙など、生活習慣が発症原因に深く関与している疾患の総称を指します。言葉の意味を正しく理解し、よりよい生活習慣を送ることが大切です。

●生活習慣病の定義

生活習慣病とは、医学的な病名ではなく、厚生労働省によって作られた行政用語で、その発症が生活習慣に起因すると考えられる疾患群のことを指します。1960～80年代には、加齢に関与して発症、進展していくものを成人病と呼び、その中でも死因の上位を占めていた**脳卒中**、**心疾患**、**ガン**の3大疾患を対象に国民的予防・早期発見に力点をおいていました。しかし、成人病とされていた疾患が幅広い年齢層でみられ、かつ、疾患の発症には食習慣や喫煙習慣といった生活習慣の蓄積が関わっていることがわかり、1996年に成人病を生活習慣病としました。

主な生活習慣病には、3大疾患のほかに**高血圧**、**糖尿病**、**脂質異常症**、**高尿酸血症**、**慢性の腎障害（CKD）**、**骨粗鬆症**、**歯周病**などがありますが、これ以外にも生活習慣に起因する疾患はすべて生活習慣病となります。前述した3大疾患（脳卒中、心疾患、ガン）は肥満、高血圧、糖尿病、脂質異常症の帰結と考えられており、3大疾患に糖尿病を加えた疾患は、現在では生活習慣病の4大疾患といわれます。

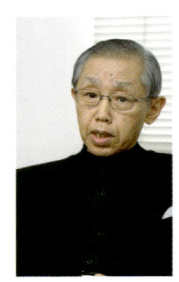

池田義雄
いけだよしお

1961年、東京慈恵会医科大学卒業。生理学教室、内科学教室を経て、1993年同大学健康医学センター健康医学科教授に就任。2000年に退任し、タニタ体重科学研究所所長となる。肥満、糖尿病、メタボリックシンドロームに関する研究・啓発に取り組む。

TOPIC メタボリックシンドロームとは

肥満を中核として高血圧、脂質異常症、糖尿病など2つ以上の病態を併せ持つ状態が、**メタボリックシンドローム（内臓脂肪症候群）**です。内臓肥満が蓄積されることで代謝異常や動脈硬化が促進されるため、脳卒中や虚血性心疾患などの動脈硬化性疾患は、肥満、高血圧、脂質異常症、糖尿病などの帰結であるとされます。1998年にWHOがその診断基準を発表、日本では2005年に日本版の診断基準が発表され、広く知られるようになりました。

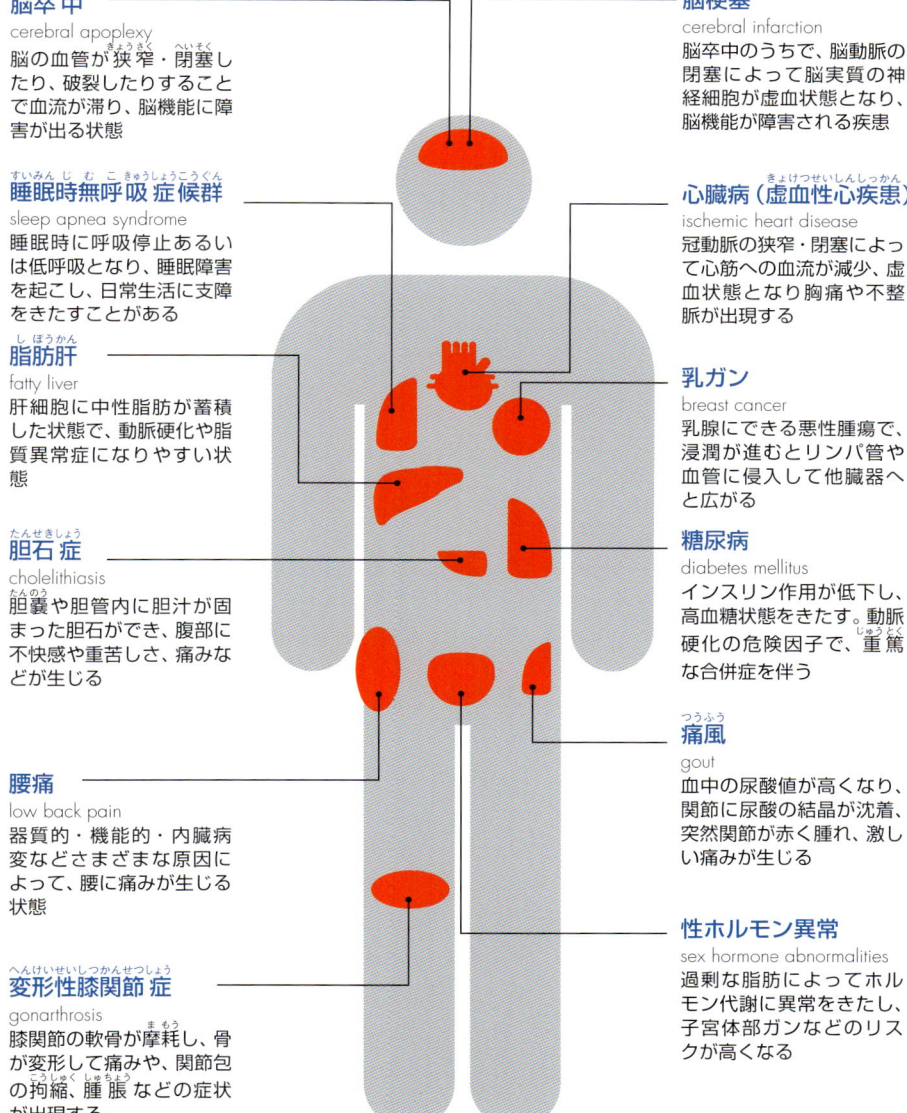

●病院で行われる検査・治療

生活習慣病で見られる自覚症状の多くは、中等症程度になってから出てきます。そこで軽度症状をとらえることを目的に、検査が行われます。主な検査には、動脈硬化や血管狭窄などをみたり、内臓脂肪や臓器の状態をみたりするための諸検査(血液・尿検査、**腹部CT**、循環器の状態をみる**心電図**、**心エコー**など)があります。

検査の結果、何らかの異常があると診断された場合には、その診断に基づいて治療が開始されます。

生活習慣に起因する疾患だけに、治療は**生活習慣**の改善と**薬物療法**による症状コントロールが中心となります。そしてセルフコントロール、服薬のコンプライアンスが重要となり、患者自身の疾患や病状への理解が必要です。

現在は、治療継続への動機づけとしての患者指導が重視されています。特に糖尿病に関しては、糖尿病療養指導士もいて、1~2週間ほどの教育入院が保険診療で認められており、疾患への理解、服薬方法、食生活や運動などの指導がなされています。

教育入院プログラム例

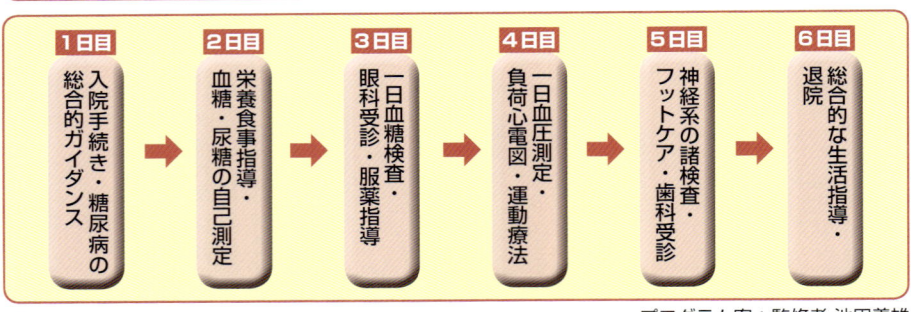

1日目	2日目	3日目	4日目	5日目	6日目
入院手続き・糖尿病の総合的ガイダンス	栄養食事指導・血糖・尿糖の自己測定	一日血糖検査・眼科受診・服薬指導	一日血圧測定・負荷心電図・運動療法	神経系の諸検査・フットケア・歯科受診	総合的な生活指導・退院

プログラム案：監修者 池田義雄

🔬 TOPIC 日本人とメタボリックシンドローム

かつて日本人の死因の1位は脳卒中、中でも脳出血が多いと考えられていましたが、上位を心血管疾患が占めているため、疾患のベースにあるメタボリックシンドローム対策が急務とされています。診断基準において、ウエスト周囲に関して欧米の基準と少し違っていますが、これは日本ではCTスキャン測定によって算出しているのに対して、欧米ではBMI30の人を基準にウエスト周囲を測定しているからです。

メタボリックシンドロームの診断基準

A 内臓脂肪蓄積	
ウエスト周囲径(へそまわり)	男性85cm以上　女性90cm以上

B 血中脂質、血圧、血糖		
血中脂質	中性脂肪(トリグリセライド)　150mg/dℓ以上かつ、または、 HDLコレステロール　40mg/dℓ未満	
血　圧	最高血圧(収縮期血圧)　130mmHg以上かつ、または、 最低血圧(拡張期血圧)　85mmHg以上	
血　糖	空腹時血糖　110mg/dℓ以上	

Aに加え、Bの項目の中で2つ以上あてはまるとメタボリックシンドロームと診断される

●生活習慣病の予防

悪しき生活習慣に起因する**生活習慣病予防**は、その生活習慣の改善につきます。特に、ガン以外の血管性疾患－脳卒中、虚血性心疾患などについては、**メタボリックシンドローム**である人の発症リスクが高くなっています。BMI（体格指数）＝体重kg÷身長m÷身長mで、25以上が肥満と判定されます。そこで、体重はこれ以下へのコントロールが望まれます（18.5以上～25.0未満が標準値）。また、自覚症状のない生活習慣病では、測定された数値について考えることが大切です。健診での数値が少しでも異常値に近ければ、生活習慣を見直す必要があります。年に1回は健診を受け、自分のからだの状態を把握することが予防への第一歩です。

●健康なからだでいるために

生活習慣病予防は、**食生活**と**運動習慣**、**嗜好品**が中心となります。40歳代になると、基礎代謝が大幅に低下するので、それまでと同じ食事量だと、体重は増加します。一般的に20歳代時の10％程度、最大10kg増加までが許容範囲で、それ以上の体重増加は、要注意となります。したがって、食事は**腹八分目**を心がけるようにし、飲酒も1日につき、アルコール20g（日本酒で一合、ビールならロング缶1本程度）に抑えるといいでしょう。たばこに関しては、動脈硬化の危険因子なので禁煙が最良の選択です。

エネルギーは筋肉を動かすことで消費されるので、手軽なウォーキングなどで、朝と夕方20分ずつ1日40分を目安に歩くといいでしょう。

6つの生活習慣
1. 喫煙をしない
2. 食事は腹八分目に抑える
3. 1週間の摂取アルコール量は150g以下に抑える
4. 1日7時間程度の睡眠を取る
5. 1日40分以上の散歩など、適度な運動
6. 趣味を持ち、多くの人や物に接する

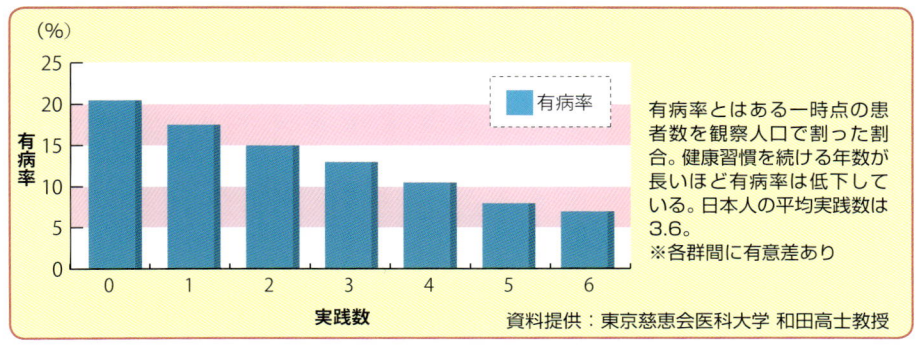

一無（禁煙）・二少（少食・少酒）・三多（多動・多休・多接）の実践数とメタボリックシンドロームの有病率

有病率とはある一時点の患者数を観察人口で割った割合。健康習慣を続ける年数が長いほど有病率は低下している。日本人の平均実践数は3.6。
※各群間に有意差あり

資料提供：東京慈恵会医科大学 和田高士教授

脂質異常症

●低いHDLも動脈硬化の危険因子

血液中の脂質が適正値を超えて過剰になっている状態が、**高脂血症**です。高カロリー・高脂肪食品の過剰摂取、運動不足などが原因とされますが、中には遺伝性の代謝異常による病態、**家族性高コレステロール血症**のケースもあります。

主な高脂血症には、**LDL（悪玉コレステロール）**だけが高い高コレステロール血症、中性脂肪だけが高い高中性脂肪血症、両方高い高コレステロール高中性脂肪血症の３つのタイプがあります。しかし、これらに加えて最近は**HDLコレステロール（善玉コレステロール）**の低値も動脈硬化のリスクとなることが判明したことから、2005年に日本動脈硬化学会によって高脂血症は**脂質異常症**と名称変更されました。

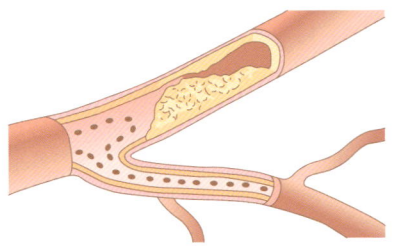

▲脂質異常により動脈壁に脂肪やマクロファージが付着、プラークを形成するため血管壁は硬く肥厚する

脂質異常症が原因となる病気

動脈硬化（脳血管障害、心血管障害）
慢性の腎障害（CKD）

糖尿病

●予備軍も含めると2000万人の国民病

糖尿病とは、**インスリン**分泌の不足と、作用低下によって正常な血糖値を維持することができずに、高血糖状態になってしまう疾患です。糖尿病には、インスリンを分泌するβ細胞が破壊されてしまう１型糖尿病、インスリン分泌不全、インスリン抵抗性による２型糖尿病、遺伝など特定の機序・疾患によるもの、妊婦糖尿病などのタイプがあります。いわゆる**生活習慣病**と呼ばれるのは２型糖尿病で、糖尿病患者の95％を占めます。

２型糖尿病では、遺伝的要素が認められるものの、肥満、運動不足、ストレスといった環境因子が大きな要因といわれ、心血管疾患の危険因子であると同時に、病状が進むと腎症や神経障害、網膜症などの合併症を起こします。

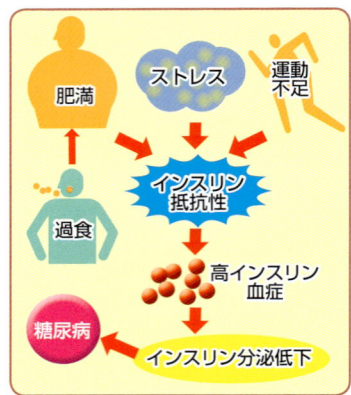

資料提供：第一三共株式会社

糖尿病が原因となる病気

網膜症、腎症、神経障害、動脈硬化（脳血管障害、心血管障害）、感染症、足病変、歯周病、認知症など

肥満

●生活習慣病の陰の主役？

一定以上の脂肪が蓄積した状態が**肥満**です。この状態で、「肥満に起因する健康障害を合併するか、臨床的に合併症が予測され、医学的に減量の必要がある病態」は**肥満症**として診断されます。

肥満の原因は、過剰なカロリー摂取と運動不足、不規則な食生活などで、遺伝的要因のみによる肥満は少ないとされます。肥満というだけでは病気とはいえませんが、**メタボリックシンドローム**の中核をなし、他の生活習慣病においても重大な危険因子となるため、肥満と判定されたら要注意です。

肥満は脂肪が蓄積される部位で分類されます。腹部や臀部（でんぶ）の皮下に蓄積されるのが**皮下脂肪型**なのに対して、腹腔内の内臓周囲に蓄積するのが**内臓脂肪型**です。合併症を発症しやすいのは、この**内臓脂肪型肥満**です。

腹部CT検査による肥満の見方

皮下脂肪型

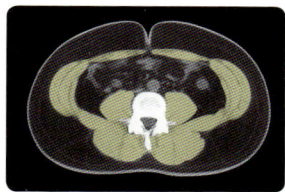

▲合併症の心配が少ない、いわゆる洋ナシ型肥満で、女性に多く見られる

内臓脂肪型

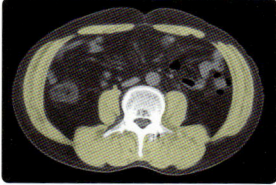

▲合併症を起こしやすく、リンゴ型肥満といわれる。男性や更年期以降の女性に多く見られるタイプ

高血圧

●血管を蝕（むしば）むサイレントキラー

収縮期血圧140mmHg以上、かつ拡張期血圧90mmHg以上が**高血圧**で、日本人の3000〜4000万人が高血圧だといわれています。高血圧の原因はまだ十分には解明されていませんが、肥満、糖尿病などの生活習慣病が大きく関与していると考えられています。また、ホルモン異常による高血圧もあり、それを**二次性高血圧**、それ以外の高血圧を**本態性高血圧**といいます。

180mmHg/110mmHg以上の高血圧になると頭痛、肩こり、めまいなどの症状が現れます。

高血圧以外に肥満や糖尿病がある場合、動脈硬化を促進させ、脳血管障害、心血管障害（虚血性心疾患）、慢性の腎障害（CKD）などの合併症を起こすリスクが高くなります。

高血圧危険度チェック表

1. 料理は濃い味が好みである
2. 太り気味である
3. 酒は毎日ビール大瓶1本以上飲む
4. 脂っこい食事が好きである
5. 魚や植物性の油よりも動物性の脂をよく摂る
6. 日頃から運動をしない生活である
7. たばこを吸っている
8. 家族、もしくは親戚で血圧の高い人がいる
9. 野菜や果物の摂り方が少ない
10. ストレスを感じることが多い

▲チェック項目が多いほど、高血圧のリスクが高くなる

心の病

ストレス社会の現代で、患者が増え続け、社会問題にもなっている心の病。具体的な治療法がないこの病とは、どのように付き合えばよいのでしょうか。

●心の病とは何か

メンタルヘルスという言葉が一般的に使われたり、メディアで取り上げられることが多くなったりと、人々の**心の病**への関心は非常に高くなっています。しかし、精神医学界において、心の病については厳密な定義はされていません。ただ、気持ちや感情のせいで、長期にわたって日常生活や社会生活を送る上で困ったこと・支障をきたすことが生じた場合、それは心の病と呼ぶことができます。

心の病の症状には、「強い不安や恐怖を感じる」「怒りっぽくなる」「不眠など身体に不調が出る」「アルコールや特定の行動・対象に依存する」などがあります。こうした症状は、いずれも感情の起伏を伴うので、まとめて**気分障害**ということがあります。

ゆうきゆう

東京大学医学部卒業。東京大学医学部附属病院精神科に勤務。ゆうメンタルクリニック（上野院、池袋院、新宿院、渋谷院）代表となる。
医師業の傍ら、心理学関係のウェブサイトを多数運営し、関連著書も多く手がける。一般に、敬遠されがちであった心の病について、漫画やエッセイなどでわかりやすく解説し、人々の理解が深まるように取り組んでいる。

●心の病の種類

心の病で有名なのは、最近よく話題になっている**うつ病**、**PTSD**、**パニック障害**、**統合失調症**や、さまざまな**依存症・恐怖症**、**摂食障害**などです。

心の病は、生物学的、心理学的、社会学的の３つの要因が関与しているとされます。一般的な発症のメカニズムとしては、もともとの生物学的な気質（脆弱性）があり、そこに個々の性格的特徴・思考などが加わり、さらに社会生活上の悩みやストレスなどが合わさることで、心の病が起こるわけです。

したがって、前述したほかに、広汎性発達障害やアルツハイマー型認知症も心の病・精神疾患に含まれます。

いろいろな心の病

うつ病	意欲低下や注意力散漫などの精神症状や不眠、疲労といった身体症状が現れる
PTSD	災害や事故などの体験が大きなストレスとなり、１ヵ月以上たっても生活に支障をきたす
パニック障害	突然、激しい不安や動悸、呼吸困難といった発作に襲われ、その発作が繰り返し起こる
統合失調症	脳機能障害により、妄想・幻聴、感情鈍麻、注意・集中力の障害など多様な症状が出現する
アルコール依存症	過度なアルコール摂取で、精神的・身体的症状が出現。日常生活に支障をきたす
不安障害	衆目を集める場面での大きな不安により動悸などの身体症状が出現。社会生活に支障をきたす

心の病にも多くの種類があるが、いずれの疾患も症状によって社会生活に支障をきたすのが特徴

●うつ病は現代病？

仕事上のミスなどで気分が落ち込むことは、誰にでもあります。しかし、明確な理由もなく「気分が落ち込んだ状態」が健康的な範囲を超え、日常生活にも支障をきたすようになると、それは**うつ症状**であり、**うつ病**と診断できます。

最近は、患者数の増加に伴い、うつ病は**心の風邪**などと表現されるほど、身近な疾患となっています。精神医学では気分障害のひとつに分類されるうつ病は、感情の変化が抑うつへと向かっている状態ですが、主な原因は過大なストレスによって脳がダメージを受けることです。

現代社会は昔と比べると「隣に暮らす人の顔も知らない」ということも珍しくなく、気楽さがある半面、孤独を感じる人も多いようです。また、自分との向き合い方がわからないと、辛い気持ちを抱えながらも、それをケアできずにいます。人との関わりの希薄さと、自分の心の状態への無関心さが、うつ病が増加している原因のひとつだと考えられます。

うつ病診断チェック

大項目	YES	NO
この2週間、憂うつな気分のことが多い		
何をしていても楽しくない、もしくは何かをする気が起きない		
疲れやすく、何をするにも億劫だ		

小項目	YES	NO
集中力と注意力が減った		
自分に自信がない		
価値があるものなど何もないと思い、それに対しての罪の意識がある		
将来に希望がなく、悲観的な気分		
自傷や自殺を考えたり、実際に試した		
寝付きが悪い、夜中に目が覚めるなどの睡眠障害がある		
食欲がない		

大項目2つ、小項目2つに同時に当てはまる：軽度
大項目2つ、小項目4つに同時に当てはまる：中程度
大項目3つ、小項目4つに同時に当てはまる：重症

TOPIC 「仮面うつ病」とは？

「食欲がない」「頭が痛い」などの身体症状を抱え、内科を受診しても、検査をしても「異常なし」といわれてしまうことがあります。しかし、不快な身体症状は依然として続き、悩まされることも。実は、これらはうつ病による症状のため、内科では診断がつかないのです。

うつ病の症状には、気分・身体症状・自己認識・運動性といった4つの因子があります。通常は、これらが複合的に現れるのですが、他の因子は表面化することなく、身体症状だけが突出したものが、**仮面うつ病**です。1950年代に、身体症状に精神疾患症状が隠されているとして「mask」（隠れた）と名付けられたことから、仮面うつ病と呼ばれるようになりました。

内科では自律神経失調症と診断されたり、自覚がなかったりするので治療が遅れ、重症化することもあります。体調不良が長引くときは、一度、心療内科や精神科を受診する必要があるのです。

●疾患につながりやすい精神状態

　常に強いストレスに晒されていると、精神的にも肉体的にも鈍感になり、自分の気持ちや状態に気づきにくくなります。自分の気持ちや状態は、それを認識できている間はコントロールしやすく安定しますが、鬱積したストレスが原因の不安感などは、コントロールできず、突然「誰か助けて！」と叫び出したくなるような衝動を引き起こします。こうした精神状態が、疾患へとつながってしまうのです。

　発症の兆候には、「気分の落差が激しい」「突然泣き出したり、怒り出したりする」「暴力的になる」「食事や睡眠に大きな変化が出る」などがあります。「消えてしまいたい」という気持ちが出てくるようになったら、早めの受診が必要でしょう。

発症の兆候

●気持ちが安定しない
ささいなことで感情が揺り動かされ、何かしら不安な気持ちにかられる

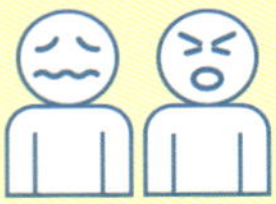

●突然泣き出したり怒り出したりする
情緒不安定な状態。自分の意思とは関係なく涙が流れてきたりする

●暴力的になる
感情の抑制がきかなくなり、すぐにカッとなり、暴言や暴力を働いてしまう

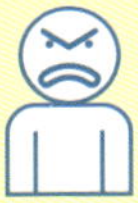

●食事や睡眠に大きな変化が出る
食欲が低下したり、味が感じられなかったり、不眠・昼夜逆転の生活になる

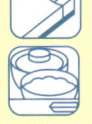

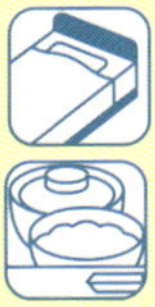

●家族や友人が心の病にかかったら

　相手の状態にもよりますが、「頑張れ」「君ならできる」などと声をかけることは、期待やプレッシャーをかけることになるので、あまりお勧めできません。それに応えられないことで、さらに自己嫌悪に陥ったり、激しく動揺してしまったりする可能性があるからです。

　また、何かを強制することも避けたい行動のひとつです。感情の振れ幅が大きいのが特徴ですが、同時に、感情を抑え込んでしまうこともよくあります。そのため、何かを強制されたときに、「嫌だ」ということができず、ますます自分を追い込んでしまうことがあるのです。

　どのような言動が相手の負担になるのかは、とてもわかりづらいので、自分が何かを伝えるのではなく、相手の状態をそのまま受け入れるという姿勢で接することが大切です。「話を聞こう」と意気込むのではなく、話しかけてきたときに応じる程度のほうがいいでしょう。逆に、心配し過ぎると不安感が募り、あなた自身が疲れてしまいます。相談できる相手を見つけておくことも大切です。

●病院で行われる治療

心の病の治療は、**薬物療法**とカウンセリングなどの**心理療法**が中心となります。

薬物療法では、主に向精神薬が使われますが、疾患や患者の症状・体質、経過などを考慮して処方されます。薬剤の中には、精神や本人が気になっている症状を抑えるもの、ホルモンバランスを調節するもの、脳内物質を補充することで心のバランスを保つものなどがあります。

●カウンセリング療法とは

現在、カウンセリング療法は、来談者中心療法が基本です。具体的なアドバイスよりも、患者自らが話をすることで気持ちが軽くなり、聞いてもらえる安心感を得られます。

また、共感を得ることで孤独感から解放されることにより、不安や苛立ちなどの感情から少し抜け出します。気持ちが落ち着いた時点で、自分の状況や原因を分析・理解できるようになり、問題解決につながる事例が多くあります。

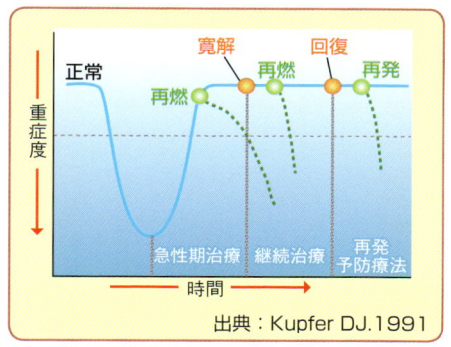

診察は基本的に1対1で行われるが、PTSDや依存症の場合には、グループカウンセリングが行われることもある

経過や状況で治療方法が変わることもある。自己判断での服薬中止や用量の増減は厳禁

●心の病にならないために

心の病というと、心の持ち方が重要視されそうですが、睡眠や食生活など普段の生活スタイルが重要です。

睡眠不足では脳が疲労しますし、栄養不足だと脳に十分な栄養が供給されず活動が低下してしまい、心の病の発症リスクが高くなります。誰でも経験があると思いますが、風邪で寝込んでいるときは気弱になります。実は、気持ちは身体の調子に大きく左右されるのです。十分な睡眠と栄養、そして疲労を蓄積しないための休養が、予防にとって大切です。

また、社会では感情を抑制しなければならない場面もありますが、あまり抑制し過ぎると、自分を追い詰めてしまうことになりかねません。自分の心の癖を知って、自分を責めないようにすることも大切な予防策のひとつです。

アレルギー

日本人に多く見られるスギ花粉をはじめとしたさまざまなアレルギー。その症状は、どのようにして起こり、どう治療していけばよいのでしょうか。

●アレルギーとは何か

細菌やウイルスなど異物が外から体内に侵入すると、それらからからだを守るために免疫反応が働きます。自分のからだには属さない異物（**抗原**）であると認識すると、人間のからだは**抗体**を作り、抗原を無力化して排除します。これが**抗原抗体反応**です。この抗体は抗原によって異なりますが、一度作られた抗体は記憶され、同じ抗原が侵入した際、すぐに反応するようになります。ところが、この反応が時に過剰になり、自分自身のからだにとって悪影響を与えることがあります。この過剰な免疫反応によって、からだに異常や苦痛をもたらされた状態が、**アレルギー**です。

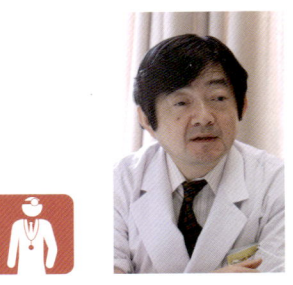

岡本美孝
おかもとよしたか

1979年、秋田大学医学部卒業。2002年より千葉大学医学部付属病院耳鼻咽喉科科長となる。
頭頸部腫瘍の治療と、アレルギー性鼻炎の治療の研究を進める一方で、NKT細胞という強力な抗腫瘍作用を持つ細胞を用いて徹底的な腫瘍の根絶をはかる治療の研究を行うなど、新しい治療法の開発に取り組んでいる。

●遺伝要因と環境要因

アレルギーの発症要因として、**遺伝要因**があります。両親のどちらかにアレルギー疾患があると、高い確率で子どもにもアレルギー症状が現れることが確認されています。

しかし、遺伝要因に加えてさらに大きな影響があるとされるのが**環境要因**です。日本で初めてスギ花粉による花粉症患者が報告されたのは1964年で、1970年以降増加傾向が続いています。これは戦後の杉植林事業の結果、花粉量が多くなる樹齢30年を超えた杉造林面積の増加と一致しています。30年間では遺伝子に大きな変化は生じないため、環境要因が大きいと考えられています。また、主な環境要因として、アレルゲンの増加、大気汚染、喫煙、気密性の高い居住環境、食生活の変化、1ヵ所に群がった腸内細菌叢の変化・減少などが考えられています。

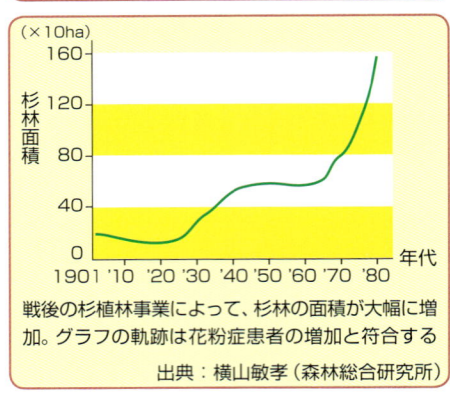

樹齢31年以上の杉造林面積の推移

戦後の杉植林事業によって、杉林の面積が大幅に増加。グラフの軌跡は花粉症患者の増加と符合する

出典：横山敏孝（森林総合研究所）

●アレルギーの構造

アレルギーは過剰な抗原抗体反応によって起こります。アレルギーを引き起こす抗原は**アレルゲン**ともいわれ、ダニやスギ花粉が代表であり、アレルゲンに対してIgEという種類の抗体が作られます。鼻や粘膜などにある肥満細胞の表面には、このIgE抗体の受容体があり、侵入したアレルゲンは肥満細胞上のIgE抗体と結合します。その結果、肥満細胞の中に含まれるヒスタミンやロイコトリエンなど炎症を引き起こす物質が放出され、アレルギー症状が発現します。アレルゲンが体内に侵入すると即座に反応が起こり、鼻粘膜で起これはくしゃみや鼻水、鼻づまり、結膜で起これはかゆみ、充血といった症状が出ます。

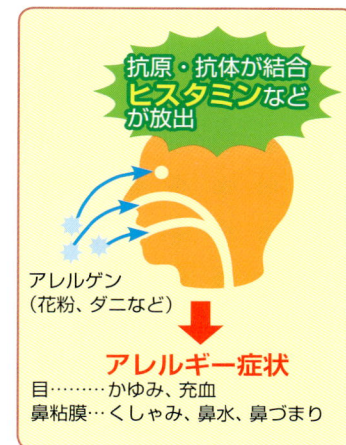

体にとって重要な免疫反応が、過剰な反応をするとアレルギー症状を引き起こすことになる

●食物アレルギー

食後1～2時間以内に出現する反応―**即時型**と、数時間後に出現する反応―**非即時型**があり、成人よりも子どもに多いのが特徴です。鼻水、くしゃみ、喘息発作、腹痛や下痢、吐き気、嘔吐、じんましん、顔面浮腫、呼吸困難発作など、症状は多様で、時に意識消失やショック症状を呈し、命に関わることもあります。

治療の基本は、アレルゲンとなる食物を避けることで、何に対して抗体を持っているのかを検査・診断することが重要となります。重篤な症状をもたらす可能性が高いとして、表示が義務づけられている食品もあります。

食物アレルギー症状の出方

症状の出方	症状
即時型 （1～2時間以内に反応が出現）	じんましん、顔面浮腫、嘔吐、呼吸困難発作、意識消失、ショックなど。ときに命の危険性がある
非即時型（遅延型、遅発型） （2時間以上経ってから反応が出現）	アトピー性皮膚炎の悪化、腹痛、下痢など

食物アレルギーは、食後の経過時間によって症状の出方が2つに類別される

一般的な食物アレルギーの分類

乳児～幼児	学童期～成人
1. 卵 2. 牛乳 3. 小麦	1. 甲殻類 2. 小麦 3. 果物 4. 魚 5. ソバ
大部分の症例では、血液検査で特異IgE抗体が検出されるが、多くは幼児期に治る	年長児以降や成人で発症したものは治りにくいとされている

即時型症状を起こす一般的な食品。命に関わることもあるので、特に重要とされる

●アレルギー性鼻炎と花粉症

　アレルギー性鼻炎は、鼻の粘膜で見られる代表的なアレルギー疾患です。ほぼ1年中症状が見られる通年性の鼻炎と、特定の季節にのみ見られる季節性のアレルギー性鼻炎がありますが、季節性のものの多くは花粉をアレルゲンとしているので、**花粉症**と呼ばれます。

　通年性の多くはダニを原因アレルゲンとしています。発症は小児、特に男児に多く見られます。また、花粉症は20～30代の成人、特に女性に発症が多いことが知られています。

　最近増加が著しいのは花粉症で、小児や中高年でも患者が増加していることが大きな問題となっています。増加している原因は、前述したように、花粉飛散量の増加以外は明らかになっていません。

　アレルギー性鼻炎は発作性に見られるくしゃみ、鼻水、鼻づまりが特徴です。それ以外にも、目のかゆみや充血といった症状、さらにはリンゴなど特定の果物を食べると口の中が腫れたりかゆくなる口腔アレルギー症候群などがあります。さらに、胃腸障害、露出部のかゆみや発赤などの皮膚症状、せき、頭重感、頭痛、睡眠障害、軽いうつ症状なども見られます。

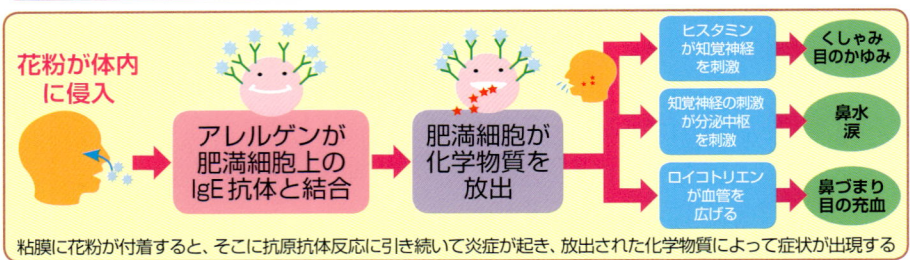

花粉症のメカニズム
粘膜に花粉が付着すると、そこに抗原抗体反応に引き続いて炎症が起き、放出された化学物質によって症状が出現する

●アレルギー性鼻炎の治療

　アレルゲンを吸い込まず、接触しないことが肝心ですが、実際には内服薬や点鼻薬を用いた薬物治療が中心です。上手に使えば症状をコントロールできますが、対症療法であり症状を抑えるだけなので、根本治療にはなりません。鼻中隔彎曲症などの合併が原因で、薬物治療の効果が少ないこともあるので、耳鼻科の専門医に診てもらう必要があります。

　根本的治療の可能性があるとされているのが、**減感作療法**です。抗原エキスを注射で投与することで、一種の体質改善を図り、症状を抑えます。ただ2～3年の治療期間と頻回な通院を要し、稀にショックや喘息などの重篤な副作用の報告もあり、負担が少なくありません。

　注射の代わりに口腔内の粘膜に薬を投与する**舌下免疫療法**では、重篤な副作用が激減しているとの報告もあり、注目されています。

●その他のアレルギー

　喘息患者の70〜80％が、発症にアレルギーが関与しているとされます。これは、気道の慢性炎症と、それを修復するための反応で起こる気道壁の肥厚（ひこう）が、気道の過敏性を亢進させ、発作が生じるためと考えられています。これまで小児に多く見られていましたが、成人にも増加傾向が見られます。せき、喘鳴（ぜんめい）、呼吸困難、喀痰（かくたん）といった症状が見られ、症状は夜間や朝方に出現、悪化することが多いのが特徴です。

　アトピー性皮膚炎は、複数のアレルゲンが関与して皮膚に炎症が生じ、慢性の経過を辿ります。多くの患者が強いかゆみを訴えるのが大きな特徴ですが、症状は年齢によって変化します。新生児・乳児期では湿潤傾向の強い湿疹が、幼少期を過ぎるころから湿潤（しつじゅん）性が減少、次第に乾燥した湿疹になります。思春期から成人期では皮膚症状は改善されていきます。しかし、近年では改善された症状が再燃したり、思春期以降に発疹が出たりするケースが多くなっています。

減感作療法

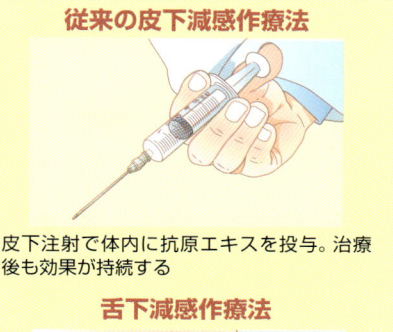

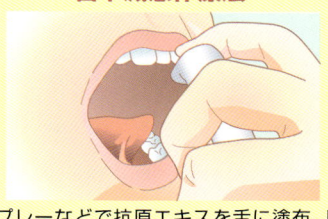

従来の皮下減感作療法

皮下注射で体内に抗原エキスを投与。治療後も効果が持続する

舌下減感作療法

スプレーなどで抗原エキスを舌に塗布。医師の指導のもと自宅投与が可能

●アレルギーと上手に付き合うために

　アレルギー症状は患者の※**QOL**を低下させるので、薬物療法などによって症状をコントロールすることが大切です。良好な症状コントロールのためには、まず、正確な診断と原因を明確にすることです。医師に症状を詳細に話し、もっとも困っていることを伝えることで、症状に適した治療が可能となります。また、一時的に改善が見られても、途中で治療を中断せずに継続することが大切です。

　原因アレルゲンが明らかになったら、可能な限りそれを排除することが重要です。花粉症であれば、花粉が付着しにくい衣類を身につける、外出先からの帰宅時には衣類に付着した花粉を落とす、花粉の季節は洗濯物や布団は室外に干さないなど、花粉を室内に持ち込まない工夫をしましょう。高温多湿の環境下で繁殖するダニがアレルゲンの場合、小まめに掃除をし、湿度を下げると効果的です。

　正常な免疫力の低下も症状の悪化につながるので、規則正しい食生活、適度な運動など健康的な生活を心がけるようにしましょう。

※QOL＝クオリティ・オブ・ライフ。人間らしい生活の質

第4章

進化した人間ドック

病気になってからではなく、病気の予防・早期発見という観点から重要視されている人間ドック。早期に発見することで治る病気も増え、その役割はますます大きくなっています。

最高レベルの人間ドック

精度の高い機器を使用した国内最高レベルの人間ドックなら、これまで見つからなかったガンや病気が見つかるかもしれません。

人間ドックとは、健康な人（健康だと思われている人）が病院や施設で精密検査を受け、身体に異常がないかチェックすることです。健康診断と違うのは、検査項目の数。人間ドックは検査項目が多く、より詳しく身体を検査します。

国内最高レベルの設備を取りそろえた施設での人間ドックの場合、検査項目は13項目にも上り、ガンを調べるPET/CT、MR検査、骨粗鬆症の検査など、さまざまな検査が行われます。

ひとくちに人間ドックといっても、病院によって検査方法や検査機器、料金が異なります。内容と料金のバランスを考慮し、自分に合った人間ドックを選ぶことが大切です。

TOPIC 人間ドックでガンの早期発見を

1954年に初めて実施された人間ドック。船の修理や建造用施設の「dock」にちなんだ呼称だといわれています。

健康診断との大きな違いは、健康診断は検査項目が限定されていること。一方、人間ドックは検査項目が多く、女性なら「乳ガン・子宮ガン検診」、たばこを吸う人なら「肺ガン検診」など、自分が気になっている部位についての検査を追加するなどして詳細な検査を受けることができます。また、PET/CTなど最新の診断装置を用いることで、ガンの発見率を上げることができます。

日本人の3人に2人が「ガン」「心臓病」「脳卒中」で亡くなり、さらに、男性の5割、女性の3割の方が、一生の間にガンを発症するといわれています。しかし、胃ガン、大腸ガン、乳ガンは8割の方が治癒します。早期の段階なら、身体への負担も少なく、治すことができるのです。

自覚症状の出にくいガンを早期に発見し、治療するためにも、人間ドックを定期的に受けることが大切なのです。

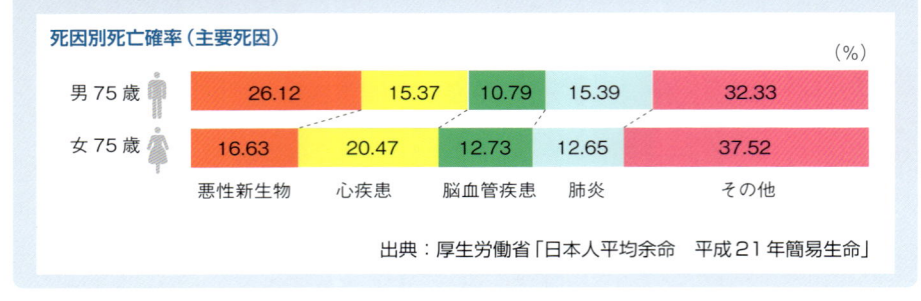

死因別死亡確率（主要死因） (%)

	悪性新生物	心疾患	脳血管疾患	肺炎	その他
男 75歳	26.12	15.37	10.79	15.39	32.33
女 75歳	16.63	20.47	12.73	12.65	37.52

出典：厚生労働省「日本人平均余命　平成21年簡易生命」

人間ドックの流れ

人間ドックではどのような検査が行われているのでしょうか？ ここでは、四谷メディカルキューブで行われている人間ドックの内容をご紹介します。

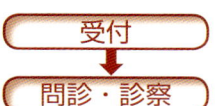

- 受付
- 問診・診察 　問診後に、医師による診察が行われます。
- 検査
  - **身体測定**　[身長・体重・体脂肪率・腹囲・血圧]
    血圧測定では、高血圧・低血圧を調べます。
  - **目の検査**
    - 視力　ものをはっきり、正確に見ることができるかどうか調べます。
    - 眼圧　眼圧が高くなり眼の機能がおちる緑内障などの発見に役立ちます。
    - 眼底撮影　眼底・網膜・血管・黄斑部を観察する検査です。
  - **聴力検査**　はっきり音が聞こえるかを調べる検査です。
  - **骨密度検査**　骨を構成するカルシウムなどのミネラル成分がどのくらいしっかり詰まっているのかを表すもので、骨粗鬆症の程度がわかります。
  - **血液検査**
    - 一般検査　血液中の成分を測定して、関連する病態を調べます。
    - 腫瘍マーカー　悪性腫瘍の補助診断になるものを腫瘍マーカーといいます。PET/CTやエコー検査などの結果と合わせて、腫瘍マーカーの結果を診断します。
  - **尿検査（尿定性・尿沈渣）**　尿中に排出されているタンパク、糖、潜血、ウロビリノーゲンの各成分の量が多い、少ない、ほとんどなし、などを調べます。糖尿病、腎臓や泌尿器疾患などの発見に役立ちます。
  - **脳・脳血管の検査**
    - 頭部MRI
    - 頭部MRA　MRI検査とMRA検査を併用することにより、脳腫瘍および脳卒中の危険因子を無症状のうちに発見することが目的です。
  - **甲状腺の検査**
    - 甲状腺機能［血液］
    - 甲状腺超音波　甲状腺の大きさや形、腫瘍の有無などを調べ、甲状腺の病気を詳しく調べます。
  - **動脈硬化の検査**
    - 脈派伝播速度　脈派伝播速度とは、心臓から押し出された血液により生じた拍動（脈波）が、血管を通じて手や足に伝わる速さのことをいいます。動脈硬化の程度が類推できます。
    - 下肢上肢血圧比　下肢上肢血圧比とは、上腕の血圧と足首の血圧の比を調べることで、足の血管の狭窄の程度を判定する検査です。
    - 頸部超音波　脳に血液を送っている頸部の太い血管の動脈硬化の程度を評価する検査です。

▲頭部や骨盤などの検査で用いられるMRI

第４章　進化した人間ドック

最高レベルの人間ドック

循環器の検査

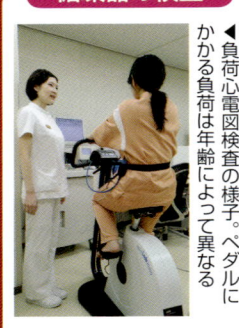

◀負荷心電図検査の様子。ペダルにかかる負荷は年齢によって異なる

安静時心電図 心臓内を流れる微少電流を、胸や手足につけた電極から心電計に導いて増幅し、波形として記録したものが心電図です。心臓の虚血性変化、不整脈の有無などがわかります。

負荷心電図 運動で起こりやすい狭心症や不整脈などを見つけるための検査を運動負荷心電図検査といいます。固定して自転車のペダルを踏んで負荷をかける装置（エルゴメータ）によって検査を行います。

心臓超音波 心臓の動きを調べる検査です。心臓の大きさや心臓壁の厚さ、心臓壁の運動や弁の動きの状態（弁の狭窄や逆流）、心臓内での異常物の有無等を観察し、心疾患の診断を行います。

BNP [血液　心機能を評価]

胸部レントゲン 結核や肺炎などの炎症性疾患や、大動脈瘤・大動脈解離などの大動脈疾患、弁膜症・心筋症などの心臓疾患、その他循環器疾患、ガンなどの診断に有用です。

呼吸器の検査

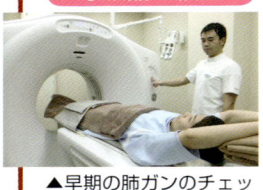

▲早期の肺ガンのチェックに有効なCT

胸部CT 胸部CT検査は肺ガンの早期発見や、肺線維症などの肺疾患、胸部大動脈瘤、冠動脈の石灰化、心膜の肥厚や石灰化・腫瘍の診断に有用です。

呼吸機能　喀痰細胞診

消化器の検査

上部消化管内視鏡 内視鏡により、食道、胃、十二指腸疾患の内腔を観察し、病変を見出す方法です。

ペプシノーゲン 胃ガンのリスクの高い方をふるい分ける方法として、ガン検診にも使われる血液検査です。

ヘリコバクター・ピロリ菌 陽性を示す場合、胃潰瘍、十二指腸潰瘍、慢性胃炎の原因となるヘリコバクター・ピロリ感染症に感染している可能性が高くなります。

腹部超音波 肝臓、胆のう、膵臓、腎臓、脾臓などを観察します。ガンや結石、胆嚢ポリープの有無などを調べます。

便潜血反応検査 下部消化管からの出血を見つけるのに適しています。陽性の場合は大腸の病気がないか内視鏡検査が必要。

大腸内視鏡検査 内視鏡を用いて、大腸を調べる検査です。大腸ガンや大腸ポリープ発見に有効です。

泌尿器の検査
※男性のみ

膀胱超音波 前立腺ガンや前立腺肥大などの有無を調べます。

乳腺の検査
※女性のみ

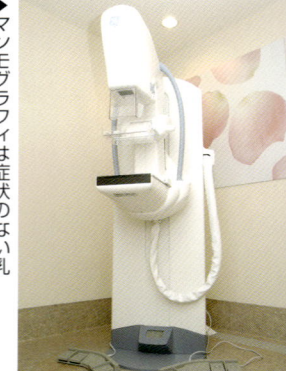

▶マンモグラフィは症状のない乳ガンの検出に有効

マンモグラフィ 乳房のX線撮影。症状のない乳ガンの検出にもっとも有効的な方法で、発見率は、視触診のみによる検査より3～4倍も高いといわれています。

乳腺超音波 良性腫瘍、悪性腫瘍、乳腺症、嚢胞などの診断に有効です。

婦人科の検査 ※女性のみ

- **内診**
- **経膣超音波**: 膣に超音波の器具の先端を入れ、子宮や卵巣(らんそう)の状態を調べます。膣は子宮や卵巣のすぐ近くなので、おなかの上からみる超音波検査よりよく見え、子宮筋腫(しきゅうきんしゅ)、子宮内膜症、卵巣の腫瘍などに超音波検査がとても有効です。
- **子宮頸部細胞診**
- **子宮体部細胞診**: 子宮ガンの検査です。子宮ガンには子宮頸部(けいぶ)にできる子宮頸ガンと、子宮体部にできる子宮体ガンがあり、それぞれの部位から細胞を採取し、悪性細胞がないか検査します。
- **骨盤MRI**: 子宮ガン・子宮筋腫・卵巣腫瘍・骨盤内膜症・膀胱腫瘍などの病気を見つけることができます。

🔬 TOPIC PET/CT検査って何？

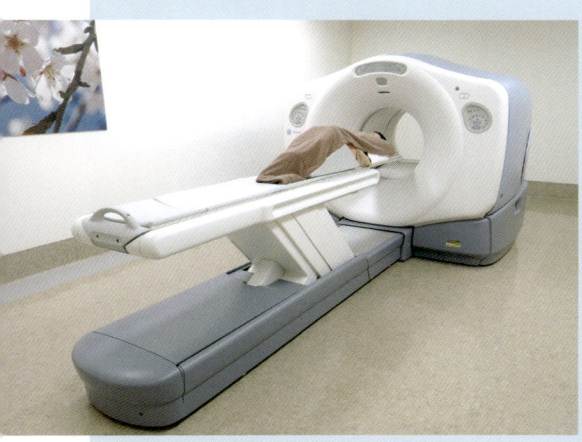

PET/CT検査では、FDGという薬剤を使います。身体を構成している細胞は、主にブドウ糖をエネルギー源としており、ガンなどの悪性腫瘍は正常な細胞よりも何倍ものブドウ糖を消費します。この性質を使用し、FDGというブドウ糖に似た構造の薬剤を注射してその集まり具合を見ることでガンの有無などを診断するのです。そして、身体のどの部分にFDGが集まっているのか、その場所を正確に判断するために有効なのがPET/CTです。

一度の撮影で多数のガンを調べることができるPET/CT装置

特徴

PET/CTとは、細胞の活動状態を画像化するPET装置と人体の輪切りを画像にするCT装置を組み合わせた画像診断装置のこと。検査台が移動して身体の広い範囲を一度に調べることができ、特にガン、脳および心臓の検査に優れています。

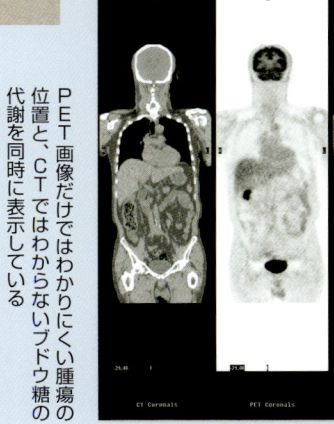

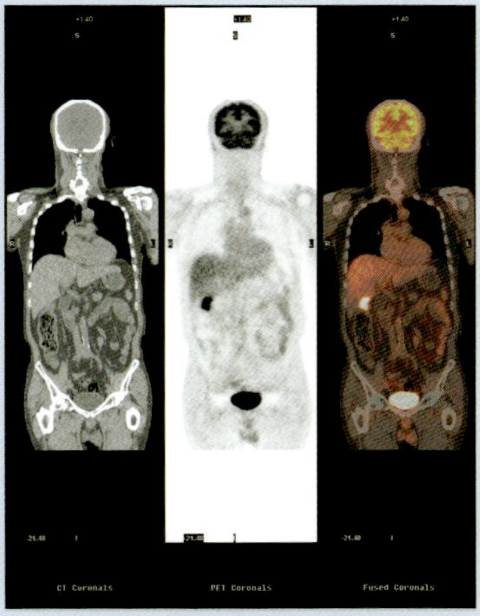

PET画像だけではわかりにくい腫瘍の位置と、CTではわからないブドウ糖の代謝を同時に表示している

CT画像　PET画像　PET/CT画像

協力：四谷メディカルキューブ

第❹章 進化した人間ドック

最高レベルの人間ドック

部位別ドック

全身だけでなく、各種ドックのニーズも高まってきています。ここでは、八王子クリニックの3大死因(疾患)を見つけ出すのに有効なドックをご紹介します。

脳ドック

脳の病気は自覚症状のない場合が多く、また脳梗塞や脳出血などは突然死につながるケースがあるため、定期的な検査が大切です。

脳ドックとは、脳の病気を見つけることを目的とした人間ドックのこと。一般的に、MRIやMRA、CT、エコーなどの機器を使って脳の状態を調べます。

特に、脳の血管が破れ、頭の中に出血してしまう「脳出血」や「クモ膜下出血」、血のかたまりによって脳内の血管がふさがり、その先の細胞に酸素や栄養が届かなくなることで脳がダメージを受ける「脳梗塞」などの**脳血管疾患**は、急に倒れ、そのまま死に至る可能性もある、日本人の死因の3位にも挙げられている恐ろしい病気です。

そのほかにも、脳内の動脈の壁が厚くなり、血液の流れが滞ってしまう「脳動脈硬化」、脳内の動脈内にこぶができてしまう「脳動脈瘤」、頭蓋骨内に腫瘍ができる「脳腫瘍」など、脳ドックではさまざまな病気が見つかる可能性があります。

無症候性脳梗塞など、自覚症状のない病気もあります。定期的に脳ドックを受け、病巣を早期に発見し、早期治療につなげることが重要です。

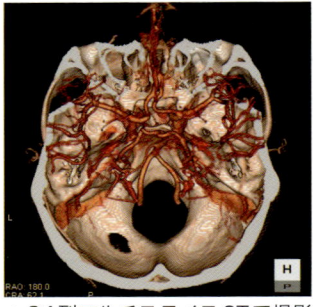

▲64列マルチスライスCTで撮影した頭部血管3D画像

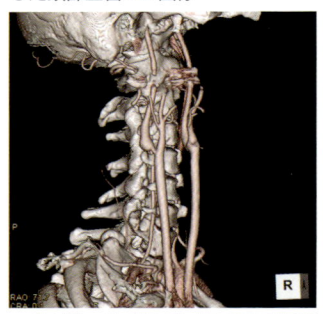

▲64列マルチスライスCTで撮影した頸部3D画像。つまりが見える

TOPIC 人間ドックなどで使われている64列マルチスライスCTって何?

64列マルチスライスCTは、数秒で臓器を撮影し、高解像度・高鮮明な画像を描出する検査機器のこと。短時間で広い範囲の撮影が可能で、心臓や肺など、撮影中に動いてしまう臓器もブレることなく描出。それにより、これまではカテーテル検査でしかわからなかった心臓の冠動脈や脳血管の撮影が可能になり、心筋梗塞、脳血管疾患の予知・予防が可能になりました。

また、立体画像で数ミリ単位まで撮影できるので、比較的初期の肺ガンなど小さい病変までも描出することができます。

さらに、マルチスライスCTのメリットとしてあげられるのは、撮影時間が短いこと。頭部ならわずか10秒、心臓の冠動脈の撮影でも20秒で撮影が可能なので、X線による被曝量が少なく、閉所が苦手という人にもオススメの検査です。

心臓ドック

日本人の死因第2位である心疾患。場合によっては死に至ることもある、重大な病気の早期発見に役立つのが心臓ドックです。

心疾患とは、心臓の病気のこと。心臓の筋肉に血液を送っている冠動脈が細くなって、心臓の血のめぐりが悪くなる「狭心症」や、冠動脈が完全につまってしまい、心臓の筋肉の細胞が死んでしまう「心筋梗塞」といった虚血性心疾患のほか、脈の乱れを起こす「不整脈」、心筋や心臓弁膜の病気、心肥大など、さまざまな病気があり、日本人の死因の第2位となっています。特に、虚血性心疾患は、発作を起こすと死に至るケースもある病気ですが、冠動脈のつまりを早期に見つけることで、突然死を防止することができます。

心臓ドックの検査にはいくつかあり、主な検査は、心電図、胸部X線写真、冠動脈CT、心臓MRI、エコーなど。動悸や息切れなどの自覚症状がなくても、高血圧、中性脂肪が高い、高血糖、喫煙など虚血性心疾患へのリスクの高い人は、定期的に心臓ドックを受けることが大切です。

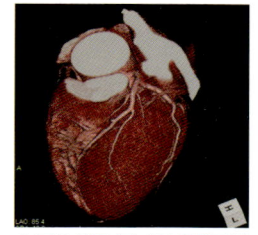

▲マルチスライスCTで撮影した正常な心臓の画像

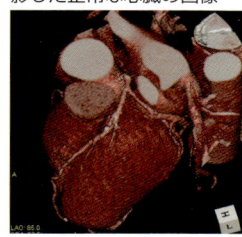

▲マルチスライスCTで撮影した石灰化した心臓の画像

肺ドック

日本人の死因の第1位であるガン。中でも、もっとも多い肺ガンへのリスクを減らすためには、肺ドックが効果的です。

男性に多いとされてきた**肺ガン**ですが、近年、肺ガンになる人が男女を問わず増えています。肺の病気を発見するために、人間ドックなどでは胸部X線写真での検査が行われますが、これだけでは肺ガンの早期発見には不十分です。また、肺ガンの8割ほどは自覚症状がなく進行します。X線写真で異常が見つかったときには、すでに手遅れという場合が少なくないのです。

肺ドックでの検査は、胸部レントゲン写真、CT、喀痰細胞診、血中腫瘍マーカーなど。最新のCTは、さまざまな角度から肺を撮影し、直径数ミリの病変も映し出すため、小さな病巣を発見することができ、早期治療に役立てることができます。

肺ガンは、比較的早期であれば、現在の治療法で治る確率の高い病気です。肺ドックを行っている医療機関は、ほかのドックに比べて少ないですが、肺の状態が心配だという人はぜひ受けておきたいドックです。

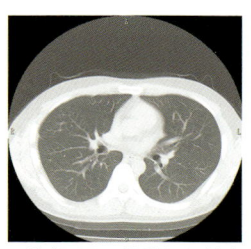

▲胸部CTで撮影した健康な肺の画像

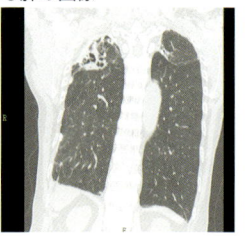

▲マルチスライスCTで撮影した結核を患っている肺の画像

協力：八王子クリニック

第2部

からだのしくみ

60兆個以上もの細胞によって構成されている、人間のからだ。その細胞が組織を構成し、消化・吸収、呼吸、運動など、それぞれ役割を担っています。ここでは、人体を「消化器」「呼吸器」「循環器」「泌尿器・生殖器」「脳・神経」「血液と遺伝」「感覚器」「骨・筋肉」と機能ごとにわけて説明します。

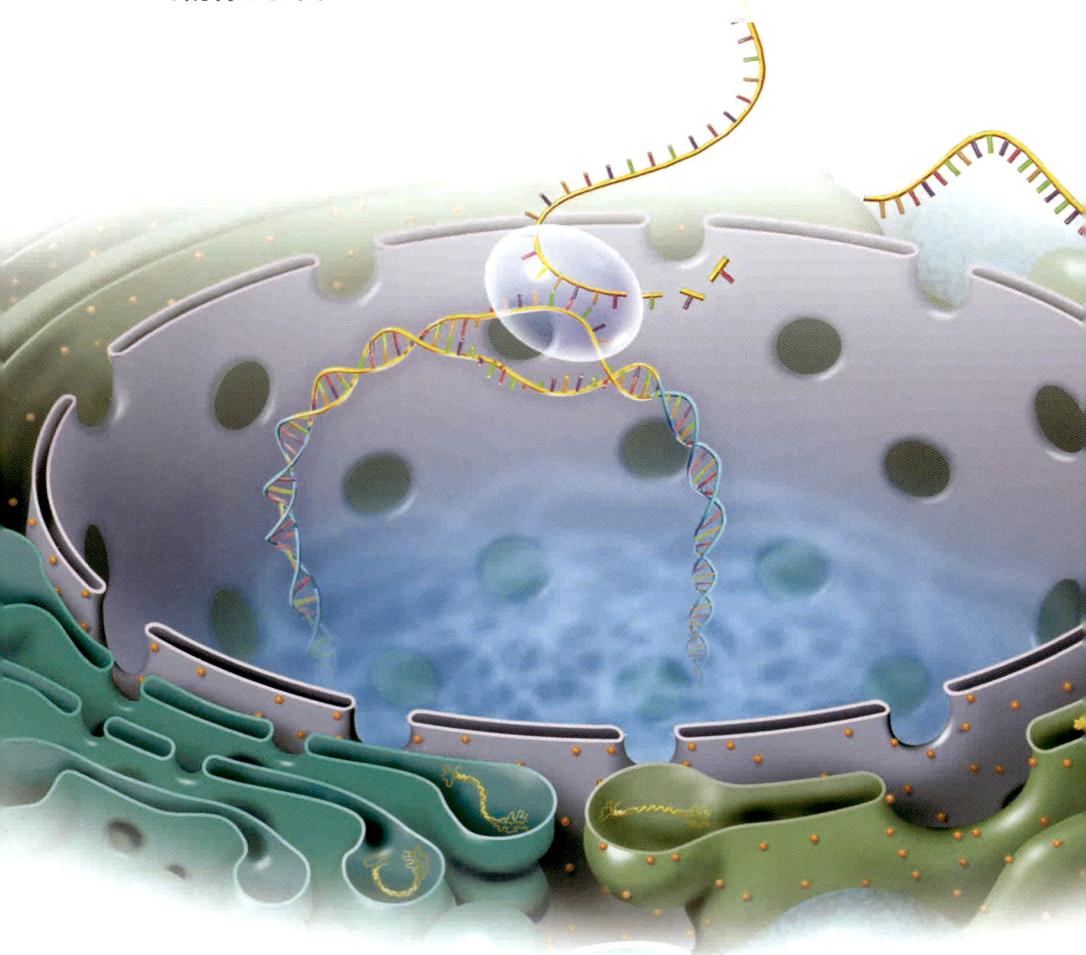

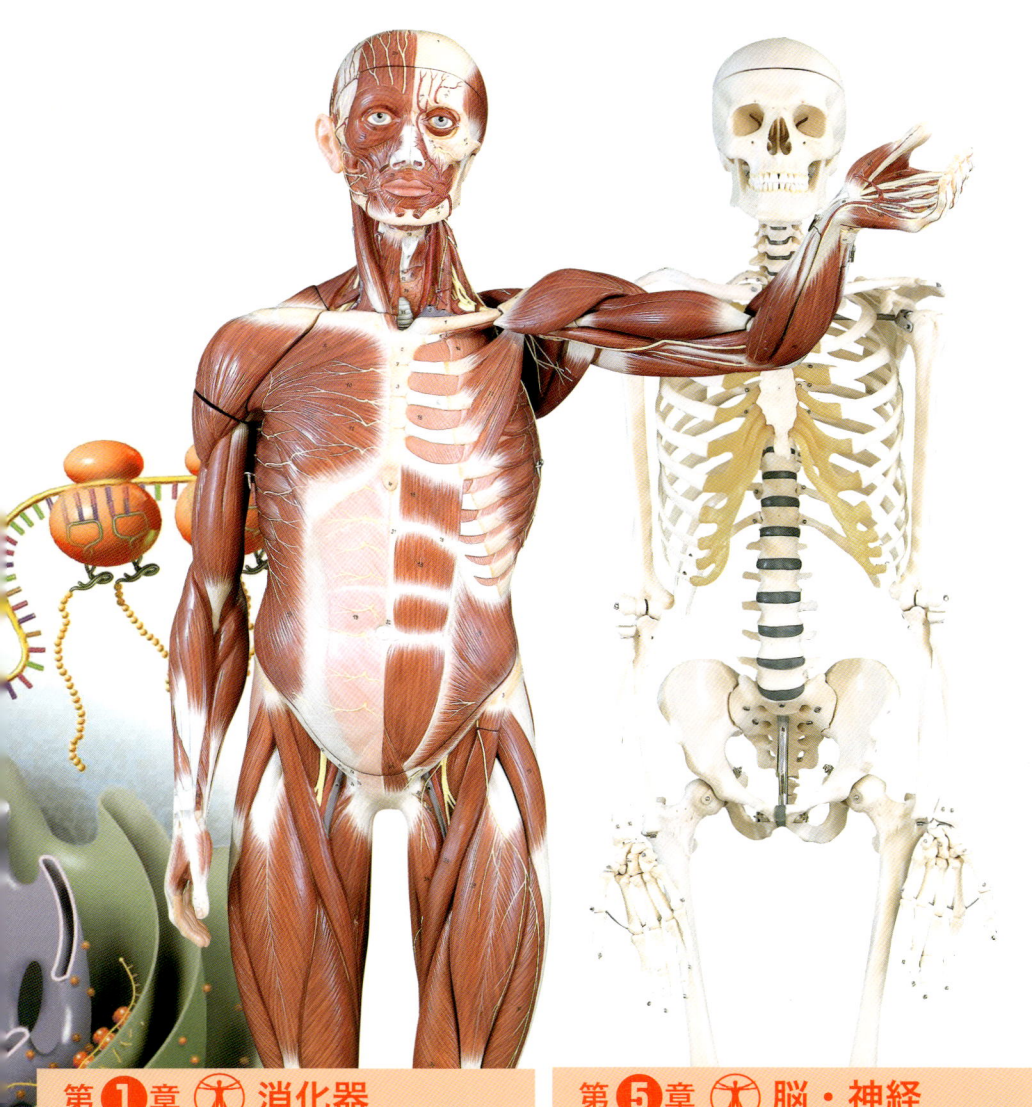

第❶章 消化器	第❺章 脳・神経
第❷章 呼吸器	第❻章 血液と遺伝
第❸章 循環器	第❼章 感覚器
第❹章 泌尿器・生殖器	第❽章 骨・筋肉

からだの基本

細胞

生命体の中でもっとも小さい単位であり、構造上・機能上の基本単位である細胞。私たちのからだは、この細胞の集合によって成り立っています。

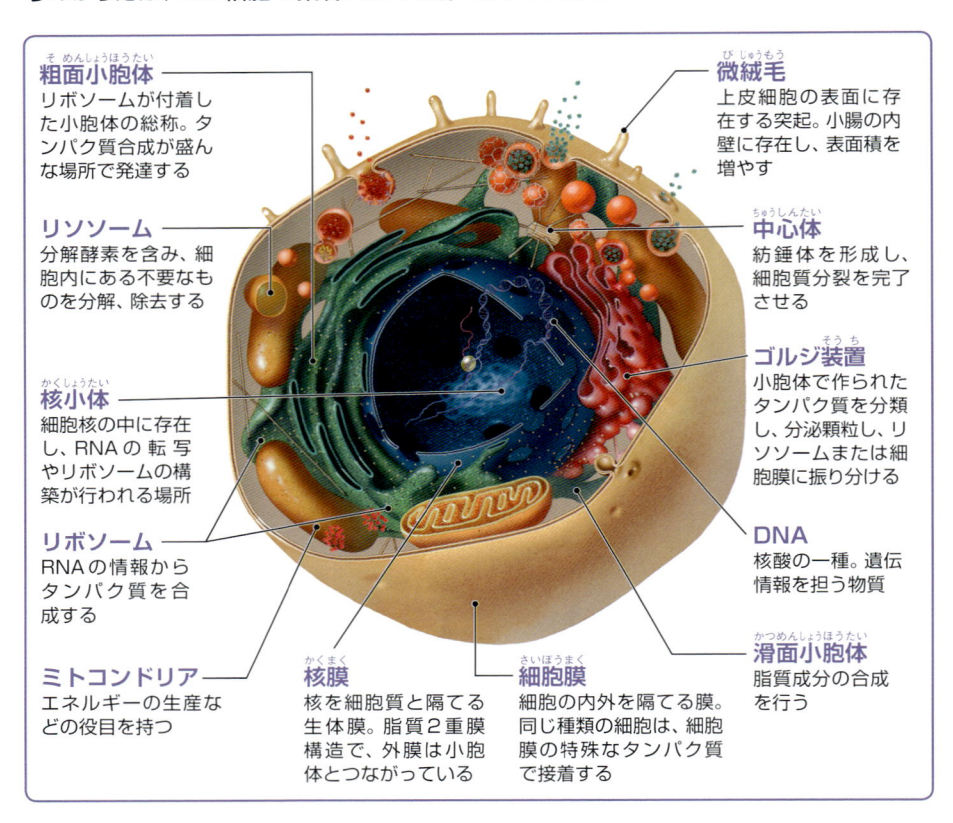

粗面小胞体（そめんしょうほうたい）
リボソームが付着した小胞体の総称。タンパク質合成が盛んな場所で発達する

リソソーム
分解酵素を含み、細胞内にある不要なものを分解、除去する

核小体（かくしょうたい）
細胞核の中に存在し、RNAの転写やリボソームの構築が行われる場所

リボソーム
RNAの情報からタンパク質を合成する

ミトコンドリア
エネルギーの生産などの役目を持つ

核膜（かくまく）
核を細胞質と隔てる生体膜。脂質2重膜構造で、外膜は小胞体とつながっている

細胞膜（さいぼうまく）
細胞の内外を隔てる膜。同じ種類の細胞は、細胞膜の特殊なタンパク質で接着する

微絨毛（びじゅうもう）
上皮細胞の表面に存在する突起。小腸の内壁に存在し、表面積を増やす

中心体（ちゅうしんたい）
紡錘体を形成し、細胞質分裂を完了させる

ゴルジ装置（そうち）
小胞体で作られたタンパク質を分類し、分泌顆粒し、リソソームまたは細胞膜に振り分ける

DNA
核酸の一種。遺伝情報を担う物質

滑面小胞体（かつめんしょうほうたい）
脂質成分の合成を行う

●細胞とは

　細胞とは、すべての生物が持つ、構造上、機能上の基本単位です。細胞分裂、遺伝子発現、代謝などの能力があり、独自に活動を行う生命体ともいわれます。

　細胞の大きさは平均300分の1mmと極めて小さなものですが、人体を構成する細胞の総数は、60兆個以上もあります。また、人間のからだを構成する細胞には、筋細胞や卵細胞などさまざまな種類があります。しかし、これら細胞の基本となるものは、すべて核を持っている点で共通しています。この核を持った細胞は、**真核細胞**（しんかくさいぼう）と呼ばれます。機能や形はさまざまな細胞ですが、すべて1個の受精卵が分裂を繰り返したものであるため、基本的な構造はよく似ています。

いろいろな細胞

筋細胞（きんさいぼう）
動物の筋肉組織を形成する、収縮性を持った細胞。一つひとつが細長い紡錘形をしているので、筋線維とも呼ばれる

上皮細胞（じょうひさいぼう）
体の表面を覆う「表皮」、管腔臓器の粘膜を構成する「上皮」、外分泌線を構成する「腺房細胞」などを総称した細胞のこと

神経細胞（しんけいさいぼう）
情報の伝達、処置、蓄積に特化した神経系を構築する細胞。光や刺激に反応する感覚細胞や、筋線維に出力する運動神経の細胞などがある

骨細胞（こつさいぼう）
骨の形成を行う細胞。内部に小管を持ち、栄養分と老廃物を交換する。単体で合成反応は行わないが、細胞間の物質の交換を活発に行う

線維芽細胞（せんいがさいぼう）
結合組織を構成する細胞のひとつで、軟骨細胞や造骨細胞にもなる基本的な細胞。コラーゲンやヒアルロン酸といった真皮の成分を作る

●細胞の構造

真核細胞には1個の核があり、核は**核膜（かくまく）**という2層の膜で包まれています。また、その細胞内には、独自の機能を持つ構造の総称である、**細胞小器官**があります。

細胞小器官には、ミトコンドリアやリボソーム、リソソーム、中心体、小胞体、ゴルジ装置などがあり、それらはリン脂質で作られた細胞膜に包まれています。

細胞膜内の物質は、細胞膜に空いた孔を通じ、タンパク質やエネルギーを放出したり、栄養分や酸素を細胞内に取り込みます。細胞は、核やこれらの小器官がそれぞれ活動をすることで、その働きを維持するのです。

からだの基本

細胞分裂

生き物は、細胞を分裂させ、新しい細胞を作ることで、からだの成長や新陳代謝を行います。そして、その分裂は、体細胞と生殖細胞(たいさいぼう・せいしょくさいぼう)で方法が異なります。

●細胞分裂とは

細胞分裂とは、ひとつの細胞から同じ染色体を持つ細胞を2つ作り出すことです。単細胞生物は細胞分裂そのものが増殖を意味しますが、多細胞生物は細胞分裂によって細胞を殖やし、個体を形成します。人間の細胞は**体細胞**と**生殖細胞**の2つに分けられ、もっとも標準的な細胞分類は、体細胞が増えていく**体細胞分裂**です。

分裂直後の細胞は前の細胞に比べて小さいので、同じ大きさになるまで成長します。そして、またその成長した細胞が分裂していきます。

しかし、細胞は常に分裂を繰り返しているわけではありません。分裂期と、分裂をしていない間期とがあり、細胞は分裂期と間期を繰り返す細胞周期をそれぞれ持っています。

●体細胞の倍数分裂

皮膚や内臓など、人体を形成している細胞は**体細胞**と呼ばれます。体細胞は、古い細胞は死に、細胞分裂を行って新しい細胞を作り出す、新陳代謝を常に行います。このとき、もとの細胞を**母細胞**、新しくできる2個の細胞を**娘細胞**といい、母細胞とまったく同じ遺伝子を持って分裂し、娘細胞を作ります。

体細胞分裂は、同じ染色体を持った核が2つの細胞になる**倍数分裂**という方法で行われます。分裂の過程は、核分裂と細胞質分裂の2つからなります。

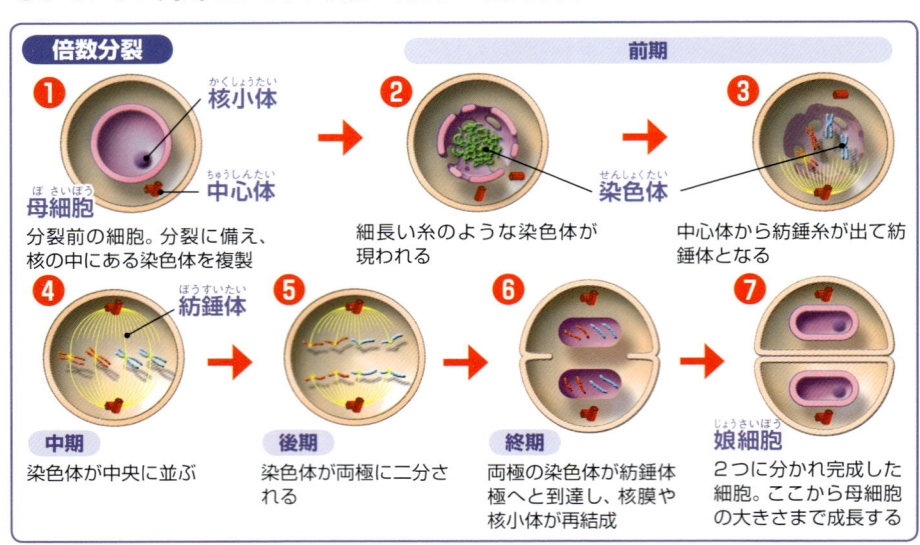

倍数分裂

前期

❶ **母細胞** / 核小体 / 中心体
分裂前の細胞。分裂に備え、核の中にある染色体を複製

❷ 細長い糸のような染色体が現れる / 染色体

❸ 中心体から紡錘糸が出て紡錘体となる

❹ **中期** / 紡錘体
染色体が中央に並ぶ

❺ **後期**
染色体が両極に二分される

❻ **終期**
両極の染色体が紡錘体極へと到達し、核膜や核小体が再結成

❼ **娘細胞**
2つに分かれ完成した細胞。ここから母細胞の大きさまで成長する

●生殖細胞の減数分裂

卵子と精子は、**生殖細胞**と呼ばれ、体細胞のように倍数分裂の方法はとらず、**減数分裂**という方法をとります。

この分裂法は、細胞の分裂がその過程で2回行われます。そして、生殖母細胞から生殖細胞になったとき、細胞の核中にある染色体の数は半減します。精子と卵子が受精することにより子孫は作られますが、この方法のおかげで、子どもは父と母どちらかの遺伝子だけでなく、両方から半分ずつ遺伝子情報を受け取れるようになるのです。

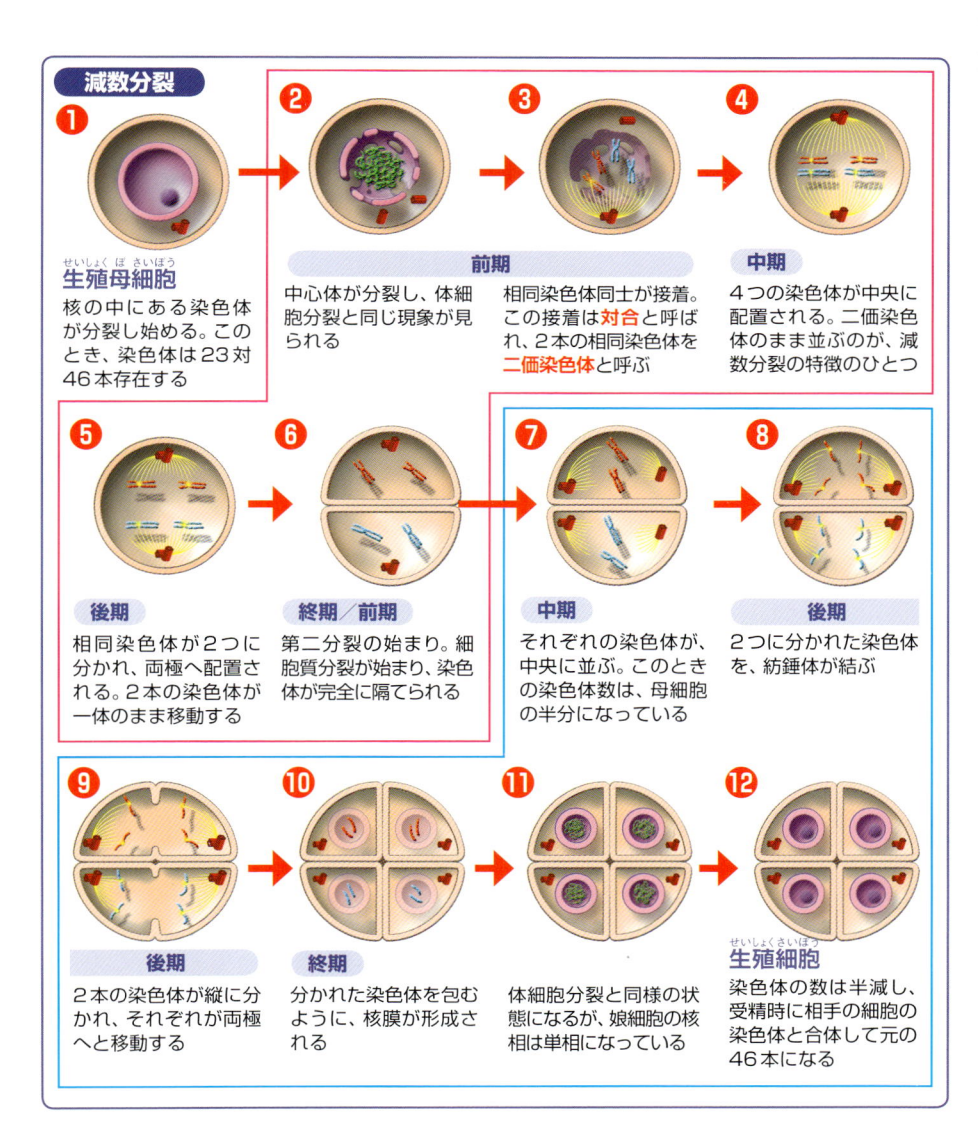

減数分裂

❶ 生殖母細胞
核の中にある染色体が分裂し始める。このとき、染色体は23対46本存在する

❷ 前期
中心体が分裂し、体細胞分裂と同じ現象が見られる

❸ 前期
相同染色体同士が接着。この接着は**対合**と呼ばれ、2本の相同染色体を**二価染色体**と呼ぶ

❹ 中期
4つの染色体が中央に配置される。二価染色体のまま並ぶのが、減数分裂の特徴のひとつ

❺ 後期
相同染色体が2つに分かれ、両極へ配置される。2本の染色体が一体のまま移動する

❻ 終期/前期
第二分裂の始まり。細胞質分裂が始まり、染色体が完全に隔てられる

❼ 中期
それぞれの染色体が、中央に並ぶ。このときの染色体数は、母細胞の半分になっている

❽ 後期
2つに分かれた染色体を、紡錘体が結ぶ

❾ 後期
2本の染色体が縦に分かれ、それぞれが両極へと移動する

❿ 終期
分かれた染色体を包むように、核膜が形成される

⓫
体細胞分裂と同様の状態になるが、娘細胞の核相は単相になっている

⓬ 生殖細胞
染色体の数は半減し、受精時に相手の細胞の染色体と合体して元の46本になる

からだの基本 — 細胞分裂

からだの基本

組織

からだには多数の細胞があります。同じ種類の細胞が集まったものが組織で、それぞれの機能を持っています。

●組織とは

組織とは、同じ種類の細胞が集まった構造の単位で、全体がまとまってひとつの役割を持ちます。

組織は大きく分けて、4つの種類に分類されます。皮膚や消化管・呼吸器の内表面などを覆う**上皮組織**、骨、筋肉、皮膚などを結合して、からだを形成し維持する**結合・支持組織**、骨格筋、心筋、平滑筋を形成する**筋組織**、自律神経や中枢神経を形成する**神経組織**です。

しかし、血液やリンパのように、ひとつの細胞で働く組織もあります。ある程度以上発達した多細胞生物は、細胞によって性質や形態の差があるため、**分化**という個々が離れて存在する例があるのです。血液は、人体において分化の最たる例ともいえます。

各細胞群の中には、とても変わった働きをするものもありますが、機能、形態に多くの共通点を持っています。そして、いろいろな臓器にそれぞれの細胞群が最適な組織を形成し、必要な機能を果たしているのです。

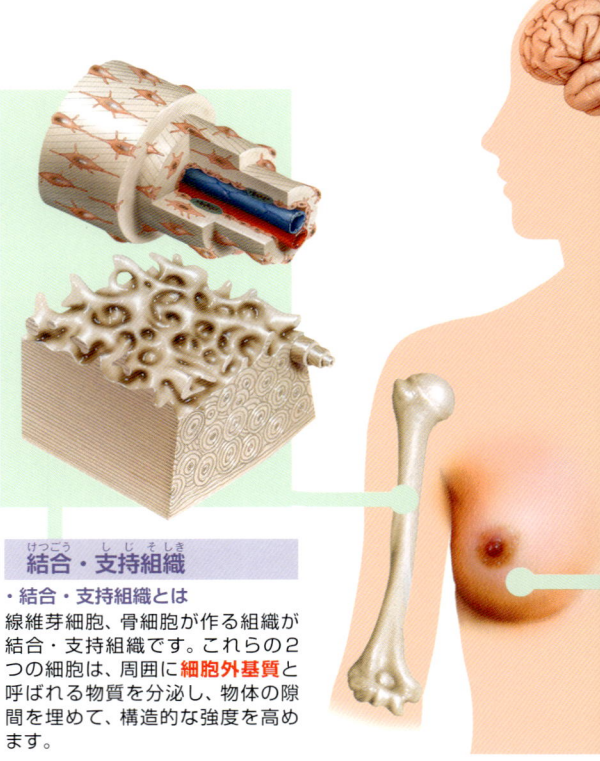

結合・支持組織（けつごう・しじそしき）

・結合・支持組織とは
線維芽細胞、骨細胞が作る組織が結合・支持組織です。これらの2つの細胞は、周囲に**細胞外基質**と呼ばれる物質を分泌し、物体の隙間を埋めて、構造的な強度を高めます。

・皮膚や骨を作る組織
線維芽細胞からできる結合組織は、組織や器官の間をつなぎ、皮膚の真皮を作ります。骨細胞からできた支持組織は、からだを支えるための骨や軟骨を作ります。
しかし、結合・支持組織は4つに分類される組織の1種ですが、詳細に定義されたわけではありません。他の組織に当てはまらなかった組織を集めた、もっとも大きなカテゴリです。

神経組織

・神経組織とは
一般的に神経と呼ばれるものは、神経組織を指します。そして、この組織を作る神経細胞は、からだの隅々まで行き渡り、外界の情報を信号に変え、細胞にある突起に沿って電気的な興奮を伝えます。

・神経組織を構成するグリア細胞
神経組織を構成するものは神経細胞だけではなく、**グリア細胞**と呼ばれる神経細胞ではない細胞もあります。グリア細胞は、自発的に情報を伝えることはありませんが、神経細胞の機能をサポートしてくれます。この2つを合わせた神経組織は、神経細胞同士の連結に**シナプス**（P178-179参照）を用います。

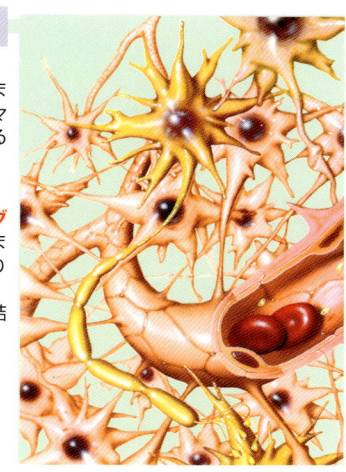

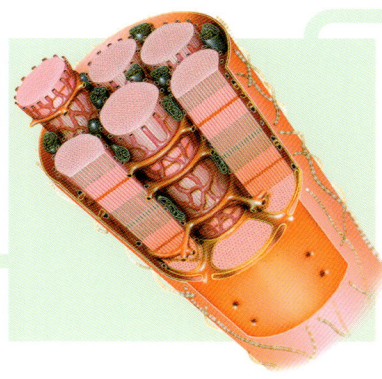

筋組織

・筋組織とは
筋細胞は、お互いに強固に接着し、筋組織として働きます。
筋組織は、タンパク質が配列した**筋原線維**を持ち、伸び縮みすることで、細胞全体の長さを変化させます。また、筋肉を動かすには大量なエネルギーが必要となるため、血管が発達し、神経線維も収縮の指令を伝えるため侵入しています。

・骨格筋を構成する筋組織
収縮が必要な箇所に広く存在するので、**骨格筋**を構成するだけでなく、内臓を動かす**平滑筋**や、心臓の壁を動かす**心筋**にも筋組織は集まっています。

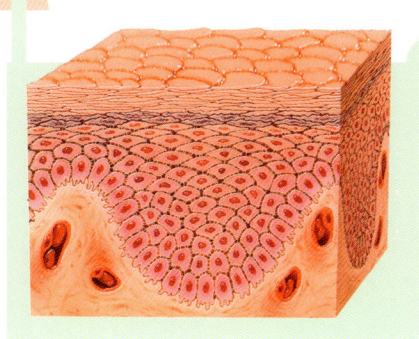

上皮組織

・上皮組織とは
上皮組織とは、爪や皮膚、臓器の外側、気管支や消化管の粘膜などを平面状に覆い保護する細胞の集まりです。また、各器官の内外を分ける仕切りの役目も果たし、それぞれの細胞は細胞接着で隙間なく配列します。

・場所によって異なる性質
場所によって組織に求められる性質は異なります。たとえば、皮膚は水分をできるだけ通さず、なおかつ衝撃に強いこと、小腸は栄養分を効率的に吸収するなどです。細胞は、この役割を混同しないように、さまざまな物質を分泌して、特定の細胞が目的に沿った役割を果たせるよう組織を維持しています。

からだの基本　組織

からだの基本

脳の全体像

脳は大脳・小脳・脳幹という3つの部位からなり、3層の膜に覆われて保護されています。からだや心をコントロールする、もっとも重要な器官です。

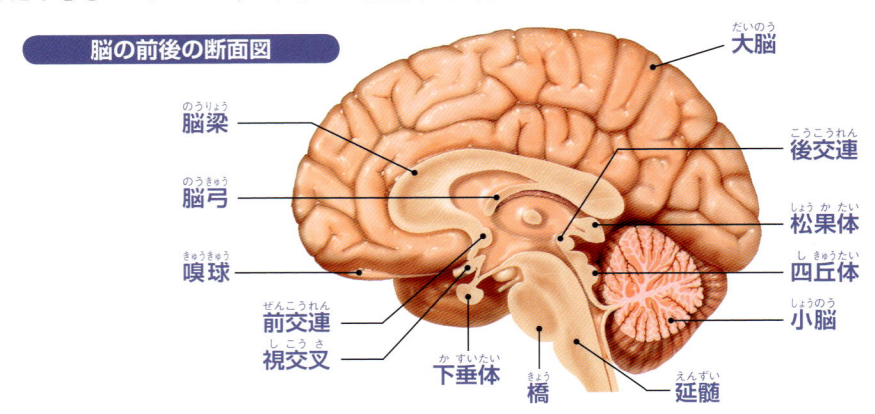

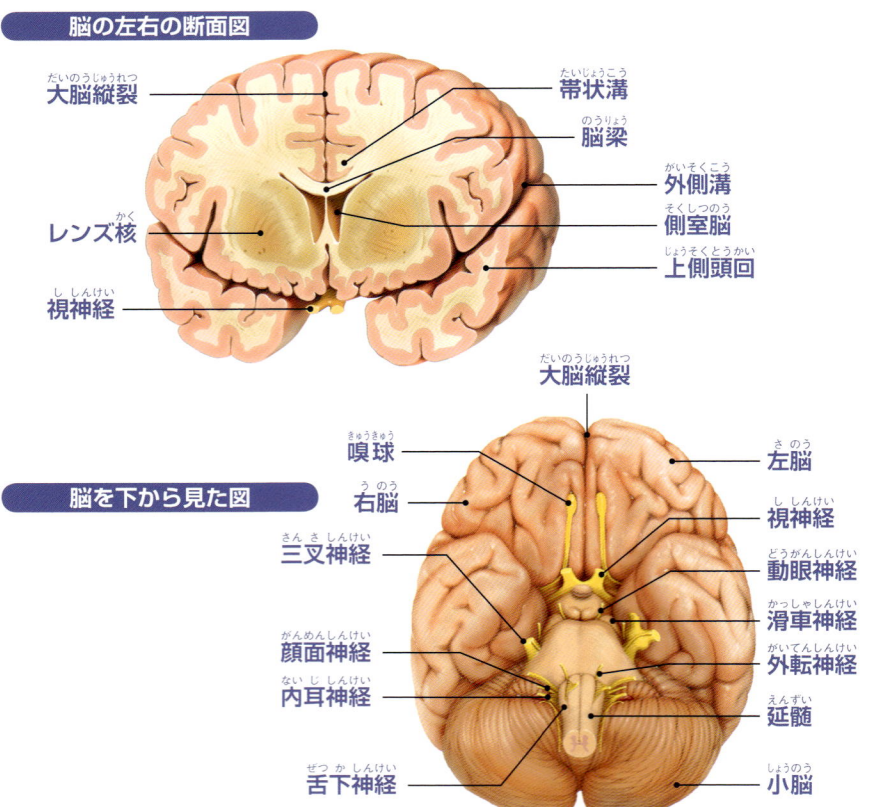

脳の前後の断面図

- 大脳（だいのう）
- 脳梁（のうりょう）
- 脳弓（のうきゅう）
- 嗅球（きゅうきゅう）
- 前交連（ぜんこうれん）
- 視交叉（しこうさ）
- 後交連（こうこうれん）
- 松果体（しょうかたい）
- 四丘体（しきゅうたい）
- 小脳（しょうのう）
- 下垂体（かすいたい）
- 橋（きょう）
- 延髄（えんずい）

脳の左右の断面図

- 大脳縦裂（だいのうじゅうれつ）
- 帯状溝（たいじょうこう）
- 脳梁（のうりょう）
- 外側溝（がいそくこう）
- 側室脳（そくしつのう）
- 上側頭回（じょうそくとうかい）
- レンズ核（かく）
- 視神経（ししんけい）

脳を下から見た図

- 大脳縦裂（だいのうじゅうれつ）
- 嗅球（きゅうきゅう）
- 左脳（さのう）
- 右脳（うのう）
- 視神経（ししんけい）
- 三叉神経（さんさしんけい）
- 動眼神経（どうがんしんけい）
- 滑車神経（かっしゃしんけい）
- 顔面神経（がんめんしんけい）
- 外転神経（がいてんしんけい）
- 内耳神経（ないじしんけい）
- 延髄（えんずい）
- 舌下神経（ぜっかしんけい）
- 小脳（しょうのう）

からだの基本

神経の全体像

脳からの指令をからだに伝えたり、からだの刺激を脳に伝えたりするのが神経です。全身に網の目のように張りめぐらされています。

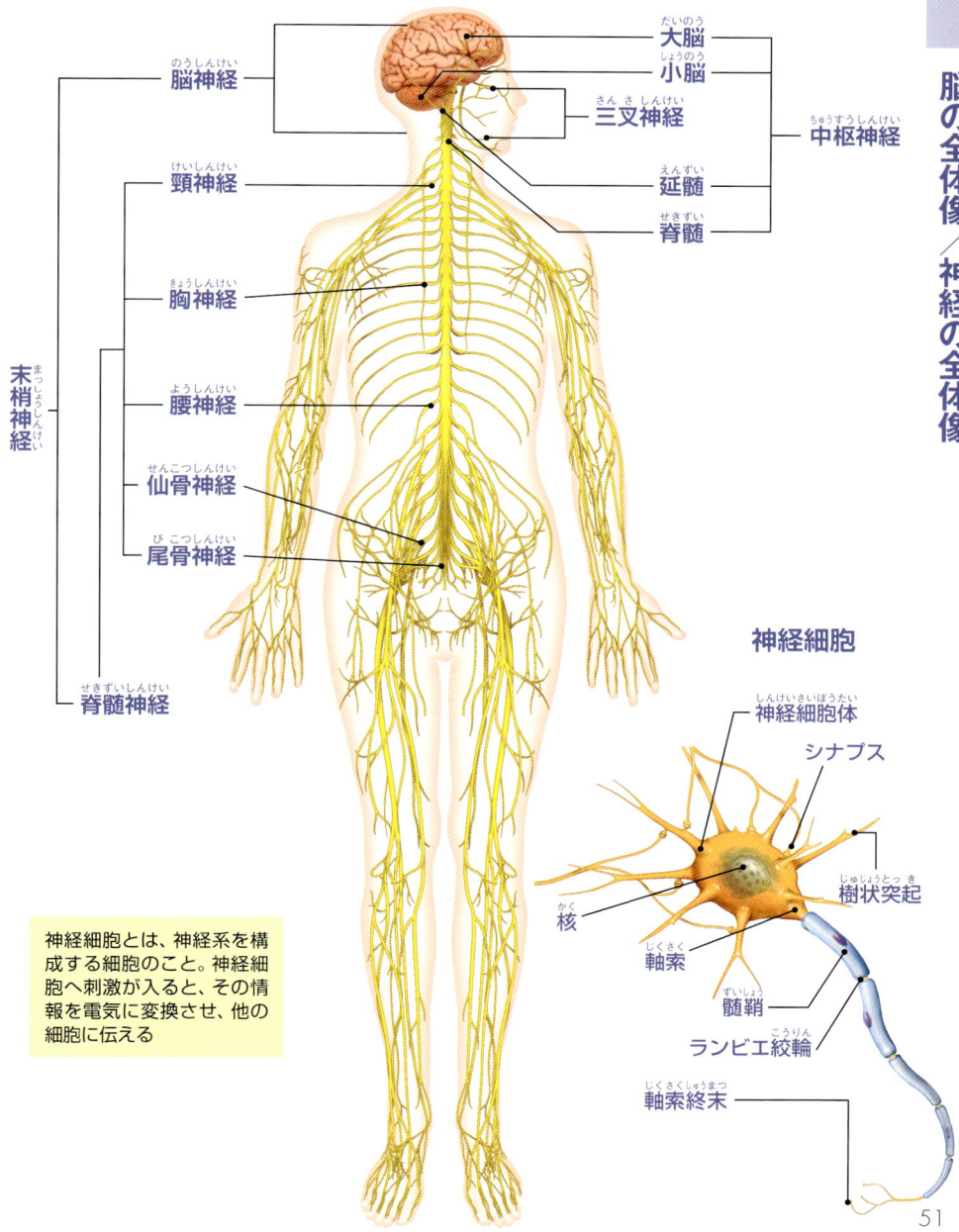

中枢神経
- 大脳（だいのう）
- 小脳（しょうのう）
- 三叉神経（さんさしんけい）
- 延髄（えんずい）
- 脊髄（せきずい）

末梢神経
- 脳神経（のうしんけい）
- 頸神経（けいしんけい）
- 胸神経（きょうしんけい）
- 腰神経（ようしんけい）
- 仙骨神経（せんこつしんけい）
- 尾骨神経（びこつしんけい）
- 脊髄神経（せきずいしんけい）

神経細胞
- 神経細胞体（しんけいさいぼうたい）
- シナプス
- 核（かく）
- 軸索（じくさく）
- 髄鞘（ずいしょう）
- 樹状突起（じゅじょうとっき）
- ランビエ絞輪（こうりん）
- 軸索終末（じくさくしゅうまつ）

> 神経細胞とは、神経系を構成する細胞のこと。神経細胞へ刺激が入ると、その情報を電気に変換させ、他の細胞に伝える

脳の全体像／神経の全体像

筋肉の全体像

骨格に付着し、収縮・弛緩することによってからだを動かしています。人体には、大小さまざまな筋肉が存在します。

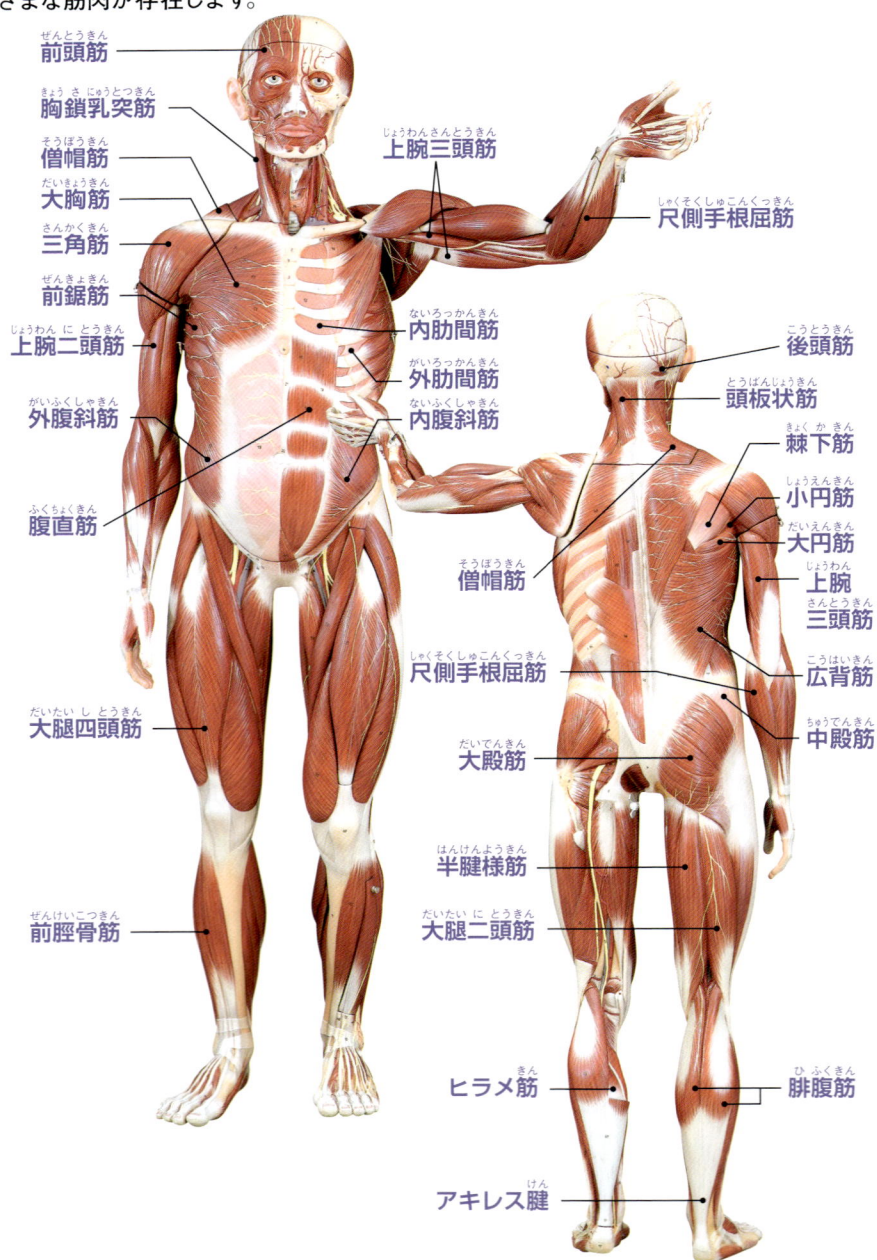

- 前頭筋（ぜんとうきん）
- 胸鎖乳突筋（きょうさにゅうとつきん）
- 僧帽筋（そうぼうきん）
- 大胸筋（だいきょうきん）
- 三角筋（さんかくきん）
- 前鋸筋（ぜんきょきん）
- 上腕二頭筋（じょうわんにとうきん）
- 外腹斜筋（がいふくしゃきん）
- 腹直筋（ふくちょくきん）
- 大腿四頭筋（だいたいしとうきん）
- 前脛骨筋（ぜんけいこつきん）
- 上腕三頭筋（じょうわんさんとうきん）
- 内肋間筋（ないろっかんきん）
- 外肋間筋（がいろっかんきん）
- 内腹斜筋（ないふくしゃきん）
- 僧帽筋（そうぼうきん）
- 尺側手根屈筋（しゃくそくしゅこんくっきん）
- 大殿筋（だいでんきん）
- 半腱様筋（はんけんようきん）
- 大腿二頭筋（だいたいにとうきん）
- ヒラメ筋（きん）
- アキレス腱（けん）
- 後頭筋（こうとうきん）
- 頭板状筋（とうばんじょうきん）
- 棘下筋（きょくかきん）
- 小円筋（しょうえんきん）
- 大円筋（だいえんきん）
- 上腕三頭筋（じょうわんさんとうきん）
- 広背筋（こうはいきん）
- 中殿筋（ちゅうでんきん）
- 腓腹筋（ひふくきん）

全身の筋肉

筋肉には心筋、平滑筋、骨格筋の3種類の筋肉があり、自分の意思で動かせる随意筋と動かすことのできない不随意筋とに分けられます。

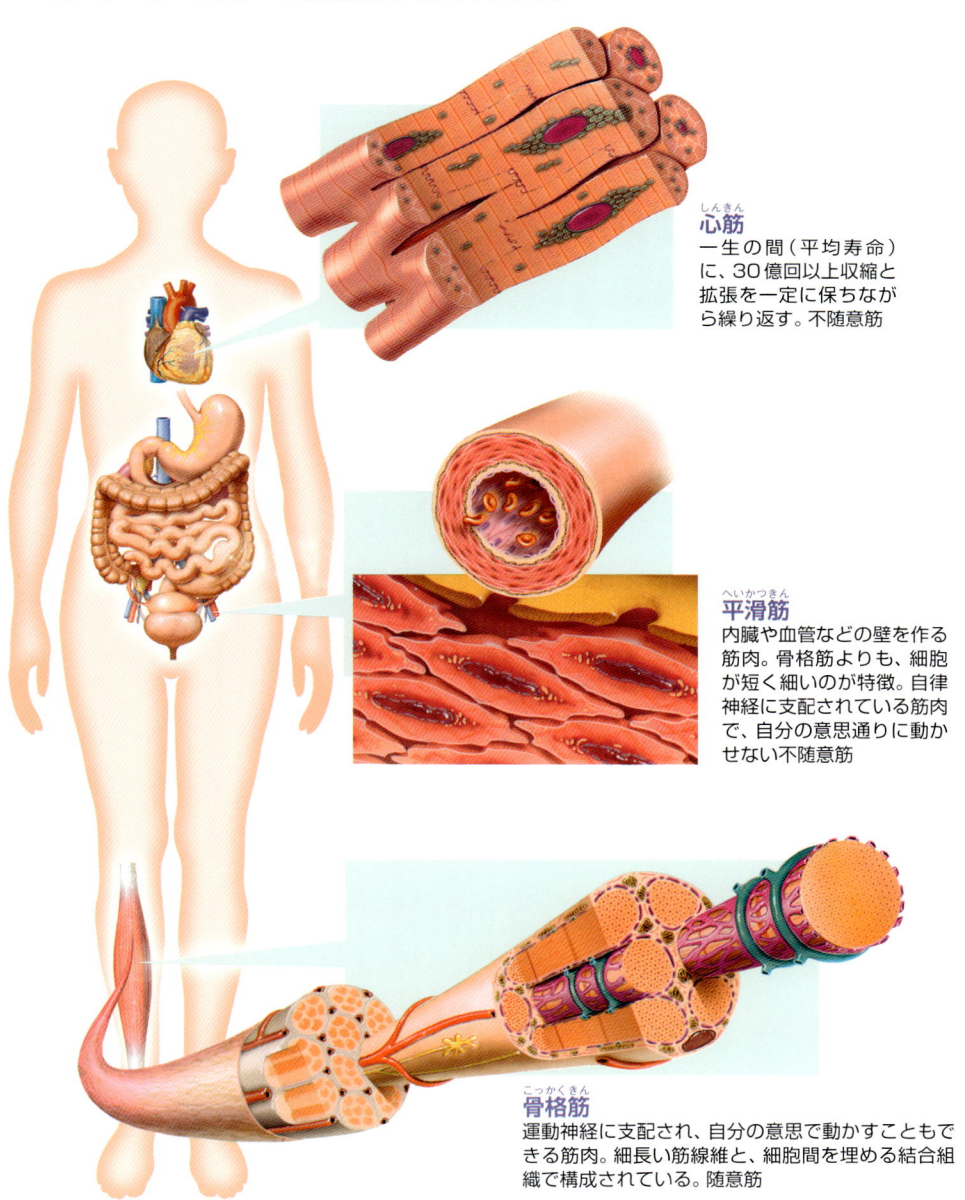

心筋
一生の間（平均寿命）に、30億回以上収縮と拡張を一定に保ちながら繰り返す。不随意筋

平滑筋
内臓や血管などの壁を作る筋肉。骨格筋よりも、細胞が短く細いのが特徴。自律神経に支配されている筋肉で、自分の意思通りに動かせない不随意筋

骨格筋
運動神経に支配され、自分の意思で動かすこともできる筋肉。細長い筋線維と、細胞間を埋める結合組織で構成されている。随意筋

からだの基本

骨の全体像

人間のからだは、形や大きさの異なる約200の骨が枠組みを作ることで、その形を保っています。

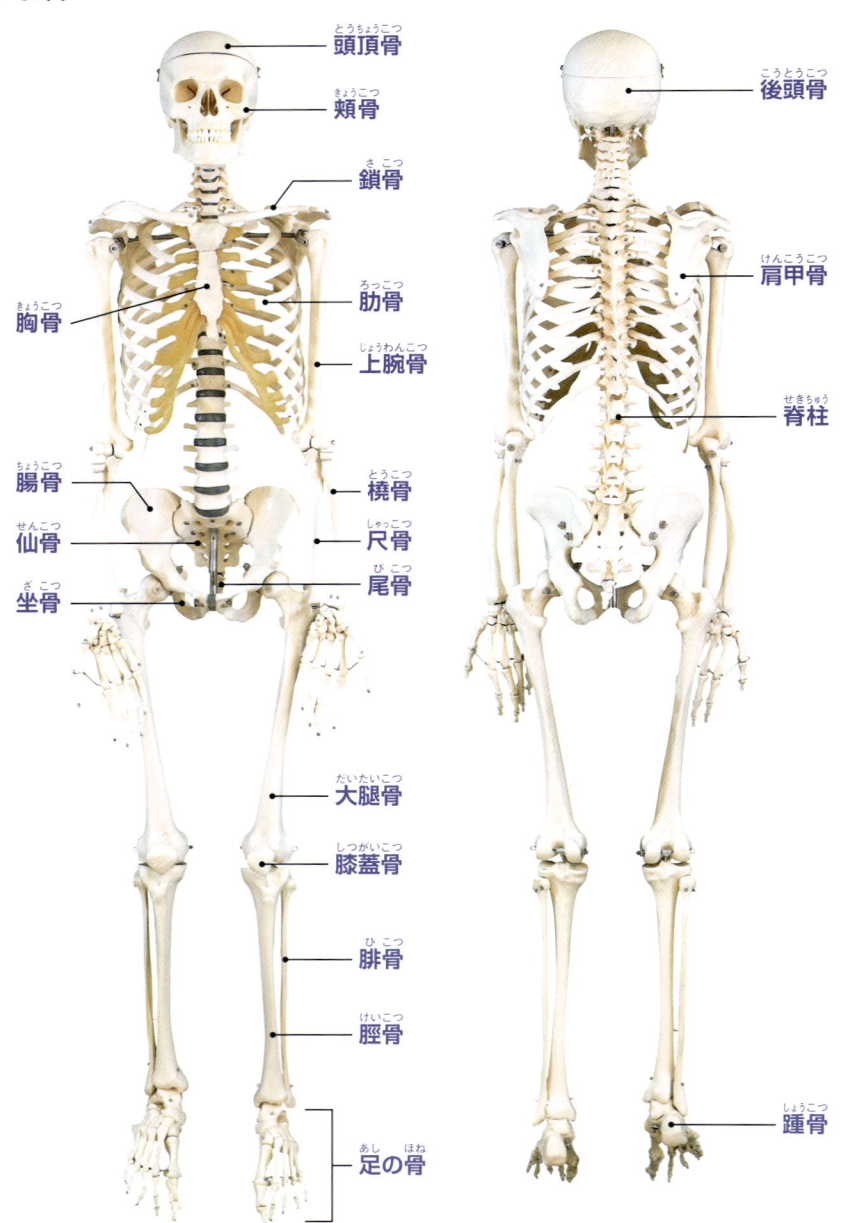

- 頭頂骨（とうちょうこつ）
- 頬骨（きょうこつ）
- 鎖骨（さこつ）
- 胸骨（きょうこつ）
- 肋骨（ろっこつ）
- 上腕骨（じょうわんこつ）
- 腸骨（ちょうこつ）
- 橈骨（とうこつ）
- 仙骨（せんこつ）
- 尺骨（しゃっこつ）
- 坐骨（ざこつ）
- 尾骨（びこつ）
- 大腿骨（だいたいこつ）
- 膝蓋骨（しつがいこつ）
- 腓骨（ひこつ）
- 脛骨（けいこつ）
- 足の骨（あしのほね）

- 後頭骨（こうとうこつ）
- 肩甲骨（けんこうこつ）
- 脊柱（せきちゅう）
- 踵骨（しょうこつ）

からだの基本

全身の臓器

からだにはさまざまな臓器が存在し、それぞれ生きるために必要な役割を担っています。

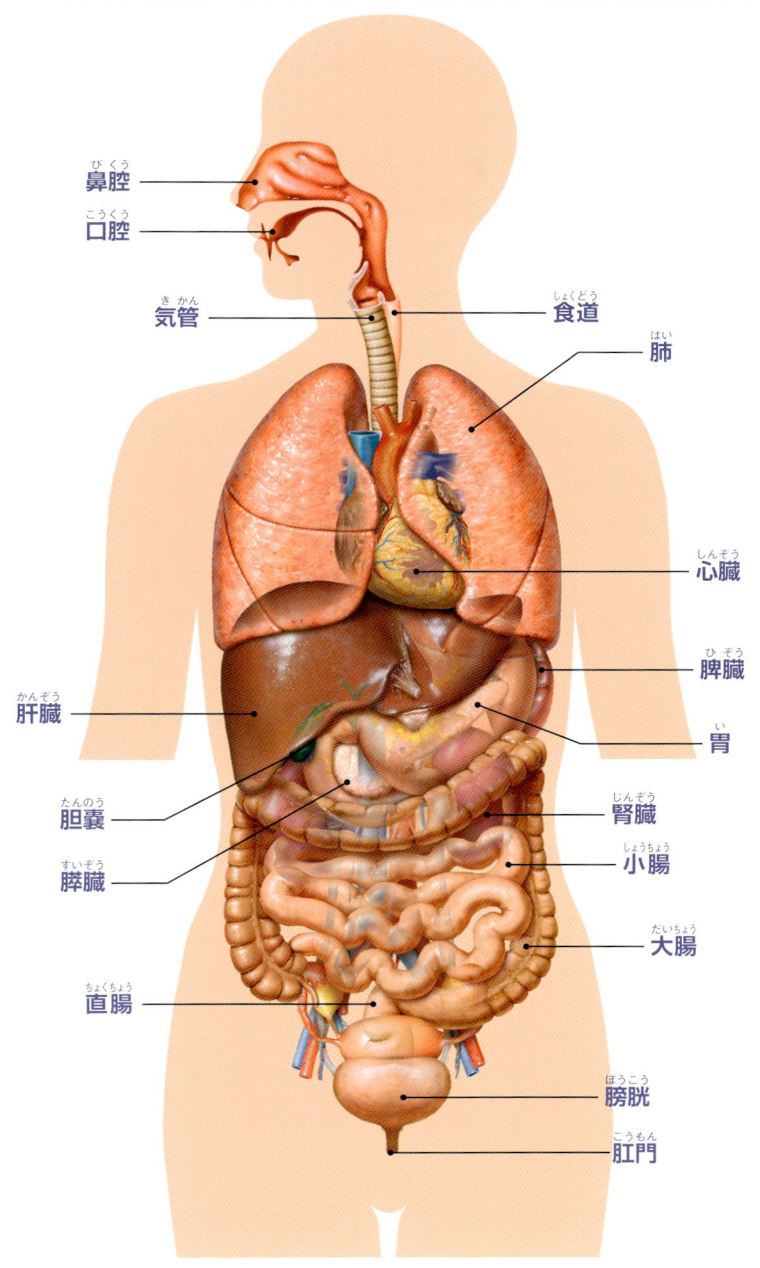

- 鼻腔（びくう）
- 口腔（こうくう）
- 気管（きかん）
- 食道（しょくどう）
- 肺（はい）
- 心臓（しんぞう）
- 肝臓（かんぞう）
- 脾臓（ひぞう）
- 胃（い）
- 胆嚢（たんのう）
- 膵臓（すいぞう）
- 腎臓（じんぞう）
- 小腸（しょうちょう）
- 大腸（だいちょう）
- 直腸（ちょくちょう）
- 膀胱（ぼうこう）
- 肛門（こうもん）

骨の全体像／全身の臓器

からだの基本

リンパの全体像

リンパは全身に張りめぐらされていて、老廃物を運んだり、病原菌を撃退したりしています。

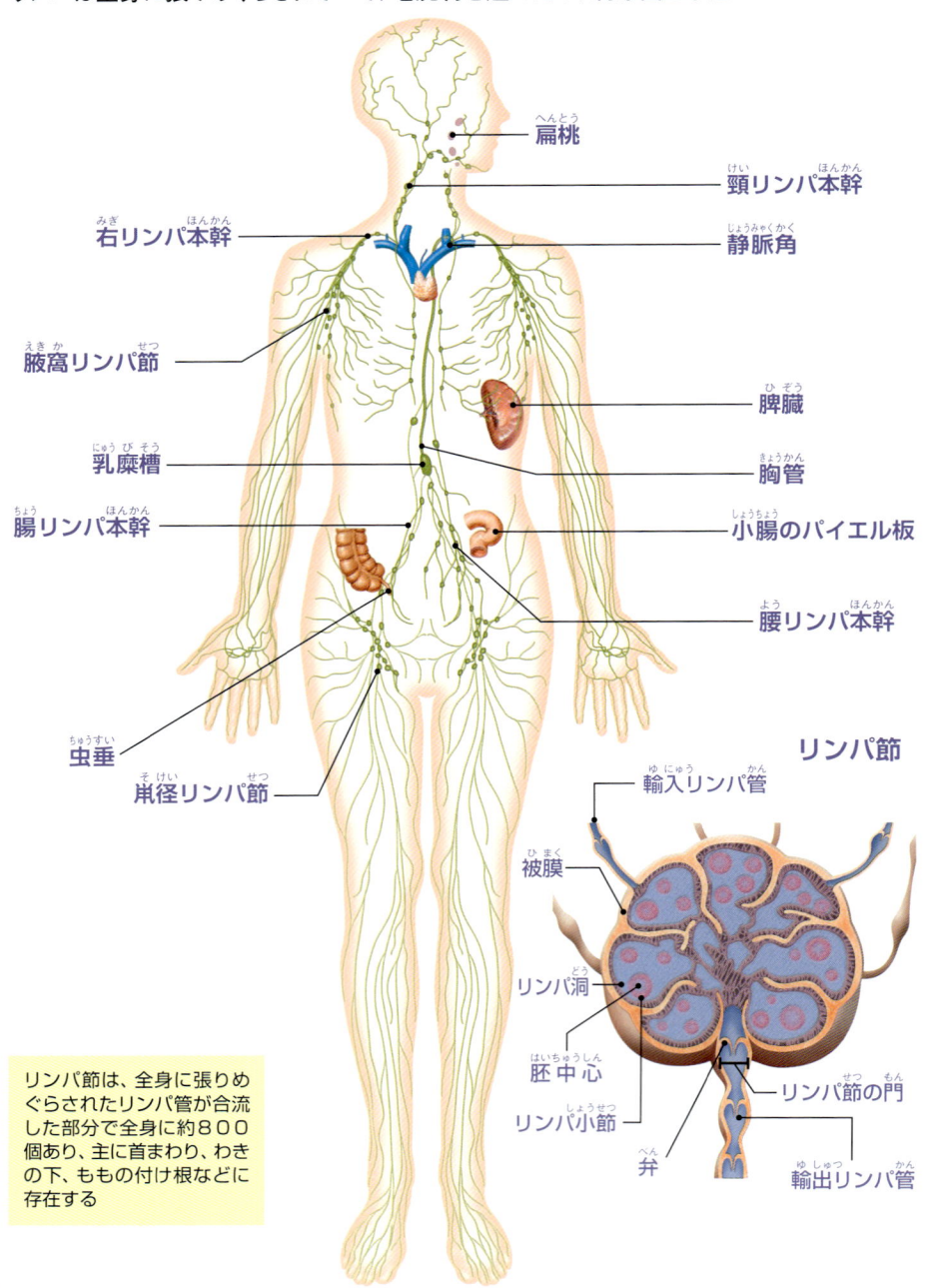

- 扁桃（へんとう）
- 頸リンパ本幹（けいほんかん）
- 右リンパ本幹（みぎほんかん）
- 静脈角（じょうみゃくかく）
- 腋窩リンパ節（えきかせつ）
- 脾臓（ひぞう）
- 乳糜槽（にゅうびそう）
- 胸管（きょうかん）
- 腸リンパ本幹（ちょうほんかん）
- 小腸のパイエル板（しょうちょう）
- 腰リンパ本幹（ようほんかん）
- 虫垂（ちゅうすい）
- 鼠径リンパ節（そけいせつ）

リンパ節
- 輸入リンパ管（ゆにゅうかん）
- 被膜（ひまく）
- リンパ洞（どう）
- 胚中心（はいちゅうしん）
- リンパ小節（しょうせつ）
- 弁（べん）
- リンパ節の門（せつもん）
- 輸出リンパ管（ゆしゅつかん）

> リンパ節は、全身に張りめぐらされたリンパ管が合流した部分で全身に約800個あり、主に首まわり、わきの下、ももの付け根などに存在する

第❶章 消化器

人間は、食物を食べ、それを消化し、栄養を得ることでエネルギーを得ています。消化器は、食物の消化・吸収から排泄までをつかさどる、人間にとってなくてはならない器官です。

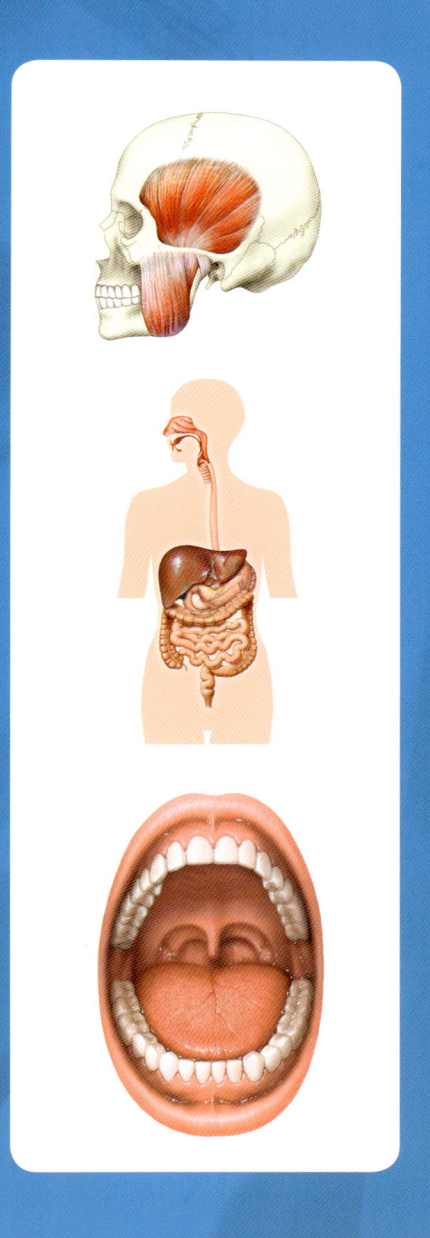

消化管のしくみ

口から食道、胃、腸、肛門までつながっている消化管は、人間が食物から栄養素を得るために欠かせない働きをしています。

●消化管の構造

消化管とは、口から食道、胃、腸などを経て肛門までつながっている1本の管のことです。この消化管と、これに付随している器官をまとめて消化器といいます。

消化管は、口から始まり、咽頭、食道、胃、小腸（十二指腸、空腸、回腸）、大腸（盲腸、上行結腸、横行結腸、下行結腸、S状結腸、直腸）を経て、肛門で終わります。

消化管の壁は、粘膜、筋層、外層（漿膜）の3層構造です。もっとも内側にある粘膜は、消化酵素や粘液を分泌しています。

筋層は平滑筋で、蠕動運動などの消化管運動を行います。粘膜や筋層には多くの神経が走っており、自律神経の影響を受けています。

外層は線維性の膜で、胃、空腸・回腸、結腸では漿膜と呼ばれ、食道、十二指腸、直腸などでは外膜と呼ばれます。

●消化管の役割

人間は、ものを食べることによってエネルギーを得ています。しかし、食物の多くはそのままでは体内に吸収できません。

そこで、体内に吸収できる状態に分解するのが、消化管と消化腺の役割です。

口から入った食物は、まず歯によって細かくかみ砕かれます。その後、食道を通って胃に入り、胃で胃液によってドロドロの状態になります。ドロドロになった食物は、十二指腸で胆汁や膵液と混ざり小腸へ送られ、小腸で栄養素と水分のほとんどが吸収されるのです。

栄養素が吸収されたあとのカスは、さらに水分を吸収され、便となって体外に排出されます。

消化には、消化管によって食物を小さく分解する機械的消化のほかに、胃液や胆汁、膵液などの消化液による化学変化によって食物の分子を小さくする化学的消化があります。

TOPIC 消化管壁の構造

消化管壁は、粘膜、筋層、外層（漿膜）の3層構造で、粘膜は、さらに粘膜上皮、粘膜固有層、粘膜筋板、粘膜下組織に分けることができます。粘膜下組織には、血管、自律神経、リンパ管が通っています。

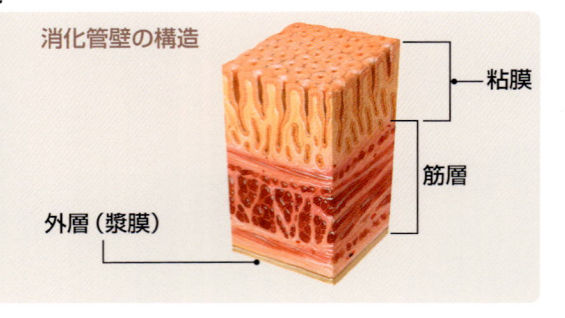

消化管壁の構造
- 粘膜
- 筋層
- 外層（漿膜）

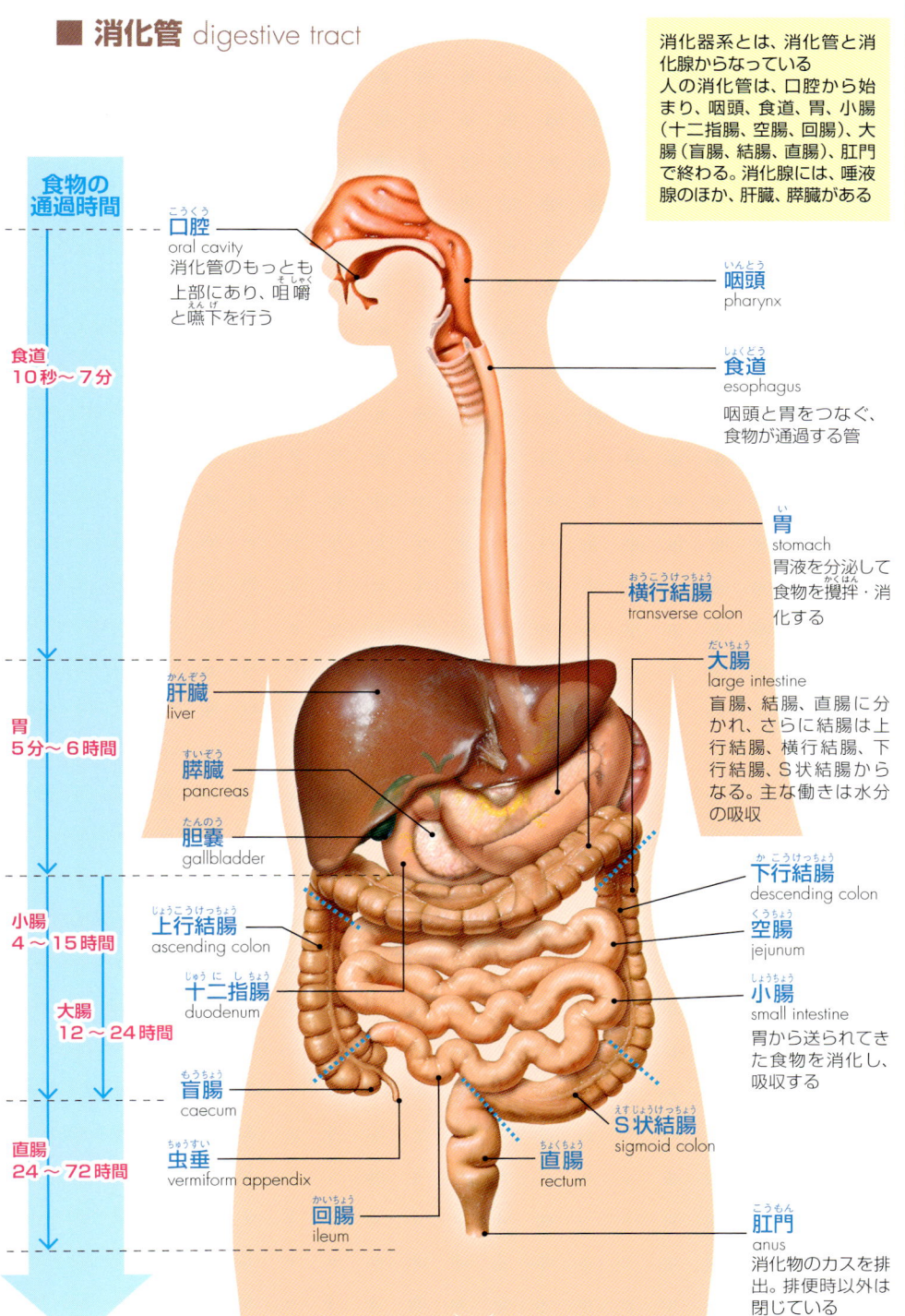

■ 消化管 digestive tract

消化器系とは、消化管と消化腺からなっている
人の消化管は、口腔から始まり、咽頭、食道、胃、小腸（十二指腸、空腸、回腸）、大腸（盲腸、結腸、直腸）、肛門で終わる。消化腺には、唾液腺のほか、肝臓、膵臓がある

第❶章 消化器

消化管のしくみ

食物の通過時間

- 食道 10秒〜7分
- 胃 5分〜6時間
- 小腸 4〜15時間
- 大腸 12〜24時間
- 直腸 24〜72時間

口腔（こうくう） oral cavity
消化管のもっとも上部にあり、咀嚼（そしゃく）と嚥下（えんげ）を行う

咽頭（いんとう） pharynx

食道（しょくどう） esophagus
咽頭と胃をつなぐ、食物が通過する管

胃（い） stomach
胃液を分泌して食物を攪拌（かくはん）・消化する

横行結腸（おうこうけっちょう） transverse colon

大腸（だいちょう） large intestine
盲腸、結腸、直腸に分かれ、さらに結腸は上行結腸、横行結腸、下行結腸、S状結腸からなる。主な働きは水分の吸収

肝臓（かんぞう） liver

膵臓（すいぞう） pancreas

胆嚢（たんのう） gallbladder

下行結腸（かこうけっちょう） descending colon

上行結腸（じょうこうけっちょう） ascending colon

空腸（くうちょう） jejunum

十二指腸（じゅうにしちょう） duodenum

小腸（しょうちょう） small intestine
胃から送られてきた食物を消化し、吸収する

盲腸（もうちょう） caecum

虫垂（ちゅうすい） vermiform appendix

S状結腸（えすじょうけっちょう） sigmoid colon

直腸（ちょくちょう） rectum

回腸（かいちょう） ileum

肛門（こうもん） anus
消化物のカスを排出。排便時以外は閉じている

第1章 消化器

口腔のしくみ

歯や口唇(こうしん)、舌などがある口腔(こうくう)は、食物の消化や音の発声などに大きな役割を果たしている器官です。

●口腔とは

口腔とは、口唇と頬に囲まれた内腔のことで、口唇から上下の歯までの口腔前庭と、その内側の固有口腔に分けられます。

口腔は消化管のもっとも上部にあり、食物の**咀嚼**(そしゃく)と**嚥下**(えんげ)、さらに声を出す**発声器**としての役割や味を感じる**味覚器**としての働きがあります(味覚についてはP248〜249参照)。また、補助的に**気道**としての役割も持ちます。

食物の咀嚼を行うのは**歯**です。歯は食物をかみ砕くことで消化活動を助けています。さらに、食物が外に飛び出すのを防ぐ役割も担っています。

咀嚼した食物を口腔から胃に送るまでを**嚥下**といい、その嚥下の開始が口腔内で行われます。

●口唇の役目

口唇には、口の上側にある**上唇**(じょうしん)と下側にある**下唇**(かしん)があり、その間は**口裂**(こうれつ)となります。

口唇は自由に動かすことができ、飲食のときに食物が外に飛び出さないようにしたり、反対に異物が口の中に入らないようにしたりする役割を担っています。

また、口唇は口の周辺にある筋肉を動かし、表情を作るのに大きな役割を果たします。さらに、発声の際に筋肉を動かすことで、さまざまな音を出すことができます。

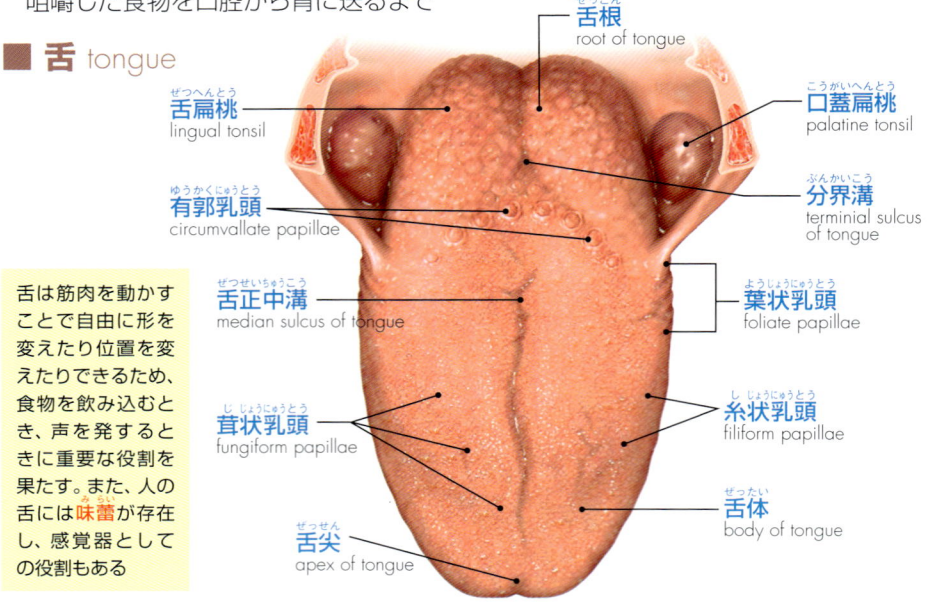

■ 舌 tongue

- 舌根(ぜっこん) root of tongue
- 舌扁桃(ぜつへんとう) lingual tonsil
- 口蓋扁桃(こうがいへんとう) palatine tonsil
- 有郭乳頭(ゆうかくにゅうとう) circumvallate papillae
- 分界溝(ぶんかいこう) terminial sulcus of tongue
- 舌正中溝(ぜっせいちゅうこう) median sulcus of tongue
- 葉状乳頭(ようじょうにゅうとう) foliate papillae
- 茸状乳頭(じじょうにゅうとう) fungiform papillae
- 糸状乳頭(ししょうにゅうとう) filiform papillae
- 舌体(ぜったい) body of tongue
- 舌尖(ぜっせん) apex of tongue

舌は筋肉を動かすことで自由に形を変えたり位置を変えたりできるため、食物を飲み込むとき、声を発するときに重要な役割を果たす。また、人の舌には**味蕾**(みらい)が存在し、感覚器としての役割もある

第❶章 消化器

■ 口腔 oral cavity

口腔のしくみ

上唇 (じょうしん)
upper lip
内側の粘膜で覆われた湿った部分と外側の皮膚で覆われた乾燥した部分とに分かれており、その移行部は赤く唇紅(しんこう)という

口蓋 (こうがい)
palate
固有口腔内部の上部には口腔と鼻腔を分ける口蓋があり、前2/3を硬口蓋、後ろ1/3を軟口蓋という

口蓋扁桃 (こうがいへんとう)
palatine tonsil
口腔の奥に左右1対ずつある、リンパ節の集合体

口蓋垂 (こうがいすい)
uvula
軟口蓋の奥にある、一般的に「のどちんこ」と呼ばれる部分

歯肉 (しにく)
gingiva

口角 (こうかく)
angle of mouth
口裂の外側の隅のこと

口峡 (こうきょう)
fauces
口腔と咽頭の間

舌 (した)
tongue

歯 (は)
teeth

下唇 (かしん)
lower lip

口腔内部は粘膜に覆われており、健康な人の場合は薄いピンク色をしている

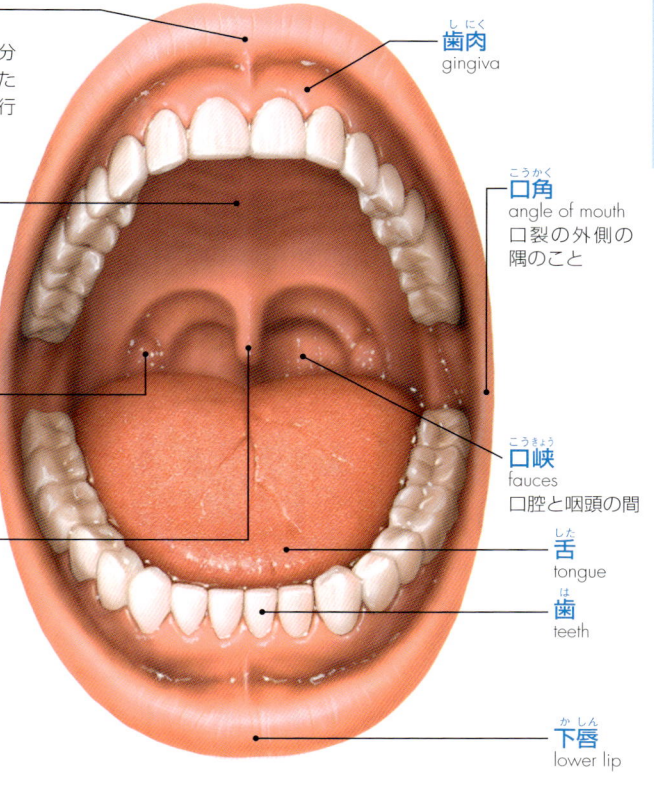

●舌の構造と役割

舌は、柔軟な筋肉でできていて、固有口腔底部にあります。

舌は、V字形の溝（分界溝）によって前方にある**舌体**と**舌尖**、後方1/3ほどにある**舌根**に分けられます。

内部は、**舌筋群**という横紋筋がつまっており、舌本体を構成する**内舌筋**と外部の骨とつながっている**外舌筋**からなっています。

内舌筋には、上下左右のそれぞれの方向に**筋線維**が走っており、これらが収縮して舌の形を変えています。

外舌筋は、舌を引っ込めたり突き出したりするときに使う筋肉です。

舌は、食事の際、食物と唾液を混ぜ合わせて消化を助けたり、食物を食道にスムーズに送り出したりしています。また、舌の表面にある**乳頭**で、味を感じるという**味覚器**としての役目もあります。

その他、舌は口唇と同様、音を発声する際には形を変え、音を出す手助けをしています。

第1章　消化器

唾液の役割

食事のときなどに唾液腺（だえきせん）から分泌される唾液（だえき）には、消化作用のほか、抗菌作用、粘膜保護作用などの機能があります。

●唾液とは

唾液は、口腔内に分泌される液体のことで、**唾液腺**（だえきせん）から分泌されます。唾液腺には**大唾液腺**と**小唾液腺**があり、**耳下腺**（じかせん）、**舌下腺**（ぜっかせん）、**顎下腺**（がっかせん）の3つは大唾液腺と呼ばれています。一方、小唾液腺は唇の内面や頬の内側、口腔の内側全体に多数存在しています。

唾液は、食事の際に食物などの化学物質によって舌の粘膜（ねんまく）が刺激され、この情報が脳に伝達されることで分泌されます。正常な場合、1日に分泌される唾液の量は1～1.5ℓほどです。

唾液は、どの唾液腺から分泌されるかによってその性質が異なります。交感神経（こうかんしんけい）が刺激されることによって分泌される唾液は粘（ねば）っこく、副交感神経（ふくこうかんしんけい）が刺激されることによって分泌される唾液はさらさらしています。

■ 口腔 oral cavity

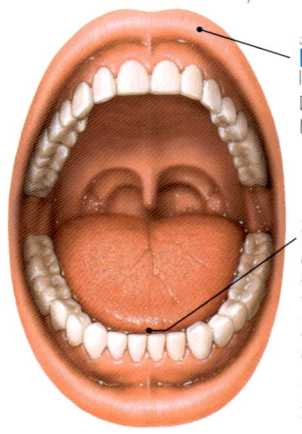

口唇腺（こうしんせん）
labial glands
口唇の粘膜中にある混合腺

前舌腺（ぜんぜつせん）
anterior lingual salivary gland
舌にある小唾液腺のうち舌尖部（ぜっせん）の舌下面にある、漿液腺（しょうえき）と粘液腺の混合腺

●唾液の機能

唾液の主な機能は、消化作用、抗菌作用、粘膜保護作用、歯の保護作用などです。

消化作用：人間のエネルギー源であるブドウ糖は、デンプンとして取り込まれます。しかし、デンプンのままでは吸収できない

TOPIC ドライマウスってどんな病気？

ドライマウスは口腔乾燥症といわれ、唾液の分泌量が極端に減少し、口腔内が乾燥してしまう病気です。ドライマウスの原因は、薬の副作用によるもの、糖尿病・腎疾患など病気によるもの、唾液腺に問題があるもの、生活習慣によるものなどさまざまで、精神的ストレスや緊張から来ることもあります。ストレスによって交感神経が刺激され、唾液の分泌が抑えられるからです。

軽度の段階では口の中のネバつきや虫歯、歯垢の増加などが見られ、これに伴う口臭も出てきます。重度になって口腔内の乾燥が進むと、強い口臭や舌の表面がひび割れて、割れた舌が痛む舌痛などの症状が現れ、食事がとれなくなったり、会話がしづらくなったりすることもあります。

ドライマウスを予防するためには、口の中を清潔に保つこと、ストレスをなくすこと、よくかんで食べ、唾液の分泌量を増やすことなどが大切です。

■ 唾液腺 salivary glands

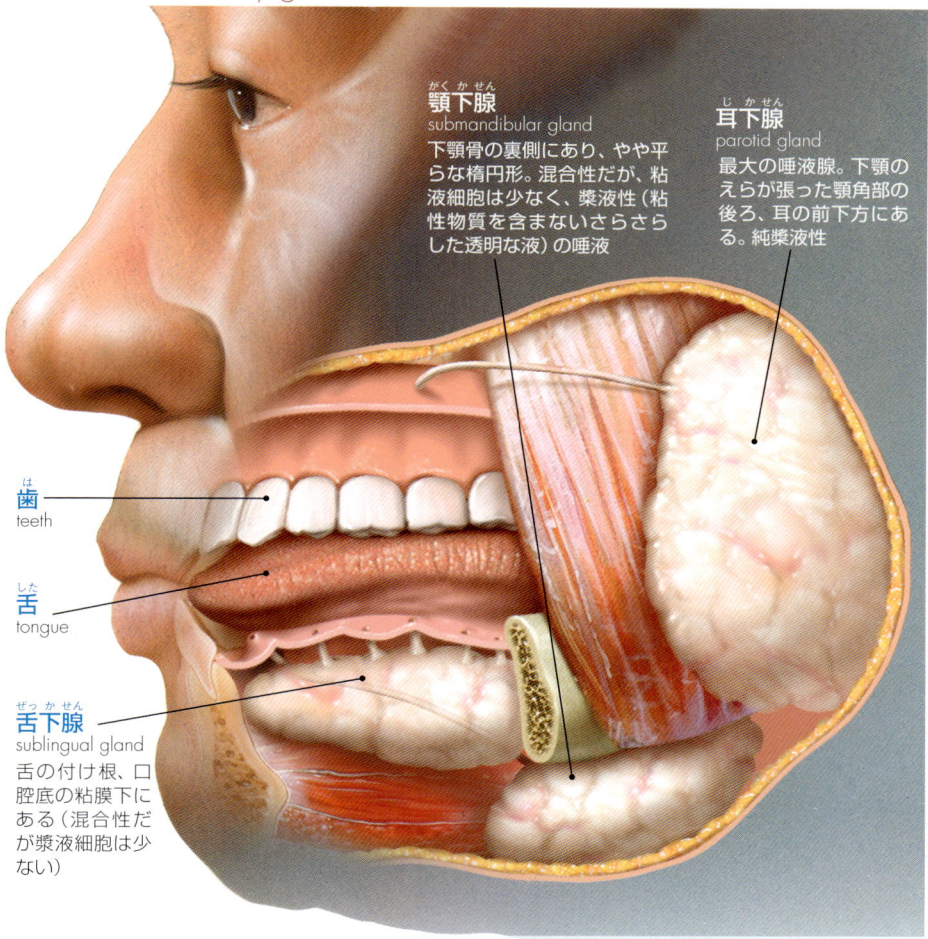

顎下腺（がくかせん） submandibular gland
下顎骨の裏側にあり、やや平らな楕円形。混合性だが、粘液細胞は少なく、漿液性（粘性物質を含まないさらさらした透明な液）の唾液

耳下腺（じかせん） parotid gland
最大の唾液腺。下顎のえらが張った顎角部の後ろ、耳の前下方にある。純漿液性

歯（は） teeth

舌（した） tongue

舌下腺（ぜっかせん） sublingual gland
舌の付け根、口腔底の粘膜下にある（混合性だが漿液細胞は少ない）

第❶章　消化器

唾液の役割

ため、これを吸収できる状態に分解するのが、唾液に含まれるアミラーゼという酵素です。これによって、デンプンは分解されてブドウ糖となり、腸で吸収されます。

抗菌作用：唾液に含まれるラクトフェリン、リゾチームなどの物質により、口腔内にいる細菌の増加を抑えています。

粘膜保護作用：唾液に含まれている粘性タンパク質のムチンには、粘膜や食物を覆う性質があり、粘膜の表面の乾燥を抑えたり、食物などによる外部の刺激から粘膜を保護したりしています。また、食物といっしょに口腔内の細菌を覆うことで、細菌を排除しています。

歯の保護作用：歯の表面はエナメル質という物質で覆われています。エナメル質は、強い酸によって溶かされてしまいますが、唾液に含まれるハイドロキシアパタイトという、歯や骨を構成する成分によって歯を保護しています。

第1章 消化器

歯のしくみ

表面をエナメル質で覆われている歯は、からだの中でもっともかたい部分で、食物をかみ砕き、消化を行っています。

●歯の構造

歯は、人間のからだの中でもっともかたい部分で、食物をかみ砕いたりすりつぶしたりすることで消化を行っています。

歯の表面は、**エナメル質**というからだの中でもっともかたい物質で覆われていて、ほとんどがハイドロキシアパタイトを主成分とする無機質でできています。

その内側にあるのが、**象牙質**でエナメル質よりやわらかく、約70％がハイドロキシアパタイトを主成分とする歯の主体となる無機質です。象牙質は加齢によって増加し、エナメル質が咬耗したところに新しく作られることがあります。

歯の中央部分にあるのが、**歯髄腔**という空洞です。この空洞内に、歯髄、神経、血管が入っています。

歯は、**歯槽骨（歯槽突起）**と呼ばれる骨の先端に並ぶ**歯槽**という穴に植えられています。この歯槽骨に入っている歯の部分を**歯根**といい、**セメント質**というかたい組織で覆われています。このセメント質は、約60％がハイドロキシアパタイトを主成分とする無機質です。さらにその内側には、象牙質があります。

歯槽骨と歯根のセメント質の間には、**歯根膜（歯周靱帯）**が存在し、歯と骨をしっかりと結合する役割を果たしています。また、弾力性を持っているため、かむときに歯に加わる力が分散し、スムーズに咀嚼が行われます。

歯頸、および歯槽突起の一部は**歯肉**という口腔粘膜で覆われています。一般的に歯ぐきと呼ばれる部分で、健康な歯肉はピンク色をしています。

歯肉までの露出している部分を**歯冠**といい、歯槽骨に埋まっている部分が歯根です。また、歯肉、歯根膜、歯槽骨、セメント質を**歯周組織**と呼びます。

歯の種類

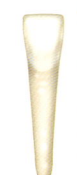

切歯 incisor tooth
食物をかみ切る。また、発音時に大きな役割を果たす

犬歯 canine tooth
鋭く尖っており、食物をとらえて切り裂く。下顎の側方運動に大きく関わる

小臼歯 premolar tooth
食物をすりつぶす。第一小臼歯は形・機能が犬歯に似ていて、第二小臼歯は形・機能が大臼歯に似ている

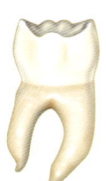

大臼歯 molar tooth
食物をかみ砕き、つぶす役割を担う

歯 teeth

乳歯（20本）｜ **永久歯（32本）**

歯のしくみ

側切歯
下の歯は7〜8歳頃、上の歯は8〜9歳頃に生えてくる。退化しやすく、先天的な欠損になることが多い

乳中切歯

乳側切歯

乳犬歯

中切歯
下の歯は6〜7歳頃、上の歯は7〜8歳頃に生えてくる。側切歯とともに、食物をかみ切る役割を果たす

犬歯
下の歯は9〜10歳頃、上の歯は11〜12歳頃に生えてくる。他の歯より根が深く、寿命が長い。顎の動きやかみ合わせに関してとても重要な役割を果たすため、鍵歯とも呼ばれる

第一乳臼歯

第二乳臼歯

第一小臼歯
下の歯は10〜12歳頃、上の歯は10〜11歳頃に生えてくる。歯列の中央に位置しており、形・機能は犬歯に似ている

第二小臼歯
下の歯は11〜12歳頃、上の歯は10〜12歳頃に生えてくる。形・機能は大臼歯に似ており、大臼歯の補助的な役割を担う

第一大臼歯
上下とも乳臼歯の奥に6〜7歳頃生えてくる。食物をかみ砕き、つぶす役割をしており、かみ合わせの安定にも重要な歯

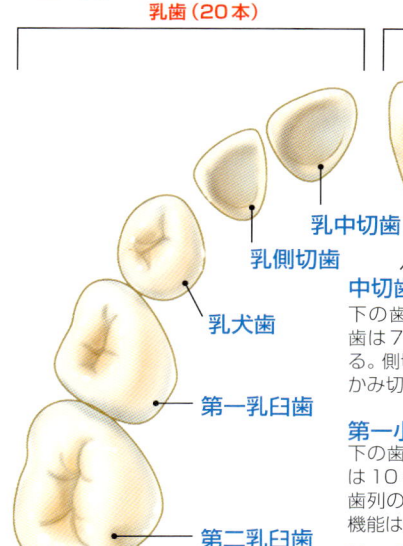

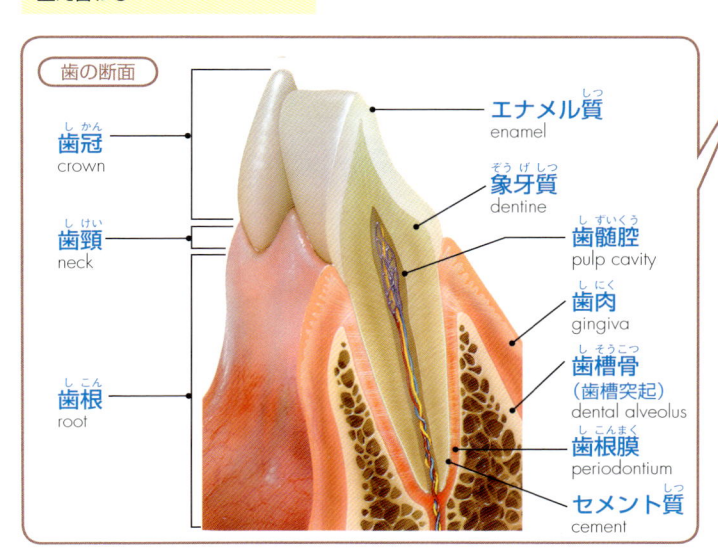

乳歯は一般的に、生後6ヵ月頃から生え始め、2歳頃までに生えそろう。その後、6〜12歳にかけて、からだの発育に伴って顎の骨が成長し、それに合わせて大きく、本数も多い永久歯に生え替わる

第二大臼歯
下の歯は11〜13歳頃、上の歯は12〜13歳頃生えてくる。第一大臼歯と同じく、食物をかみ砕き、つぶす働きをする

第三大臼歯
（親知らず）
17〜21歳頃に生えてくる、親知らずと呼ばれる歯。生まれつきない場合や、歯肉に埋もれたまま生えてこない人も多い

歯の断面

- **歯冠** crown
- **歯頸** neck
- **歯根** root

- **エナメル質** enamel
- **象牙質** dentine
- **歯髄腔** pulp cavity
- **歯肉** gingiva
- **歯槽骨**（歯槽突起） dental alveolus
- **歯根膜** periodontium
- **セメント質** cement

第1章 消化器

咀嚼の役割

咀嚼は最初の消化活動です。咀嚼することで、唾液と食物を混ぜ合わせて消化を助けるとともに、口に入ってきた異物を取り除いています。

●咀嚼とは

咀嚼とは口腔内に入ってきた食物を細かくかみ砕くことをいい、食物を体内に取り込むために行う最初の消化活動です。

咀嚼することで食物は小さくなり、唾液と混ぜ合うことで飲み込みやすく（嚥下しやすく）なります。

咀嚼には、咬筋や側頭筋、内側翼突筋などの閉口筋、顎舌骨筋などの開口筋、顎骨、顎関節、歯、舌などが関わっています。そのため、歳をとって咀嚼をする際に必要なこれらの筋肉の働きが鈍ると、かむことが難しくなってしまうのです。

咀嚼は、単に食物を小さくするだけではありません。人は、体重の2～3倍の力で咀嚼しているのですが、大きな力で咀嚼することで顎の骨が発達し（成長期の場合）、歯を丈夫にすることで消化を助けるとともに、顎関節症や歯の不正咬合などの症状を未然に防いでいます。また、咀嚼すると唾液がよく分泌され、歯の保護作用によって虫歯予防につながります。さらに、咀嚼することで脳の血流が増加し、ボケの防止にもつながるといわれています。

他にも、以下のような効果があるといわれています。

胃腸の負担軽減：よくかむことで食物の表面積が大きくなり、分解効率がアップし

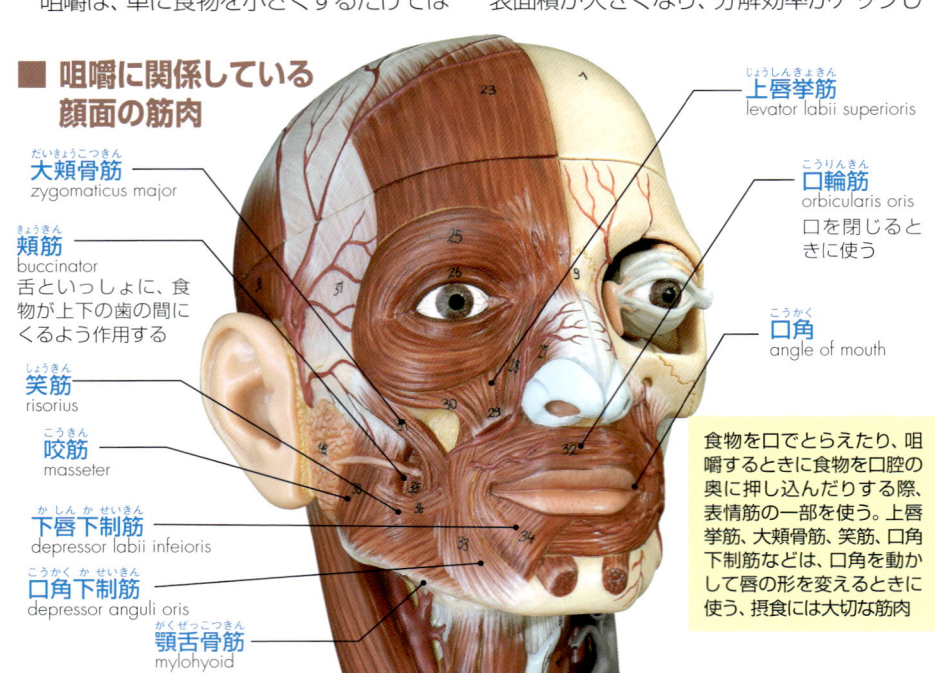

■ 咀嚼に関係している顔面の筋肉

大頬骨筋 zygomaticus major

頬筋 buccinator
舌といっしょに、食物が上下の歯の間にくるよう作用する

笑筋 risorius

咬筋 masseter

下唇下制筋 depressor labii infeioris

口角下制筋 depressor anguli oris

顎舌骨筋 mylohyoid

上唇挙筋 levator labii superioris

口輪筋 orbicularis oris
口を閉じるときに使う

口角 angle of mouth

食物を口でとらえたり、咀嚼するときに食物を口腔の奥に押し込んだりする際、表情筋の一部を使う。上唇挙筋、大頬骨筋、笑筋、口角下制筋などは、口角を動かして唇の形を変えるときに使う、摂食には大切な筋肉

■ 咀嚼時に使う筋肉

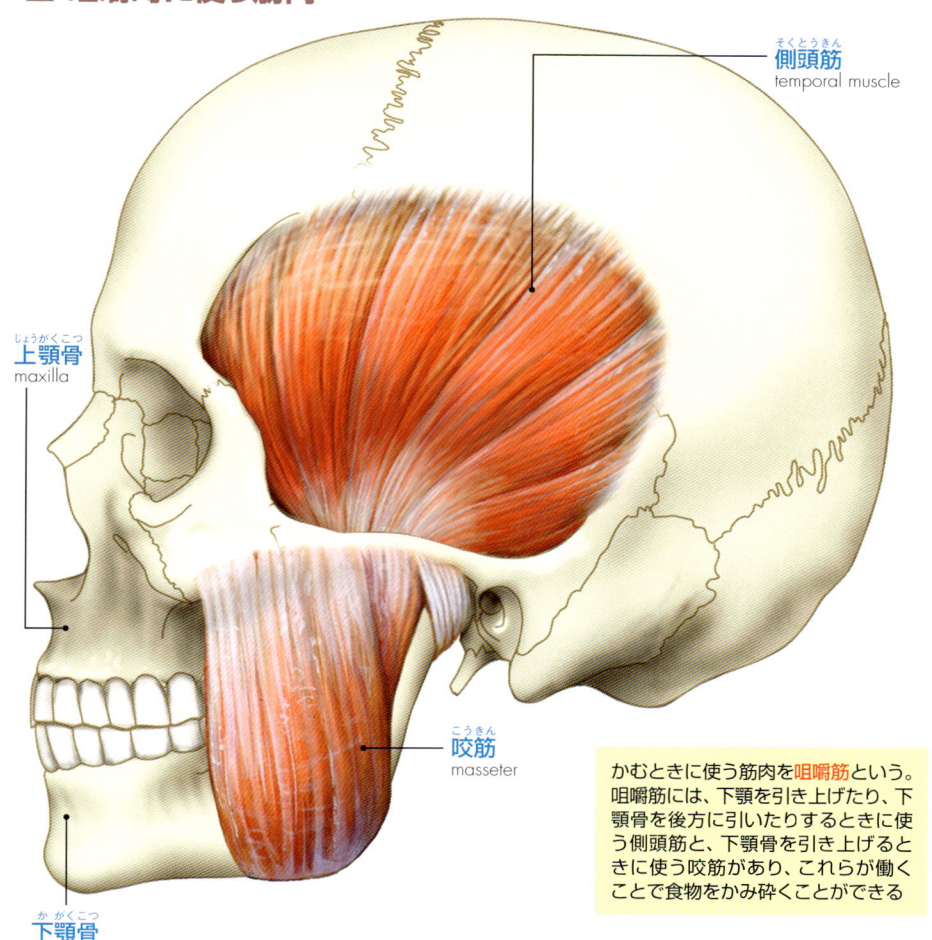

側頭筋 temporal muscle
上顎骨 maxilla
咬筋 masseter
下顎骨 mandible

第❶章 消化器

咀嚼の役割

かむときに使う筋肉を**咀嚼筋**という。咀嚼筋には、下顎を引き上げたり、下顎骨を後方に引いたりするときに使う側頭筋と、下顎骨を引き上げるときに使う咬筋があり、これらが働くことで食物をかみ砕くことができる

ます。また、唾液に含まれる酵素は食物の消化を助けるので、よくかんで食べることで胃腸への負担が軽くなります。

ガン・生活習慣病の防止：唾液に含まれるペルオキシダーゼには、ガンや糖尿病、心筋梗塞などの生活習慣病を引き起こす活性酸素を抑制する効果があるとされています。

リラックス効果：よくかむことで副交感神経が刺激され、リラックスできます。

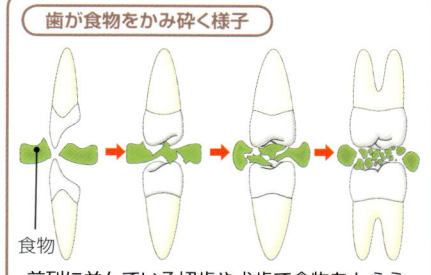

歯が食物をかみ砕く様子

食物

前列に並んでいる切歯や犬歯で食物をとらえ、かみ切ったあと、奥にある臼歯ですりつぶしたり砕いたりして、食物を飲み込みやすい状態にする

第 1 章　消化器

咽頭のしくみ

空気と食物の通り道となる咽頭。呼吸しているときと、食事をしているときの動きは大きく異なります。

●咽頭の構造

　咽頭とは、口腔・鼻腔と食道の中間にある部分で、消化管としてだけでなく、気道としての働きもあります。咽頭は鼻に通じる鼻部、口につながる口部、食道に続く喉頭部に分かれており、咽頭と食道の境界は第6頸椎です。

　鼻部は、鼻の奥と口蓋の上部分を指し、鼻で呼吸する際の空気の通路としての機能を持っています。ここには、中耳腔に通じる耳管の開口部があり、**耳管扁桃**（小児期）や**咽頭扁桃**もあります。

　口を開けたときに見える部分が、口部と呼ばれる部分です。ここには、**口蓋扁桃**や**舌扁桃**が存在し、舌扁桃の周辺を**舌根部**といいます。鼻部と口部を取り囲んでいるこれらの扁桃は、「**ワルダイエル扁桃輪**」「**ワルダイエル咽頭輪**」などと呼ばれます。

　喉頭部は、口部の下方から食道の入り口までの部分を指します。口部と喉頭部は、気道としての機能を持つとともに、食物の通路としても機能しています。

　咽頭には、リンパ球を中心とした免疫組織である多くの扁桃があり、口や鼻から入ってきた細菌などからからだを守っています。風邪などによる炎症で、よく扁桃炎や咽頭炎などを引き起こすのは、口部の両側にある扁桃です。扁桃腺炎になると、抗原抗体反応がさかんに起き、抗体が作られます。

■ 口腔 oral cavity

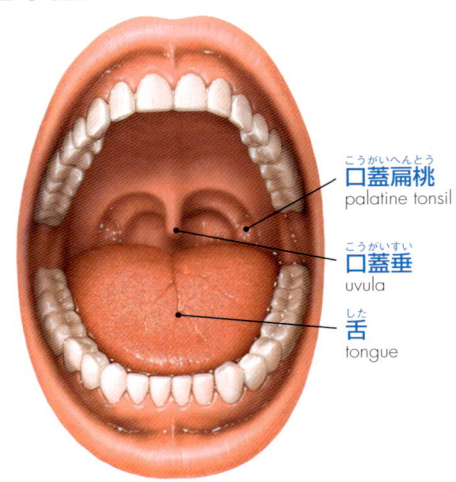

- 口蓋扁桃 palatine tonsil
- 口蓋垂 uvula
- 舌 tongue

🔬 TOPIC プール熱（咽頭結膜熱）とは

　咽頭結膜熱とは、アデノウイルスによる感染症で、夏にプールの水を介して感染することが多いため、プール熱とも呼ばれています。

　感染後、約5日間の潜伏期を経て38〜40℃の高熱、のどの痛み（咽頭炎）、目の痛み（結膜炎）などの症状が現れます。そのほか、頭痛やせき、鼻水、寒気など、風邪の症状もあります。

　特別な治療はなく、熱に対しては熱を下げる、目の痛みには抗生剤の目薬など、対症療法が中心です。手をよく洗う、プール後は洗眼、手洗い、うがいをする、タオルの貸し借りはしないなどの予防法を心がけましょう。

■咽頭 pharynx

第①章 消化器

咽頭のしくみ

- 舌 tongue
- 軟口蓋 soft palate
- 耳管咽頭口 pharyngeal opening of auditory tube
- 咽頭扁桃 pharyngeal tonsil
  咽頭扁桃・口蓋扁桃は通常、6歳頃もっとも大きくなり、その後縮小していく
- 鼻部 nasopharynx
- 口蓋扁桃 palatine tonsil
- 口部 oropharynx
- 喉頭部 laryngopharynx
- 口蓋垂 uvula
  のどちんこと呼ばれるところ
- 舌扁桃 lingual tonsil
- 舌根 root of tongue
  舌の後方1/3を舌根といい、リンパ組織である舌扁桃がある。意識障害などに陥ったときに、舌根部が弛緩して舌の付け根が下方に落ち込み気道を塞ぐ、舌根沈下を引き起こすことがある
- 食道 oesophagus
  頸部、胸部、腹部の3つに区別され、頸部は第6頸椎の高さから始まる。第11胸椎の高さで横隔膜を貫き、胃につながっている

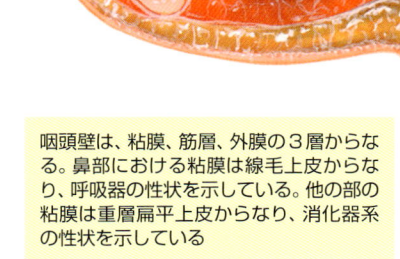

咽頭壁は、粘膜、筋層、外膜の3層からなる。鼻部における粘膜は線毛上皮からなり、呼吸器の性状を示している。他の部の粘膜は重層扁平上皮からなり、消化器系の性状を示している

食べるときのしくみ

飲食する際に活躍するのが、口部にあり軟口蓋に向かい合うように存在する咽頭の壁です。この壁は、少し隆起しています。この隆起が、食物を飲み込んだり声を出したりする際に膨らみ、軟口蓋との隙間が狭くなることで鼻腔に食物が入るのを防いでいるのです。

第1章　消化器

嚥下の役割

食物を胃に運ぶ嚥下（えんげ）は、人間が生きていく上で大切な「食べる」ことに重要な役割を果たしています。

●嚥下とは

嚥下とは、食物を口に取り込むところから、食物が胃に入るところまでの一連の流れのことをいいます。

食物が口腔内から舌の運動によって口部に送られる時期が、嚥下第1期（口腔期）です。この時期は、まだ意識して行為を止められる**随意運動**ですが、これから先の嚥下第2期からは、意識して行為を止められない**不随意運動**になります。

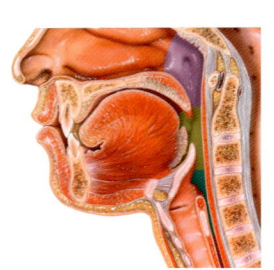

嚥下第2期（咽頭期）になると、まず**軟口蓋**が上方に上がって咽頭鼻部との間をふさぎ、食物が鼻腔へ逆流するのを防ぎます。

さらに、**上部食道括約筋**がゆるみ、食道の入り口が開くことで、食物は食道へ送られます。その際、**喉頭**が引き上げられ、**喉頭蓋**が喉頭への入り口に蓋をし、食物が気管に入るのを防いでいます。

食道に送られた食物が食道を通過し、食道下部に近づくと、**下部食道括約筋**がゆるみ、**噴門**が開いて、食物は胃に入っていきます。これが嚥下第3期で、この期が終わると、咽頭、喉頭は元の位置に戻ります。

食物は口腔から入り、咽頭、食道を通って胃に送られる。咽頭は呼吸するときと食べるときでは、異なる動きをする

食物が運ばれるしくみ

【喉頭へ送り込む：嚥下第1期】

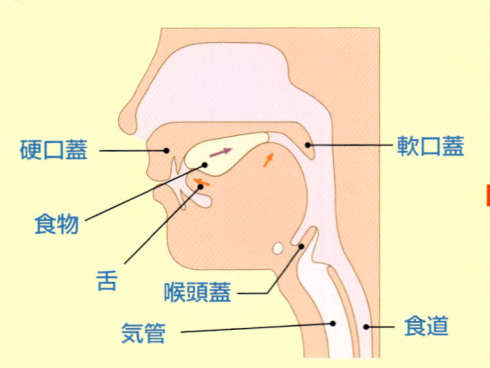

硬口蓋／食物／舌／喉頭蓋／気管／軟口蓋／食道

食物が口の中から舌によって咽頭に送られるこの段階までは、意識して止めることのできる随意運動。これ以降は不随意運動となる

【咽頭を通過し、食道へ送り込む：嚥下第2期】

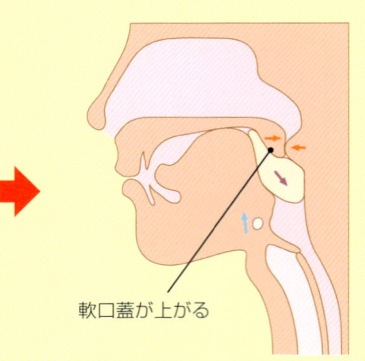

軟口蓋が上がる

食物がのどの奥に入ると、軟口蓋が上がり、食物が鼻に入るのを防ぐ

慌てて食べたりして、この一連の流れがうまくいかずに食物が気管に入ったりするとせきが出ます。これは、気管に入った異物を取り除こうとしているためです。

●嚥下障害とは

嚥下障害とは、病気や老化などによって食物を飲み込むことが難しくなることをいいます。

嚥下障害の原因は、咽頭炎や食道炎など、食道の通路の構造に起因するものと、脳血管障害や老化など食道の通路の動きに起因するものがあります。

さらに、心身症など心理的要因によって引き起こされる場合もあります。

嚥下障害が起こると、食事中に窒息を引き起こすだけでなく、食物の気管への流入（誤嚥）による誤嚥性肺炎になったり、栄養状態が悪くなって低栄養を引き起こしたり、水分が取れなくなって脱水症状になってしまったりすることさえあります。

嚥下障害を疑うポイントとして、食事内容の変化や食欲低下、食事中の疲労などがあります。これは、嚥下がうまくできないことで、やわらかいものばかり食べる、むせるようになって食欲がわかない、食事をするのに時間がかかり、途中で疲れてしまうといった理由からです。

食物が胃に送られ、噴門が閉鎖されると咽頭、喉頭は元の位置に戻る。このような複雑な嚥下運動は瞬時に行われる（嚥下反射）

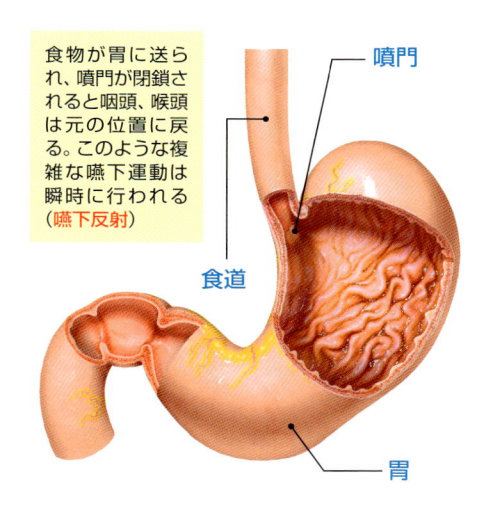

— 噴門
— 食道
— 胃

第❶章 消化器

嚥下の役割

【咽頭を通過し、食道へ送り込む：嚥下第2期】

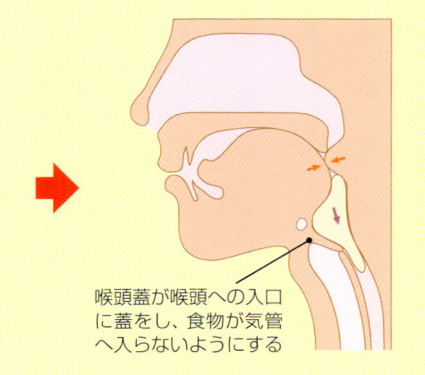

喉頭蓋が喉頭への入口に蓋をし、食物が気管へ入らないようにする

喉頭蓋が喉頭への入り口に蓋をするように倒れ、喉頭が引き上げられて食物が気管へ入るのを防ぐ

【食道を通過する：嚥下第3期】

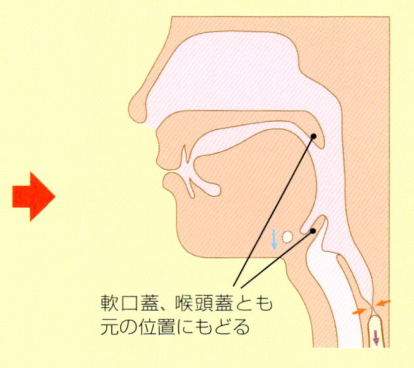

軟口蓋、喉頭蓋とも元の位置にもどる

送られた食物は食道を通過し、胃へと送られる

第❶章　消化器

胃のしくみ

胃は蠕動運動によって胃の粘膜から分泌した強力な消化液と食物を攪拌し、粥状になるまで粉砕して、腸での消化・吸収のための準備をしています。

●胃の構造

胃は、食道に続く**消化器官**で、もう一方は十二指腸とつながっており、右上は肝臓と、左上は横隔膜を経て肺と接しています。

食道との境界を**噴門**、十二指腸との境界を**幽門**、その間を**胃体**といいます。噴門と幽門は狭く、胃体は袋状になっています。また、胃体の上にあるふくらんだ部分を**胃底**といい、幽門より少し手前の部分を**幽門部**といいます。

胃の中に何もない空腹状態のときの容積は約50mlですが、食べ物が入ってふくらむと、1.5〜1.8lほどになります。

胃の壁を**胃壁**といい、**粘膜**、**筋層**、**漿膜**の3層からなっています。もっとも外側が漿膜で、一番内側が粘膜です。粘膜には胃液の出る胃腺の出口となる**胃小窩**という浅いくぼみが、1cm²あたり100個も存在しています。

胃体・胃底にある胃腺には大きく3種類の細胞があり、主細胞からはペプシノゲン、副細胞からは粘液、壁細胞からは塩酸が分泌されています。幽門部にのみある幽門腺から主として粘液が分泌されており、強い酸性の胃液が胃自身を傷つけないのはこのためですが、ストレスなどでバランスが崩れると、胃自身を消化して胃潰瘍を引き起こすことになります。

■ 胃 stomach

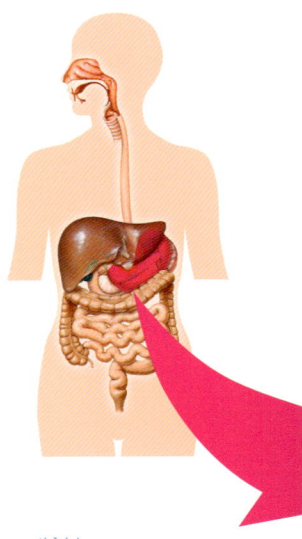

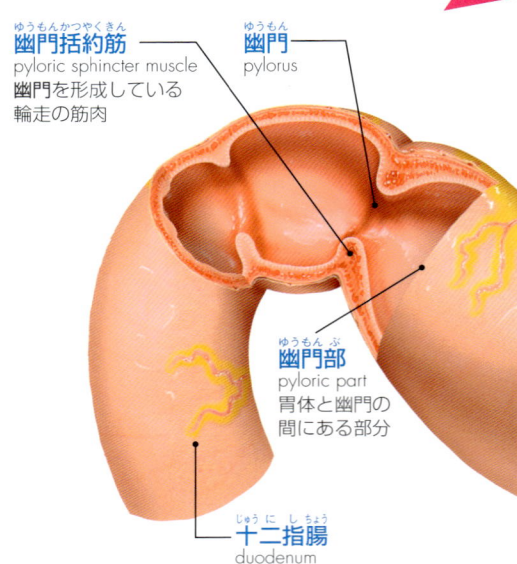

上腹部にあり、消化管の中でもっとも膨大する器官。食道に続き、嚥下によって送られてきた食物を一時的にとどめ、胃液と混ぜて十二指腸へ送る

幽門括約筋
pyloric sphincter muscle
幽門を形成している輪走の筋肉

幽門
pylorus

幽門部
pyloric part
胃体と幽門の間にある部分

十二指腸
duodenum

●胃での消化のしくみ

　胃の役割は、食物と胃液を混ぜて攪拌し、腸での消化・吸収に備えることです。そのほかにも、食物を殺菌したり、食物を貯蔵したりしています。

　胃は、筋層の働きによって**蠕動運動**をしています。胃の蠕動運動には、胃の中の食物と胃液をかき混ぜる**攪拌運動**、胃の内容物を十二指腸へ送る**前後運動**があります。

　食物が胃に入ると、胃底や胃体から胃液が分泌され、攪拌運動によって食物と混ざります。その後、食物が幽門部へ達すると、ガストリンという消化管ホルモンが分泌され、胃液の分泌が促進されます。そして、さらに幽門を通って十二指腸へと送られるのです。

　胃の内容物の移送は、自律神経反射とホルモンによって調整されています。栄養素によって移送の時間は異なり、糖質がもっとも早く、一番時間がかかるのが脂肪です。

第❶章　消化器

胃のしくみ

食道　oesophagus

噴門　cardia

噴門部　cardiac part
噴門に近い部分

胃底　fundus of stomach

粘膜　mucosa

漿膜　serosa

筋層　muscular layer

胃体　body of stomach

大弯　greater curvature
胃の外側にふくらんで湾曲している部分

小弯　lesser curvature
噴門から幽門までの、胃の内側の小さく湾曲している部分

胃壁の構造

胃小窩　いしょうか

胃壁　いへき

筋層　きんそう

漿膜　しょうまく

粘膜　ねんまく

第1章　消化器

膵臓のしくみ

膵臓は、タンパク質や脂肪、糖質を分解する強力な消化液を分泌している、消化器官のひとつです。

●膵臓の構造

膵臓は、十二指腸の湾曲部分に囲まれるように存在している、長さ約15cm、厚さ1.5～3cmほどの臓器です。

膵臓は、片側が**十二指腸**に、もう一方が**脾臓**に接しています。十二指腸に接している側を**頭部**、脾臓に接している側を**尾部**、その中間を**体部**と呼び、頭部から尾部に向かって幅が狭くなっています。

膵臓の中には、**膵液**を十二指腸に運ぶための**膵管**という管が通っています。膵管は十二指腸に近づくにつれて合流して太くなり、最後は**主膵管**と**副膵管**になって十二指腸につながります。

主膵管は、胆嚢から胆汁が流れてくる**総胆管**と合流して**大十二指腸乳頭（ファーター乳頭）**と呼ばれる部分から十二指腸に開口し、副膵管は、**小十二指腸乳頭**から開口しています（P76～77参照）。

●膵臓の働き

膵臓は、**膵液**という消化酵素を含む分泌液を分泌しています。これを膵臓の**外分泌機能**といいます。

膵液には、タンパク質を分解するトリプシン、脂肪を分解するリパーゼ、糖質や炭水化物を分解するアミラーゼなど、多くの分解酵素が含まれており、1日に500～1000mℓもの膵液が分泌されています。食物が胃から十二指腸に送られると、その刺激で十二指腸の壁にある内分泌細胞からホルモンが分泌されます。このホルモンの働きによって、膵液は分泌されるのです。

膵液は弱アルカリ性で、胃液で酸性になった食物を中和したり、胆汁といっしょに

■ **膵臓** pancreas

- 総胆管 bile duct
- 十二指腸 duodenum
- 主膵管 pancreatic duct
- 頭部 head of pancreas

第❶章 消化器

膵臓のしくみ

膵臓には、膵液を分泌する外分泌機能と、ホルモンを分泌する内分泌機能がある。膵臓は、からだの正面から見て胃の裏側、背中側に位置しており腹膜より背側に癒着しているため、ほとんど動かない。

尾部
tail of pancreas

副膵管
accessory pancreatic duct

門脈
hepatic portal vein

体部
body of pancreas

上腸間膜動脈
superior mesenteric artery

上腸間膜静脈
superior mesenteric vein

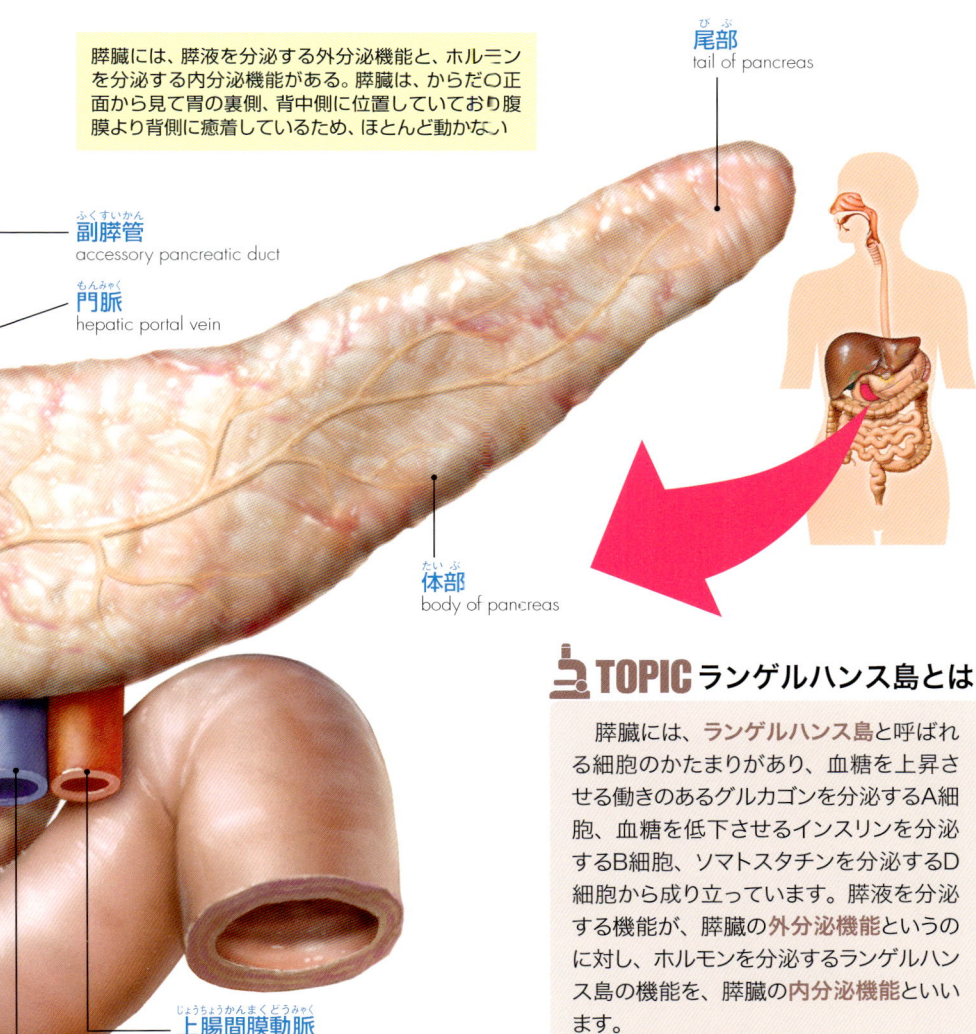

腸内での消化作用のサポートをしたりしています。膵液は、それ自身が強い消化能力を持っていますが、多くの酵素は十二指腸に入るまでは不活性状態にあるため、膵液が膵臓を溶かすことはありません。

TOPIC ランゲルハンス島とは

膵臓には、**ランゲルハンス島**と呼ばれる細胞のかたまりがあり、血糖を上昇させる働きのあるグルカゴンを分泌するA細胞、血糖を低下させるインスリンを分泌するB細胞、ソマトスタチンを分泌するD細胞から成り立っています。膵液を分泌する機能が、膵臓の**外分泌機能**というのに対し、ホルモンを分泌するランゲルハンス島の機能を、膵臓の**内分泌機能**といいます。

ランゲルハンス島 islets of Langerhans

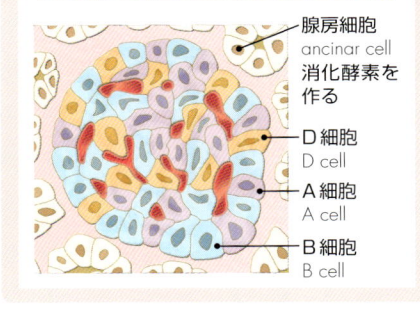

腺房細胞
ancinar cell
消化酵素を作る

D細胞
D cell

A細胞
A cell

B細胞
B cell

第1章　消化器

十二指腸のしくみ

小腸の一部である十二指腸(じゅうにしちょう)は、膵臓(すいぞう)と胆嚢(たんのう)に働きかけ、消化液を分泌させる消化管の一部です。

●十二指腸の構造

十二指腸は、小腸の一部で、胃の**幽門**に続くＣ字のように湾曲した形状の臓器です。長さは25cmほどで、指を12本横に並べた長さであることから、その名がつけられました。十二指腸には、**大十二指腸乳頭（ファーター乳頭）**と**小十二指腸乳頭**という２つの乳頭があります。大十二指腸乳頭には、**主膵管**と**総胆管**が開口しており、これらの管を通って**膵液**と**胆汁**が十二指腸内へ流れ込みます。小十二指腸乳頭には、**副膵管**が開口しています。

十二指腸の内壁には、**十二指腸腺**という粘液腺が存在します。この十二指腸腺からはアルカリ性の粘液が分泌され、これによって胃から送り込まれてくる物質を中和し、十二指腸内の環境を保っています。

●十二指腸の働き

胃から送られてきた食物の刺激で、十二指腸からセクレチン、コレシストキニンというホルモンが分泌されます。このホルモンが胆嚢と膵臓に働きかけ、胆汁と膵液を分泌させます。

膵液には、トリプシンという酵素が含まれていますが、これは膵臓内ではトリプシノゲンという不活性物質です。しかし、十二指腸の粘膜細胞から分泌されるエンテロキナーゼがこの酵素に作用することで、タンパク質分解酵素であるトリプシンが生成され、消化酵素として機能するようになるのです。

■ 十二指腸 duodenum

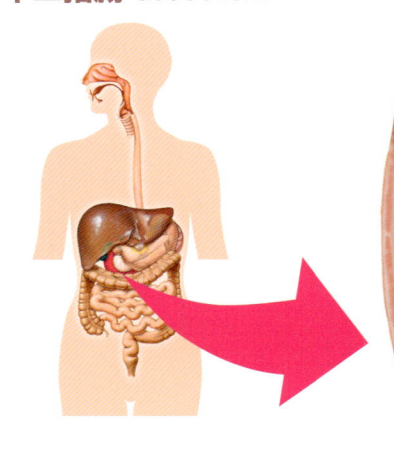

大十二指腸乳頭（ファーター乳頭）
major duodenal papilla

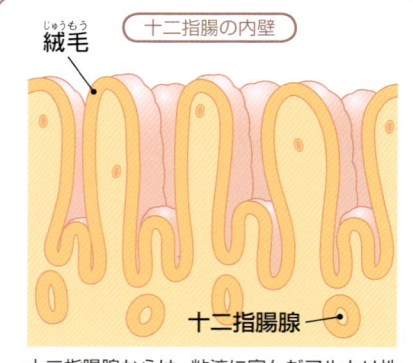

十二指腸の内壁

絨毛

十二指腸腺

十二指腸腺からは、粘液に富んだアルカリ性の液が分泌される

十二指腸のしくみ

第①章 消化器

- 小十二指腸乳頭 minor duodencl papila
- 膵臓 pancreas

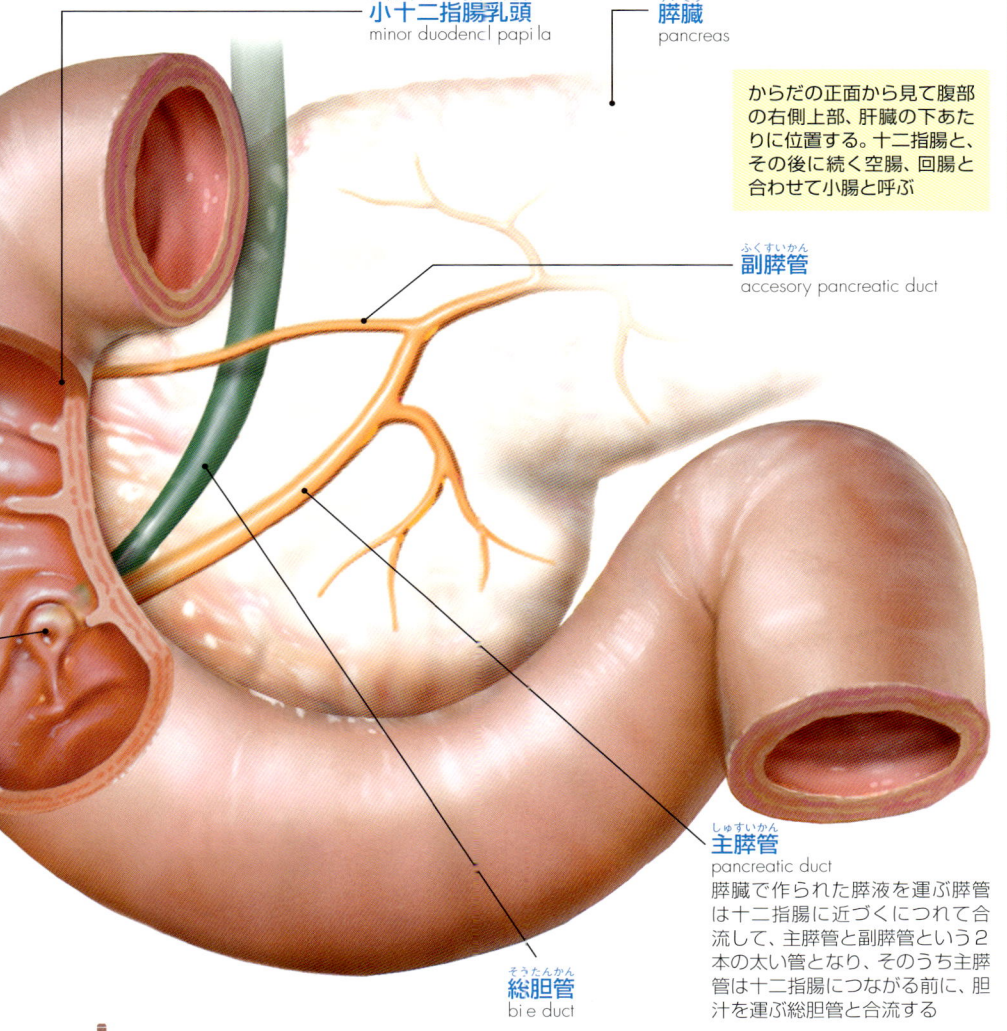

からだの正面から見て腹部の右側上部、肝臓の下あたりに位置する。十二指腸と、その後に続く空腸、回腸と合わせて小腸と呼ぶ

- 副膵管 accesory pancreatic duct
- 主膵管 pancreatic duct

膵臓で作られた膵液を運ぶ膵管は十二指腸に近づくにつれて合流して、主膵管と副膵管という2本の太い管となり、そのうち主膵管は十二指腸につながる前に、胆汁を運ぶ総胆管と合流する

- 総胆管 bie duct

🔬 TOPIC ピロリ菌って何？

　胃潰瘍や十二指腸潰瘍の原因となっている**ピロリ菌**。正式名称を「**ヘリコバクター・ピロリ**」といい、胃などにすみつくらせん形の細菌です。

　「ピロリ」とは、胃の幽門を意味するラテン語「ピロルス」から来ています。

　通常、胃は高い酸性のため、ほとんどの生物は生きられない環境です。しかし、ピロリ菌は胃粘液の成分である尿素をアンモニアと二酸化炭素に分解するウレアーゼという酵素を吐き出し、強アルカリ性のアンモニアで自身を覆うことで、強酸性の胃酸と中和させて生き延びています。

　そして、胃の中のピロリ菌が発生させるウレアーゼなどの毒素が胃粘膜を傷つけ、胃潰瘍などの原因となっているのです。

77

第 1 章　消化器

小腸のしくみ

無数のヒダのある粘膜で覆われている小腸には、100兆個もの細菌が存在し、腸内の環境を整えています。

●小腸の構造

小腸は、胃に近い部分から**十二指腸**、**空腸**、**回腸**の3つに分けられますが、空腸と回腸は機能的にもほとんど区別がないため、**空回腸**と呼ばれることもあります。

小腸は、人間の臓器でもっとも長く、6〜7mほどありますが、おなかの中にあるときは、**腸間膜**という薄い膜につるされて下腹部で折りたたまれた状態にあるため、全体で約3mほどにまとまっています。

腸間膜は腹膜の一部で、その中には血管やリンパ管、神経が走っています。

小腸のうち、十二指腸は**後腹膜**に固定されていますが、空腸と回腸は直接固定されていないため、かなり自由に動くことができます。

回腸の出口で盲腸につながる部分には**回盲弁**があり、消化したものが逆流するのを防ぐ役割を果たしています。

●小腸内部の構造

小腸の内部は、粘膜で覆われており、その粘膜には多数のヒダ（輪状ヒダ）が見られます。このヒダの表面には数百万もの**絨毛**と呼ばれる突起物が存在しています。さらに、絨毛の先端には多数の**微絨毛**があるため、内腔の表面積はテニスコート2面分にもなります。

腸絨毛には、毛細血管とリンパ管が通

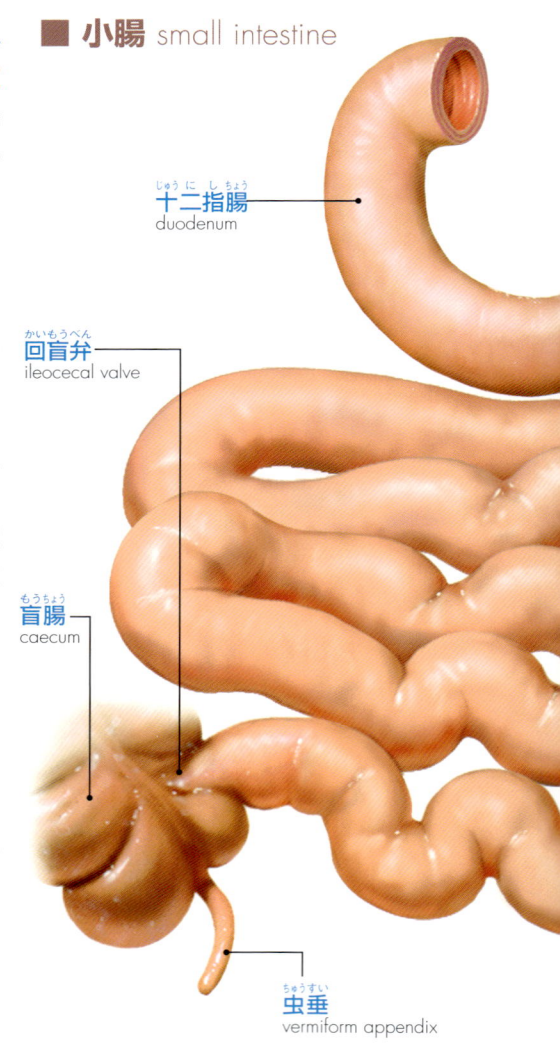

■ **小腸** small intestine

十二指腸　duodenum
回盲弁　ileocecal valve
盲腸　caecum
虫垂　vermiform appendix

っていて、これらが栄養分を吸収しています。また、絨毛の根元には腸腺があり、

ここから小腸の消化に必要な腸液が分泌されています。

●腸内の環境

腸の内部には、100種類以上、100兆個以上の細菌が存在しています。これらの細菌を**腸内細菌**といいます。

腸内細菌には、**善玉菌**、**悪玉菌**、**日和見菌**の3つの菌が存在します。ビフィズス菌に代表される善玉菌は、他の病原微生物からからだを守るなど、健康維持のために働き、ウェルシュ菌や大腸菌などの悪玉菌は発ガン性物質を作るなど、健康に害を及ぼすものとされています。

日和見菌は、数の上ではもっとも多く、普段はからだにほとんど影響を与えませんが、善玉菌が優勢のときは善玉菌に、悪玉菌が優勢のときは悪玉菌に加勢するという性質を持っています。

健康なときは、善玉菌と悪玉菌のバランスが取れていますが、病気やストレス、老化などでバランスが崩れると、下痢や便秘、さらにはガンなど重大な病気を引き起こすことにもなります。

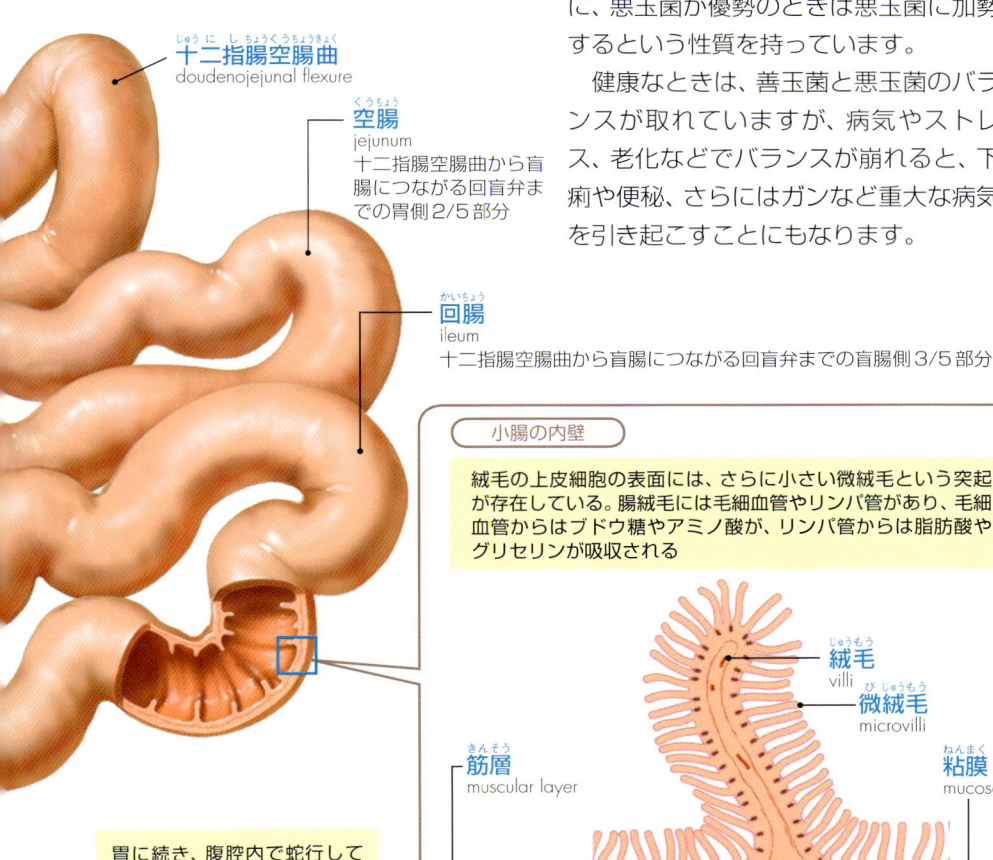

小腸のしくみ

第❶章 消化器

十二指腸空腸曲
doudenojejunal flexure

空腸
jejunum
十二指腸空腸曲から盲腸につながる回盲弁までの胃側2/5部分

回腸
ileum
十二指腸空腸曲から盲腸につながる回盲弁までの盲腸側3/5部分

小腸の内壁

絨毛の上皮細胞の表面には、さらに小さい微絨毛という突起が存在している。腸絨毛には毛細血管やリンパ管があり、毛細血管からはブドウ糖やアミノ酸が、リンパ管からは脂肪酸やグリセリンが吸収される

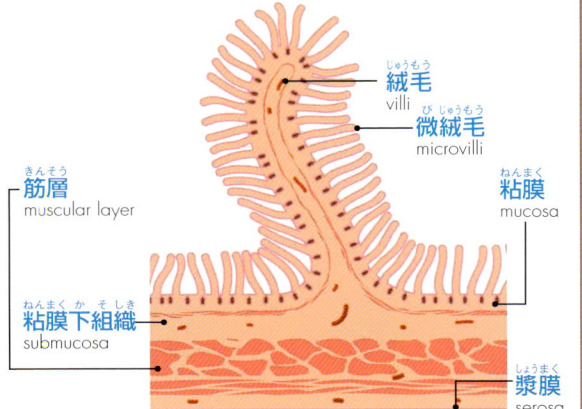

絨毛 villi
微絨毛 microvilli
粘膜 mucosa
筋層 muscular layer
粘膜下組織 submucosa
漿膜 serosa

胃に続き、腹腔内で蛇行して大腸につながっている。食物の消化・吸収に関して、もっとも重要な役割を担っている器官。腸の運動は、副交感神経の興奮で高まり、交感神経が興奮することで抑えられる

第❶章　消化器

小腸の栄養吸収

胃から送られてきた食物内の栄養素を消化・吸収するとともに、細菌からからだを守る免疫機能も持っています。

●小腸の役割

　小腸の大きな役割は、**栄養素の消化**と**吸収**です。食物は、消化管を通過しながら体内に吸収されやすいよう分解されます。胃や大腸でも水やアルコールなどは吸収されますが、ほとんどは小腸で吸収されているのです。

　小腸が栄養を吸収するといっても、その部位によって吸収される栄養素は異なります。

　十二指腸では、胃から送られてきた食物が分泌された**膵液**や**胆汁**などと混ざり、さらに、腸腺が分泌する腸液によって、タンパク質はアミノ酸に、糖質はブドウ糖に、脂肪は脂肪酸に分解されます。十二指腸で実際に吸収されるのは、カルシウムやマグネシウム、鉄などです。

　十二指腸で分解された栄養素は、**空腸**や**回腸**へ送られ、ここで**絨毛**の表面にある**微絨毛**を通って吸収されます。微絨毛の表面には、栄養素をさらに分解する消化酵素（終末消化酵素）が並んでおり、これによって栄養素はさらに小さく分解されて、すばやく毛細血管やリンパ管へ運ばれるのです。

　空腸で吸収されるのは、ビタミン、ブドウ糖、アミノ酸、脂肪酸で、ほとんどの栄養素は十二指腸と空腸で消化、吸収を終えてしまいます。回腸では、ビタミンB_{12}など、残った栄養素の吸収が行われます。

　小腸の粘膜表面が絨毛で覆われ、表面積が大きくなっているのは、吸収する面積を多くすることで、周辺にいる細菌に栄養素を奪われることなく、すばやく、多量に栄養を吸収するためです。

■ 小腸の微絨毛 microvilli

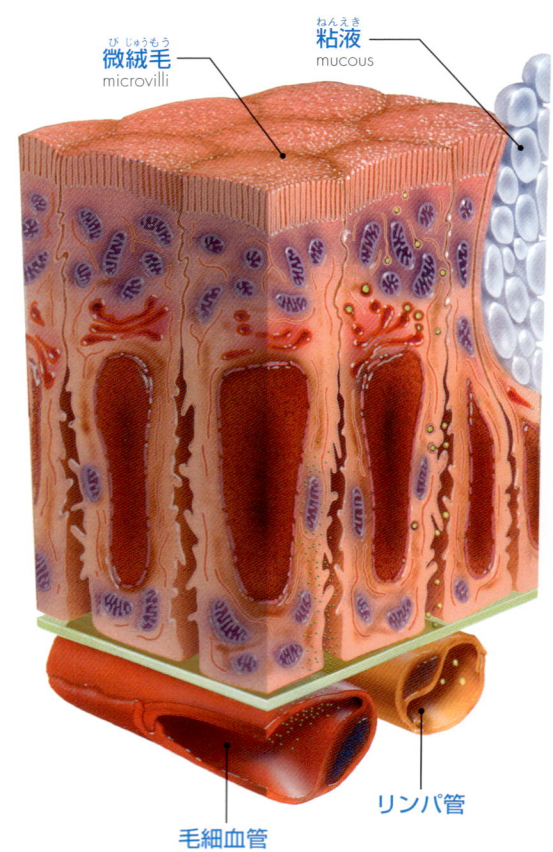

微絨毛　microvilli
粘液　mucous
毛細血管
リンパ管

●小腸の免疫機能

小腸は、栄養を吸収するとともに、口から入ってきた細菌からからだを守る免疫機能も担っています。そのため、腸内は最大の免疫作用を持っているといわれ、小腸を中心とする腸管周辺はリンパ球が取り巻いています。

小腸内には、絨毛が未発達な**パイエル板**と呼ばれる部分があり、ここには、リンパ小節が集合しています。また、腸管の粘膜では、リンパ球のT細胞が作り出されていて、このリンパ球は腸内だけでなく全身のリンパ球を活性化し、一部は腸管に戻ってきます。

さらに、腸内には**善玉菌**という腸内細菌が存在し、この善玉菌が副交感神経の働きを活発化して、免疫力を高めています。

これらの働きで、腸内は細菌の侵入を防ぎ、健康を保つ役割を果たしているのです。

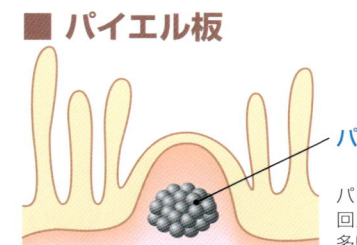

■ パイエル板

パイエル板

パイエル板は回腸の下部に多い

■ 消化器での消化のしくみ

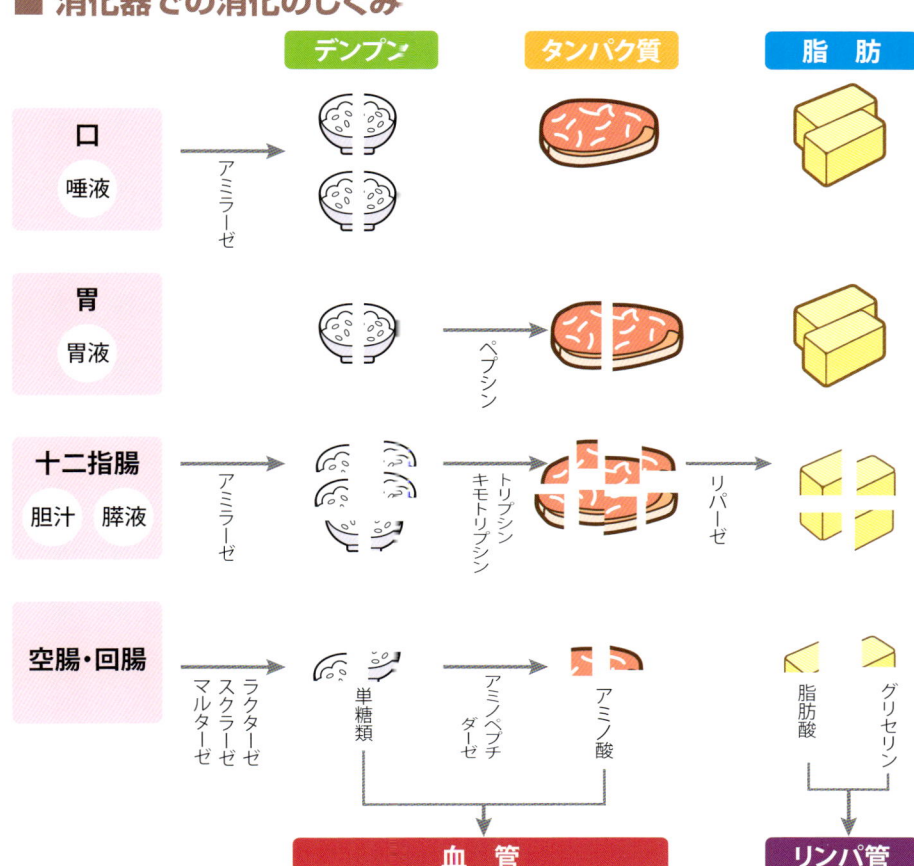

	デンプン	タンパク質	脂肪
口（唾液）	アミラーゼ →		
胃（胃液）		ペプシン →	
十二指腸（胆汁・膵液）	アミラーゼ →	トリプシン・キモトリプシン →	リパーゼ →
空腸・回腸	ラクターゼ・スクラーゼ・マルターゼ → 単糖類	アミノペプチダーゼ → アミノ酸	脂肪酸／グリセリン
	血管	血管	リンパ管

第❶章 消化器

小腸の栄養吸収

第1章　消化器

大腸・肛門のしくみ

大腸は水分の吸収や食物繊維の消化・吸収を行い、食物の残りカスを便として肛門に送る、消化管の末端部分です。

●大腸の構造と働き

大腸は、小腸に続く全長1.6mほどの消化管で、盲腸、結腸、直腸に分けられます。

小腸と大腸がつながっている部分を**回盲弁**といい、この弁より下を**盲腸**、その先端を**虫垂**といいます。

結腸は、さらに**上行結腸**、**横行結腸**、**下行結腸**、**S状結腸**の4つに分けられます。直腸は、S状結腸から肛門へ続く、まっすぐ下行している部分です。

大腸の役割は、消化物の水分を吸収し、吸収されずに残ったものを便として肛門から排出することです。

消化物は、大腸に入ったときは液体の状態ですが、結腸内で水分が吸収されていき、横行結腸の真ん中あたりで粥状、S状結腸では固形になります。

●肛門の構造と働き

直腸の下端部の3〜4cmを肛門管といい、その出口を肛門といいます。消化管の末端部分で、ここから消化物の残りカスである便が排出されます。

肛門管の周囲には**内肛門括約筋**と**外肛門括約筋**があり、排便を調節しています。

内肛門括約筋は自律神経によって支配されているため、自分の意思では動かすことができません。一方、外肛門括約筋は**随意筋**なので、意思によって動かすことができます。

■ 大腸〜肛門 large intestine 〜 anus

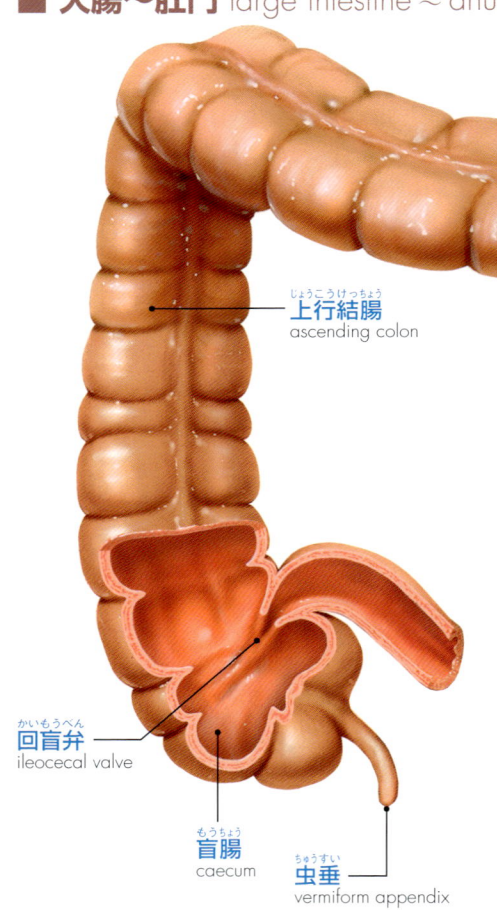

- 上行結腸 ascending colon
- 回盲弁 ileocecal valve
- 盲腸 caecum
- 虫垂 vermiform appendix

直腸に便がたまると、その内圧による刺激が大脳に伝えられ、排便反射が起きます。この反射によってまず、内肛門括約筋がゆるみ、トイレなどで自分の意思で外肛門括約筋をゆるませると、排便が行われます。

大腸・肛門のしくみ

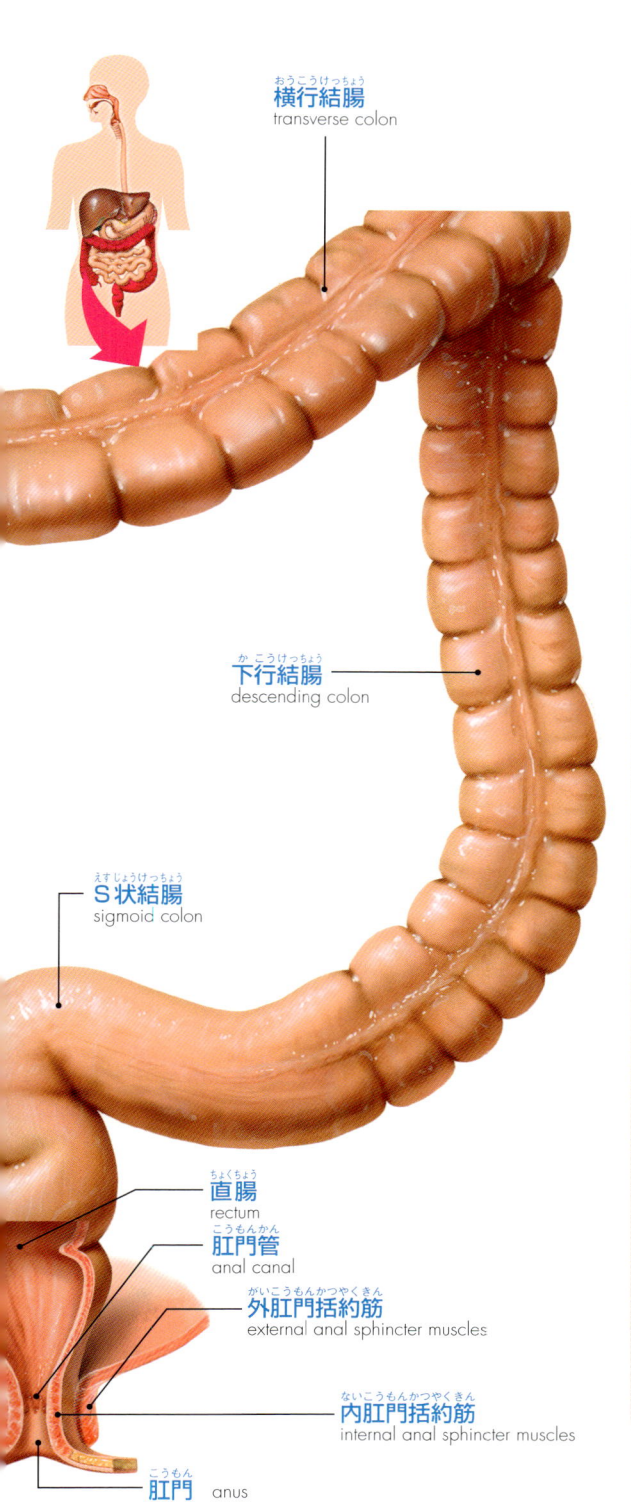

第❶章 消化器

横行結腸 transverse colon

下行結腸 descending colon

S状結腸 sigmoid colon

直腸 rectum

肛門管 anal canal

外肛門括約筋 external anal sphincter muscles

内肛門括約筋 internal anal sphincter muscles

肛門 anus

🔬 TOPIC おならとは？

おならは、腸内で発生したガスが、肛門から体外に出たものです。通常、ガスは腸管で吸収されますが、ガスが多すぎて吸収しきれなくなると、おならとして外に出てしまうのです。

おならの成分は、約90％が窒素、炭酸ガス、水素、メタン、酸素によって形成された空気、約10％が食物のカスが分解されて発生するインドール、スカトール、アンモニアなどのガスで、おならのにおいは、どんな食物のカスを分解したかによって左右されます。

1日にたまるガスの量は人によって違いますが、慢性胃炎や腸炎など、胃腸に障害がある場合や、膵臓や肝臓などが悪いときにたまりやすくなります。また、加齢によってもおならの量が増え、臭くなるといわれています。

おならの成分

90%	10%
窒素、炭酸ガス、水素、メタン、酸素によって形成された空気	食物のカスが分解されて発生するガス

おならが出るしくみ

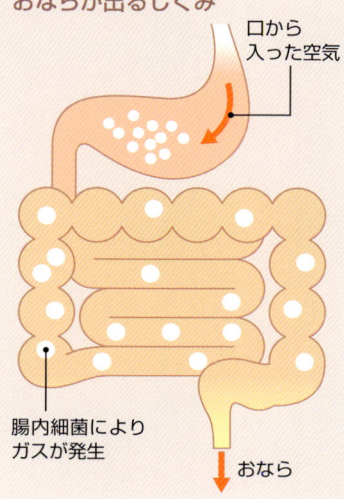

口から入った空気

腸内細菌によりガスが発生

おなら

第1章　消化器

肝臓のしくみ

人体最大の臓器である肝臓には、さまざまな栄養素を分解・合成して、エネルギー源として体内に供給する役割があります。

●肝臓の位置と構造

肝臓は、右上腹部の横隔膜の真下にある人間のからだの中でもっとも大きい臓器です。男性で約1.3kg、女性で約1.2kgの重量があります。

肝臓には、**門脈**と**固有肝動脈**という血管が通っています。門脈とは、胃や腸などの消化管や膵臓、脾臓を流れた血液が集まって肝臓内へ入る際、その血液が流れる血管で、消化管で吸収した栄養に富んだ血液を肝臓に送っています。門脈は肝臓に入ると枝分かれし、最終的には毛細血管と同じ太さになります。これを**洞様毛細血管（類洞）**といいます。

固有肝動脈は大動脈から分かれた血管で、酸素を多く含んだ血液が流れています。肝臓は、門脈と肝動脈から栄養素や酸

■ 肝臓 liver

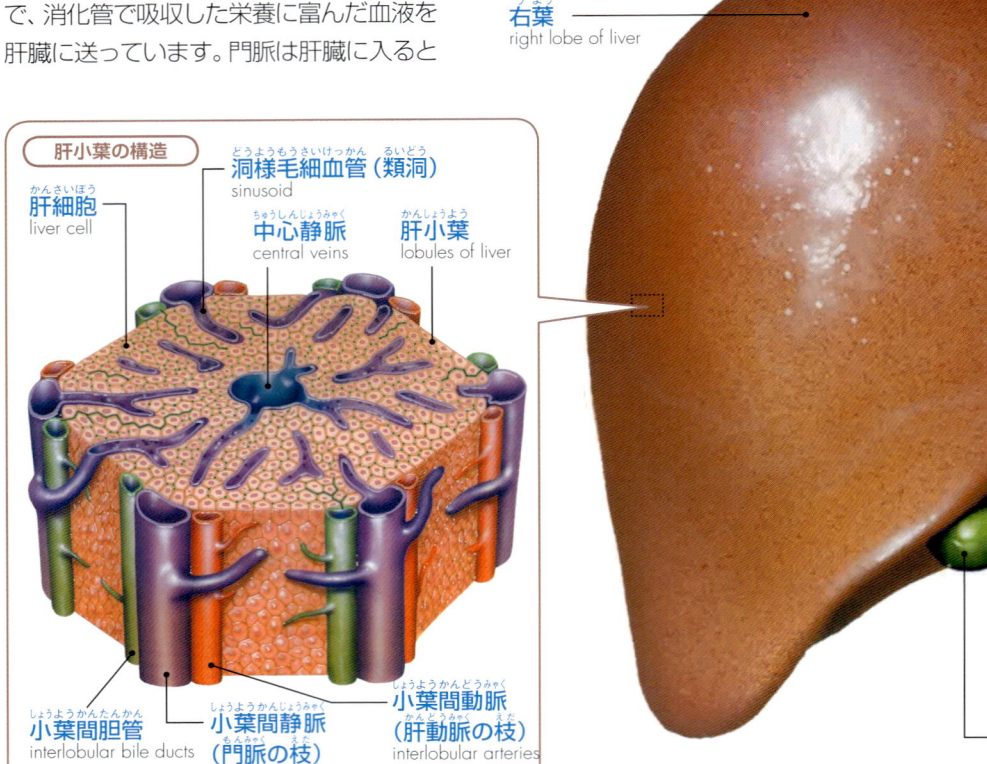

右葉
right lobe of liver

肝小葉の構造

肝細胞　liver cell
洞様毛細血管（類洞）　sinusoid
中心静脈　central veins
肝小葉　lobules of liver
小葉間胆管　interlobular bile ducts
小葉間静脈（門脈の枝）　interlobular veins
小葉間動脈（肝動脈の枝）　interlobular arteries

肝臓のしくみ

素の提供を受けているのです。

肝臓は、**肝小葉**という小さな構造物が集まってできています。肝小葉は、中心静脈を中心に、放射線状に肝細胞と洞様毛細血管（類洞）が配列されています。

●肝臓の働き

肝臓は、さまざまな栄養素を**分解・合成する機能**を持っています。

人間の大きなエネルギーとなる炭水化物は、果糖などの単糖に分解されて腸で吸収され、その後肝臓でさらにブドウ糖に分解されて血液中に供給されます。このとき、余ったブドウ糖はグリコーゲンという物質に変換され、エネルギー源として蓄えられます。そのほか、体内で発生する有毒なアンモニアを無毒の尿素に変える**解毒作用**や、体内の古くなったコレステロールなどを分解し胆汁を作るのも、肝臓の働きのひとつです。

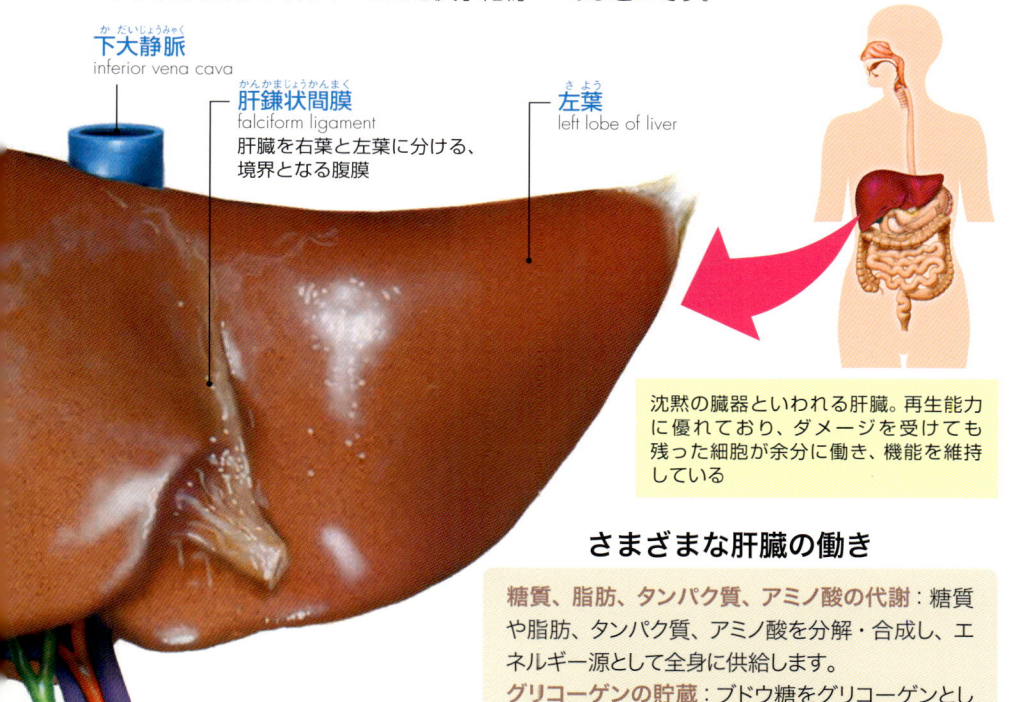

下大静脈
inferior vena cava

肝鎌状間膜
falciform ligament
肝臓を右葉と左葉に分ける、境界となる腹膜

左葉
left lobe of liver

門脈
hepatic portal vein

固有肝動脈
hepatic artery proper

総胆管
bile duct

胆嚢
gallbladder

沈黙の臓器といわれる肝臓。再生能力に優れており、ダメージを受けても残った細胞が余分に働き、機能を維持している

さまざまな肝臓の働き

糖質、脂肪、タンパク質、アミノ酸の代謝：糖質や脂肪、タンパク質、アミノ酸を分解・合成し、エネルギー源として全身に供給します。
グリコーゲンの貯蔵：ブドウ糖をグリコーゲンとして蓄え、必要なときに体内に供給します。
赤血球の分解・胆汁の生産：古くなった赤血球のヘモグロビンから胆汁の材料となるビリルビンという物質を生成します。
ビタミン、ホルモンの代謝：ビタミンやホルモンを蓄えるとともに、必要なときに体内に供給します。
異物の処理：体内に取り込まれてしまった有害な物質を無害な物質に変えます。

第❶章　消化器

アルコール分解のしくみ

胃や小腸から吸収され、肝臓で分解されるアルコール。飲み過ぎると血中アルコール濃度が上がり、危険な状態になることもあります。

●アルコールの吸収

アルコールは、飲んだ量のおよそ20％は胃から吸収され、残りは小腸上部から吸収されます。胃や腸から吸収されたアルコールは、門脈を通って**肝臓**に送られ、そこで分解されます。

アルコールの吸収速度は速く、飲酒後1〜2時間ほどですべて吸収されます。しかし、空腹の状態でアルコールを摂取した場合、アルコールの吸収される速度がさらに速まり、血中濃度がすぐに高くなります。

一方、食事をしながらアルコールを摂取した場合は、アルコールが胃に留まる時間が長くなるため、吸収が遅くなり、血中濃度の上昇が遅くなります。

アルコールを摂取すると、アルコール濃度の上がる順に、**ほろ酔い期**、**酩酊期**、**泥酔期**、**昏睡期**という段階を踏んで酔っていきますが、血中のアルコール濃度が急激に上昇すると、酔っているという自覚なしに飲んでしまい、一気に「泥酔期」や「昏睡期」という危険な状態になってしまうことがあるのです。

●アルコールの分解

胃や腸で吸収されたアルコールは、肝臓に集まります。肝臓に集まったアルコールは、まずアルコール分解酵素によって**アセトアルデヒド**に分解され、さらに、アセトアルデヒド脱水素酵素で**酢酸**に分解されます。酢酸は、血液によって心臓に移動し、筋肉などでさらに分解され、最終的に**二酸化炭素**と**水**になって体外に排出されます。

しかし、摂取したアルコールの量が多かったり、分解するスピード以上の速さで飲酒したりすると、肝臓がアルコールを処理しきれず、アルコールが血液中に残ってしまいます。これが、全身に回り「酔い」を引き起こすのです。

●アルコールを分解する速度

アルコールを分解する速度は、人によってさまざまです。

要因のひとつは、肝臓の大きさで、大きい人のほうが小さい人よりアルコールを分解する速度が速いといわれています。

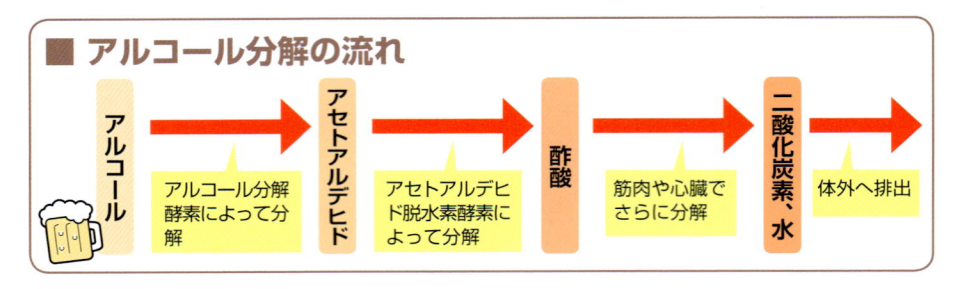

■ アルコール分解の流れ

アルコール → アルコール分解酵素によって分解 → アセトアルデヒド → アセトアルデヒド脱水素酵素によって分解 → 酢酸 → 筋肉や心臓でさらに分解 → 二酸化炭素、水 → 体外へ排出

また、体質によっても異なります。アルコールを分解する酵素には、普通に働くタイプ（活性型）と活性型に比べて働きが遅いタイプ（低活性型）、酵素がまったく働かないタイプ（非活性型）があり、低活性型と非活性型はアルコールを分解する速度が遅いため、アルコールを飲むとすぐに酔ってしまうのです。

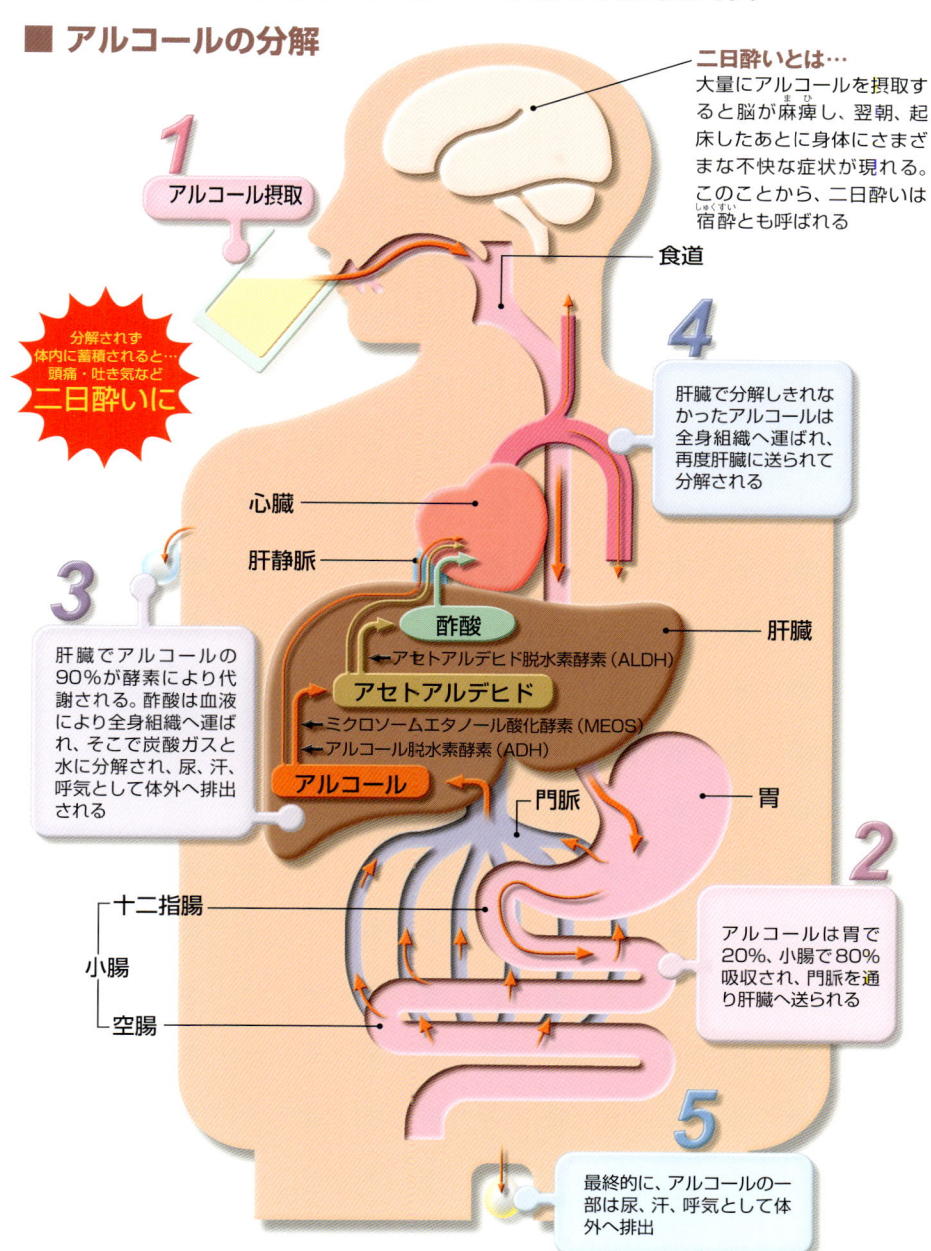

■ アルコールの分解

アルコール分解のしくみ

1 アルコール摂取

二日酔いとは…
大量にアルコールを摂取すると脳が麻痺し、翌朝、起床したあとに身体にさまざまな不快な症状が現れる。このことから、二日酔いは宿酔とも呼ばれる

食道

分解されず体内に蓄積されると…頭痛・吐き気など **二日酔いに**

4 肝臓で分解しきれなかったアルコールは全身組織へ運ばれ、再度肝臓に送られて分解される

心臓
肝静脈

3 肝臓でアルコールの90％が酵素により代謝される。酢酸は血液により全身組織へ運ばれ、そこで炭酸ガスと水に分解され、尿、汗、呼気として体外へ排出される

酢酸
←アセトアルデヒド脱水素酵素（ALDH）
アセトアルデヒド
←ミクロソームエタノール酸化酵素（MEOS）
←アルコール脱水素酵素（ADH）
アルコール

肝臓

門脈

胃

2 アルコールは胃で20％、小腸で80％吸収され、門脈を通り肝臓へ送られる

十二指腸
小腸
空腸

5 最終的に、アルコールの一部は尿、汗、呼気として体外へ排出

第1章　消化器

胆嚢のしくみ

肝臓で作られた胆汁を一時貯蔵する胆嚢（たんのう）。便が黄褐色なのは、体外に排出される胆汁の色が黄褐色なためです。

●胆嚢の構造

胆嚢と十二指腸をつなぐ管のことを総称して**胆道**といい、**胆管**と**胆嚢**によって構成されています。

胆嚢管は、胆嚢とつながっている管で、肝臓からつながっている総肝管と合流して**総胆管**になります。

胆嚢は、肝臓の下にあるナスのような形をした袋状の器官です。

肝臓で作られた胆汁を一時的に濃縮、貯蔵するのが胆嚢で、胆汁が十二指腸へと送られる際に通る経路が胆道（総胆管、胆嚢管）です。

●胆汁の役割

肝臓で作られている胆汁は、総肝管と胆嚢管を通って胆嚢に一時的に貯蔵されます。その際、胆汁内の水分や塩分が吸収、濃縮されます。

十二指腸に食物が入ると、十二指腸から消化管ホルモンのコレシストキニンが分泌され、その作用によって胆嚢が収縮し、胆汁が分泌されます。分泌された胆汁は、胆嚢管と総胆管を経て、**大十二指腸乳頭（ファーター乳頭）**から十二指腸内に排出されます。十二指腸に排出される胆汁は、1日約600mℓです。

胆汁は、濃い黄褐色のアルカリ性の液体で、コレステロール、胆汁色素（ビリルビン）、レシチン、胆汁酸、カルシウムなどが含まれています。

胆汁は、脂肪の消化を助ける役割を担っていますが、胆汁の中には消化酵素は含まれていません。

胆汁は、体内に取り込まれた脂肪が、**膵液**のリパーゼなどの消化酵素によって分解される際、脂肪を乳化させてリパーゼがより効果的に作用できるようにするとともに、リパーゼ自体も活性化させます。

また、脂肪を分解してできた脂肪酸は水に溶けないため、水に溶ける形に変えて腸内で吸収できるようにするのも胆汁の役目です。

●胆汁が黄褐色なワケ

血液内のヘモグロビンから切り離されたヘムは、肝臓細胞で黄色のビリルビンに変化します。そのため、胆汁は黄褐色なのです。

胆汁の多くは、便として体外に排出されます。便が黄褐色をしているのは、便内に含まれる胆汁のせいです。

胆汁がうまく腸に排出されないと、皮膚や眼球が黄色っぽくなる場合があります。この症状を**黄疸**といい、胆汁内にあるビリルビンという物質が増加することで起こります。

■ 胆道 bile passages

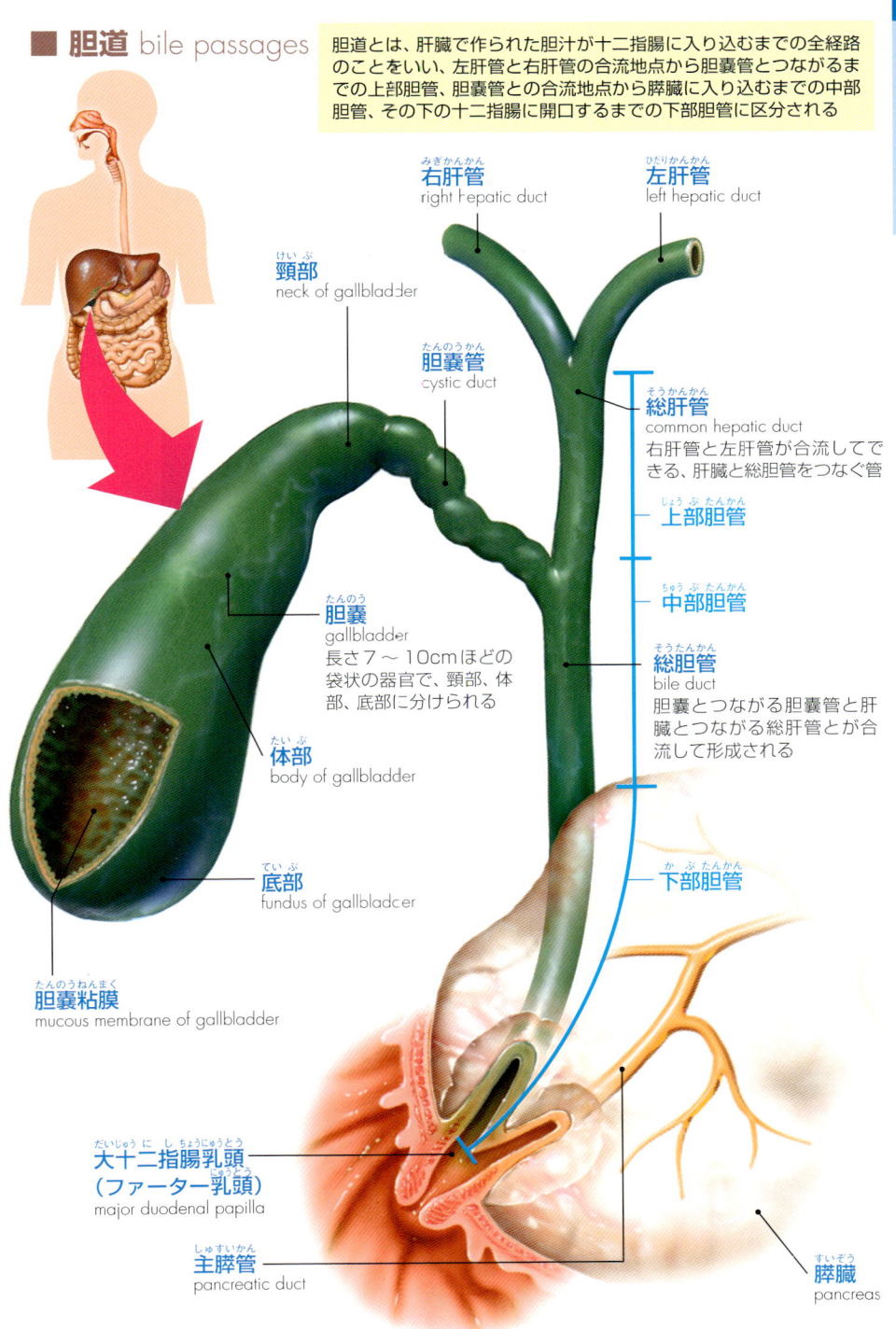

胆道とは、肝臓で作られた胆汁が十二指腸に入り込むまでの全経路のことをいい、左肝管と右肝管の合流地点から胆嚢管とつながるまでの上部胆管、胆嚢管との合流地点から膵臓に入り込むまでの中部胆管、その下の十二指腸に開口するまでの下部胆管に区分される

第❶章 消化器

胆嚢のしくみ

右肝管 right hepatic duct

左肝管 left hepatic duct

頸部 neck of gallbladder

胆嚢管 cystic duct

総肝管 common hepatic duct
右肝管と左肝管が合流してできる、肝臓と総胆管をつなぐ管

上部胆管

中部胆管

胆嚢 gallbladder
長さ7〜10cmほどの袋状の器官で、頸部、体部、底部に分けられる

総胆管 bile duct
胆嚢とつながる胆嚢管と肝臓とつながる総肝管とが合流して形成される

体部 body of gallbladder

底部 fundus of gallbladder

下部胆管

胆嚢粘膜 mucous membrane of gallbladder

大十二指腸乳頭（ファーター乳頭） major duodenal papilla

主膵管 pancreatic duct

膵臓 pancreas

89

第❶章　消化器

血糖調節のしくみ

さまざまなホルモンの働きによって調節されている血糖値。高血糖の状態が続くと、いろいろな生活習慣病につながる危険性があります。

● 血糖値とは

人の血液内にあるグルコース（ブドウ糖）の濃度を、**血糖値**といいます。血糖値は健康な人の場合、空腹時で血液100mℓあたり80〜100mg程度で、食後は若干高くなります。

人のからだには、血糖を下げるインスリン、血糖を上げるグルカゴン、アドレナリン、コルチゾル、成長ホルモンなどのホルモンがあり、それらの働きによって血糖は正常値に保たれています。

● 血糖値が上下するしくみ

膵臓には**ランゲルハンス島**（P75参照）と呼ばれる細胞の集団があり、このランゲルハンス島のB細胞で合成されるアミノ酸からなるタンパク質のひとつがインスリンです。

食事をして血液内の血糖が上がると、視床下部によって膵臓のB細胞がインスリンの分泌を増加させ、その結果、血糖が下がります。反対に、血糖が下がるとインスリンの分泌を抑え、低血糖を防ぐというしくみです。

しかし、血糖が下がり、インスリンだけでは十分に上げられない場合は、血糖を上げる作用を持つ、グルカゴン（膵臓のランゲルハンス島A細胞で合成され分泌されるペプチドホルモンのこと）やアドレナリン、コルチゾル、成長ホルモンなどが分泌されて、血糖を正常に保ちます。高血糖の状態が続くと、糖尿病などの生活習慣病を引き起こす可能性があり、反対に低血糖の状態は、震えや動悸などを引き起こす場合があります。

TOPIC 副腎とは？

いろいろなホルモンを分泌する内分泌器のひとつで、腎臓の上にあることから**副腎**（**腎上体**ともいう）といわれていますが、腎臓との直接の接続はありません。

副腎は、副腎皮質と副腎髄質とに分けられます。副腎皮質からは、炭水化物や脂肪などの代謝を制御したり、電解質と水を制御したりする副腎皮質ホルモンが、副腎髄質からは、体のストレスに反応するホルモンが分泌されています。

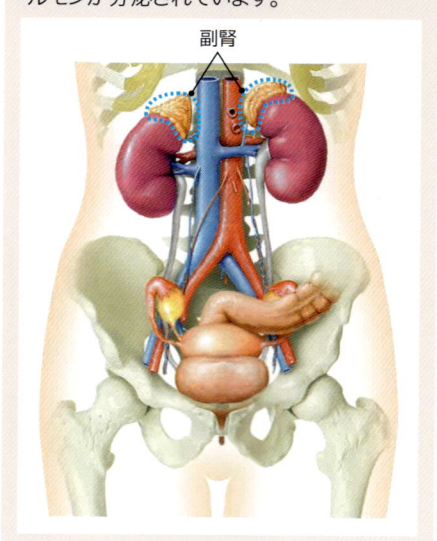

副腎

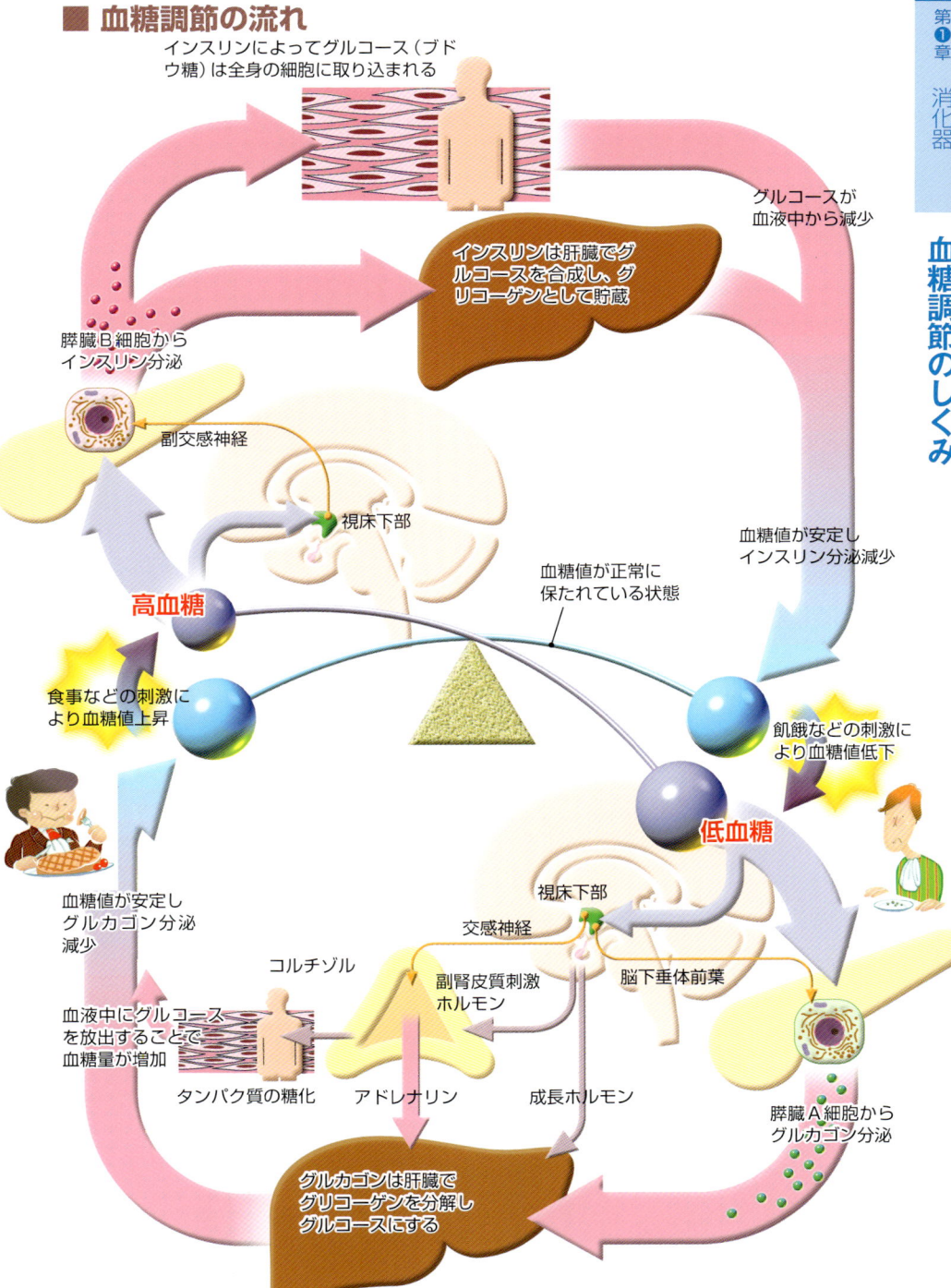

■ 血糖調節の流れ

血糖調節のしくみ

インスリンによってグルコース（ブドウ糖）は全身の細胞に取り込まれる

インスリンは肝臓でグルコースを合成し、グリコーゲンとして貯蔵

グルコースが血液中から減少

膵臓B細胞からインスリン分泌

副交感神経

視床下部

血糖値が安定しインスリン分泌減少

高血糖

血糖値が正常に保たれている状態

食事などの刺激により血糖値上昇

飢餓などの刺激により血糖値低下

低血糖

血糖値が安定しグルカゴン分泌減少

視床下部

血液中にグルコースを放出することで血糖量が増加

コルチゾル

交感神経

副腎皮質刺激ホルモン

脳下垂体前葉

タンパク質の糖化　アドレナリン　成長ホルモン

膵臓A細胞からグルカゴン分泌

グルカゴンは肝臓でグリコーゲンを分解しグルコースにする

第❶章 消化器

消化器系の病気

胃潰瘍や大腸ポリープなど、消化器系の病気は軽度なら心配いりませんが、ガンなどに重症化する可能性があります。

胃ガン

胃ガンは、肺ガンに次いで2番目に多いガンで、特に50～60代の男性に多く見られる病気です。また、日本人に多いガンでもあります。

■ 原因

胃ガンは、正常な胃粘膜細胞が何らかの原因でガン細胞へと変異したものです。胃ガンは、細胞内の核にある遺伝子が傷つくことで発生するといわれています。遺伝子を傷つける要因としては、さまざまなものがあげられます。

塩分の多い食事やたばこ、添加物は、胃ガンのリスクを高める物質といわれています。

反対に、ビタミンCやカロチンを多く含む果物や緑黄色野菜、乳製品は胃ガン予防によいとされている食品です。胃ガンの要因のひとつに、ピロリ菌があげられますが、乳製品に含まれる乳酸菌はピロリ菌の殺菌効果があるとされています。

■ 症状

初期症状として、食欲不振、胃のもたれ、体重の減少、貧血、胃の不快感などがあります。

胃ガンの進行は遅く、初期での胃ガンは表面で少し盛り上がった状態で見つかります。この状態を「早期胃ガン」といい、その後、内部に深く進行して筋肉まで達してしまったり、外部に進出したりします。この状態を「進行胃ガン」といいます。

胃ガンは進行が遅いですが、進行胃ガンになると、ガン細胞が増殖するスピードが速まっていきます。

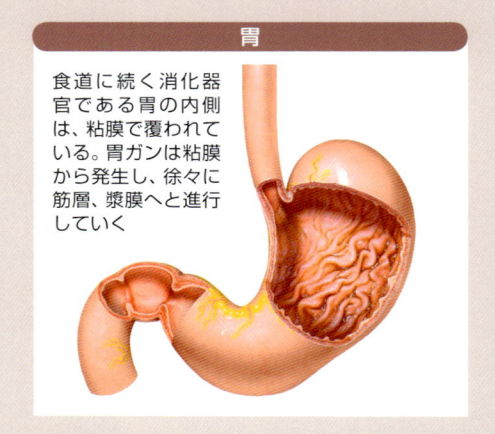

■ 治療法

胃ガンは、手術などの外科的治療がもっとも有効です。手術によって病巣部分を切除しますが、進行がそれほど進んでいない場合は、内視鏡というやわらかいチューブの先にカメラのついた機器を用いて手術することもできます。

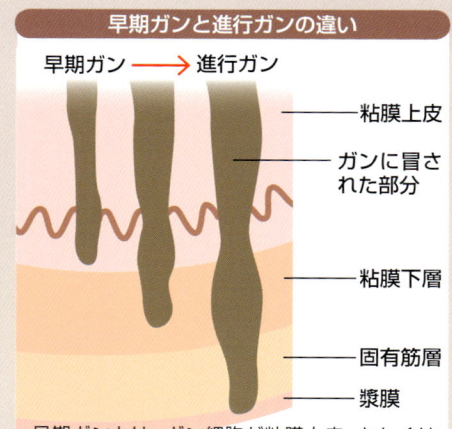

胃

食道に続く消化器官である胃の内側は、粘膜で覆われている。胃ガンは粘膜から発生し、徐々に筋層、漿膜へと進行していく

早期ガンと進行ガンの違い

早期ガン → 進行ガン

- 粘膜上皮
- ガンに冒された部分
- 粘膜下層
- 固有筋層
- 漿膜

早期ガンとは、ガン細胞が粘膜上皮、もしくは粘膜下層までにとどまっている状態のことをいう。進行ガンは、それより深い固有筋層や漿膜までガン細胞が達している状態のこと

胃炎

胃炎は、胃に炎症が起きる状態のことで、急性胃炎と慢性胃炎があります。

■ 原因

胃炎は、ストレスやアルコールの過度な摂取、暴飲暴食などによって胃酸過多になり、胃の粘膜が傷つくことによって起こります。このほか、慢性胃炎の原因としてピロリ菌があげられますが、なぜ胃炎を引き起こすのかは、今のところ不明です。

■ 症状と治療法

急性胃炎の場合、何らかの原因で胃酸が多く出過ぎたり、胃の粘膜が弱ったりして胃の粘膜がただれ、みぞおちの痛みや吐き気、腹痛、嘔吐などが突然発症します。この症状は、数時間から数日続きます。

慢性胃炎は胃の粘膜の炎症が持続的に繰り返されている状態のことで、吐き気やみぞおちの痛み、胸焼けなどの症状が数ヵ月以上続きます。

胃炎は、胃液の分泌を抑える薬や胃酸を中和する薬を服用することで、症状が改善します。慢性胃炎は、粘膜を元に戻すことはできないため、症状を悪化させないことが目的となります。

ピロリ菌が原因の場合は、除菌のための薬を服用します。

胃潰瘍

胃潰瘍とは、胃の粘膜がただれて胃壁に穴があいた状態のことで、重度になると、胃壁の穴が胃の外側にまでつながり、背中の痛みを伴うこともあります。

■ 原因

胃潰瘍はストレスが原因で起こることが多い病気です。そのほか、暴飲暴食、たばこ、飲酒やコーヒーの大量摂取、香辛料など胃を刺激するものの過剰摂取、薬の長期服用、ピロリ菌の感染なども、胃潰瘍を引き起こす要因です。

■ 症状と治療法

みぞおちの痛み、吐き気、食欲不振、げっぷ、口臭、胸焼けなどの症状が見られます。食後に痛み出すのが特徴で、食事を多く取りすぎると、痛みが長時間続きます。

胃潰瘍は、検査をして悪性細胞がない場合は、食事療法と薬物療法による治療が中心です。薬を服用しながら安静にしてストレスを取り除きます。

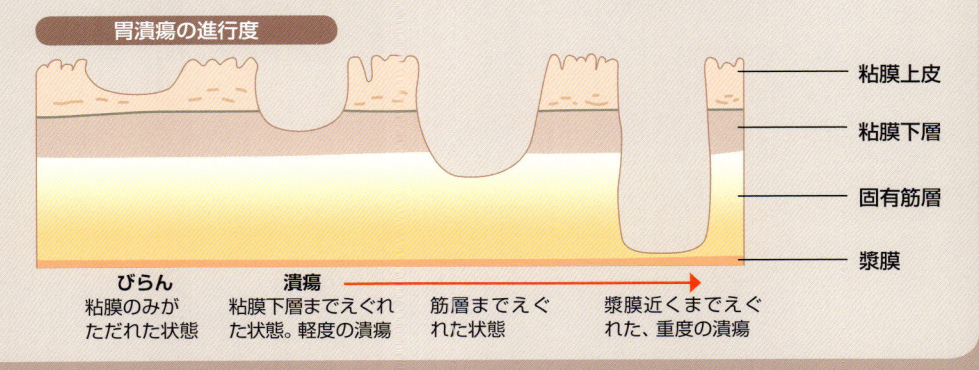

胃潰瘍の進行度

- 粘膜上皮
- 粘膜下層
- 固有筋層
- 漿膜

びらん: 粘膜のみがただれた状態

潰瘍: 粘膜下層までえぐれた状態。軽度の潰瘍

筋層までえぐれた状態

漿膜近くまでえぐれた、重度の潰瘍

十二指腸潰瘍

十二指腸潰瘍の9割がピロリ菌感染によるものとされています。胃潰瘍を発症する多くが中年なのに比べ、十二指腸潰瘍は比較的若い人の発症が多くなっています。

■ 原因

大きな要因としてあげられるのは、ピロリ菌感染ですが、ピロリ菌がなぜ十二指腸潰瘍を引き起こすのかは、まだ不明です。

次に大きな原因がストレスで、そのほか、刺激の強い香辛料を摂取し続けたり、痛め止めやステロイドなどの強い薬を長期間服用し続けたりすることも、十二指腸潰瘍の原因となります。

■ 症状

みぞおちから上腹部右側の痛み、吐き気、食欲不振、胸焼けなど、その症状は胃潰瘍と似ていますが、空腹時や夜間に腹痛が起き、食事をすると痛みが治まるのが特徴です。また、十二指腸は背面にあるため、背中の痛みや腰痛を引き起こすこともあります。

盲腸（虫垂炎）

盲腸は、医学的には虫垂炎と呼ばれ、虫垂内部が炎症を起こした病気です。子どもから大人まで、幅広く発症し、重症化すると死に至ることもあります。

■ 原因

盲腸のはっきりした原因は不明ですが、便や異物などで虫垂がふさがれることで発症することが多いといわれています。

■ 症状

みぞおち部分に痛みが出て、その後右下腹部へと痛みが移動します。同時に、発熱、嘔吐などの症状も見られます。炎症が進み、虫垂が破裂すると、痛みは一時的に消えますが、その後腹膜炎を併発して強い痛みが出てきます。

■ 治療法

虫垂炎はよくある病気ですが、その診断は非常に難しいものです。多くの場合、手術によって右下腹部を切開して虫垂を切除しますが、最近は腹腔鏡での手術も可能になってきました。発症後すぐは、薬で炎症を抑えることもあります。

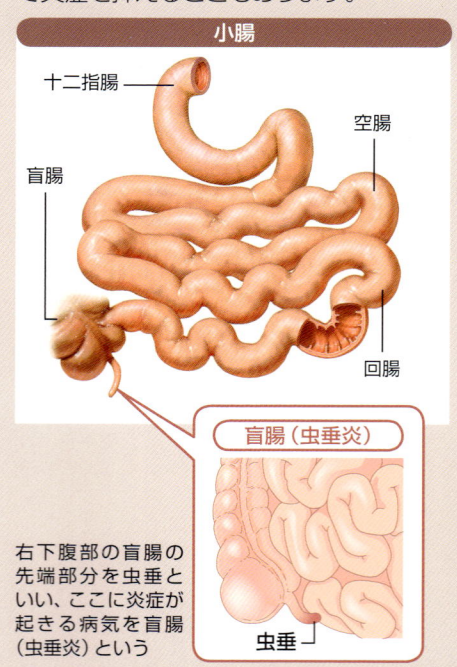

小腸
- 十二指腸
- 空腸
- 盲腸
- 回腸

盲腸（虫垂炎）
右下腹部の盲腸の先端部分を虫垂といい、ここに炎症が起きる病気を盲腸（虫垂炎）という
- 虫垂

腸閉塞（ちょうへいそく）

腸閉塞はイレウスともいい、腸管が何らかの原因でふさがり、内容物が通過できなくなる病気です。ガスや便などが腸内にたまり、全身に悪影響を及ぼすことがあります。

■ 原因

腸閉塞には、腸の手術や炎症などによって腸管が閉塞されて起きる機械的イレウスと、腸管の血管や神経に障害が起きることで腸内に内容物が滞る機能的イレウスがあります。

腸閉塞の多くが機械的イレウスですが、腸の血管のつまりや高体温、便秘なども腸閉塞の原因となります。

■ 症状と治療法

初期症状としては、急激な腹痛があります。その後、だんだん腹部が張ってきて、進行すると嘔吐する場合もあります。さらに進行すると、おならや排便などが止まります。

腸閉塞の場合、ほとんどは飲食を止め、胃腸を休めることで回復します。進行している場合は、鼻からチューブを入れて、胃や腸の内容物を取り出します。

大腸ポリープ（だいちょうポリープ）

ポリープとはイボのような突起物のことで、ほとんどは粘膜から発生し、ガンになる可能性のある腫瘍性（しゅようせい）ポリープと非腫瘍性ポリープがあります。

■ 原因

大腸ポリープの8割は腫瘍性で、放置しておくと5年ほどでガン化するといわれています。

大腸ポリープの原因としては、遺伝子の異常が考えられており、先天的なものと後天的なものがあります。また、食事が大きな要因とも考えられています。

■ 症状

大腸ポリープには特有の症状がありません。しかし、小さいポリープの場合は無症状ですが、大きくなると腹痛や血便、下血などの症状が出てきます。

■ 治療法

大腸ポリープのほとんどは、大腸ファイバースコープという内視鏡を使って切除します。

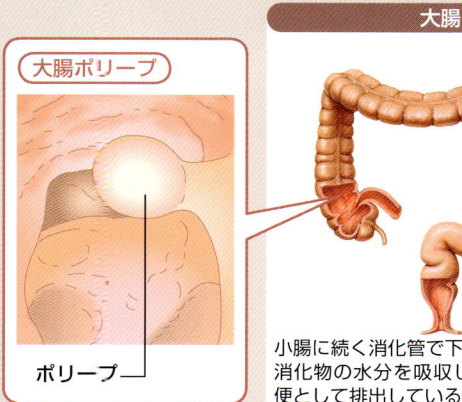

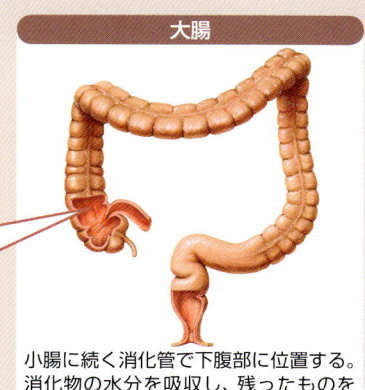

大腸ポリープ

大腸ポリープとは、大腸内部に突起物（ポリープ）ができた状態のこと

ポリープ

大腸

小腸に続く消化管で下腹部に位置する。消化物の水分を吸収し、残ったものを便として排出している

腸炎

腸炎とは腸が炎症を起こした状態のことで、急性腸炎と慢性腸炎があります。暴飲暴食などが原因だったり、ウイルス細菌に感染したりして起こります。

■ 原因

急性腸炎には、感染性と非感染性の腸炎があります。O-157やコレラ菌、サルモネラ菌などの細菌やロタウイルスなどのウイルスが腸管に感染することで起きるのが感染性です。急性腸炎の多くはこちらです。

一方、非感染性腸炎は、暴飲暴食や過度のアルコール摂取、食物によるアレルギー、薬などによって起こります。

慢性腸炎は、急性腸炎になったときの不十分な治療や度重なる不摂生が主な原因です。また、精神的ストレスが原因になることもあります。

■ 症状

急性腸炎と慢性腸炎の共通の症状として、下腹部の痛みや下痢、嘔吐などがあり、感染性の急性腸炎の場合は発熱を伴います。腸炎での下痢は、1日に何度も水のような便が出て強い悪臭があり、便に血が混じっている場合もあります。

慢性腸炎の場合、下痢とともに便秘になることもあり、おならがよく出ます。また、下痢と便秘が交互に起きることもあります。下痢のために水分が不足し、尿の量も少なく濃くなるので、安静にしておなかを温め、こまめな水分補給が大切です。

膵炎

何らかの要因で、膵臓が分泌した酵素で膵臓自身を傷つけてしまい、炎症を起こした状態を膵炎といいます。急性と慢性があります。

■ 原因

急性も慢性も、もっとも多いのはアルコールの過剰摂取です。そのほか、胆石や遺伝によるもの、原因不明の特発性膵炎もあります。

■ 症状

上腹部や背中の痛みがあり、そのほか、吐き気や嘔吐、食欲不振、発熱などがあります。慢性膵炎の場合は、糖尿病と合併しやすいため、口の乾きや倦怠感などの症状も見られます。

膵臓

膵臓が自ら分泌した酵素で自身を傷つけてしまう状態を膵炎という

■ 治療法

急性膵炎の治療は、絶食・絶飲しながら鎮痛剤や抗酵素剤の投与が行われます。慢性膵炎の場合、壊死した臓器は機能が回復しないので、病気の進行をいかにして食い止めるかに重点が置かれます。

肝炎

肝臓が炎症を起こし、赤く腫れて熱を持った状態のことを肝炎といいます。

肝臓

肝炎は肝臓が線維化してかたくなる肝硬変、肝ガンへと症状が変更することがある

■ 原因

肝炎の原因にはウイルス、アルコール、薬物、自己免疫性などがあげられますが、日本では肝炎ウイルスによるものが80％を占めています。なかでも多いのは、A型、B型、C型の3種類のウイルスです。

● A型肝炎

A型肝炎ウイルスによって起きる肝炎をA型肝炎といい、日本での急性肝炎の約40％がA型だといわれています。

A型肝炎ウイルスは感染力が強く、ウイルスが含まれた水や食物を介して感染します。感染すると、2〜6週間の潜伏期間を経て、発熱や下痢、倦怠感、嘔吐などの症状が出ます。ただし、症状は一過性で慢性化することはなく、4〜8週間程度で回復します。

● B型肝炎

B型肝炎ウイルスによって起きる肝炎で、血液や体液を介して感染します。

B型肝炎には一過性感染と持続性感染があり、一過性感染では、急性肝炎を発症し、その後数ヵ月で症状はおさまります。持続性感染とは、ウイルスを体内に保有した状態が長期間続く状態のことで、約10％の人が慢性肝炎へと移行します。

● C型肝炎

C型肝炎ウイルスによって起きる肝炎で、血液を介して感染します。A型やB型と比べて自覚症状が少なく、それゆえ約70％の人が慢性肝炎へ、さらに肝硬変、肝ガンへと移行する人が多く見られます。

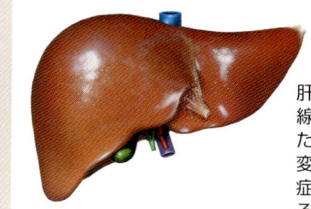

■ 症状

肝炎には、突然発症する一過性の急性肝炎、6ヵ月以上症状が続く慢性肝炎、急性肝炎のなかで1週間から10日ほどで死に至る劇症肝炎があります。

急性肝炎は、ウイルスに感染してから数週間から数ヵ月後に発症し、一般的な症状として倦怠感や食欲不振、頭痛などに続き、黄疸が見られます。治療法としては、安静にすることが基本で、多くは数ヵ月で症状はおさまります。

慢性肝炎は、肝細胞の破壊が6ヵ月以上続く状態で、約3分の1は急性肝炎から進行したものです。一般的には自覚症状はほとんどありません。

劇症肝炎は、急性肝炎の1％ほどの人がなる特に重症のもので、肝機能不全や意識障害などを起こします。黄疸が出たあとも回復することがなく、ますますひどくなる点が、急性肝炎との違いです。

劇症肝炎は、肝炎の症状が現れてから肝性脳症といわれる意識障害が起きるまでの日数が、10日以内の急性型と、11〜56日以内の亜急性型に分けられ、亜急性型のほうが、急性型より圧倒的に救命率が低くなっています。

胆石症

胆石症とは、胆汁の通り道に石のような物質ができてしまう病気のことで、その石を総称して胆石といいます。この胆石は、できた場所によって名称が異なります。

■ 原因

胆嚢にできた石を胆嚢結石、胆管の石を胆管結石、肝内胆管の石を肝内結石といい、日本人の胆石症では約80％が胆嚢結石、約20％が胆管結石、1～2％が肝内結石です。

胆石ができる原因は、できる結石の種類によって違います。

コレステロール系の結石は、体内にコレステロールが増え過ぎてしまい、溶けなかったコレステロールが結晶化したもので、コレステロール値の高い食品を多く取ったことが原因です。

一方、色素系結石は、胆道内が細菌や寄生虫などで侵されることが原因です。

■ 症状

無症状であることが多いですが、胆石が胆管をふさいでしまう状態になると、みぞおちや脇腹の激痛や吐き気、背中の痛みなどの症状が出てきます。また、胆汁が血液中に入り込むことで、黄疸が現れます。

細菌が繁殖して細菌性胆管炎になると、細菌が全身に回り、重篤な全身症状を引き起こす敗血症などになることもあります。

痔

痔は、肛門周辺の血流が滞ることによって起こる病気の総称で、大別すると痔核（いぼ痔）、裂肛（切れ痔）、痔瘻（穴痔）があります。

■ 原因

何らかの原因で肛門付近の血流が悪くなると痔になります。

その要因として大きいのは、便秘、下痢、冷え、排便時のいきみ、同じ姿勢、ストレス、刺激物、疲労です。

痔瘻は肛門に細菌が入り込み炎症を起こした状態が慢性化したもので、肛門付近を不潔にしておくと、細菌などが発生して痔瘻の原因となります。

■ 症状

各痔によって症状はさまざまです。

痔核は、肛門の内外にイボができた状態のことで、出血や排便後の痛みなどがあります。裂肛は、肛門部が裂けてしまった状態のことで、出血や排便時の痛みなどがあります。痔瘻は肛門が炎症を起こした状態のことで、肛門部からの膿や発熱、排便時以外にも痛みがあります。

■ 予防法

痔は生活習慣に起因する病気です。肛門を清潔に保つ、便秘・下痢にならないようにする、体を冷やさない、同じ姿勢を長時間続けない、アルコールやたばこなどの刺激物は控えるなどを心がけましょう。

軽度の場合は生活習慣の改善や薬などによる治療が可能ですが、重症化すると手術が必要になる場合もあります。

第❷章
呼吸器

呼吸器とは、人間にとって必要な酸素を取り入れ、二酸化炭素を排出する働きを担っている器官です。空気中の酸素を取り込み、二酸化炭素を吐き出す外呼吸と、からだの内部で組織と血液間で行われている内呼吸があります。

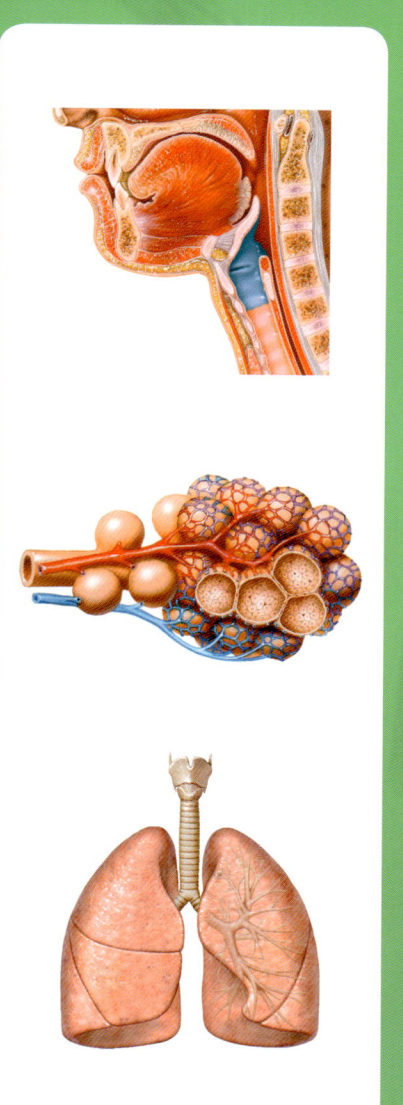

第2章 呼吸器

鼻のしくみ

感覚器と呼吸器の2つの役割を果たしている鼻。外鼻、鼻腔、副鼻腔に分かれており、快適な空気を肺に送るため、フィルターのような作りになっています。

●鼻の構造

鼻は、においをかぐ感覚器で、さらに呼吸をする呼吸器でもあり、**外鼻**、**鼻腔**、**副鼻腔**（**前頭洞**、**上顎洞**、**篩骨洞**、**蝶形骨洞**）の3つに分けられます。

外鼻とは、いわゆる鼻と呼ばれている部分で、顔面骨の一部と軟骨から形成されています。外鼻は、**鼻根**、**鼻背**、**左右の鼻翼**、**鼻尖**から成り立っており、下方にある**外鼻孔**は、鼻腔への入り口となっています。

鼻腔とは、外鼻孔から後鼻孔までの鼻の内部にある空洞のことを指し、真ん中にある**鼻中隔**で左右2つに分かれています。さらに、鼻腔の外壁には**上鼻甲介**、**中鼻甲介**、**下鼻甲介**が突出していて、これによって**上鼻道**、**中鼻道**、**下鼻道**という空気の通り道を形成しています。また、上鼻甲介と鼻中隔の間を**嗅部**といい、ここにある**嗅上皮**が**嗅覚**をつかさどっています。

鼻中隔の先端、鼻腔の入り口付近は、毛細血管が密集していて**キーセルバッハ部位**と呼ばれています。鼻の入り口で傷つきやすいため、もっとも鼻出血の起こりやすいところです。

副鼻腔は前頭洞、篩骨洞、上顎洞、蝶形骨洞という4つの空洞から成り立っています。これら骨の内部にある空洞は、小さな穴で鼻腔に開き、つながっています。

■ 副鼻腔の4つの腔

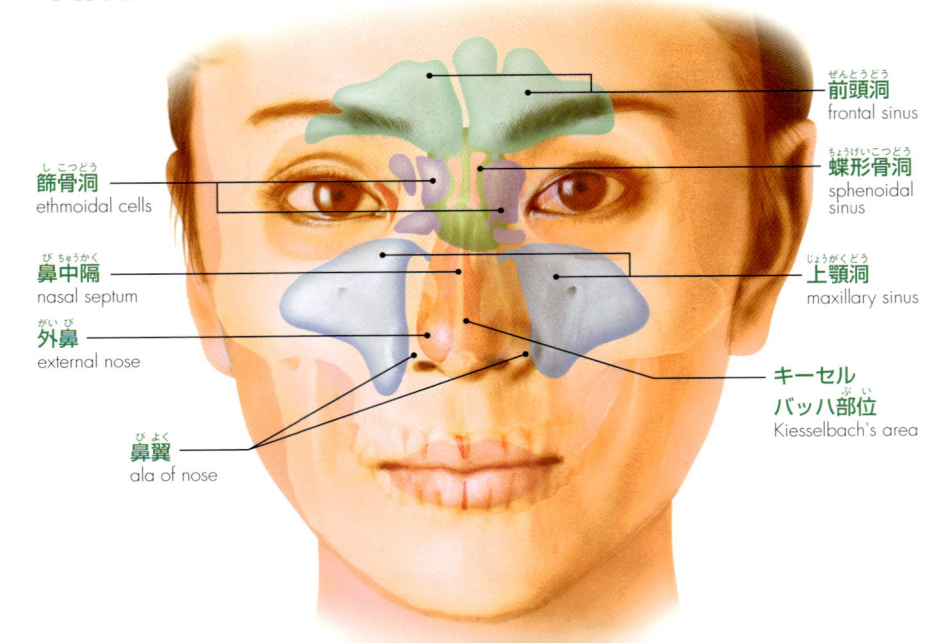

- 前頭洞 frontal sinus
- 蝶形骨洞 sphenoidal sinus
- 篩骨洞 ethmoidal cells
- 上顎洞 maxillary sinus
- 鼻中隔 nasal septum
- 外鼻 external nose
- キーセルバッハ部位 Kiesselbach's area
- 鼻翼 ala of nose

●鼻の役割

　鼻腔の内部は、血管が密集した粘膜で覆われています。このため、すばやく空気を温め、加湿することができます。

　さらに、内部の表面には**線毛**と呼ばれる小さな突起物があります。線毛の働きと粘液によって、空気中のほこりや細菌などの異物は取り除かれてのどへ運ばれ、そのまま飲み込まれるか、口から吐き出されます。

　鼻は、肺にきれいで快適な温度、湿度の空気を送るための役割を果たしているのです。

　副鼻腔も、鼻腔と同じように粘液で覆われ、線毛が生えています。副鼻腔に異物が入ると、粘液が異物をとらえ、線毛の働きによって鼻腔へ運び出します。

●つながっている鼻・耳・目

　鼻と耳、目は内部でつながっています。鼻と耳は鼻の奥のほう（咽頭の上部）で、**耳管**という管でつながっています。幼い子どもは、よく鼻づまりから中耳炎を起こしますが、これは子どもは耳管が大人に比べて太くて短く、のどや鼻から入った細菌などが中耳に入って炎症を引き起こしやすいためです。

　鼻と目は**鼻涙管**でつながっていて、涙はこの管を通って鼻腔の下部へ流れます。

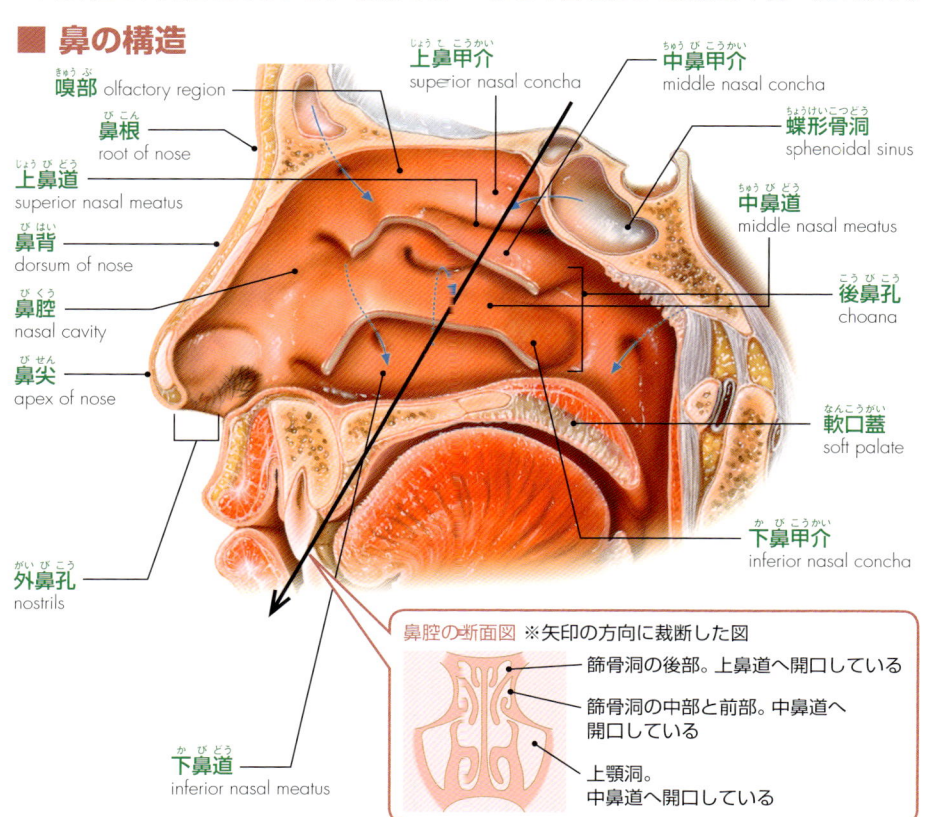

第❷章　呼吸器

鼻のしくみ

■ 鼻の構造

- 嗅部 olfactory region
- 鼻根 root of nose
- 上鼻道 superior nasal meatus
- 鼻背 dorsum of nose
- 鼻腔 nasal cavity
- 鼻尖 apex of nose
- 外鼻孔 nostrils
- 下鼻道 inferior nasal meatus
- 上鼻甲介 superior nasal concha
- 中鼻甲介 middle nasal concha
- 蝶形骨洞 sphenoidal sinus
- 中鼻道 middle nasal meatus
- 後鼻孔 choana
- 軟口蓋 soft palate
- 下鼻甲介 inferior nasal concha

鼻腔の断面図　※矢印の方向に裁断した図
- 篩骨洞の後部。上鼻道へ開口している
- 篩骨洞の中部と前部。中鼻道へ開口している
- 上顎洞。中鼻道へ開口している

第2章 呼吸器

喉頭のしくみ

のどの一部を構成し、男性と女性とでは成長が異なります。また、食べるときと呼吸するときでは、違った動きをします。

●喉頭の構造

一般に、「のど」と呼ばれている部位は、喉頭と咽頭から成り立っています。

喉頭は、咽頭と気管の間にある気道の一部で、**喉頭蓋軟骨、甲状軟骨、輪状軟骨、楔状軟骨、披裂軟骨、小角軟骨**などの軟骨に囲まれています。なかでも、甲状軟骨はもっとも大きく、男性では思春期に顕著に成長し、この部分が突起したところを**喉頭隆起**、一般的に**のど仏**といい、からだの外からも触れることができます。

喉頭には、声帯が存在するため、空気を通すという役割のほかに、声を出す発声器としての作用もあります。

●食べるときと呼吸するとき

食べるときと呼吸するときでは、のどの通路が異なります。

食べるときは、舌の基部にあって喉頭の入り口のように突出している**喉頭蓋**が、喉頭への道をふたをするようにふさぎ、さらに**軟口蓋**が鼻腔への道をふさいで、食物が喉頭に入り込むのを防ぎます。

呼吸するときは、軟口蓋が下がったままで、気管への空気の流れ道を作ります。

●喉頭の病気

急性喉頭炎とは、喉頭の粘膜の炎症によって起こる病気です。風邪と間違われることも多いですが、鼻炎、副鼻腔炎、扁桃炎、咽頭炎などを合併することもあります。

原因はウイルスの感染のほか、たばこや声の出し過ぎで咽頭を酷使したことが原因となる場合もあります。

🔬 TOPIC 食べるときと呼吸するときの喉頭の動き

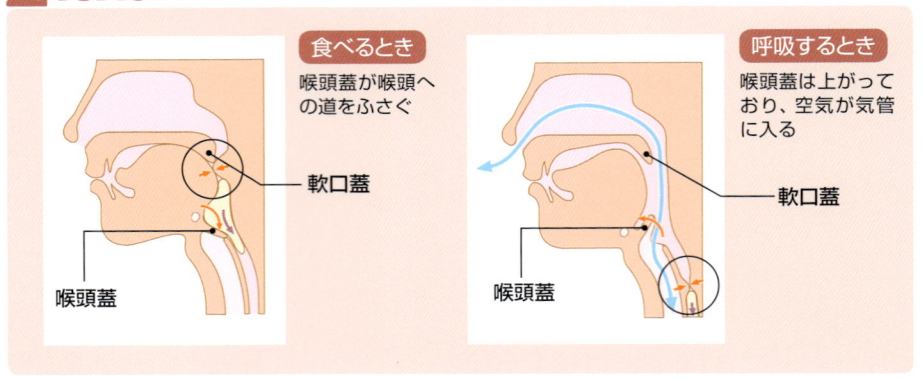

食べるとき
喉頭蓋が喉頭への道をふさぐ
— 軟口蓋
— 喉頭蓋

呼吸するとき
喉頭蓋は上がっており、空気が気管に入る
— 軟口蓋
— 喉頭蓋

■ 喉頭 larynx

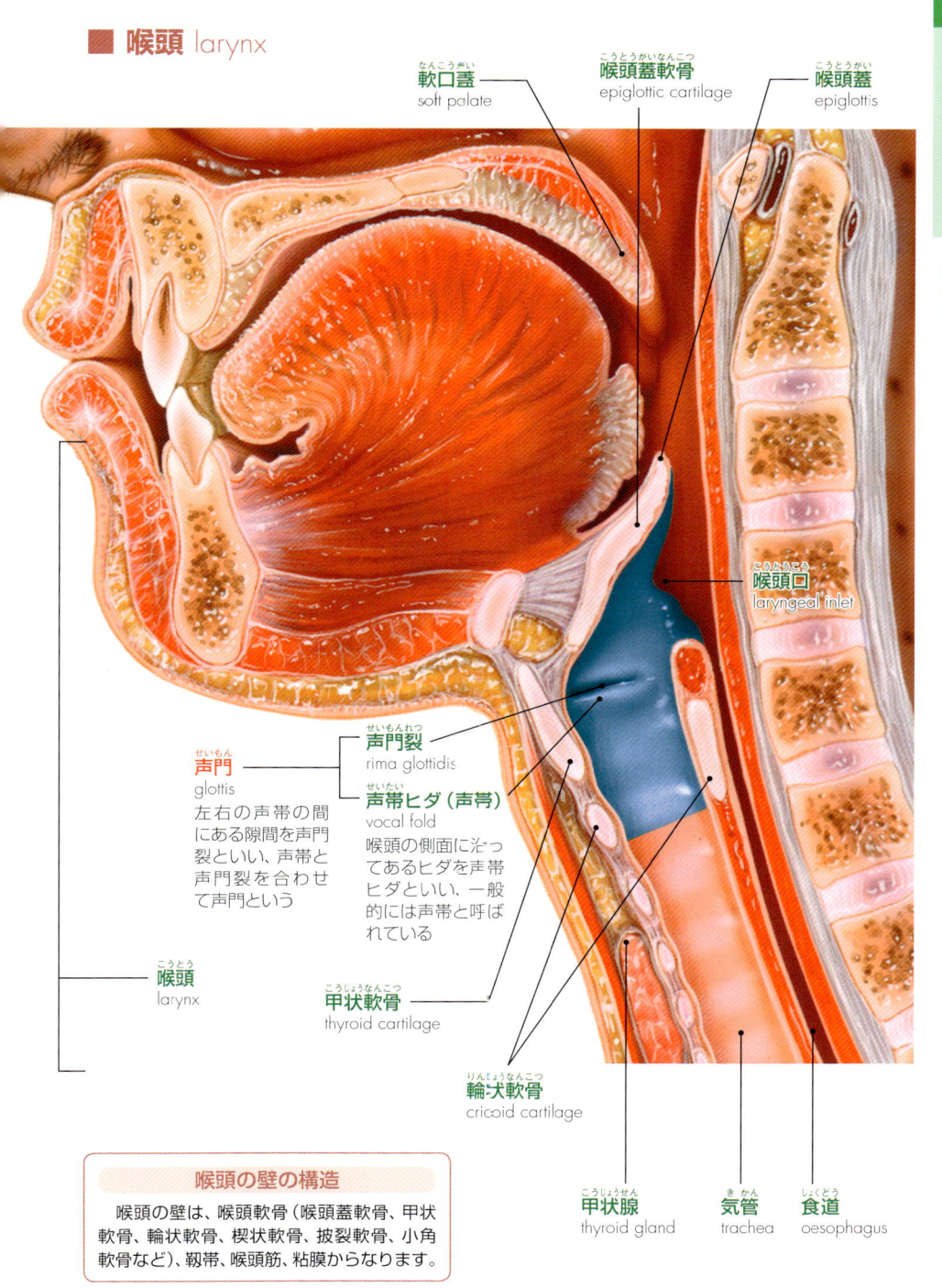

軟口蓋 soft palate

喉頭蓋軟骨 epiglottic cartilage

喉頭蓋 epiglottis

喉頭口 laryngeal inlet

声門裂 rima glottidis

声門 glottis
左右の声帯の間にある隙間を声門裂といい、声帯と声門裂を合わせて声門という

声帯ヒダ（声帯） vocal fold
喉頭の側面に沿ってあるヒダを声帯ヒダといい、一般的には声帯と呼ばれている

喉頭 larynx

甲状軟骨 thyroid cartilage

輪状軟骨 cricoid cartilage

甲状腺 thyroid gland

気管 trachea

食道 oesophagus

第❷章 呼吸器

喉頭のしくみ

喉頭の壁の構造

喉頭の壁は、喉頭軟骨（喉頭蓋軟骨、甲状軟骨、輪状軟骨、楔状軟骨、披裂軟骨、小角軟骨など）、靭帯、喉頭筋、粘膜からなります。

第❷章　呼吸器

声帯のしくみ

声帯は、声を出すのに欠かせない器官です。喉頭にあり、左右のヒダを振動させることで、音を発するしくみになっています。

●声帯の構造

声帯は喉頭にあり、左右にあるヒダの間に肺から吐き出される空気を通過させて、振動を引き起こすことで音を発するしくみになっています。内部の**声帯靭帯**が上皮に覆われ**声帯ヒダ**となり、このヒダが振動体となります。

さらに、声帯には**声帯筋**と呼ばれる筋肉組織があり、弾性の薄い膜で覆われています。声帯筋は自分の意思で動かせる随意筋なので、**声門裂**という左右の声帯ヒダの間にある隙間を閉じたり開いたりすることができます。

声帯は、呼吸をしているときは開き、ものを食べているときは閉まっています。この声帯を動かす筋肉は**喉頭筋**という筋肉です。喉頭筋には外喉頭筋と内喉頭筋があり、主に反回神経によって支配されていますが、内喉頭筋の輪状甲状筋だけは上喉頭神経に支配されています。

●声の高低と声帯の関係

声の高さの違いは、声帯の形、大きさ、伸展状態、声門の閉じる強さ、振動の様子などによって変化します。一般的に男性は100～150Hz、女性は200～300Hzで高速振動しているため、男性は低く、女性は高いといわれています。さらに子どもの声は男女ともに高く、成長するにしたがって低くなっていきます。

男性の多くは、第二次性徴期に喉頭が成長し、約10mm声帯が伸びます。そのため、急激に低い声に変わるのです。しかし、実は女性もこの時期、声帯が3～4mmほど伸びるため、少しですが声は低くなっています。

その後、壮年期を過ぎると、女性はさらに低くなることがある一方で、男性はやや高くなることがあります。

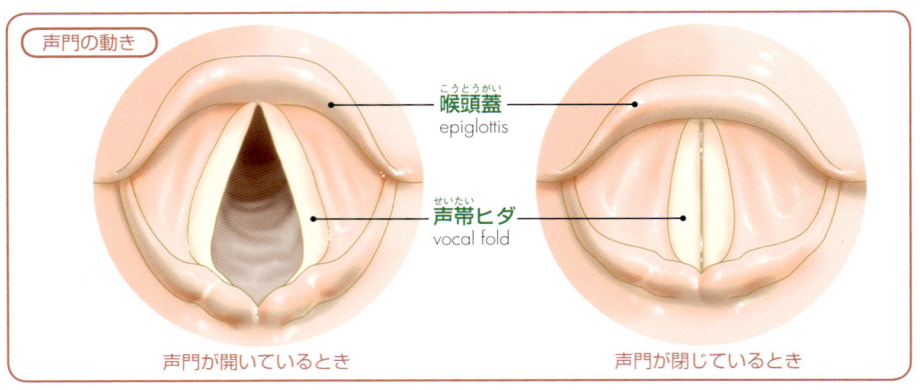

声門の動き

喉頭蓋　epiglottis

声帯ヒダ　vocal fold

声門が開いているとき　　声門が閉じているとき

●声がれとは？

さまざまな要因によって、声帯が変形したり動きがおかしくなったりすると、声がれの症状が出てきます。

声がれには、以下の3つの種類があります。
- がらがら声
- かすれた声
- だみ声

がらがら声は、主に声帯が腫れている場合が多く、声帯ポリープ、声帯に炎症があることが考えられます。

かすれた声は、声帯の動きが悪いことが原因で、声帯を動かす反回神経が麻痺しているときはこのような声になります。

だみ声は、声帯がかたい状態なのに、無理をして声を出す場合などに多く、咽頭ガンなどが考えられます。

■ 声帯 vocal fold

横側から見た喉頭部

後ろ側から見た喉頭部

- 舌骨 hyoid bone
- 喉頭蓋 epiglottis
- 甲状軟骨 thyroid cartilage
- 声門 glottis
- 声門裂 rima glottidis
- 声帯ヒダ（声帯） vocal fold
- 輪状軟骨 cricoid cartilage
- 声帯筋 vocalis
- 気管 trachea

第❷章 呼吸器

声帯のしくみ

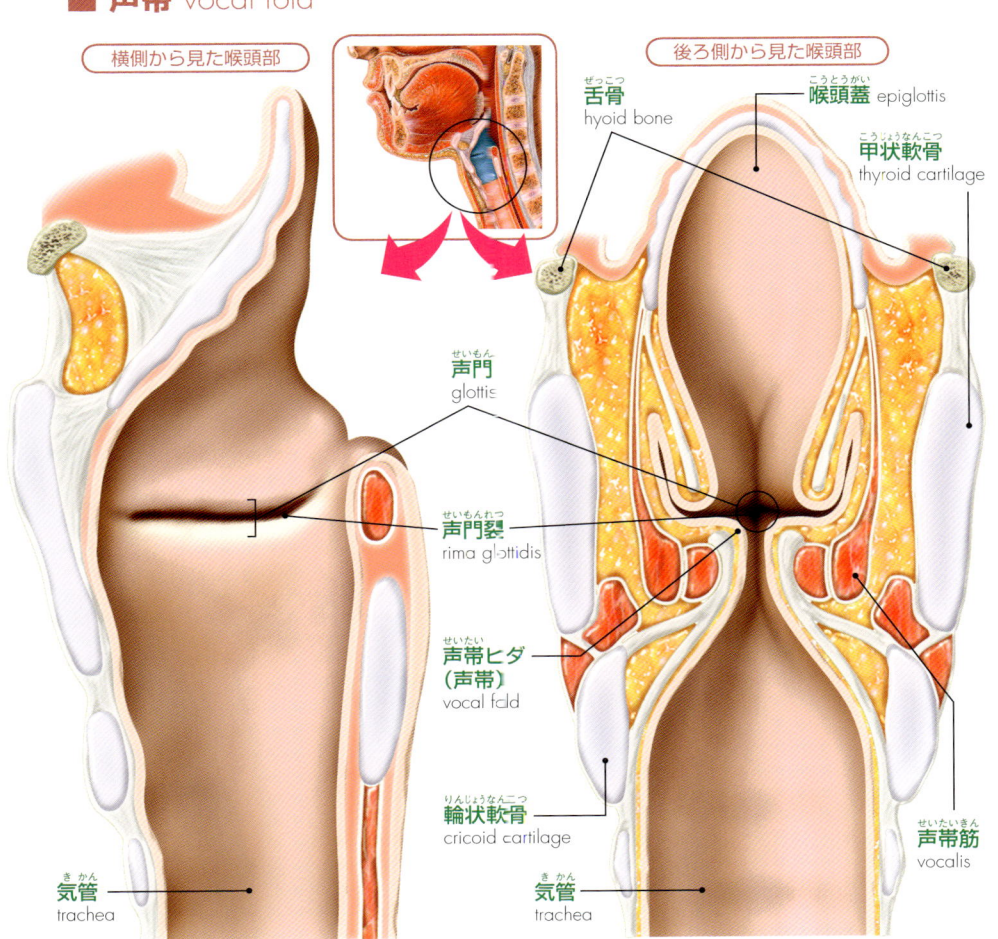

第❷章 呼吸器

肺のしくみ

肺は、酸素を取り込み、二酸化炭素を排出するという、人間にとって欠かせない役割を果たしています。

●肺の構造

肺は、左右に1対あり、**胸椎**、**肋骨**、**胸骨**が連結して形成する**胸郭**の中に存在しています。肺の重量は、男性で約1000g、女性で約900gです。左右の肺は**縦隔**で隔てられていて、右側にある**右肺**は、**上葉**、**中葉**、**下葉**の3つに、左肺は、**上葉**、**下葉**の2つに分かれています。左肺は、右肺に比べて若干小さく、そのため中葉がありません。男性の右肺の容積が約1000mℓなのに対し、左肺は約900mℓです。

肺の底の部分は横隔膜に接していて、この部分を**肺底**、肺の上部を**肺尖**、肺動脈や肺静脈が入り込んでいる部分を**肺門**といいます。

肺の表面は、**臓側胸膜**という膜で覆われており、胸腔の内面は壁側胸膜で覆われています。2つの胸膜の間を**胸膜腔**といい、**漿液**というわずかな水が存在しています。この水は、呼吸運動のときに肺がなめらかに伸び縮みするよう、潤滑油の役割を担っています。

●酸素を取り込み、二酸化炭素を排出

肺は、外気を吸い込んで酸素を体内に取り込んで血液に渡し、その代わりに血液から送られてくる二酸化炭素を受け取って体外に排出しています。

肺の内部には、**気管支**と肺動脈、肺静脈が通っています。気管支は、だんだんと分岐して呼吸細気管支となり、その先には**肺胞**と呼ばれる小さな袋がついています（P108～109参照）。

肺動脈は、心臓から出て肺門から肺に向かって血液を流す血管で、肺静脈は、肺から肺門を通って心臓へ血液を流す血管です。つまり、肺動脈には静脈血（二酸化炭素を多く含んだ血液）が、肺静脈には動脈血（酸素を多く含んだ血液）が流れているのです。

肺動脈によって運ばれる二酸化炭素や老廃物の入った汚れた血液は、肺胞で酸素と交換され、今度は肺静脈を通って心臓へと送られます。

横隔膜や肋間筋が胸腔を広げると陰圧で息が吸い込まれ、その結果、肺は受動的に膨らみます。さらに、胸郭の復元により、肺は受動的に縮ませられます。

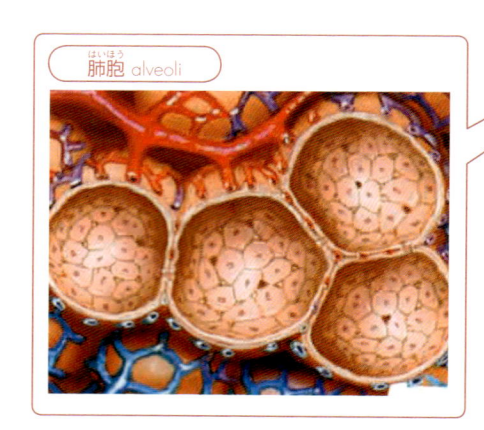

肺胞 alveoli

●もっとも死亡者数の多いガン

肺ガンは、ガンの中でもっとも死亡者数の多い病気です。これは、肺ガンがとても見つかりにくく、見つかったときには手遅れという場合が多いためです。

肺ガンの原因としては、喫煙によるものが大きいとされていて、その中でも特に扁平上皮ガンや小細胞肺ガンは喫煙と密接な関係があるといわれています。

■ 肺 lungs

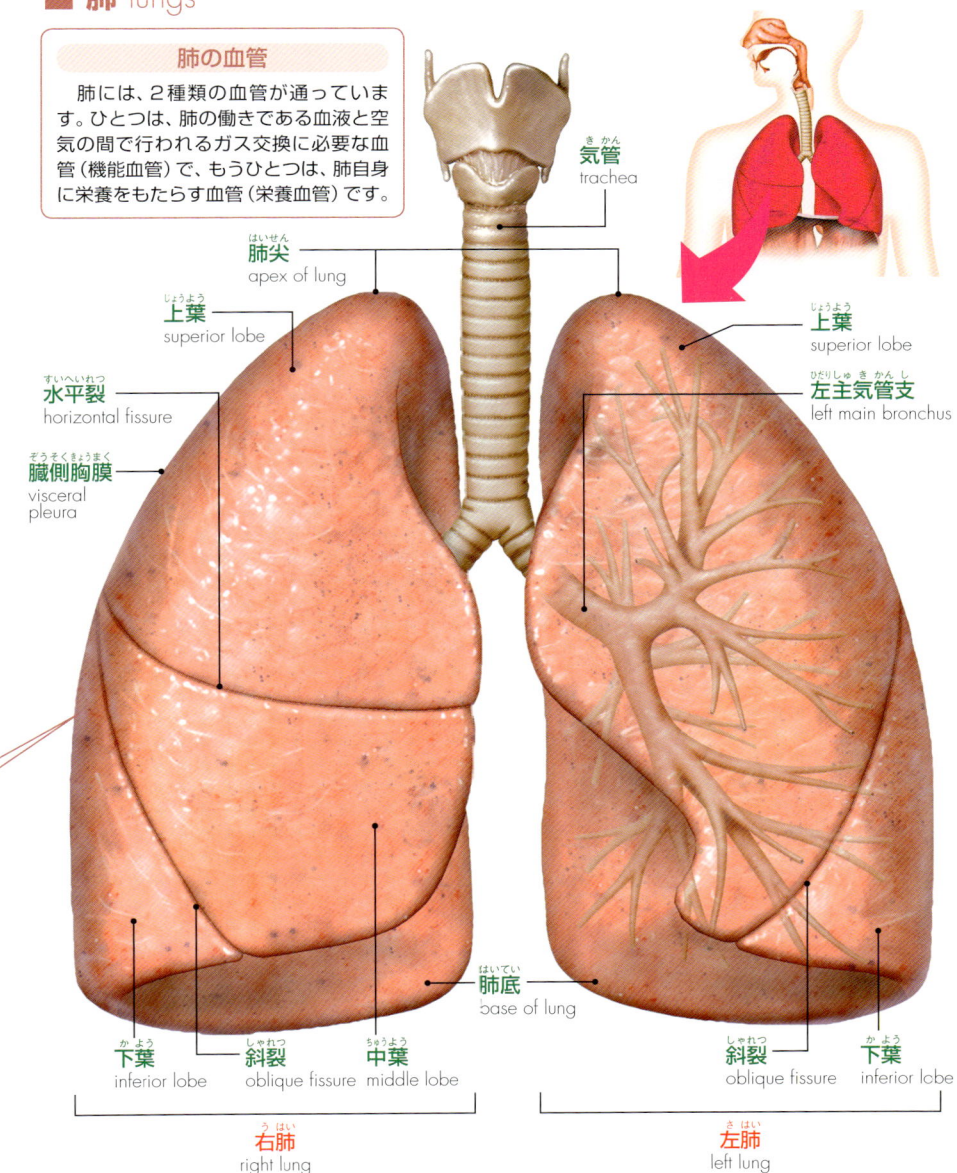

肺の血管

肺には、2種類の血管が通っています。ひとつは、肺の働きである血液と空気の間で行われるガス交換に必要な血管（機能血管）で、もうひとつは、肺自身に栄養をもたらす血管（栄養血管）です。

第❷章 呼吸器

肺のしくみ

- 気管 trachea
- 肺尖 apex of lung
- 上葉 superior lobe
- 水平裂 horizontal fissure
- 臓側胸膜 visceral pleura
- 上葉 superior lobe
- 左主気管支 left main bronchus
- 肺底 base of lung
- 下葉 inferior lobe
- 斜裂 oblique fissure
- 中葉 middle lobe
- 斜裂 oblique fissure
- 下葉 inferior lobe
- 右肺 right lung
- 左肺 left lung

第❷章　呼吸器

気管のしくみ

気管は、ガス交換が行われる肺胞に酸素を運び、反対に肺胞から二酸化炭素を運び出す際の、空気の通り道です。

●気管・気管支の経路

鼻から気管支までの空気の通り道を**気道**といい、このうち、喉頭に続き第5胸椎の高さで左右の気管支に分岐するまでの管を**気管**といいます。

気道は、鼻腔から喉頭までの上気道と、気管から肺までの下気道に分かれています。

気管は、その後、左右の肺の入り口**右主気管支**と**左主気管支**という気管支へと分かれます。右主気管支は左主気管支よりも太くて短く、また垂直に近いつくりになっています。そのため、食物が誤って気管に入った場合、右の気管支に入ることが多いのです。

それぞれの主気管支は、肺の内部に入って分岐し、**葉気管支**となります。葉気管支は、さらに分岐して**区域気管支**となり、さらに分岐して**細気管支**となって、やがて**終末細気管支**になります。この終末細気管支からは、**呼吸細気管支**が分岐しています。

呼吸細気管支は、**肺胞**につながっていて、ここでは酸素を供給し、二酸化炭素を受け取るガス交換が行われています。

●気管の構造

気管は、直径20〜25mm、長さ10〜11cmの管で、内腔は粘膜で覆われています。

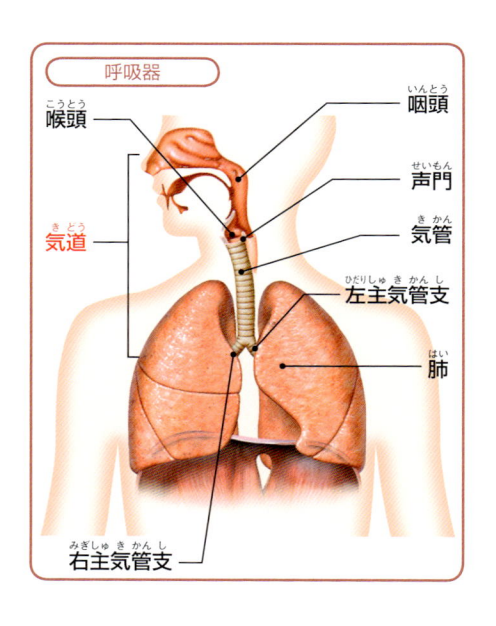

呼吸器

喉頭
咽頭
声門
気道
気管
左主気管支
肺
右主気管支

気管の内壁には、U字形に軟骨が一定の間隔で並んでいます。これを**気管軟骨**といい、管がつぶれないよう強度を保っています。

気管の、気管軟骨がある部分を**前壁**、ない部分を**後壁**といいます。後壁には軟骨の代わりに**気管平滑筋**があり、気管軟骨をつないでいます。この部分を**膜性壁**といい、後ろは食道と接しています。

気管支の構造は、気管の構造と似ています。軟骨がある部分では、もっとも内側が上皮、その外側が粘膜固有層、さらに軟骨、外膜となっています。

気管 trachea

膜性壁 membranous wall
気管平滑筋 smooth muscle
後壁
前壁
気管軟骨 tracheal cartilagec
気管 trachea
右主気管支 right main bronchus
左主気管支 left main bronchus
左上葉気管支 left superior lobar bronchus
左下葉気管支 left inferior lobar bronchus
区域気管支 segmental bronchi
気管軟骨 tracheal cartilages
気管平滑筋 smooth muscle
細気管支 bronchioles
終末細気管支 terminal bronchioles
呼吸細気管支 respiratory bronchioles
肺胞 alveoli

せきやくしゃみが出るしくみ

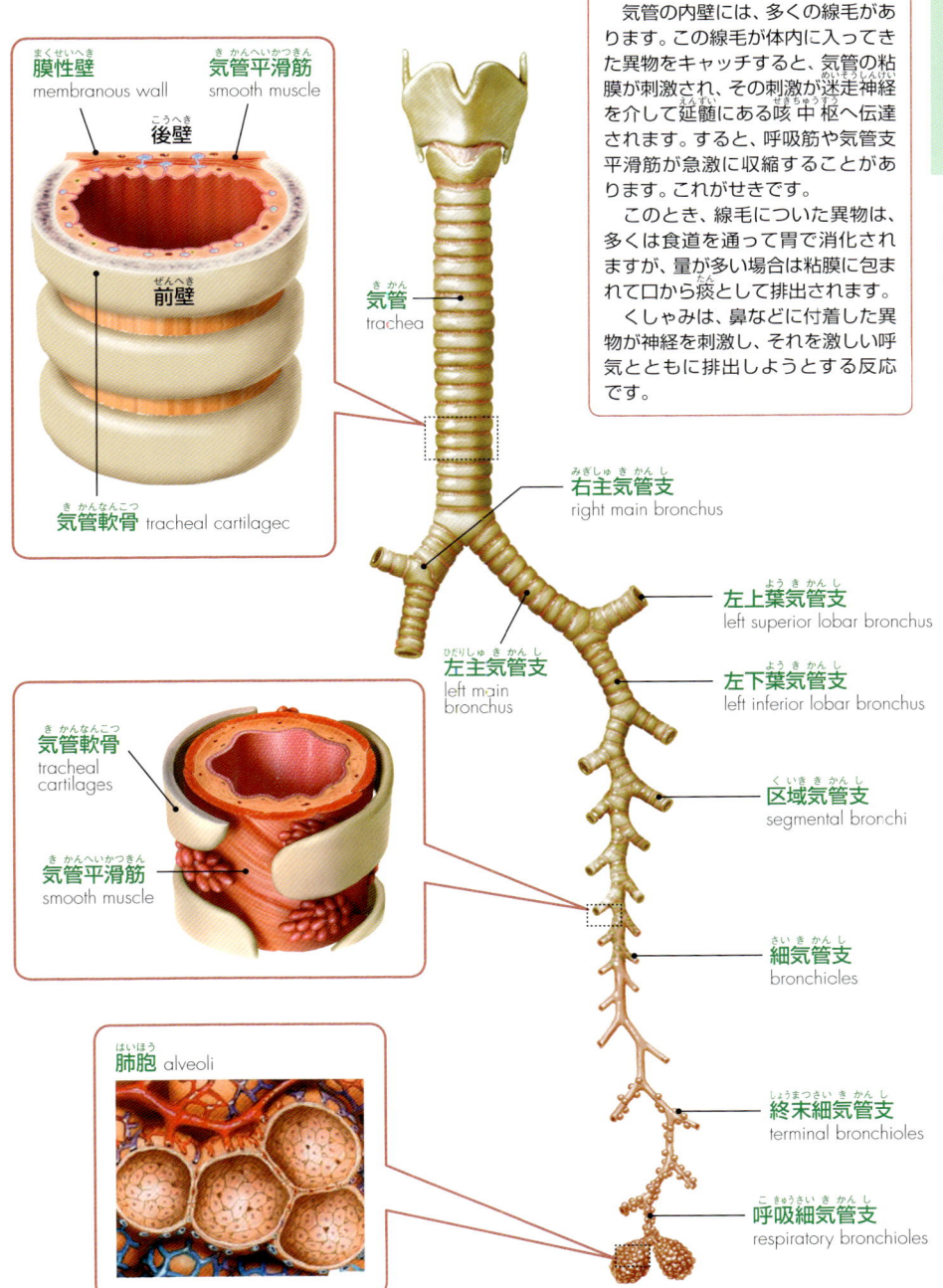

気管の内壁には、多くの線毛があります。この線毛が体内に入ってきた異物をキャッチすると、気管の粘膜が刺激され、その刺激が迷走神経を介して延髄にある咳中枢へ伝達されます。すると、呼吸筋や気管支平滑筋が急激に収縮することがあります。これがせきです。

このとき、線毛についた異物は、多くは食道を通って胃で消化されますが、量が多い場合は粘膜に包まれて口から痰として排出されます。

くしゃみは、鼻などに付着した異物が神経を刺激し、それを激しい呼気とともに排出しようとする反応です。

第❷章 呼吸器

気管のしくみ

109

第❷章 呼吸器

ガス交換のしくみ

ガス交換とは、呼吸によって体内に酸素を取り入れ、二酸化炭素を排出する過程のことです。

● 肺胞の構造

　肺胞とは、気管支の末端部分にある、風船のように膨らんだ丸みのある袋状のもので、ガスを貯める**肺胞腔**と、これを囲む**上皮細胞**からなっています。肺胞の集合したものを**肺胞嚢**といい、気管支から肺胞嚢に続く管を**肺胞管**といいます。肺胞は、肺の85％の容積を占め、肺胞の表面積は肺全体で50〜100m²にも上ります。

● ガス交換とは

　呼吸によって空気中から酸素を体内に取り込み、二酸化炭素を体外に排出する、この酸素と二酸化炭素の出入りのことを**ガス交換**といい、肺胞で行われています。肺胞のまわりには無数の毛細血管が存在し、その非常に薄い壁を酸素や二酸化炭素などの分子が自由に通り抜けることで、ガス交換は行われています。

● ガス交換を行うヘモグロビン

　ガス交換を行うのは、**ヘモグロビン**と呼ばれる血液内の赤血球に含まれる物質です。ヘモグロビンは、血中酸素の濃いところでは酸素と結合し、薄いところでは酸素を放出する性質があります。また、二酸化炭素が濃いところでは二酸化炭素と結合し、薄いところでは放出します。

　この性質を利用し、体内を循環して二酸化炭素を多く含んだ赤血球は、呼吸によって取り込まれた酸素がためられている肺胞で二酸化炭素を放出し、その後、酸素と結びついて、再び全身に送り出されるのです。

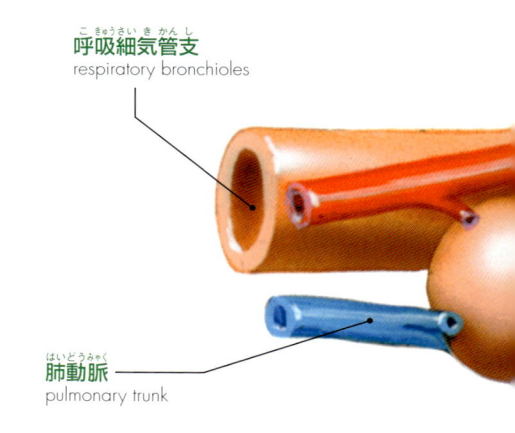

　ガス交換は、濃度の高いほうから低いほうに物質が動くという「拡散」という現象で行われています。つまり、酸素は酸素濃度の高い肺胞から低い毛細血管へ移動し、二酸化炭素は濃度の高い毛細血管から濃度の低い肺胞へ移動するのです。

　ヘモグロビンは、酸素と結合するとオキシヘモグロビンと呼ばれ、鮮やかな赤色に、二酸化炭素と結合すると、デオキシヘモグロビンと呼ばれ、黒ずんだ赤色になります。

呼吸細気管支
respiratory bronchioles

肺動脈
pulmonary trunk

■ 肺胞の構造

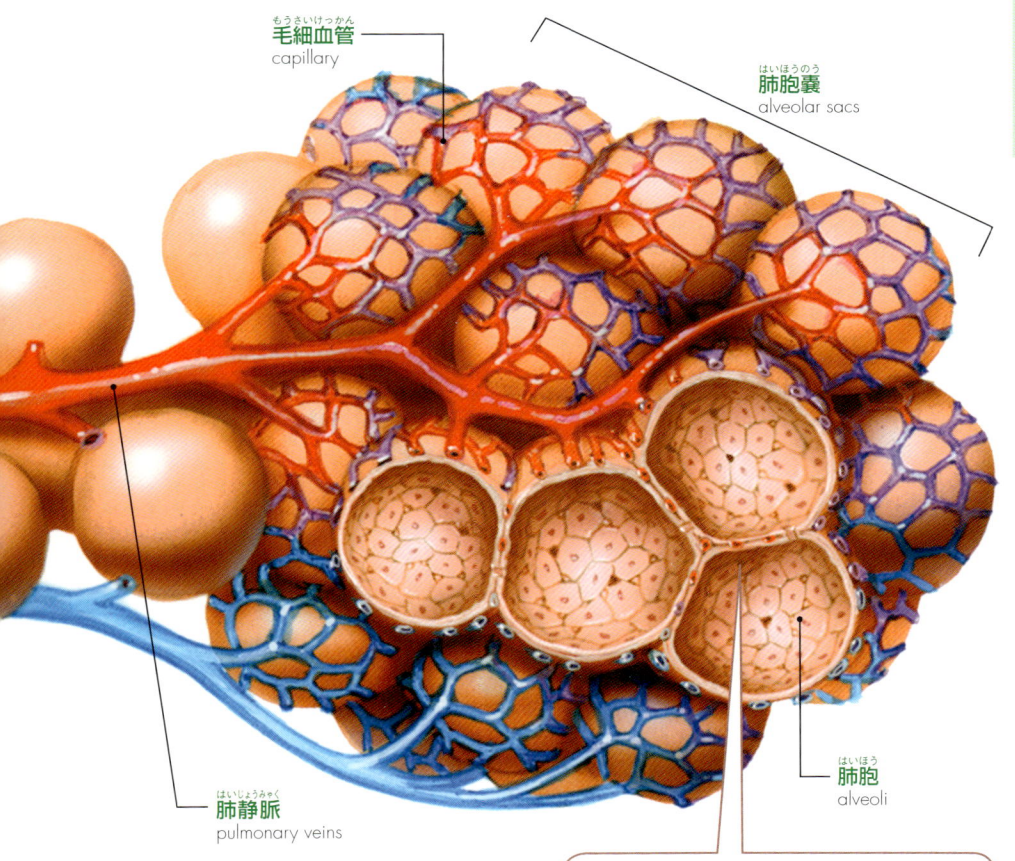

- 毛細血管 capillary
- 肺胞嚢 alveolar sacs
- 肺静脈 pulmonary veins
- 肺胞 alveoli

第❷章 呼吸器

ガス交換のしくみ

● 肺胞はなぜしぼまない？

　肺胞には、**サーファクタント**という界面活性物質が分泌されています。サーファクタントは、肺胞の表面にある水の分子が引き合って縮むのを防ぐ働きがあり、その働きによって肺胞がしぼむのを防いでいます。呼吸窮迫症候群とは、サーファクタントが足りない状態のことで、人工サーファクタントを入れるなどの処置がなされます。

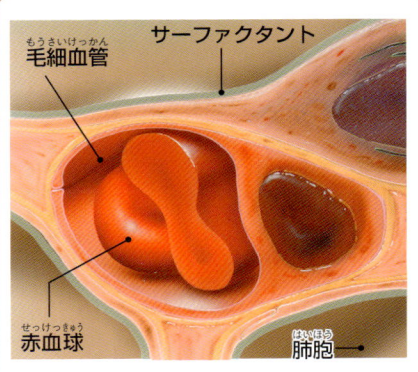

- サーファクタント
- 毛細血管
- 赤血球
- 肺胞

肺胞が、毛細血管を流れる血液内の二酸化炭素を取り込み、酸素を排出している

第❷章 呼吸器

呼吸のしくみ

呼吸には、胸の筋肉を使って行う胸式呼吸と、横隔膜を使って行う腹式呼吸があります。
腹式呼吸にはさまざまなメリットがあるといわれています。

● 呼吸運動とは

呼吸とは、体内に酸素を取り入れ、代わりに二酸化炭素を吐き出す行為のことで、呼吸運動には、**胸骨**、**胸椎**、**肋骨**、**外・内肋間筋**、**横隔膜**、**胸膜**、**肺**などが関係しています。

呼吸には、主に胸部にある肋間筋を使って肋骨を上げたり下げたりすることで呼吸する**胸式呼吸**と、横隔膜を上下させることで呼吸する**腹式呼吸**があります。

一般的に、胸式呼吸は女性に多く、腹式呼吸は男性に多いといわれていますが、通常は男女とも胸式呼吸と腹式呼吸の両方を使って呼吸しています。

通常の呼吸では、吸気のときは外肋間筋が収縮して肋骨が上がり、**胸郭**（胸部の外郭を作る骨格）が拡張します。それと同時に、横隔膜は収縮して下がるので、これによって**胸腔**が広がり、空気を肺に取り入れます。

一方、呼気のときは、内肋間筋が収縮して肋骨が下がり、胸郭が縮小します。それと同時に、横隔膜が弛緩し、胸腔内の圧力が上昇して呼気を生じるというしくみです。

呼吸は、普段は体性神経である肋間神経・横隔神経によって支配されています。安静時には、どちらかというと腹式呼吸がメインですが、激しい運動をしたりすると胸式呼吸がメインとなります。これは、体内の組織がより大量の酸素を必要とするため、肋骨の動きが活発化されて胸式呼吸の割合が増えるためです。

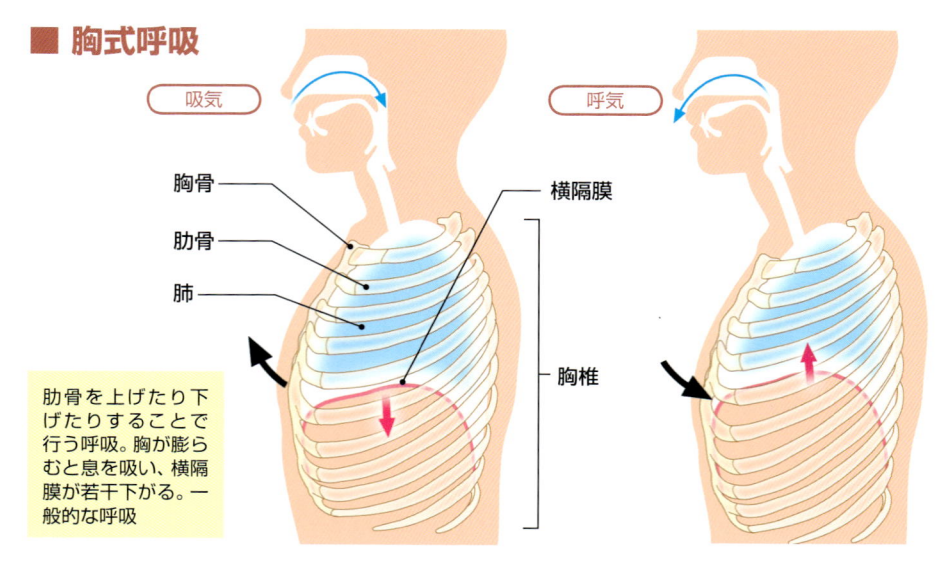

■ 胸式呼吸

吸気／呼気

胸骨／肋骨／肺／横隔膜／胸椎

肋骨を上げたり下げたりすることで行う呼吸。胸が膨らむと息を吸い、横隔膜が若干下がる。一般的な呼吸

● 腹式呼吸のメリット

　腹式呼吸は、精神の安定や血圧上昇の抑制、脳の活性化などの効果があるといわれています。また、腹式呼吸をすると、脳波がα波を出すなど、リラックスした状態になります。

　一方、口のみで行う呼吸を**口呼吸**といい、精神の不安定や判断力の低下につながるといわれています。

　肋間筋や横隔膜は意識的に動かすことができるので、腹式呼吸をするよう意識したいものです。

　腹式呼吸の正しいやり方は、まず体の中の酸素をすべて吐いて出しきります。息をすべて吐ききったら、おなかを膨らませて横隔膜を下げるよう意識しながら息を鼻から吸います。空気をいっぱい吸い込んだら、次に鼻から息を出しきります。このときはおなかをへこませます。

　腹式呼吸は、ゆっくり行うと効果もアップします。目安は、吐く：吸う＝２：１で、6秒で吐いて3秒で吸う、です。

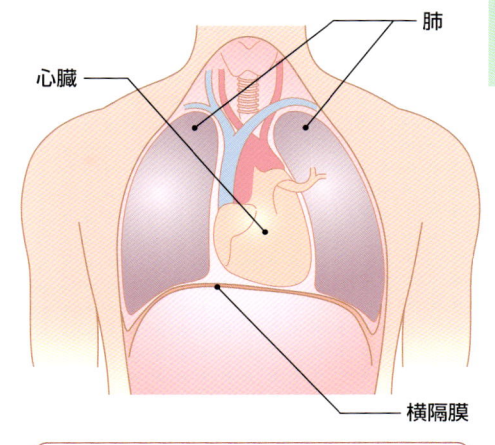

心臓　　　肺　　　横隔膜

横隔膜とは

　横隔膜とは、薄い膜状のドーム形をした筋肉で、胃と肝臓の上部にあり、胸部と腹部を隔てています。しゃっくりは、横隔膜がけいれんすることによって引き起こされる現象です。

■ 腹式呼吸

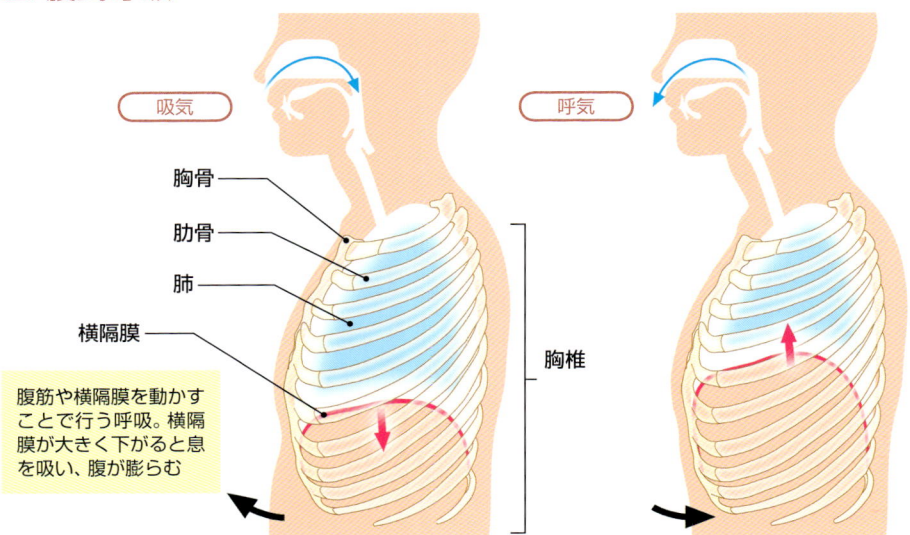

吸気　　呼気

胸骨
肋骨
肺
横隔膜
胸椎

腹筋や横隔膜を動かすことで行う呼吸。横隔膜が大きく下がると息を吸い、腹が膨らむ

第❷章　呼吸器

呼吸のしくみ

第2章 呼吸器

外呼吸・内呼吸

呼吸には、空気中の酸素を肺に取り込み、二酸化炭素を吐き出す外呼吸と、からだの組織と血液で行われている酸素と二酸化炭素の出入りを指す内呼吸があります。

●外呼吸・内呼吸とは

呼吸には2種類あります。ひとつは、外気を肺に取り入れて、肺胞とそのまわりの毛細血管内の血液との間で行われる酸素と二酸化炭素の交換（**ガス交換**）のことです。これを**外呼吸**または**肺呼吸**といい、一般的にいう「呼吸」はこちらを指します。

もうひとつは、肺でガス交換を行い、動脈血として左心室から全身へ運ばれた酸素を多く含んだ血液と、からだの各組織の細胞との間で行われるガス交換（酸素と二酸化炭素の交換）のことで、**内呼吸**または**組織呼吸**といいます。

細胞は、体内に取り込まれた酸素を使って、エネルギーを作り出し、二酸化炭素を放出します。人間にとって、呼吸は必要不可欠なものなのです。

●生物によって異なる呼吸

ほ乳類や鳥類、は虫類は肺を使って呼吸をしますが、異なる呼吸をする生物もいます。

魚類は、口をぱくぱくさせることで水を吸い込みます。そして、えらを使って、水に溶けている酸素を体内に取り込み、さらに体内の二酸化炭素を排出しています（**えら呼吸**）。

昆虫は肺を持たず、腹の両側に並んでいる**気門**という場所から、この部分の筋肉を動かすことで体内に空気を取り入れます。体内の二酸化炭素も、この気門から排出されます。

ミミズやヒルなど小さな生物は、呼吸器官を持たず、**皮膚呼吸**（皮膚を使った呼吸）だけでガス交換を行っています。

■ **胸郭**（きょうかく） thoracic cage

吸うときの動き（外呼吸）
外肋間筋の収縮などで肋骨が上がり、胸郭の体積が広がる。横隔膜は収縮して下に下がる

吐くときの動き（外呼吸）
外肋間筋の弛緩などで肋骨が下がり、胸郭の体積が狭くなる。横隔膜は弛緩して上に上がる

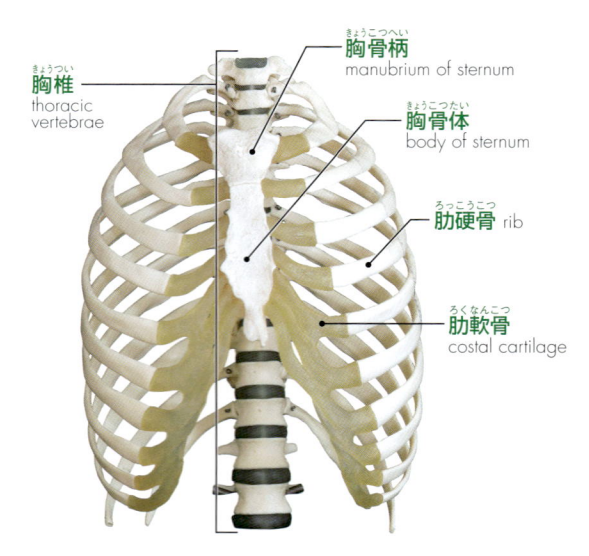

- 胸椎（きょうつい） thoracic vertebrae
- 胸骨柄（きょうこつへい） manubrium of sternum
- 胸骨体（きょうこつたい） body of sternum
- 肋硬骨（ろっこうこつ） rib
- 肋軟骨（ろくなんこつ） costal cartilage

■ 外呼吸と内呼吸のしくみ

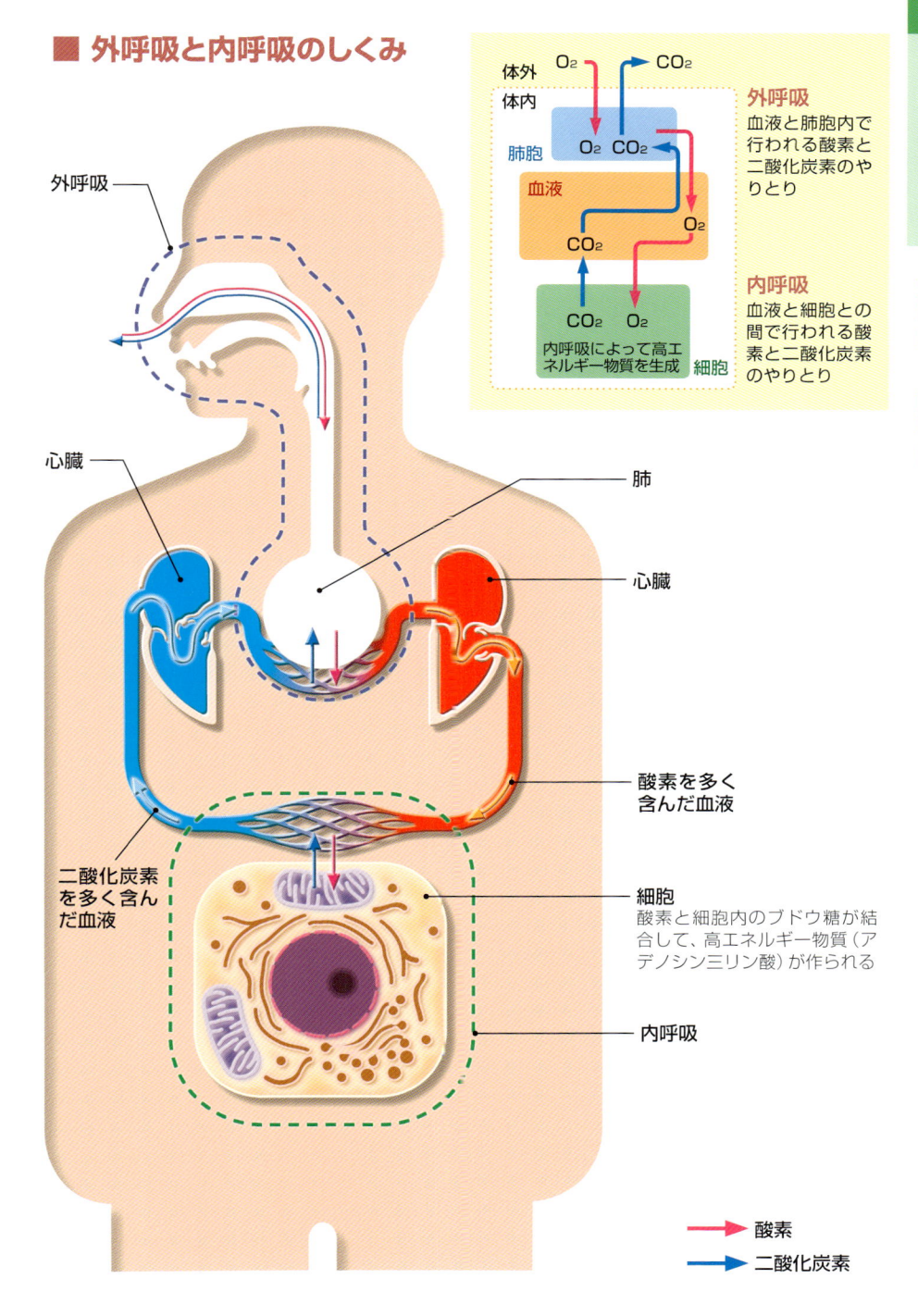

外呼吸

心臓

肺

心臓

酸素を多く含んだ血液

二酸化炭素を多く含んだ血液

細胞
酸素と細胞内のブドウ糖が結合して、高エネルギー物質（アデノシン三リン酸）が作られる

内呼吸

➡ 酸素
➡ 二酸化炭素

体外
体内
肺胞 O_2 CO_2
血液 CO_2 O_2
内呼吸によって高エネルギー物質を生成
細胞 CO_2 O_2

外呼吸
血液と肺胞内で行われる酸素と二酸化炭素のやりとり

内呼吸
血液と細胞との間で行われる酸素と二酸化炭素のやりとり

第❷章 呼吸器

外呼吸・内呼吸

呼吸器系の病気

呼吸器の病気の多くは、せきや痰、呼吸困難などを伴います。症状が長引くときは、早めに病院に行きましょう。

声帯ポリープ

喉頭にある声帯に、炎症などによって突起物（ポリープ）ができてしまう病気で、治療のためには手術が必要となる場合もあります。

■ 原因

主な原因は声の出し過ぎで、カラオケポリープと呼ばれることもあります。アナウンサーや歌手、学校の先生など、よく大きな声を出す人に多く見られます。また、たばこや飲酒が原因になることもあります。

■ 症状

声帯に突起物ができると声帯が閉じにくくなり、そのため声がれが起こります。また、のどの異物感や声を発生する際の違和感などが生じる場合もあります。

■ 治療法

初期の段階なら声を出すのを控える、炎症を抑える薬を飲むなどで、ポリープが自然になくなることがあります。治らない場合は、手術によってポリープを切除します。手術後は、1週間ほど沈黙期間が必要です。

咽頭炎

鼻や口の奥にある咽頭部分に炎症が起きる病気で、急性咽頭炎、慢性咽頭炎、咽頭特殊感染症に大きく分けられます。

■ 原因

急性咽頭炎の主な原因は、ウイルスや細菌の感染です。

慢性咽頭炎は、急性咽頭炎の繰り返しやたばこの吸い過ぎなどが原因で起こります。

咽頭特殊感染症は、結核菌やジフテリア菌など特殊な菌に感染することにより起きる感染症です。

■ 症状

急性咽頭炎では、急激な咽頭の痛み、発熱、頭痛、倦怠感などがあり、慢性になると咽頭の不快感が持続します。

口腔

口を大きく開けたときに見える、口腔の奥に炎症が起きる

咽頭炎

鼻腔や口腔の奥にある咽頭部分が何らかの原因によって炎症を起こし、赤く腫れ上がった状態に。急性咽頭炎の場合、痛みが急に現れ、さらに倦怠感、頭痛、発熱などを伴うこともある

炎症

肺結核

肺結核は日本では戦前に多く見られた病気でしたが、現在でも年間3万人もの人が新たに発症している病気です。感染しても発病しないなど、根絶が難しいといわれています。

■ 原因

結核菌という細菌が体内に入り込み、肺で増殖することによって引き起こされます。

結核と他の感染症との大きな違いは、感染しても80〜90%の人が発症しないという点です。

また、体内に入った結核菌の一部が死滅せず、増殖することも活動することもなくなるというのも特徴です。この状態の菌を休止菌といい、これには抗結核薬が効きません。この休止菌が、加齢などによって免疫力が低下したときに活動を始めることによって結核を発症することがあります。これを二次結核症といい、成人の肺結核のほとんどがこれにあたります。

■ 症状

肺結核が発症すると、せきや痰が出て、微熱が続き、さらに息苦しさや胸痛なども起こります。

風邪の症状に似ていますが、症状が長期間続くので、風邪薬を飲んでも症状がよくならない場合は、肺結核の可能性があります。

睡眠時無呼吸症候群
(Sleep Apnea Syndrome : SAS)

睡眠中に10秒以上呼吸が停止する状態が、1時間に5回以上、または7時間の睡眠中に30回以上ある場合、睡眠時無呼吸症候群と診断されます。

■ 原因

睡眠時無呼吸は、空気の通り道である気道がふさがってしまうことで起こります。気道のふさがる要因としては、脂肪が首回りに沈着している、扁桃肥大、顎が小さい、舌が大きい、鼻が曲がっているなどがあり、睡眠時無呼吸症候群＝太っている人の病気ではありません。特に、日本人は欧米人に比べて顎が小さく、痩せていてもこの病気になる可能性は高いといえます。

■ 症状

睡眠中の症状としては、睡眠時の呼吸停止、大きないびき、多動、夜間頻尿、起床時の頭痛などがありますが、昼間起きているときにも、眠気、集中力の低下、のどの渇きなどの症状が見られます。

この病気の深刻なところは、寝ているように見えても、実際には息苦しく寝つけなかったり、頻繁に目が覚めたりして、寝不足になっていることです。そのため日中、注意力が散漫になったり、突然眠気に襲われたりして、事故などにつながることがあります。

治療法としては、鼻にマスクをつけて気道の閉塞を予防する経鼻的持続陽圧呼吸療法や手術などがあります。

肺炎

肺に炎症が起きる病気のことを肺炎といい、細菌やウイルスなどの病原微生物によって起こる感染性の肺炎と、アレルギー性肺炎など非感染性の肺炎があります。

■ 原因

感染性肺炎の原因となる病原微生物には、ブドウ球菌、肺炎球菌などの細菌、アデノウイルス、麻疹ウイルスなどのウイルス、細菌とウイルスの中間のような生物であるマイコプラズマ、真菌（カビ）の４つの種類に分けられ、鼻や口から体内に侵入します。肺炎の多くは、感染性肺炎で、冬のほうが夏より発生率が３〜４倍ほど高くなっています。健康なときは、のどでこれらの病原菌を排除できますが、喉に炎症が起きている場合などは、病原菌が肺まで達し、さらに免疫力が低下しているときなどに発症します。

■ 症状

主な症状は、せきや痰、発熱、悪寒、呼吸困難などで、これらが数日間続きます。炎症がひどくなると、食欲が低下し、水分補給さえ難しくなる場合もあります。

一般的な肺炎の場合、抗菌薬を用いれば１〜２週間ほどで治癒します。

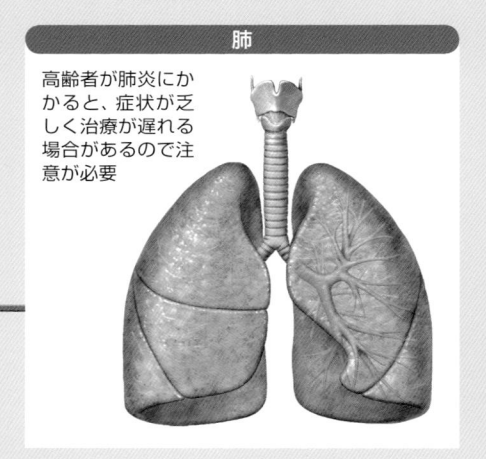

肺

高齢者が肺炎にかかると、症状が乏しく治療が遅れる場合があるので注意が必要

気管支炎

空気の通り道となる気道に炎症が起きる病気を気管支炎といい、急性と慢性があります。風邪が悪化し、併発するのがほとんどです。

■ 原因

急性気管支炎の多くは、ライノウイルス、インフルエンザ、アデノウイルスなどのウイルスによる感染です。そのほか、喫煙、大気汚染、ぜんそくなどのアレルギーによっても起こります。また、男性に多く、冬に増加する傾向にあります。

慢性気管支炎になると、せき・痰が２年以上持続し、毎年３ヵ月以上続きます。原因は、加齢やアレルギー、外分泌機能の低下、大気汚染、喫煙などがあります。

■ 症状

症状としては、せきや発熱、食欲不振などが見られますが、発熱しない場合もあります。せきは、最初は乾いたせきですが、次第に激しくせきこむようになり、胸痛などを伴ってきます。せきは熱が下がっても１〜２週間ほど続くことがあります。痰が続いたり、膿性の黄色い痰が出るときは、細菌による気管支炎の場合もあります。

■ 治療法

気管支炎の治療はせきを止める対症療法が中心ですが、痰を伴う場合は、痰を出しやすくする去痰薬などを使用します。

肺気腫

肺気腫とは、肺胞が拡張し、壁が徐々に破壊されていく病気で、さらに肺胞が拡張するとブラと呼ばれる袋を形成し、重篤な呼吸器機能障害を引き起こします。

■ 原因

人間のからだには、プロテアーゼというタンパク質を溶かす働きを持つ酵素と、この酵素の働きを制御するアンチプロテアーゼがあります。通常は、この2つの酵素のバランスは保たれていますが、何らかの要因によって、プロテアーゼが過剰に分泌されたり、アンチプロテアーゼの分泌量が減ったりすると、肺胞の壁を作っているタンパク質がプロテアーゼによって破壊されてしまうのです。

肺気腫の一番の原因は喫煙だといわれていますが、これは喫煙者の肺にはプロテアーゼを分泌する細胞が多く存在し、かつ、たばこの煙に含まれるオキシダントという有害物質がアンチプロテアーゼの働きを弱めているからです。

そのほか、遺伝的要素も考えられています。

■ 症状

肺胞の壁が破壊されると、肺の弾力性が失われ、空気を吐く際、勢いよく吐き出せなくなります。また、肺胞では酸素と二酸化炭素を交換するガス交換が行われていますが、肺気腫になると、この効率も悪くなります。そのため、ちょっとからだを動かしただけで息が切れたり、酸素不足を起こしたりするのです。

肺の破壊はゆっくり進むため、肺気腫と診断されるのは多くが高齢者です。しかし、肺気腫の症状である息切れやせき、痰などがあっても、年齢のせいにしてしまい、受診が遅れることが多いようです。

病気の進行とともに、症状は悪化し、着替えや家の中をちょっと歩くなどの日常の動作でも息切れしてつらくなります。また、喫煙を続けると急激に悪化することもあります。

■ 治療法

一度、破壊された肺は元に戻らず、たばこを吸い続ける限り悪化します。肺気腫になったら禁煙することが必要です。また、気管支炎や肺炎を合併すると、症状が悪化するので気をつけましょう。

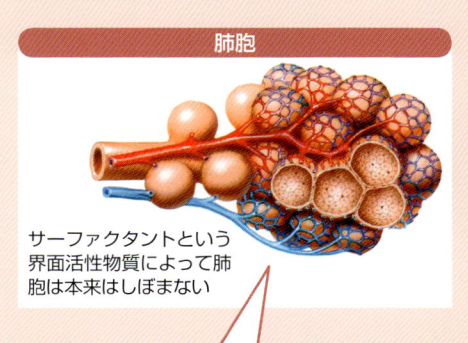

肺胞

サーファクタントという界面活性物質によって肺胞は本来はしぼまない

肺気腫

健康な肺胞はふくらんでいるが、肺気腫になると肺胞が拡張して壁が破壊され、息を吐き出すときにうまく空気が肺から出ていかなくなる

肺胞壁が壊れて、肺胞が拡張した肺内部

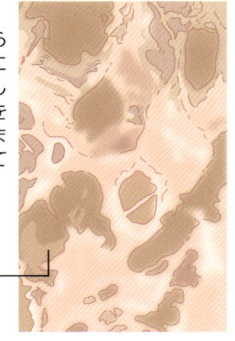

風邪

風邪は、正確には「風邪症候群」といい、主にウイルスに感染することによって鼻腔や咽頭などが炎症を起こす病気です。

■ 原因

風邪を引き起こすウイルスは200種類以上もあります。

冬にひく風邪の原因となるのは、RSウイルス、コロナウイルス、インフルエンザウイルスなどで、11～3月頃にかけて感染が流行します。夏にひく風邪の原因となるのは、アデノウイルス、ポリオウイルス、エコーウイルスなどで、5～8月が流行時期です。プール熱（咽頭結膜熱）や、はやり目（流行性角結膜炎）も夏風邪の一種で、アデノウイルスによって引き起こされます。

■ 症状

風邪を引き起こすウイルスが体内に侵入すると、まずのどが痛くなります。これは、ウイルスに免疫システムが作用しているためです。

その後、感染したウイルスをさらに攻撃するため発熱し、くしゃみや鼻水などによって侵入したウイルスの死骸などが体外に排出されます。

症状は徐々に進行しますが、安静にしていればそのうち治りますし、風邪に対する薬はないので、発熱している場合は解熱剤など症状を軽減する薬を処方されます。

インフルエンザ

インフルエンザはインフルエンザウイルスによる急性感染症の一種で、せきや鼻水など風邪の症状のほかに、高熱や筋肉痛などがあります。

■ 原因

インフルエンザウイルスには、A型、B型、C型の3種類があります。このうち、人間に感染するのはA型とB型で、A型はその構造によって、さらにソ連型や香港型など何種類かに分けられます。A型は非常に変異しやすく、細菌性の肺炎を併発しやすいため、高齢者など免疫力が弱っている場合は死亡するケースもあります。

■ 症状

インフルエンザウイルスに感染すると1～3日間の潜伏期間を経て、突然38～40度の熱が出ます。さらに、頭痛や関節痛、筋肉痛などの症状が現れ、その後、鼻水やのどの痛みなどの症状も現れます。発熱は3日～1週間程度続きます。

多くは約1週間で回復に向かいますが、免疫力の低下している高齢者や幼児などがかかると、肺炎やインフルエンザ脳症などの合併症を引き起こすことがあり、死亡する場合もあります。

インフルエンザは、ウイルスの増殖を抑える薬で治療しますが、重症化を防ぐためにも早めに治療することが大切です。また、インフルエンザの予防に有効なのは、予防接種のほか、外出後のうがい、手洗い、洗顔、流行時の外出を控える、室内の湿度を保つなどです。

第❸章 循環器

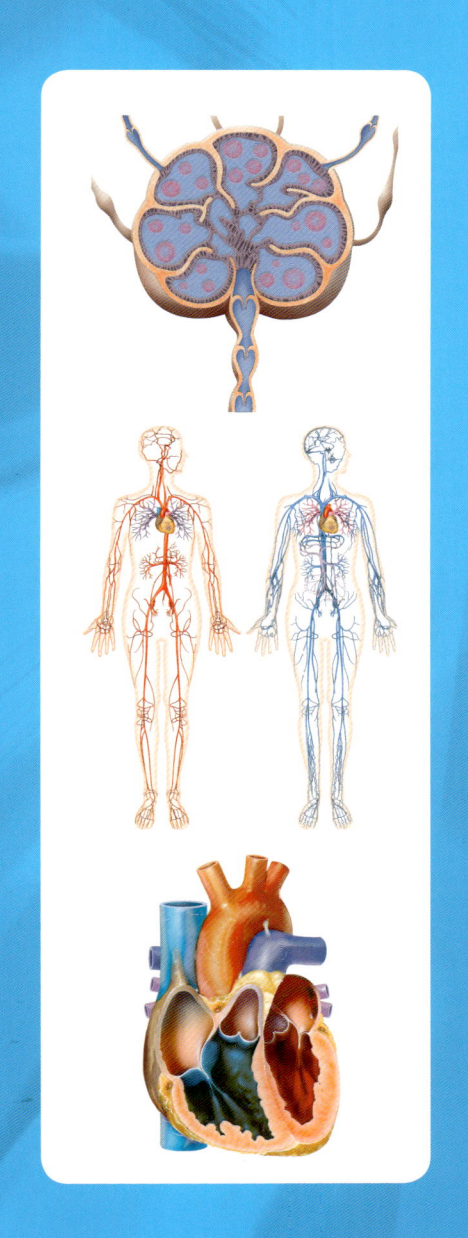

全身に網の目のように張りめぐらされている血管とリンパ。心臓を中心に全身に血液を循環させたり、リンパによって体内の老廃物を回収したりするのが循環器系の役割です。

第3章　循環器

心臓のしくみ

心臓は右心房、左心房、右心室、左心室の4つに分かれ、血液が一定の方向に流れるように、4つの弁が存在します。

●心臓の構造

心臓は**心筋**という筋肉でできた臓器で、からだ中に血液を送るためのポンプのような役割を果たしています。からだの中心より少し左側にあり、左右を肺に囲まれています。

心臓は上部の心房と下部の心室に分かれ、さらに**心房中隔**と**心室中隔**によって左右に分かれており、**右心房**、**左心房**、**右心室**、**左心室**という2対の心房・心室から成り立っています。

また、心臓には**房室弁**と**動脈弁**という2種類の弁があり、この弁によって血液が一定の方向へ流れるようになっています。

房室弁は、心房と心室の間にある弁です。右心房と右心室の間にあるのが**三尖弁（右房室弁）**で、左心房と左心室の間にあるのが**僧帽弁（左房室弁）**です。

動脈弁は、心臓から出る動脈と心室の間にある弁で、右心室と肺動脈の間にある**肺動脈弁**と、左心室と大動脈の間にある**大動脈弁**があります。

●心臓の働き

全身の細胞に酸素と栄養素を供給し、二酸化炭素や老廃物を受け取って戻ってきた血液は、大静脈から右心房へ入ります。その後、三尖弁を通って右心室へ入り、肺動脈弁を通り肺動脈を経て肺へ送られます。

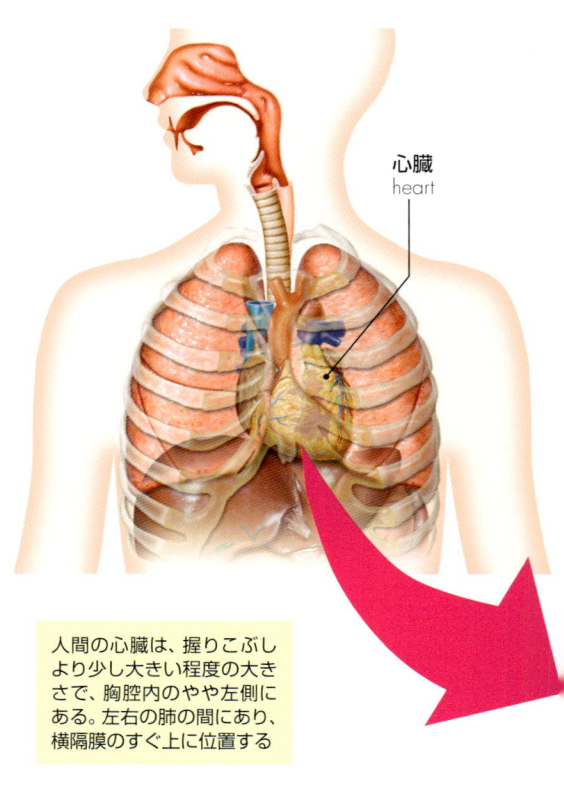

心臓
heart

人間の心臓は、握りこぶしより少し大きい程度の大きさで、胸腔内のやや左側にある。左右の肺の間にあり、横隔膜のすぐ上に位置する

肺でガス交換によって二酸化炭素を放出し、酸素を取り入れた血液は、肺静脈から左心房へ入り、僧帽弁を通って左心室へ行き、大動脈弁を経て大動脈に入り込み、再び全身をめぐります。

左心室は、全身に血液を送り出すために特に大きな力を必要とするため、左心室の心筋の壁は右心室の壁の3倍の厚さがあります。

■ 心臓 heart

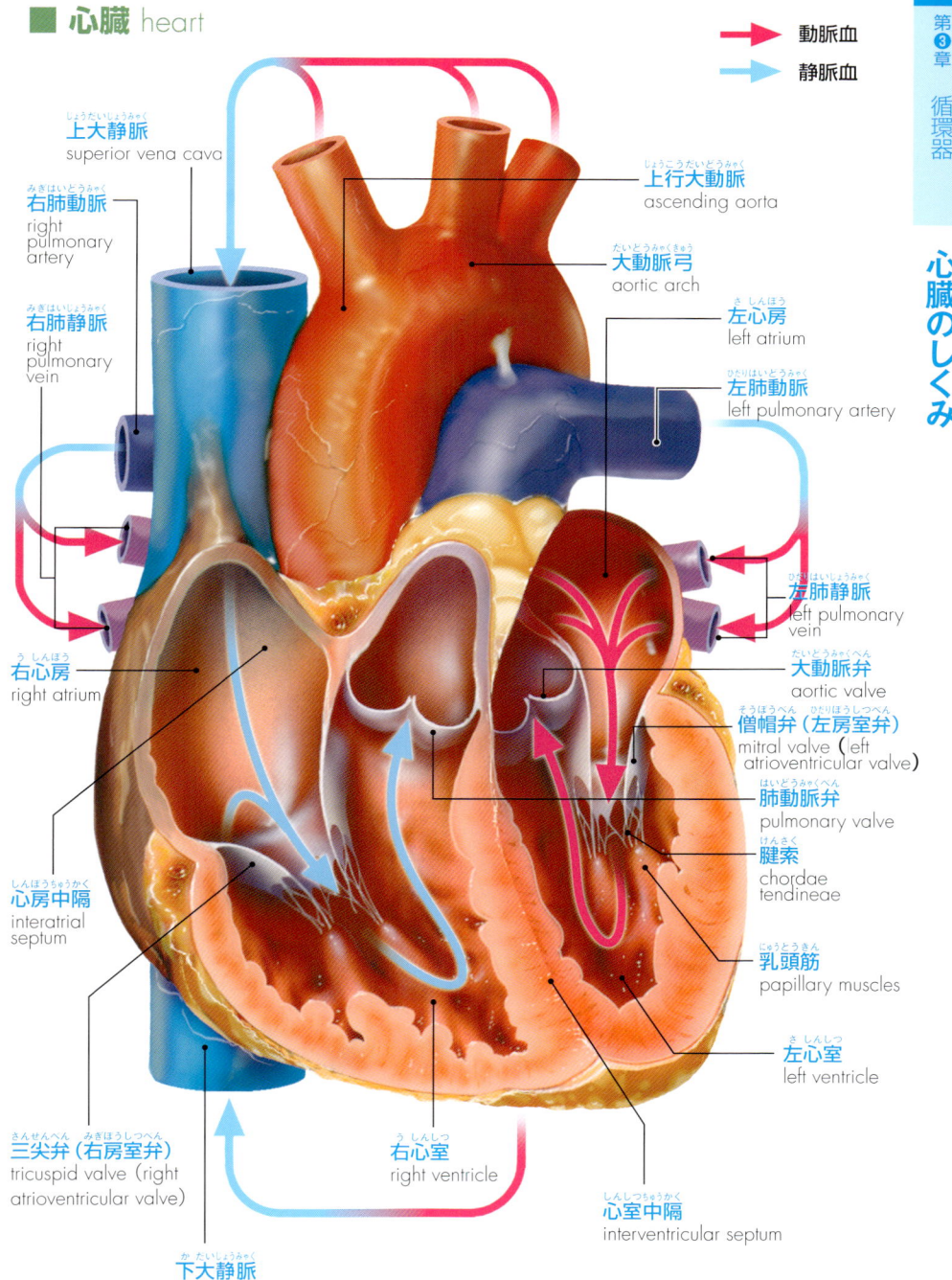

→ 動脈血
→ 静脈血

第❸章 循環器

心臓のしくみ

- 上大静脈 superior vena cava
- 右肺動脈 right pulmonary artery
- 右肺静脈 right pulmonary vein
- 上行大動脈 ascending aorta
- 大動脈弓 aortic arch
- 左心房 left atrium
- 左肺動脈 left pulmonary artery
- 左肺静脈 left pulmonary vein
- 右心房 right atrium
- 大動脈弁 aortic valve
- 僧帽弁(左房室弁) mitral valve (left atrioventricular valve)
- 肺動脈弁 pulmonary valve
- 腱索 chordae tendineae
- 心房中隔 interatrial septum
- 乳頭筋 papillary muscles
- 左心室 left ventricle
- 三尖弁(右房室弁) tricuspid valve (right atrioventricular valve)
- 右心室 right ventricle
- 心室中隔 interventricular septum
- 下大静脈 inferior vena cave

123

第❸章 循環器

心筋と拍動

心筋の収縮と弛緩によって常に動いている心臓。心臓が送り出す血液の量は、1分間に安静時で約5ℓにもなります。

●心筋とは

心筋とは、心臓の壁を構成している筋肉のことで、自律神経によって支配されているため、意志によって動かすことのできない**不随意筋**です。心臓は、この心筋の収縮と弛緩によって動いています。

心筋は単核の細胞でできており、多数存在しているミトコンドリアでエネルギーの多くをまかなっています。

■ 心筋によって血液が送り出されるしくみ

心房が収縮して心室へ血液が入る　　　心室が収縮し、房室弁が閉じる

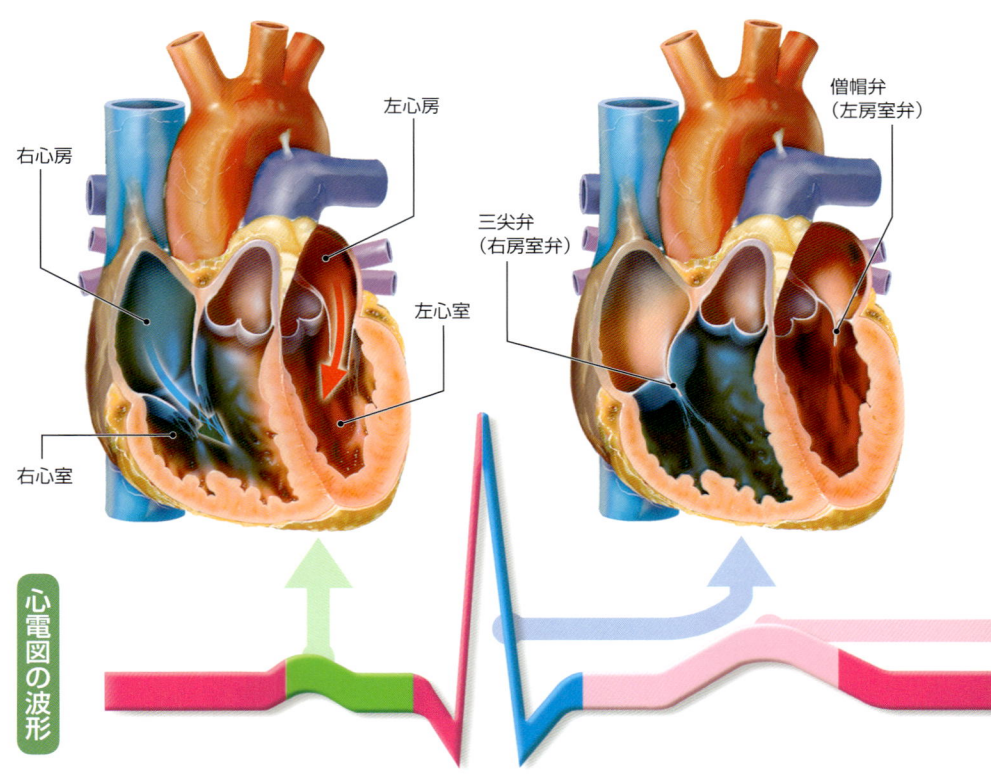

右心房
左心房
左心室
右心室

三尖弁
（右房室弁）

僧帽弁
（左房室弁）

心電図の波形

心電図とは、心筋の電位変動を記録したもの

●拍動とは

拍動とは、筋肉が周期的に収縮したり弛緩したりすることで起こる運動のことです。

心臓では、定期的に心筋が収縮・弛緩し、これによって血液は全身に送り出されます。これを、**心臓の拍動**といい、心臓が収縮と弛緩を行う１サイクルを、**心周期**といいます。

心周期は、大きく次の４つの段階に分かれます。①**心房**が収縮して血液が**心室**に入ります。②**心室**が収縮して左右の**房室弁**が閉じます。③さらに**心室**が収縮し、**大動脈弁**と**肺動脈弁**が開いて**右心室**にある血液が肺へ、**左心室**の血液が大動脈へと流れていきます。④**心室**が拡張して**動脈弁**が閉じ、**心房**に血液が流れ込み、一部は**心室**にも流れます。

このような動きは、**洞房結節**という特殊心筋線維がつかさどっています。ここの結節細胞が動くことで電気信号が発生し、さらにこの電気信号を**房室結節**が受け取って心臓全体に伝えることで、心臓は拍動を続けています。

●心拍数と送り出す血液の量

心臓が収縮する回数を**心拍数**といい、１分間の平均心拍数は、成人男性で62～72、成人女性で70～80、また、高齢者は少なく、子どもは多くなります。

心臓が送り出す血液の量は、安静時で１分間に約５ℓ、歩いているときには１分間に約７ℓで、走ったり運動したりして心拍数が上がると、血液の量も増加します。

全身をめぐる血液は、必要に応じて体中に配分されます。もっとも重要なのは脳で、１分間に約750mℓの血液が送られています。安静時には、肝臓や胃などの消化器系と、腎臓にも血液が送られる一方、骨格筋にはあまり配分されません。しかし、激しい運動をしたときは、骨格筋に全体の80％ほどを配分し、消化器系や腎臓へ配分される血液の量は減ります。

さらに心室が収縮し、大動脈弁と肺動脈弁が開いて、心室の血液が動脈に送られる

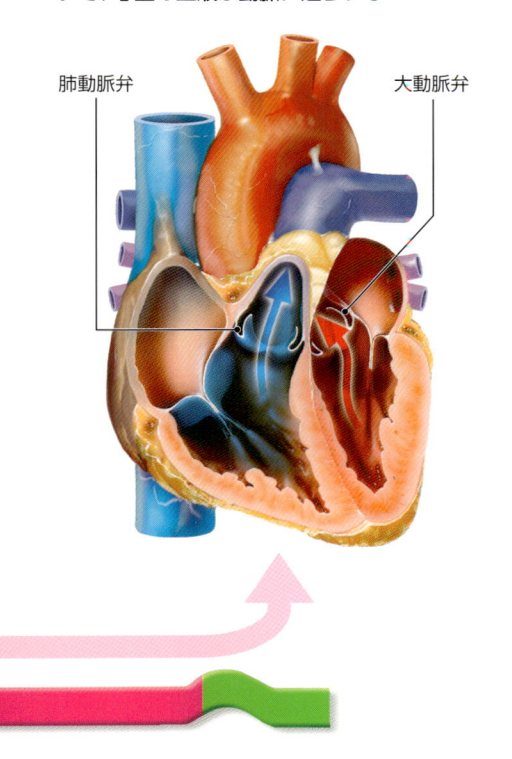

肺動脈弁　　　　　大動脈弁

第3章　循環器

全身の血管

人間のからだには、動脈と静脈、毛細血管が網の目のように張りめぐらされ、酸素や栄養素、老廃物を運んでいます。

●動脈

人間のからだには、網の目のように血管が張りめぐらされています。その全長は約10万kmにも上り、そのうち95%が目には見えない細さの**毛細血管**です。

血管には、大きく分けて**動脈**、**静脈**、**毛細血管**があります。心臓の**左心室**から送り出される血液が通るのが動脈で、その中でも、左心室につながっている大動脈口から、第4腰椎付近で大きく分かれるまでの動脈を**大動脈**といいます。

大動脈は、それぞれ頭部や上半身、下半身へと枝分かれし、さらに細動脈、毛細血管へと分かれます。

動脈には、走る場所によって名前がつけられていて、左心室の大動脈口から右第2胸肋関節の高さまでの**上行大動脈**、右第2胸肋関節の高さから第2胸椎の高さまでと、その後弓状をなして下り、第4胸椎の高さに至る**大動脈弓**、第4胸椎の高さから第12胸椎の高さまでの**胸大動脈**、横隔膜より下で第4腰椎の前で左右に分かれるまでの**腹大動脈**の4つがあります。

●静脈

心臓から送り出された血液は、動脈を通って毛細血管に渡り、**ガス交換**を行ったあと、静脈を通って心臓に戻ります。動脈は、細かく枝分かれしながら伸びていますが、静脈は細静脈から大静脈へと徐々に合流して太くなり、最後は**上大静脈**と**下大静脈**の2本の太い静脈になって心臓に入ります。

からだの表面に近い血管は静脈で、暗い赤色の血液が通っています。腕や足などの血管が青く見えるのは、皮膚を通して見た静脈血が流れている静脈です。

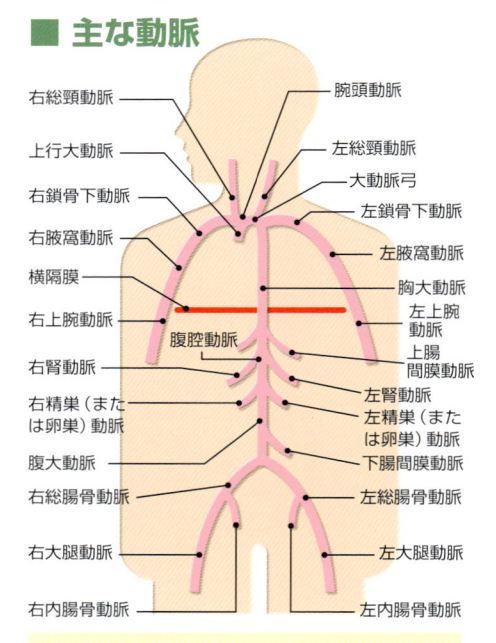

■ 主な動脈

右総頸動脈／腕頭動脈
上行大動脈／左総頸動脈
右鎖骨下動脈／大動脈弓
右腋窩動脈／左鎖骨下動脈
横隔膜／左腋窩動脈
右上腕動脈／胸大動脈
腹腔動脈／左上腕動脈
右腎動脈／上腸間膜動脈
右精巣（または卵巣）動脈／左腎動脈
腹大動脈／左精巣（または卵巣）動脈
／下腸間膜動脈
右総腸骨動脈／左総腸骨動脈
右大腿動脈／左大腿動脈
右内腸骨動脈／左内腸骨動脈

左心室の大動脈口から始まった**大動脈**は、上行し（**上行大動脈**）、すぐに左後方へ曲がり（**大動脈弓**）、その後、脊柱に沿って下行（**下行大動脈**）する。下行大動脈は、横隔膜までの**胸大動脈**とその先の**腹大動脈**に分かれ、腹大動脈は、さらに**左総腸骨動脈**と**右総腸骨動脈**に分かれる。その後、各動脈は枝分かれし、最終的には**毛細血管**となる

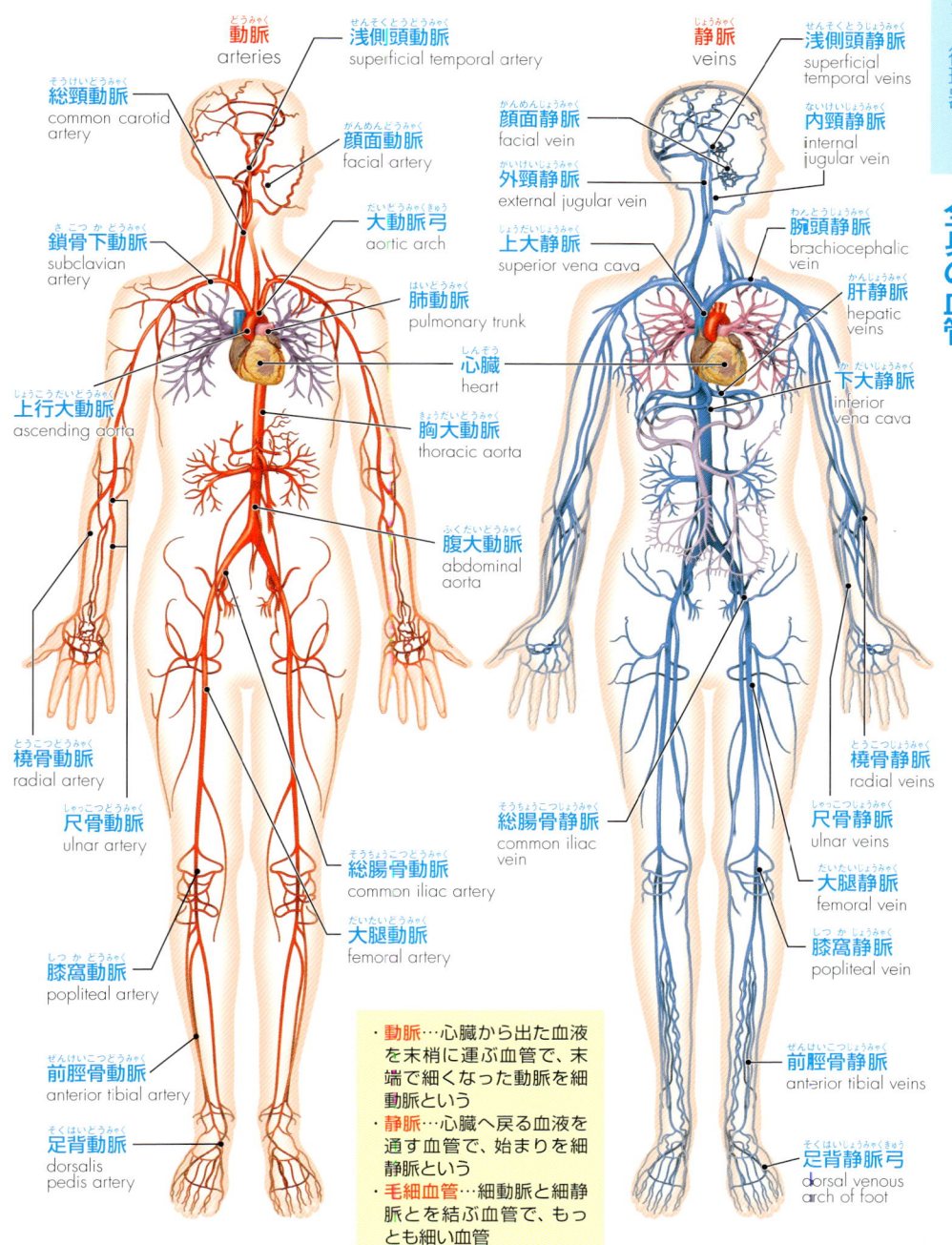

■ 全身の血管

動脈 arteries
- 浅側頭動脈 superficial temporal artery
- 総頸動脈 common carotid artery
- 顔面動脈 facial artery
- 鎖骨下動脈 subclavian artery
- 大動脈弓 aortic arch
- 肺動脈 pulmonary trunk
- 上行大動脈 ascending aorta
- 心臓 heart
- 胸大動脈 thoracic aorta
- 腹大動脈 abdominal aorta
- 橈骨動脈 radial artery
- 尺骨動脈 ulnar artery
- 総腸骨動脈 common iliac artery
- 大腿動脈 femoral artery
- 膝窩動脈 popliteal artery
- 前脛骨動脈 anterior tibial artery
- 足背動脈 dorsalis pedis artery

静脈 veins
- 浅側頭静脈 superficial temporal veins
- 顔面静脈 facial vein
- 内頸静脈 internal jugular vein
- 外頸静脈 external jugular vein
- 腕頭静脈 brachiocephalic vein
- 上大静脈 superior vena cava
- 肝静脈 hepatic veins
- 下大静脈 inferior vena cava
- 橈骨静脈 radial veins
- 総腸骨静脈 common iliac vein
- 尺骨静脈 ulnar veins
- 大腿静脈 femoral vein
- 膝窩静脈 popliteal vein
- 前脛骨静脈 anterior tibial veins
- 足背静脈弓 dorsal venous arch of foot

- **動脈**…心臓から出た血液を末梢に運ぶ血管で、末端で細くなった動脈を細動脈という
- **静脈**…心臓へ戻る血液を通す血管で、始まりを細静脈という
- **毛細血管**…細動脈と細静脈とを結ぶ血管で、もっとも細い血管

第❸章 循環器

全身の血管

第3章 循環器

血液循環のしくみ

血液循環には、酸素や栄養素を全身の細胞に送り、老廃物や二酸化炭素を集める体循環と、全身から集められた二酸化炭素を肺に送り、酸素とガス交換する肺循環があります。

●体循環とは

血液は、心臓の**左心室**を出て大動脈からそれぞれに分岐した動脈、細動脈、全身の毛細血管を通って、全身の細胞に酸素や栄養素を届けています。

全身の細胞に酸素や栄養素を供給した血液は、代わりに細胞から二酸化炭素や不要物を受け取り、細静脈、静脈、大静脈を通って、心臓の**右心房**へ戻ってきます。心臓から全身をめぐり、また心臓に戻るという、この経路を**体循環**といいます。

●肺循環とは

全身をめぐって二酸化炭素や不要物を受け取った血液は、いったん**右心房**に入ったあと、**右心室**、肺動脈を経て肺の毛細血管へ流れます。この毛細血管では、二酸化炭素と酸素を交換する**ガス交換**が行われています。

ガス交換によって、酸素を受け取った血液は、肺静脈を通って心臓に戻り、**左心房**、**左心室**を通って、再び全身へと送り出されます。この、心臓から肺へ行き、また心臓に戻る経路を**肺循環**といいます。血液は心臓を起点に、体循環と肺循環を繰り返しながら体内を循環し続けています。どちらも、血液の流れは一方通行です。

●動脈血と静脈血

心臓の左心室を出て動脈を通り、全身をめぐる血液と、肺から再び心臓の左心房に入る血液は同じ動脈血で、鮮赤色をしています。一方、全身から心臓へ戻ってくる血液と、心臓の右心室から肺へと流れる血液は静脈血で、暗い赤色です。

つまり、大動脈と肺静脈には動脈血が、大静脈と肺動脈には静脈血が流れているというわけです。

TOPIC 体循環と肺循環の血液の流れ

体循環 心臓から送り出された血液は動脈を通って全身に渡り、各臓器に酸素を提供して、静脈血となって心臓に再び戻ってくる

左心室 → 大動脈 → 細動脈 → 毛細血管 → 細静脈 → 大静脈 → 右心房

肺循環 全身をめぐって心臓に戻ってきた静脈血は、肺動脈から肺に入り、ガス交換によって動脈血に変わり、肺静脈を経て再び心臓に入る

右心室 → 肺動脈 → 細動脈 → 毛細血管 → 細静脈 → 肺静脈 → 左心房

■ 体循環と肺循環のしくみ

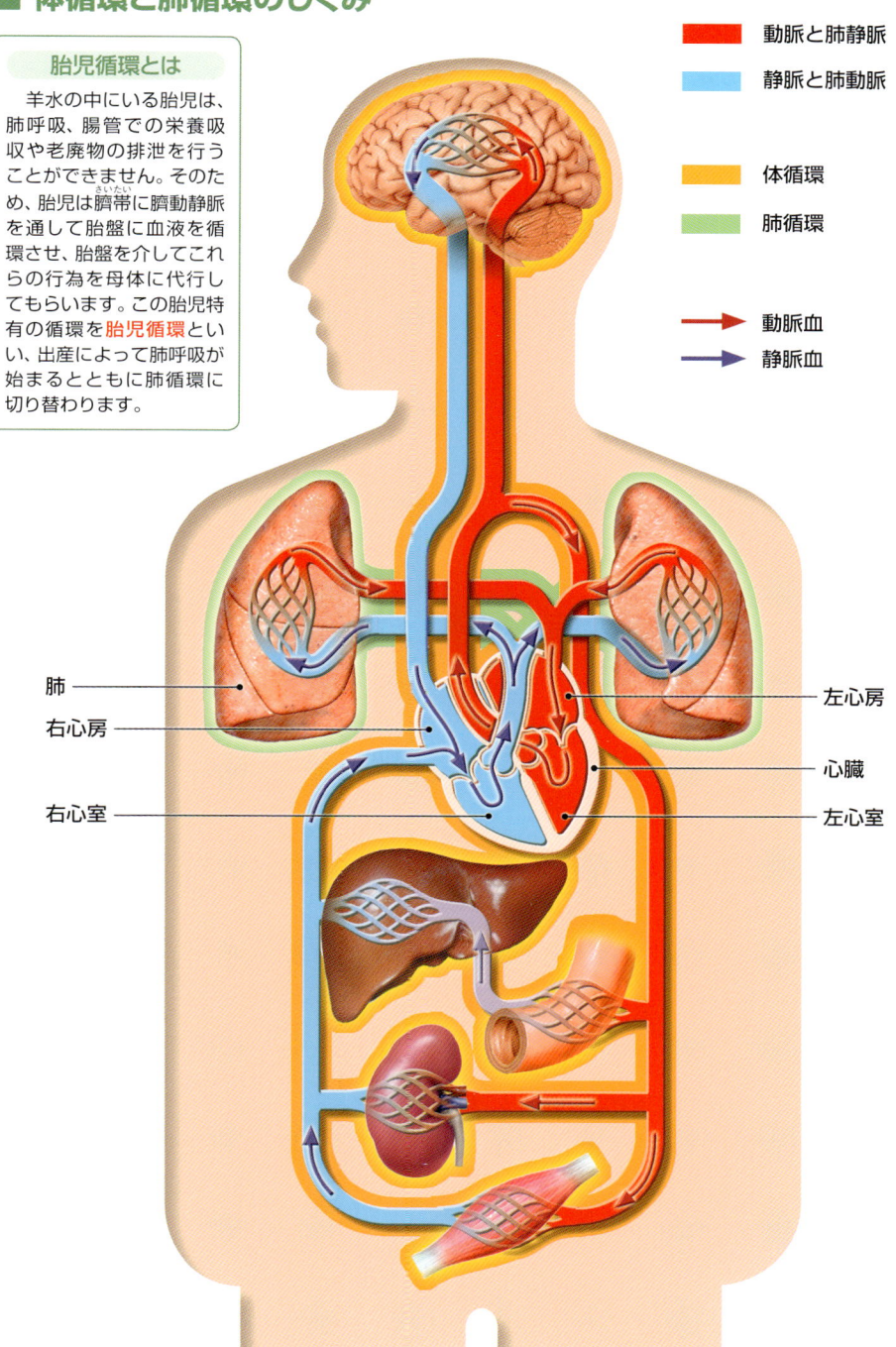

胎児循環とは

羊水の中にいる胎児は、肺呼吸、腸管での栄養吸収や老廃物の排泄を行うことができません。そのため、胎児は臍帯に臍動静脈を通して胎盤に血液を循環させ、胎盤を介してこれらの行為を母体に代行してもらいます。この胎児特有の循環を胎児循環といい、出産によって肺呼吸が始まるとともに肺循環に切り替わります。

- 動脈と肺静脈
- 静脈と肺動脈
- 体循環
- 肺循環
- → 動脈血
- → 静脈血

肺 ─
右心房 ─
右心室 ─

左心房
心臓
左心室

第❸章　循環器

血液循環のしくみ

129

第3章 循環器

血管のしくみ

動脈と静脈は血液の流れる方向が異なるため、血管の構造もそれぞれ異なります。断面が円形で壁の厚い動脈に比べ、静脈は断面が扁平であったりと変形し、壁は薄い作りになっています。

●血管の構造

血管は、**内膜**、**中膜**、**外膜**の3層構造になっており、内膜は単層の**内皮細胞**、中膜は**平滑筋**と**弾性線維**、外膜は**結合組織**で構成されています。基本的には同じような構造ですが、動脈は強い圧力がかかるために壁が厚いのに対し、静脈は壁が薄くてやわらかく、血液が逆流しないように弁がついています。

また、静脈の断面は**扁平**であるのに対し、動脈の断面は**円形**をしています。これは、動脈は内部の圧力が減っても丸い形を維持できるようになっているからです。

●動脈の構造

心臓に近い大動脈と細い中動脈では、構造が異なります。大動脈のような太い血管は**弾性動脈**といい、心臓に近く壁の中に伸縮できる弾性線維を多数持っています。

中動脈は弾性線維が少なく、中膜（平滑筋層）が中心となって構成されているため、**筋性動脈**といわれています。平滑筋を収縮・拡張することで、血管の太さを調節し、血流量を多くしたり少なくしたりしています。

動脈は心臓から血液が押し出される圧力がかかるため、脈拍が生じます。

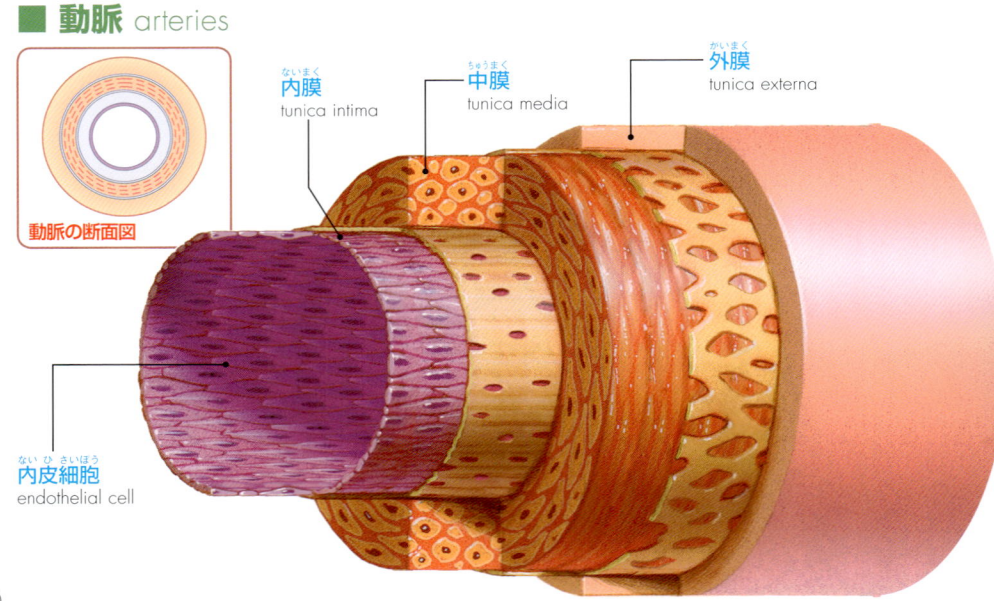

■ 動脈 arteries

動脈の断面図

内膜 tunica intima
中膜 tunica media
外膜 tunica externa
内皮細胞 endothelial cell

●静脈の構造

静脈は圧力をほとんど受けないため、壁の中膜が非常に薄く、弾性線維もほとんどありません。

腕や足などにある中・細静脈には、血液の逆流を防ぐための**静脈弁**がついており、これと周囲の骨格筋によって、血液は心臓に向かうしくみです。静脈には血液を送り出す際の圧力がかからないので、動脈のような脈拍は生じません。

●毛細血管の構造

毛細血管とは、動脈と静脈をつなぐ、直径6～10ミクロンという細さの血管のことで、動脈から枝分かれして体中に網の目状に分布しています。細胞と血管内の血液で、栄養素や老廃物、酸素や二酸化炭素のやりとりを行うため壁は薄く、単層の内皮細胞のみで構成されていて、平滑筋はありません。

毛細血管は、血管の存在する場所によって壁の細胞に特徴があり、水など小さな分子だけを通すもの、タンパク質など大きい分子を通すものなど、いくつかの種類があります。

TOPIC 毛細血管の種類

動脈は心臓から各組織へとつながっており、最終的には毛細血管となります。毛細血管は直径6～10ミクロンのとても細い血管で、構造も動脈、静脈とは異なります。毛細血管は1層の内層細胞と壁細胞でのみ構成されて筋肉はありません。これは、毛細血管の壁を通じて、各組織と酸素、二酸化炭素の受け渡しをするためです。また、毛細血管は場所によっていくつかの種類があります。

・**連続性毛細血管**
　手や足など一般の組織にある
・**有窓性毛細血管**（ゆうそうせい）
　腎臓やホルモンを出す臓器にある
・**洞様毛細血管**（どうよう）
　肝臓や脾臓などにある

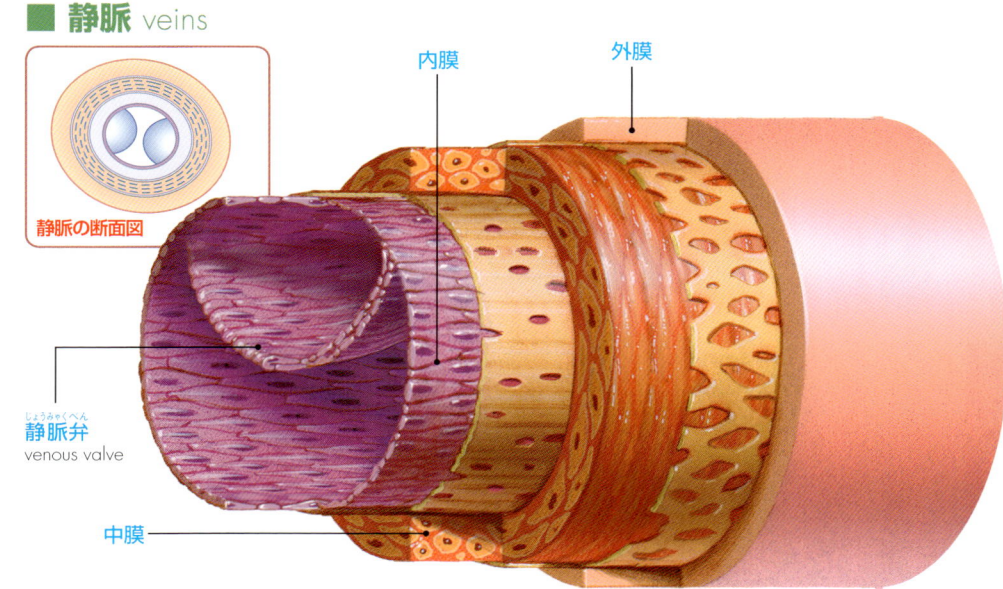

第3章 循環器

血管のしくみ

■ 静脈 veins

静脈の断面図

内膜
外膜
静脈弁 venous valve
中膜

第❸章 循環器

血圧のしくみ

血圧は、さまざまな病気のバロメーターになります。高すぎても低すぎても健康とはいえず、適正値を保つことが大切です。

●血圧とは

心臓は、血液を全身に送り出すポンプのような役割を果たしています。**血圧**とは、心臓から送り出された血液が、血管の壁を内側から押す力のことです。

心臓が縮んで血液を送り出すときには、血管内を流れる血液の勢いが増すため、血管の壁にかかる圧力は高くなります。反対に、収縮した心臓がもとに戻り、もっともゆるんで拡張したときは、勢いもゆるやかになるため、圧力は低くなります。この、もっとも圧力が高いときの血圧を**収縮期血圧**、または**最高（最大）血圧**といい、もっともゆるんだときの血圧を**拡張期血圧**、または**最低（最小）血圧**といいます。正常な血圧の標準値は、収縮期血圧が130mmHg（水銀柱ミリメートル）未満、拡張期血圧が85mmHg未満となっています。

血圧は、常に一定というわけではなく、時刻や環境などによって変動します。血圧の測定は、手順や環境を整えた上で定期的に行うことが大切です。

●血圧調節

血圧を上昇させたり低下させたりする機能には、大きく2つあります。

動脈には、圧と酸素量を感知している**圧受容器**や**化学受容器**があります。ここで受け取った情報は、延髄の心臓・**血管運動中枢**に伝達され、血圧上昇時は交感神経系を抑制し、副交感神経を刺激して血管を拡張させ、心拍数を減少させて血圧を低下させます。

反対に、血圧低下時は、交感神経系を興奮させて心拍数を上げ、血圧の上昇をうながします。このような働きを、**神経性調節**といいます。

一方、血圧の調節は、**視床下部**や**下垂体**などから分泌されるホルモンによっても調節されていて、これを**液性調節**といいます。

🔬 TOPIC 血圧が上がるのはどんなとき？

血圧はさまざまな影響を受けて変動します。
- **体格**：太っている人は、やせた人より一般的に高い傾向があります。
- **時刻**：夜間や睡眠中はもっとも低く、起床とともに高くなっていきます。午後は午前中より高めです。
- **食事**：食後は上昇し、約1時間でもとに戻ります。
- **運動**：運動をすると心拍数が増え、血圧が上昇します。
- **緊張や興奮**：緊張したり興奮したりすると自律神経が刺激され、血圧が上昇します。

第❸章 循環器

血圧のしくみ

■ 血圧上昇・低下のしくみ

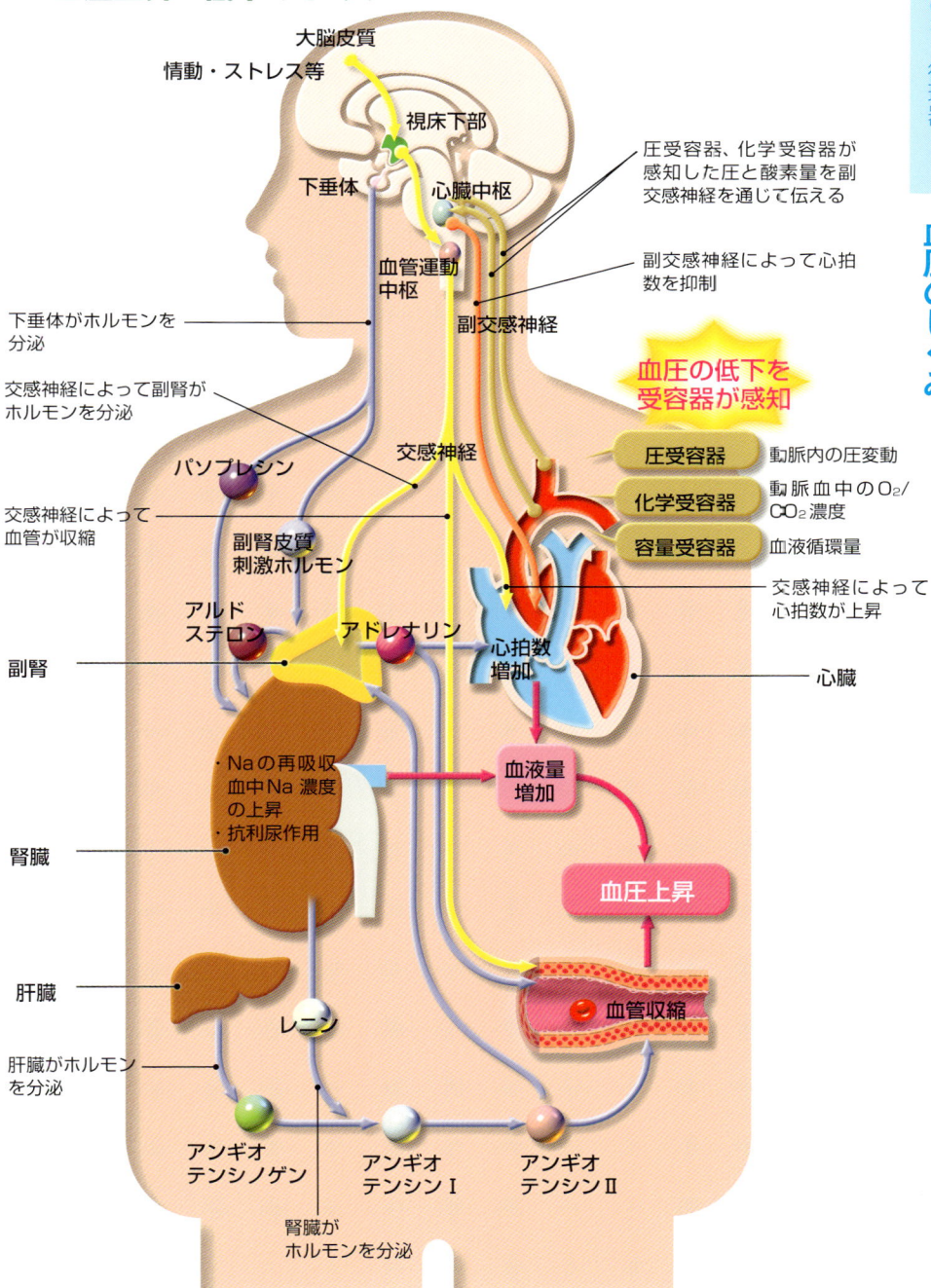

大脳皮質
情動・ストレス等
視床下部
下垂体
心臓中枢
血管運動中枢
副交感神経

圧受容器、化学受容器が感知した圧と酸素量を副交感神経を通じて伝える

副交感神経によって心拍数を抑制

下垂体がホルモンを分泌
交感神経によって副腎がホルモンを分泌
バソプレシン
交感神経
交感神経によって血管が収縮
副腎皮質刺激ホルモン

血圧の低下を受容器が感知

圧受容器	動脈内の圧変動
化学受容器	動脈血中のO_2/CO_2濃度
容量受容器	血液循環量

アルドステロン
アドレナリン
心拍数増加
副腎

交感神経によって心拍数が上昇
心臓

・Naの再吸収 血中Na濃度の上昇
・抗利尿作用

血液量増加

腎臓

血圧上昇

肝臓
レニン
肝臓がホルモンを分泌

血管収縮

アンギオテンシノゲン
アンギオテンシンⅠ
アンギオテンシンⅡ

腎臓がホルモンを分泌

第❸章 循環器

リンパ系の働き

細胞から余分な液体を取り除いたり、免疫担当細胞を生み出したりしているリンパ。リンパ管は全身に張りめぐらされています。

●リンパ系とは

人間のからだには、**リンパ管**といわれる細い管が張りめぐらされており、首や骨盤、わきの下、胸腹部の内臓などには、**リンパ節**があります。

リンパ管には、**リンパ**といわれる透明の液体が流れており、**リンパ系**とは、リンパ節、リンパ管、リンパなどのリンパ器官からなる複雑なネットワークを指します。

リンパ管の始まりは、手足の先にある先の閉じた毛細リンパ管です。からだの末端部分にある毛細リンパ管は、互いに吻合して毛細リンパ管網を作り、集合しながらだんだん太くなっていき、右の上半身からのリンパは**右リンパ本幹**に、他の部位からのリンパは胸部にある**胸管**に集まります。

胸管とは、リンパを血管に送る役目を担っているリンパ系の主幹のことです。リンパはその後、**静脈角**から**腕頭静脈**に流れ込みます。

リンパは骨格筋の収縮によって流れているため、流れは遅く、リンパ管には逆流防止のための弁があります。

リンパ系の働きは、組織から余分な液体を取り除くこと、消化吸収された脂質を運ぶこと、リンパ球などの免疫担当細胞を生み出すことです。

●リンパの構成

血液は、酸素や栄養物を体内の組織に提供し、組織はそれらを受け取って老廃物を出します。その老廃物は、静脈を通って肺に送られますが、静脈に入りきらなかった老廃物（約10％）はリンパ管に入ってリンパとなります。もともとリンパは**組織液**で、毛細血管からしみ出した**血漿**がリンパ管に入り込んだものなので、90％が水分で透明なのですが、リンパ節を通過して血液と接すると、次第にタンパク質を含むようになります。

体内の老廃物を運んでいるリンパの流れをスムーズにし、老廃物の排出を促してむくみなどを解消するのがリンパマッサージです。

🔬 TOPIC 全身のリンパの位置

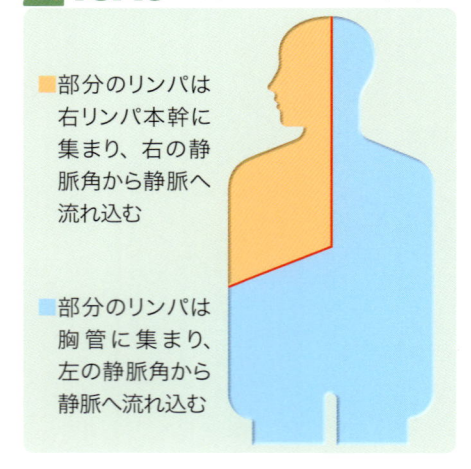

■ 部分のリンパは右リンパ本幹に集まり、右の静脈角から静脈へ流れ込む

■ 部分のリンパは胸管に集まり、左の静脈角から静脈へ流れ込む

■ リンパ系 lymph

右リンパ本幹 right lymphatic duct
右上半身のリンパを集め、右静脈角に入る本幹

腕頭静脈 brachiocephalic vein
リンパ管の本幹からのリンパが流れ込む静脈部分

気管支縦隔リンパ本幹 bronchmediastinal trunk
胸壁の深部と胸部の内臓からのリンパ管が集まる本幹

胸管 thoracic duct
左右の下半身と左上半身のリンパが集まる本幹

腸リンパ本幹 intestinal trunks
腹部の内臓からのリンパ管が集まる本幹

虫垂 vermiform appendix

扁桃 tonsil

頸リンパ本幹 jugular trunk
頭、顔、頸のリンパが集まる本幹

左静脈角 angulus venosus
左内頸静脈と左鎖骨下静脈の合流点

鎖骨下リンパ本幹 subclavian trunk
腕や手、胸部の浅リンパ管が集まる本幹

腋窩リンパ節 axillary lymph nodes
手や腕、胸壁、乳房からのリンパが集まる部分

脾臓 spleen

乳糜槽 chyle cistern
胸管の始まりの部分。腸から吸収された脂質はリンパ管に入るため、食事後はここを白く濁ったリンパが通る。このリンパを乳糜といい、乳糜を入れることから乳糜槽と呼ばれている

小腸のパイエル板 Peyer's patch

腰リンパ本幹 lumbar trunk
足、腹腔、骨盤部分の内臓の一部のリンパ管とからだの下部分の浅リンパ管が集まる本幹

鼠径リンパ節 inguinal lymph nodes
骨盤と足のリンパが集まる

第3章 循環器

リンパ系の働き

浅リンパ管と深リンパ管

リンパ管には、皮膚や皮下の浅い部分にあるリンパ管と、からだの深い部分を走るリンパ管があります。**浅リンパ管**は、からだの表面近くの皮下組織を走る静脈と並行することが多く、**深リンパ管**はからだの深部を走る深静脈に並行しています。

脾臓は最大のリンパ組織の塊

脾臓は直径約10cmの卵形をしていて、内部に血液をためています。脾臓は多くが赤血球で満たされている赤脾髄と呼ばれる組織からなり、その中に白い斑点状の白脾髄が散在しています。白脾髄はリンパ球が集まってできたリンパ節からできており、内部ではBリンパ球の増生が行われています。

リンパ管やリンパ節のほか、扁桃、胸腺、肝臓、脾臓、小腸のパイエル板、虫垂、骨髄などの臓器も含めてリンパ系といい、免疫担当細胞を生み出すなどして病原菌からからだを守る働きをしている

第3章 循環器

リンパ節のしくみ

病原菌を食い止め、免疫抗体を生み出しているリンパ節。病気になると白血球やリンパがリンパ節に集まり、病原菌と戦う場となります。

●リンパ節の構造

リンパ節は**リンパ腺**とも呼ばれ、細網組織からなる**リンパ洞**と、免疫抗体を生み出す細胞であるリンパ球が集まる**リンパ小節**からなっています。

リンパ小節では、リンパ球の生成が行われ、リンパ洞では、細菌や異物を処理し、抗体が生み出されています。リンパ小節が単独で存在しているものを**孤立リンパ小節**、複数あるものを**集合リンパ小節**といいます。また、胚中心（B細胞）を持たないリンパ小節を**第一小節**、胚中心を持つリンパ節を**第二小節**といいます。

リンパ節は、大きさも位置もまちまちで、全身に約800個あります。主に、耳から首まわり、わきの下、ももの付け根周辺に多く存在しています。

●リンパ節の働き

リンパ系の働きには、老廃物を運搬すること以外に、脂質の運搬と免疫細胞を生み出し、からだを病気から守る働きがあります。

小腸で吸収された栄養素は、ほとんどが肝臓に運ばれ処理されますが、脂質はリンパ液によって静脈に運ばれ、その後肝臓で処理されます。小腸からの脂質を多く含むリンパ液のことを**乳糜**というため、リンパ系は**乳糜管**ともいわれます。

リンパ系の付随的な組織として、**胸腺**や**扁桃**などがあります。これらの組織は、B細胞やT細胞、マクロファージといった免疫細胞を作り出し、リンパ系でからだを循環します。病原体が体内に侵入したり、からだに抗原が入ってきたり

TOPIC リンパの病気

リンパ管炎

腕や脚を切ったりすりむいたりした際、傷口から病原菌が感染し、リンパ管に炎症を起こす病気です。血管に侵入すると全身に広がり、風邪の初期に似た症状とともに、患部が赤く腫れ上がることもあります。

リンパ浮腫

ガンの手術後、ガンの転移を防ぐために患部と周辺のリンパ節を切除しますが、これによってリンパ節の機能が低下し、血管外皮下組織に水分などがたまってむくみとなって現れます。

リンパ節炎

侵入してきた異物を取り除くため、リンパ節でリンパ球と異物が戦い、リンパ節が腫れている状態のことです。耳の周辺が腫れている場合は外耳炎や中耳炎、首の両側が腫れている場合は結核などと、病気によって腫れるリンパ節はさまざまです。

悪性リンパ腫

白血球の一種であるリンパ球がガン化して、リンパ節に増殖した病気です。リンパ球は全身に存在するので、ガンも全身に転移してしまう可能性があります。

リンパ節のしくみ

すると、抗体（免疫細胞）がリンパ液に移動し、リンパ液内の細菌などの異物はリンパ節で除去されます。

また、リンパ球は一度体内に侵入した異物の性質を記憶していて、再び同じ異物が入り込んだときに、抗体を作り出してからだを守る機能を持っています。リンパ球は寿命がくれば死滅しますが、この記憶は新しいリンパ球に受け継がれています。

●リンパ節が腫れるのは

病原体などの異物が体内に入ると、リンパ節でせき止められます。そして、免疫細胞が反応し、さらに白血球やリンパ球が集まってきて、異物と戦いを始めます。リンパ節が腫れるのはそのためです。

風邪などが原因で起きるウイルス性リンパ節炎は、2、3日で腫れは収まりますが、腫れが長引く場合は、病院で検査してもらいましょう。

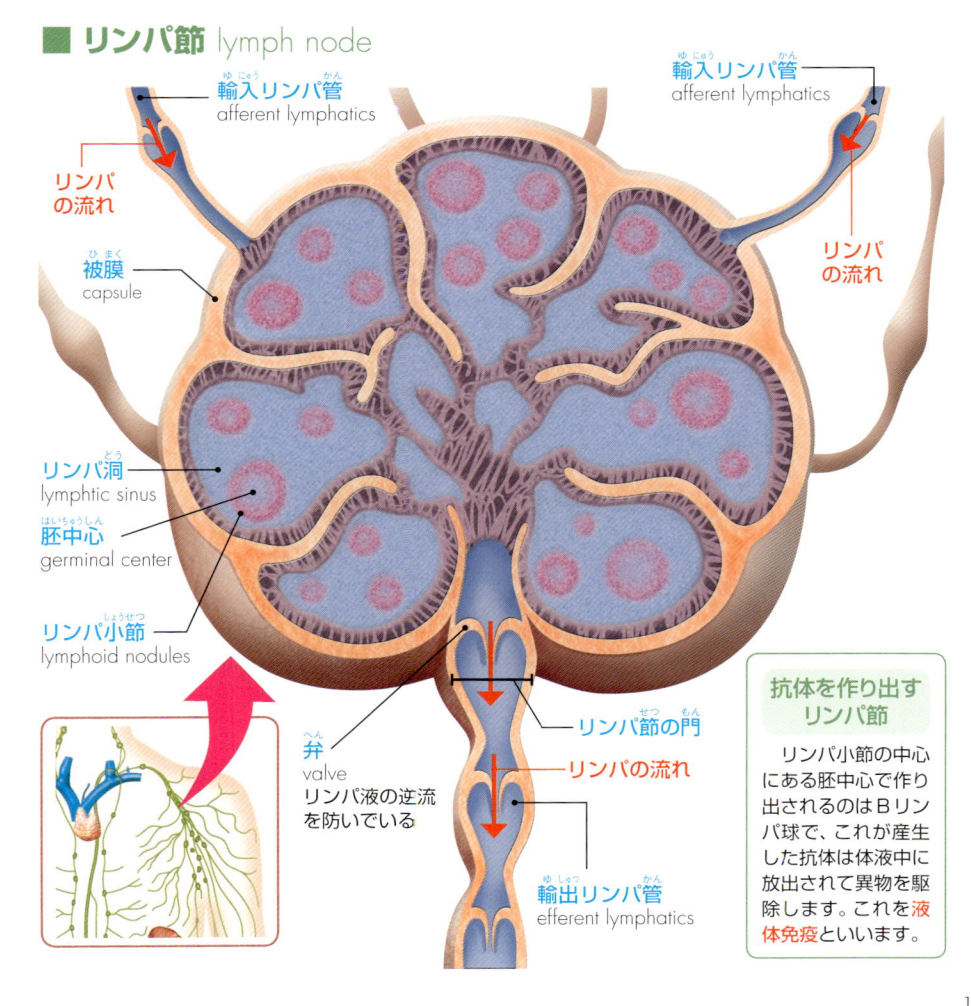

■ リンパ節 lymph node

- 輸入リンパ管 afferent lymphatics
- リンパの流れ
- 被膜 capsule
- リンパ洞 lymphtic sinus
- 胚中心 germinal center
- リンパ小節 lymphoid nodules
- 弁 valve　リンパ液の逆流を防いでいる
- リンパ節の門
- リンパの流れ
- 輸出リンパ管 efferent lymphatics

抗体を作り出すリンパ節

リンパ小節の中心にある胚中心で作り出されるのはBリンパ球で、これが産生した抗体は体液中に放出されて異物を駆除します。これを**液体免疫**といいます。

第3章 循環器

循環器系の病気

狭心症や心筋梗塞など、生命が脅かされる病気もあります。生活習慣を見直し、心臓に負担をかけないよう心がけたいものです。

心不全

何らかの原因で心臓のポンプ機能がうまく働かなくなり、全身に血液を送れていない状態のことを心不全といいます。

■ 原因

心不全は、不整脈、高血圧などによる心臓への過負荷、心筋梗塞など心筋の障害、貧血などによる慢性的な低酸素、甲状腺の機能障害による代謝異常などによって起こります。

心筋梗塞などによって起こる心不全を急性心不全、高血圧症などによって少しずつ進行する心不全を鬱血性心不全といいます。

■ 症状

左心室の機能が低下すると、十分な血液を送り出すことができず、肺に鬱血が起きてガス交換がうまく行えなくなるため、息切れやせきなどを引き起こします。また、毛細血管にまで血が行き渡らず、肌の色が悪くなったりします。

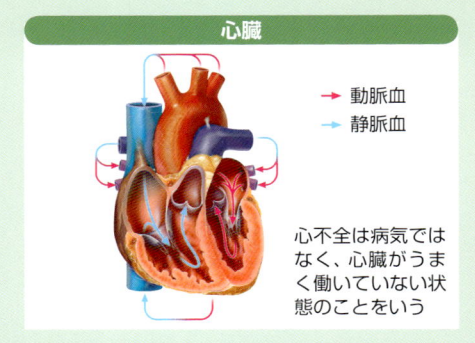

右心室の機能が低下すると、大静脈が鬱血し、水分がからだにたまって腹水やむくみなどが起こります。

心臓

→ 動脈血
→ 静脈血

心不全は病気ではなく、心臓がうまく働いていない状態のことをいう

大動脈瘤

大動脈の一部に瘤のようなものができ、膨らんでしまった状態を大動脈瘤といいます。多くが無症状ですが、破裂すると命を落とす危険性があります。

■ 原因

瘤ができる主な原因は、動脈壁がかたくなり、だんだん大きく膨らむ動脈硬化です。瘤ができる原因は不明ですが、高血圧の人や家族に大動脈瘤の人がいるとなりやすいといわれています。そのほか、打撲や外傷などによって瘤ができたり、血管の炎症や感染でも瘤ができる場合があります。

大動脈瘤はからだのさまざまな部位にできますが、できやすいのは、腹部と胸部です。

■ 症状

大きい瘤の場合は、たとえば気管付近にできて気管を圧迫した場合は呼吸困難に、食道を圧迫したときは嚥下が困難になるなどの自覚症状が出る場合もあります。しかし、多くは無症状です。

動脈瘤は、それ自体は危険ではありませんが、将来的に破裂する恐れがあり、破裂した場合、命を落とす可能性があります。

いつ破裂するかはまったくわからず、突然です。破裂すると、血圧が低下してショック状態になったり、強烈な痛みが襲ってきたりします。

狭心症

心臓にある血管が細くなって血流が減ることで、発作的に胸の痛みや圧迫感などを引き起こす病気を、狭心症といいます。

■ 原因

血管が細くなる原因としてあげられるのは、糖尿病、高脂血症、高血圧、動脈硬化、血管けいれんなどです。

■ 症状

狭心症の発作の症状は、胸がしめつけられる・押さえつけられるような痛み、胸の奥の痛みなどがあり、多くは胸の痛みです。ほかにも、のど、上腹部、背中などの痛みを感じることもあります。

狭心症は、いつ痛みが出るか、どんな症状が出るかによって、労作性狭心症、安静狭心症、異型狭心症、安定狭心症、不安定狭心症に分類されます。

労作性狭心症は、安静時には痛みを感じず、運動したり激しく動いたりしたときに痛みが生じます。安静狭心症は、安静なときでも胸が痛くなることがある狭心症です。

異型狭心症は、冠動脈のけいれんによって起こり、夜間や早朝に発作が多いのが特徴です。

安定狭心症は、安静時には発作が起きず、痛みが起きる頻度が安定している場合をいいます。

不安定狭心症は発作が起きる頻度が一定ではなく、安静時にも発作を生じることがあります。安定型と比べて心筋梗塞へ進行する可能性が高くなります。

心筋梗塞

心筋梗塞とは、冠動脈が詰まったり、急速に細くなったりして心臓の細胞が死んでしまい、機能が低下する病気です。

■ 原因

心筋に十分な血液が送られていない状態でも、まだ心筋細胞が壊死していない段階を狭心症といい、壊死してしまった状態を心筋梗塞といいます。

心筋梗塞の多くは、血管の内側に脂肪などが付着して血栓となり、これによって血管がふさがれて起こります。

■ 症状

強い胸の痛みが30分〜数時間持続し、半日続く場合もあります。また、血圧が低くなったり、脈が速くなったりすることもあります。

心筋梗塞は、冠動脈のふさがる部分によっては心臓の機能が一気に低下し、からだ中の血液循環が滞って死に至る危険性のある恐ろしい病気です。

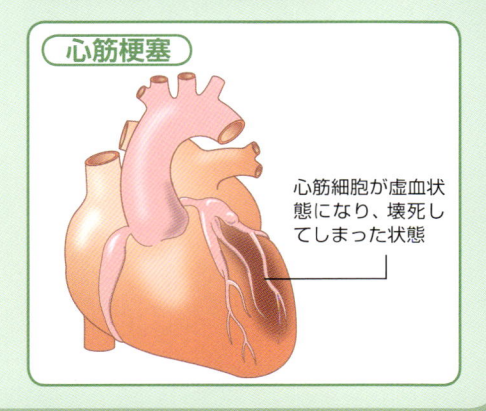

心筋梗塞

心筋細胞が虚血状態になり、壊死してしまった状態

貧血

貧血とは、赤血球の数が減って、全身の細胞が酸欠状態になることです。女性の10人に1人は貧血だといわれるほど身近な病気です。

■ 原因

貧血には、鉄欠乏性貧血や腎性貧血、肝臓病など慢性の病気による貧血、妊娠による妊婦貧血、溶血性貧血、再生不良性貧血などがあります。

もっとも多いのは鉄欠乏性貧血で、貧血全体の約70％を占めています。原因は、食生活での鉄不足、鉄の吸収率の低下、慢性的な出血です。赤血球の寿命は約120日なので、食事などで定期的に赤血球の材料である鉄分を摂取しなければ足りなくなってしまいます。そして、極端に食事量が少なかったり出血したりして鉄が失われると、体内の鉄が少なくなり、貧血になるのです。

■ 症状

鉄は血液以外にも、肝臓や脾臓、皮膚や粘膜の中に存在します。体内の鉄が不足すると、まず蓄えられている鉄を使用し、鉄不足は徐々に進行していきます。

赤血球は全身に酸素を運ぶ役割をしているため、赤血球が不足すると、息切れや動悸などの症状が現れます。また、鉄欠乏性貧血特有の症状として、爪が反る、肌が乾燥する、抜け毛や枝毛が増える、口内炎になりやすくなるなどがあります。

鉄欠乏性貧血の場合、食事療法をし、それでも改善しない場合や重度の場合は鉄剤を飲むなどの治療を行います。

白血病

血液の成分である血球を作り出す骨髄の中で、ガン化した造血幹細胞が増殖し、造血機能が低下する病気を白血病といいます。

白血病の原因は不明ですが、放射線や抗ガン剤などが原因のひとつといわれています。

■ 症状

白血病には急性と慢性があり、症状が若干異なります。

急性白血病の場合は、骨髄内でガン細胞が急速に繁殖するため、正常な血球（赤血球、白血球、血小板）が減少します。酸素を運ぶ赤血球が減ると、貧血になったり、全身の倦怠感が起こったりします。白血球が減ると、感染症を起こしやすくなります。血小板が減ると、青あざができやすくなり、歯茎や鼻からの出血が見られるようになります。また、白血病細胞が骨髄外に出てしまい、骨や関節が痛んだり、肝臓が大きく腫れたりすることもあります。

慢性白血病の場合は、ゆっくり症状が進むため、初期症状はほとんどなく、やがて肝臓やリンパ節の腫れなどの症状が見られるようになります。

■ 治療法

白血病は、まず抗ガン剤などを用いた治療を行い、白血病細胞を減少させていきます。それと並行して、適切なドナーがいた場合は、造血幹細胞移植が行われます。

第4章

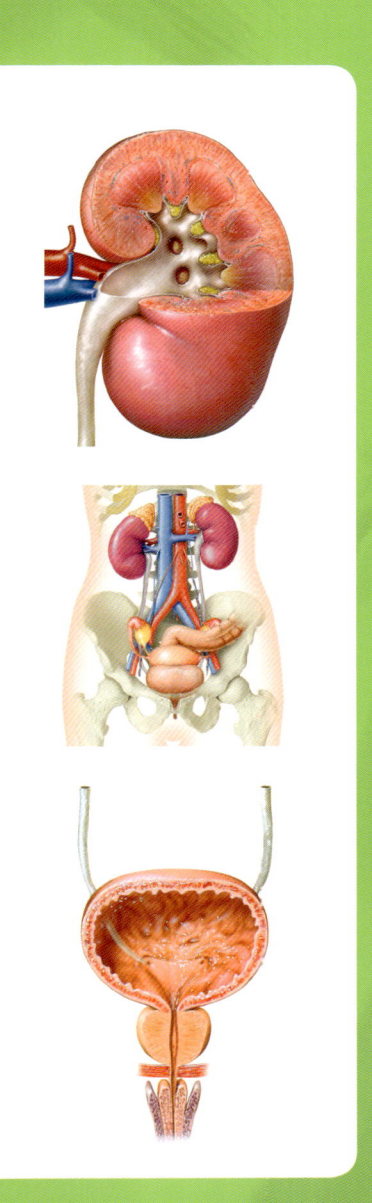

泌尿器・生殖器

腎臓、尿管、膀胱、尿道など、体の老廃物を体外に排出するという大切な働きをしている泌尿器。生殖器は、子孫を作るという重要な役割を担い、男女でその構造は異なります。

第4章 泌尿器・生殖器

腎臓のしくみ

腎臓は尿の生成や体内のナトリウム・カルシウムなどイオン濃度の調節、血圧の調節など、人間にとって大切な、さまざまな働きをしています。

●腎臓の働き

腎臓は、尿の生成のほかにも、尿に排出する水分量で血液の量を調節したり、体液の量を調節したり、血圧を調節したりするなど、大切な働きをしています。

●腎臓の構造

腎臓は、横隔膜の下に脊柱を挟んで左右にひとつずつあり、ソラマメに似た形をしています。右のほうが2cmほど低い位置にありますが、これは右腎臓の上に肝臓があるためです。

重さは120～150g、大きさは長さ10～12cm、幅は約6cm、厚さは約3cmで、だいたい握りこぶしほどです。

腎臓は全体が被膜に覆われており、表層部の皮質と深部の髄質に分けられます。腎臓のソラマメのくぼみ部分を腎門といい、この部分が腎臓の出入り口にあたります。腎門には、腎臓に入り込んでいる腎動脈と腎静脈が通っているほか、尿管やリンパ管、神経もここを通っています。

腎門から出ている尿管は、腎臓内部で広がり腎盂（腎盤）となり、その先で10数個の腎杯に分かれます。腎杯には腎乳頭が突出していますが、これは髄質を形成する円すい状の腎錐体の尖端部分です。

腎臓で作られた尿は、腎乳頭を通って、腎杯、腎盂に流れ込み、腎門で尿管へ移行して、膀胱へと向かいます。

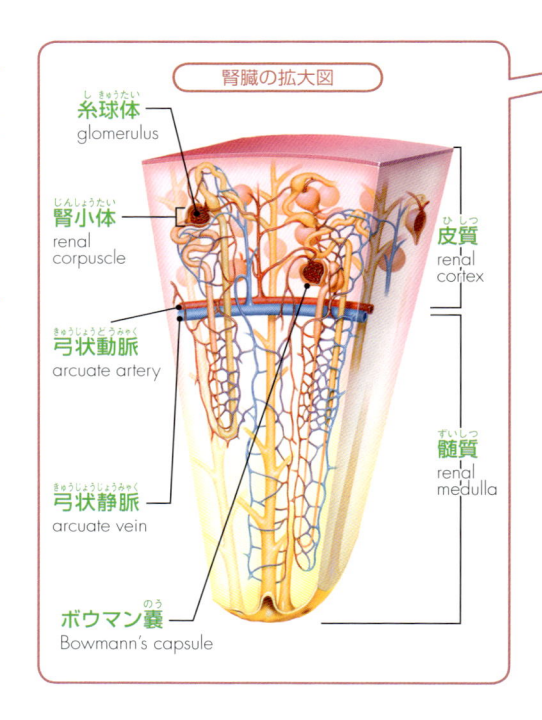

腎臓の拡大図

- 糸球体 glomerulus
- 腎小体 renal corpuscle
- 皮質 renal cortex
- 弓状動脈 arcuate artery
- 髄質 renal medulla
- 弓状静脈 arcuate vein
- ボウマン嚢 Bowmann's capsule

●糸球体の構造

腎臓には、心臓が送り出す血液の約1/5が流れ込んでいます。

腎臓に入り込んでいる腎動脈は、腎臓に入ると分枝して葉間動脈になり、さらに弓状動脈となったあと、多数の小葉間動脈に分かれます。

小葉間動脈の途中からは、細動脈が分枝し、その一部がさらに分かれて輸入細動脈となって、糸球体と呼ばれる腎臓特有の毛細血管の束を形成しています。

■ 腎臓 kidney

- 皮質 renal cortex
- 被膜 capsule
- 髄質 renal medulla
- 腎盂（腎盤） renal pelvis
- 腎錐体 renal pyramids
- 腎動脈 renal artery
- 腎乳頭 renal papilla
- 腎門 hilum of kidney
- 腎静脈 renal veins
- 腎杯 renal calyces
- 尿管 ureter

第❹章 泌尿器・生殖器

腎臓のしくみ

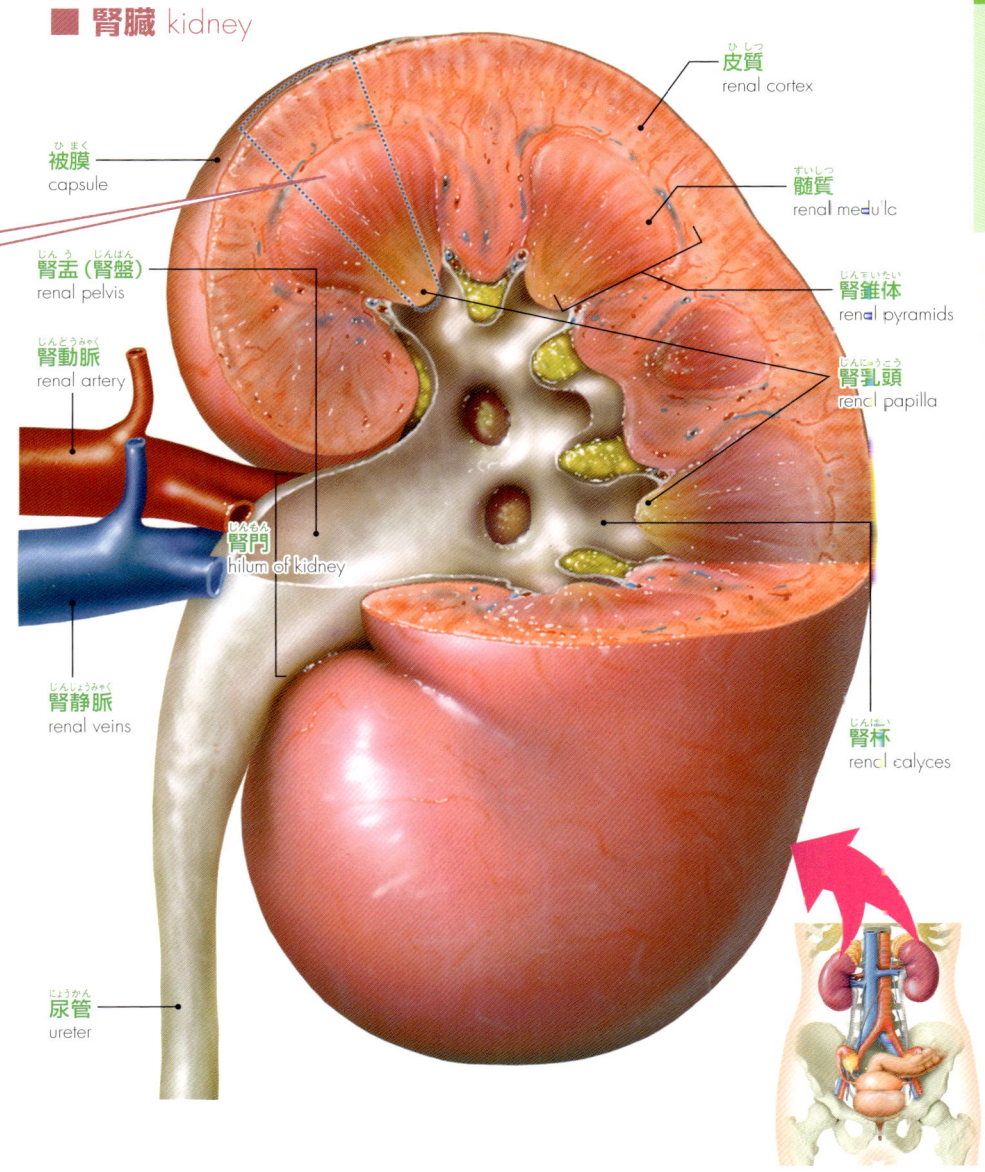

　糸球体は、主に皮質の中にあります。
　糸球体内部に入った毛細血管は、再び合流して輸出細動脈となって糸球体を出て尿細管周囲の毛細血管となり、細静脈を経て、最終的には腎静脈となって腎門から腎臓外部へ出ていきます。
　糸球体は、**ボウマン嚢**（糸球体嚢）という袋状のものに取り囲まれ、この糸球体をボウマン嚢が包んだものを**腎小体**といいます。

第4章 泌尿器・生殖器

尿の生成

腎臓の大きな役割のひとつが尿の生成です。腎臓に送られた血液が濾過され、老廃物や水分が尿となって体外に排出されます。

● ネフロンの構造

腎臓の基本的な構成要素は、**腎小体**と尿細管から形成される部分で、これを**ネフロン**といいます。1個の腎臓に、約100万個のネフロンがあります。

腎小体は、毛細血管が集まった玉状の**糸球体**と、それを包むボウマン嚢からなります。

ボウマン嚢から出ている尿細管は、**近位尿細管**、**ヘンレループ**、**遠位尿細管**に分けられます。近位尿細管は、ボウマン嚢を出てすぐのぐにゃぐにゃ曲がっている部分を指し、原尿から大量の再吸収を行っています。

その後、尿細管は皮質から髄質のほうへ向かい、髄質に入って細くなった尿細管はUターンして皮質のほうへ戻ってきます。このUターンする部分を**ヘンレループ**といいます。

皮質内に戻ると、尿細管は再び太くなって、**遠位尿細管**となり、その後は**集合管**になって、最終的には腎乳頭を通って腎杯に入り込みます。

● 尿が作られるしくみ

腎臓に送られた血液は、**輸入細動脈**を通って糸球体に入ります。糸球体では、糸球体を形成している毛細動脈の3層からなる壁のうち、**基底膜**と呼ばれる中間の層がフィルターとなり、血液から水やナトリウム、カリウム、ブドウ糖などが濾過されます。

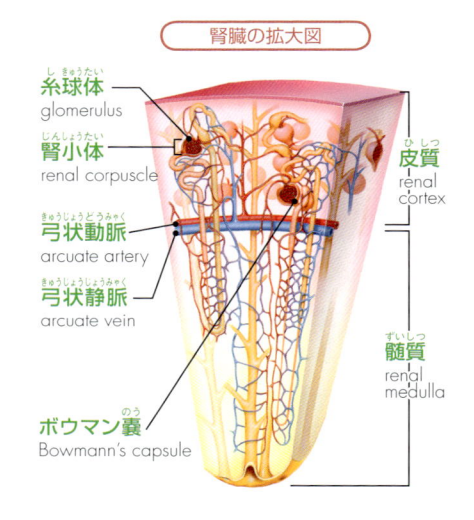

この濾過されたものが原尿で、1日150ℓほど作られています。この原尿内には、まだブドウ糖やアミノ酸など、体に必要な物質が含まれているため、原尿の約95%が尿細管で再吸収されます。ブドウ糖やアミノ酸、ナトリウム、水分など、原尿の大部分が再吸収されるのが近位尿細管です。遠位尿細管では、水やナトリウムなどの約20%が再吸収されます。再吸収されたものは、腎静脈に入り、再び血液に入ります。

再吸収されなかった水分や老廃物などは集合管へ行き、さらに数%吸収され、残り1%がいわゆる尿となって腎盂に集まり、尿管を通って膀胱へ排出されます。

【腎臓の拡大図】
- 糸球体 glomerulus
- 腎小体 renal corpuscle
- 弓状動脈 arcuate artery
- 弓状静脈 arcuate vein
- ボウマン嚢 Bowmann's capsule
- 皮質 renal cortex
- 髄質 renal medulla

■ ネフロン nephron

尿の成分

尿は、体液の恒常性を維持するために生成され、体外に排出されています。大人1日の尿の量は1000〜1500mℓで、このうち95%が水、残りの5%は固形物です。固形物の主な成分は、尿素、塩素、ナトリウム、カリウム、アンモニアで、尿の色が黄色いのは、ウロクロームという色素が入っているためです。

糸球体 glomerulus
腎小体 renal corpuscle
近位尿細管 proximal tubule
ボウマン嚢 Bowmann's capsule
遠位尿細管 distal tubule
集合管 collecting duct
ヘンレループ Henle's loop

■ 腎小体 renal corpuscle

輸入細動脈 afferent glomerular arteriole
遠位尿細管 distal tubule
輸出細動脈 efferent glomerular arteriole
血流
血流
内皮細胞
糸球体 glomerulus
ボウマン嚢 Bowmann's capsule
近位尿細管 proximal tubule
腎小体 renal corpuscle

第4章 泌尿器・生殖器

尿の生成

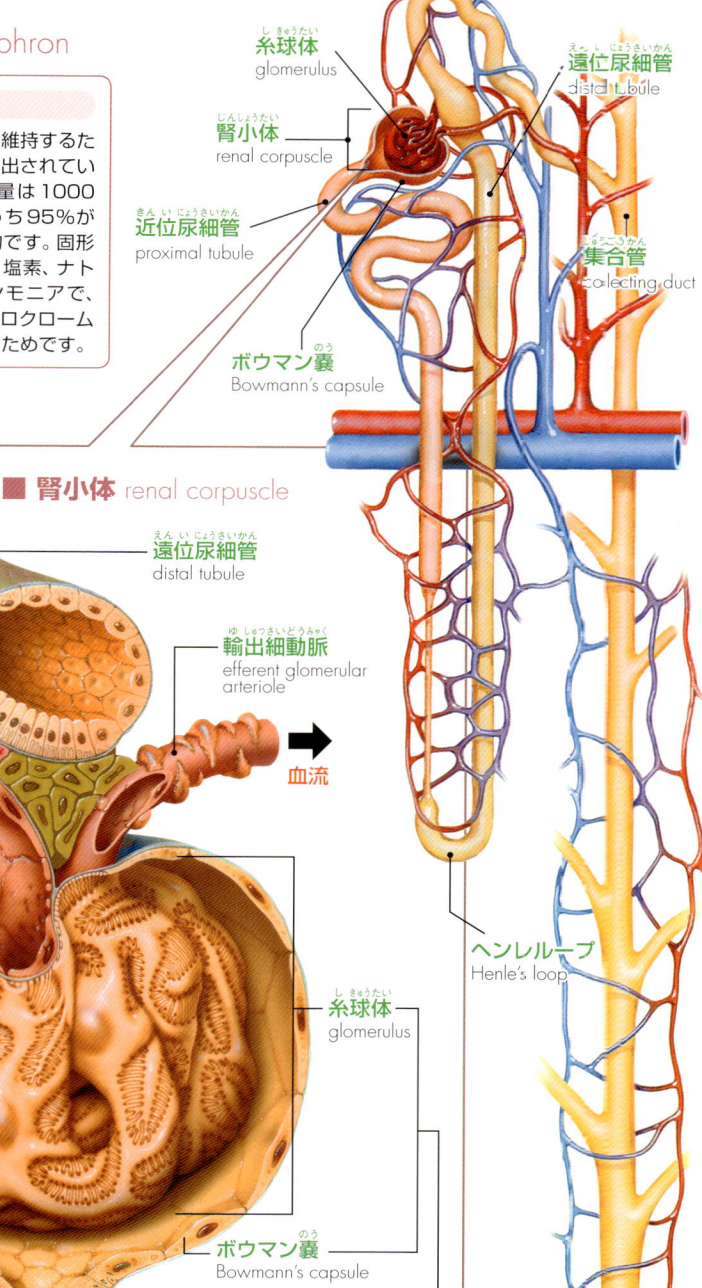

第4章 泌尿器・生殖器

体液の調節

腎臓は、ナトリウムやカリウムなどが含まれている体液の調節を行い、体液の量や成分を一定に保っています。

●血圧を調節する物質

腎臓には、血液を濾過するという機能以外にもうひとつ、血圧を調節するという機能があります。

腎臓が血液を濾過して尿を生成して体外に出すという濾過機能は、**糸球体**にかかる圧力（血圧）によって調節されています。腎臓に送られてくる血液の量が減ったり、交感神経が活性化したりすると、糸球体内部の毛細血管内にある**顆粒細胞**からレニンといわれる酵素が分泌されます。レニンはアンギオテンシノゲンに作用してアンギオテンシンという物質に変換させ、血圧上昇のほか、体液量、循環血液量の増加を引き起こします。

一方、腎臓に送られてくる血液の量が増えると、カリクレインやプロスタグランジンという酵素などが分泌されます。これらの物質は血圧を低下させる作用があり、血圧を正常な値に保つ役割を担っています。

●体液調節のしくみ

体液は、水と**電解質**の出入りによって調節されています。電解質とは、水に溶けると電気を通す性質を持った物質で、ナトリウムやカリウム、カルシウム、マグネシウムなどのことです。ナトリウムはからだの水分の調節など、カリウムは血圧の調節など、カルシウムは骨や神経、筋肉の働きに対してなど、マグネシウムは骨の形成など、人間が生きていく上で欠かせない重要な役割を果たしています。

この体液の調節に大きく関わっているのが腎臓です。水を多く摂取すると血液の濃度が下がり、腎臓の尿細管での作用が抑制されて水分の再吸収が減少して薄い尿が出ます。反対に水分が足りなくなると、水分の再吸収が亢進されて濃い尿が出ます。このようにして、体液の濃度を一定に保っているのです。

TOPIC 体液の構造

人間のからだは、その60％が水で構成されています。そのうち、45％が細胞内の水分で、残り15％が血液やリンパ液、組織液、腹水や脳脊髄液などの体腔液で、細胞外にあります。

細胞外にある体液（細胞外液）は、陽イオンとしてナトリウムイオン、陰イオンとして塩化物イオンが多く含まれている0.9％の食塩水で、海水にきわめて近い性質を持っています。細胞外液は、ナトリウムやカリウム、マグネシウムなどの成分を、常に一定に保つように調整を行っており、この調整機能を**ホメオスタシス（恒常性維持機能）**といいます。

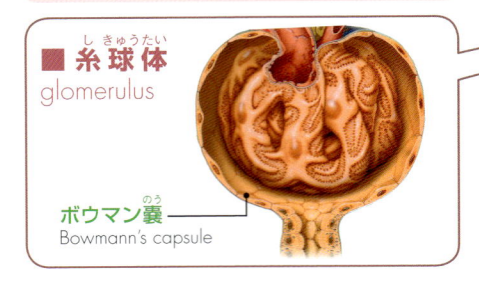

■ **糸球体** glomerulus

ボウマン嚢 Bowmann's capsule

■ 体液調節のしくみと血圧調節のしくみ

体液量の減少

脱水状態になり、口渇中枢が刺激される

血漿浸透圧の上昇

下垂体後葉から利尿を妨げたり、血管を収縮させて血圧を下げたりする効果のある抗利尿ホルモンが分泌

飲水行動により水分量調節

副交感神経

交感神経

血圧の低下

交感神経の末端からカテコールアミン分泌

抗利尿ホルモン

アルドステロン

循環血液量の低下

副腎

心臓

Naの再吸収促進

遠位尿細管

糸球体

水の再吸収促進

集合管

腎臓

血圧上昇

血管収縮

水・Naの再吸収促進

レニン

アンギオテンシンⅡ

アンギオテンシンⅠ

第④章　泌尿器・生殖器

体液の調節

第4章 泌尿器・生殖器

膀胱のしくみ

尿を一時的にためておく機能のある膀胱の容量は約500mlほどで、250〜300mlほどたまると尿意を覚えます。

●尿路のしくみ

腎臓で作られた尿は、**腎杯**を経て**腎盂**へ集められ、その後**尿管**、**膀胱**、**尿道**を通って**外尿道口**から体外へ排出されます。この尿が通る道を**尿路**といい、腎杯から尿管までを**上部尿路**、膀胱から尿道までを**下部尿路**といいます。

尿管は腎盂と膀胱をつなぐ、長さ25〜30cm、直径4〜7mmの管で、内側から粘膜、筋層、外膜の3層からなっています。

腎杯から尿管では、内部の筋層が蠕動運動を行うため、それによって尿は膀胱へと送られます。

●膀胱のしくみ

膀胱は、尿を一時的にためておくための袋状の器官で、恥骨の後方にあり、男性は直腸と、女性は子宮と膣と接しています。

膀胱は、前上部の**膀胱尖**、後下部の**膀胱底**、その間にある**膀胱体**の3つに区分されます。尿管とは膀胱底の後方にある左右の**尿管の開口部**（**尿管口**）でつながっており、左右の尿管口と尿道の始まりである内尿道口を結ぶ、ヒダのない三角形の部分を**膀胱三角**といいます。

膀胱の壁は、粘膜、筋層、漿膜からなり、粘膜は尿がたまると、その厚さも薄くなります。尿がたまると、膀胱壁の筋層が収縮し、尿道の入り口にある**膀胱括約筋**が弛緩して排尿が起こります。

膀胱の容量は約500mlですが、個人差があり、人によってさまざまです。通常は、250〜300mlほどたまると、尿意をもよおすといわれています。

排尿を支配しているのは、自律神経です。膀胱に尿がたまると交感神経が働き、膀胱の筋肉をゆるませて尿をため、尿道の筋肉を締めて尿漏れを防ぎます。さらに尿がたまると、今度は副交感神経が働き、膀胱の筋肉を締め、尿道の筋肉をゆるませて尿が押し出されるしくみです。

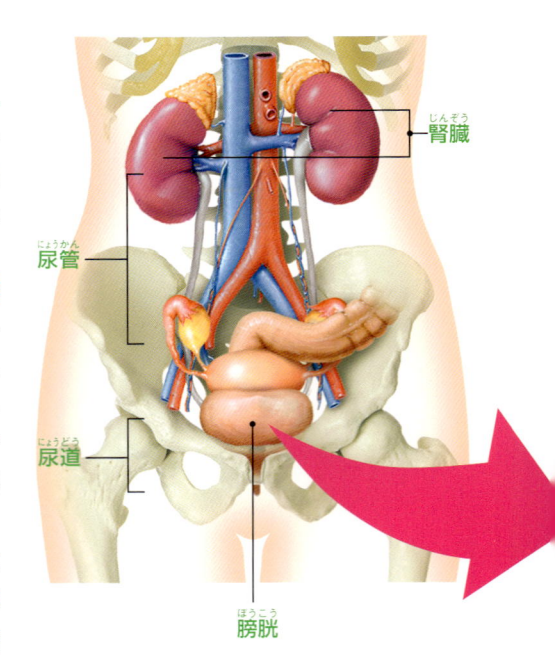

腎臓
尿管
尿道
膀胱

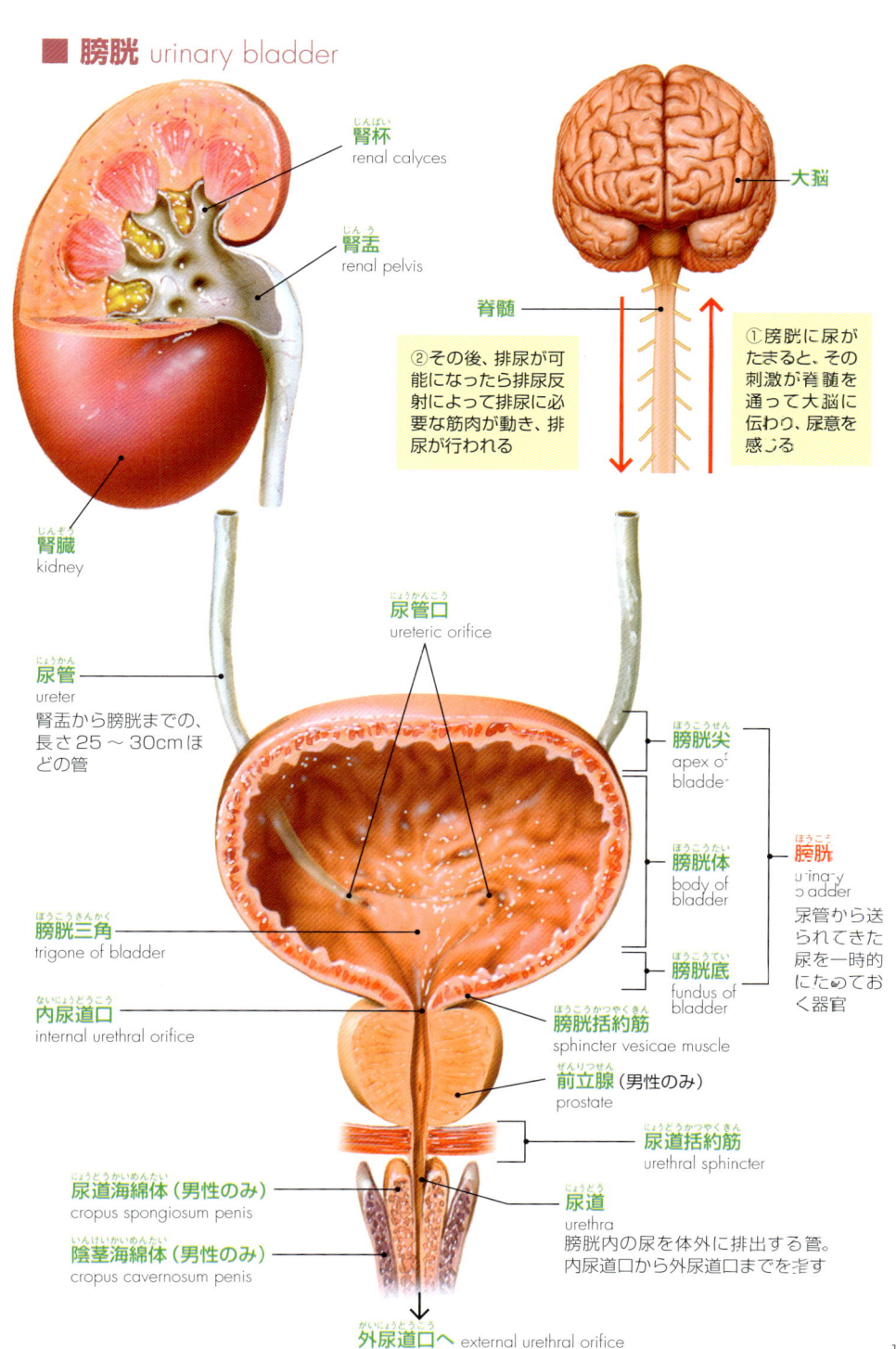

■ 膀胱 urinary bladder

腎杯 renal calyces
腎盂 renal pelvis
腎臓 kidney

大脳
脊髄

②その後、排尿が可能になったら排尿反射によって排尿に必要な筋肉が動き、排尿が行われる

①膀胱に尿がたまると、その刺激が脊髄を通って大脳に伝わり、尿意を感じる

尿管口 ureteric orifice

尿管 ureter
腎盂から膀胱までの、長さ25～30cmほどの管

膀胱尖 apex of bladder
膀胱体 body of bladder
膀胱底 fundus of bladder

膀胱 urinary bladder
尿管から送られてきた尿を一時的にためておく器官

膀胱三角 trigone of bladder
内尿道口 internal urethral orifice
膀胱括約筋 sphincter vesicae muscle
前立腺（男性のみ） prostate
尿道括約筋 urethral sphincter
尿道海綿体（男性のみ） cropus spongiosum penis
陰茎海綿体（男性のみ） cropus cavernosum penis
尿道 urethra
膀胱内の尿を体外に排出する管。内尿道口から外尿道口までを指す

外尿道口へ external urethral orifice

第4章 泌尿器・生殖器 **膀胱のしくみ**

第4章 泌尿器・生殖器

尿道のしくみ

男性と女性とでは、その形状が大きく異なり、男性の尿道は、排尿の機能だけでなく、精液の通り道としての機能も併せ持っています。

●尿道とは

　尿道とは、膀胱とつながっている**内尿道口**から尿を外部に出す**外尿道口**までの管のことで、膀胱内の尿はここを通って体外へ排出されます。

　尿道は、男性と女性とでは大きく異なり、男性は約20cmと長く、横から見るとS字状に曲がっています。一方、女性は約4cmと短く、膀胱からまっすぐ下に伸び、外尿道口とつながっています。そのため、尿路に細菌が侵入し、膀胱炎や腎盂炎などを起こすことも少なくありません。

●男性の尿道のしくみ

　男性の尿道は、膀胱の内尿道口から、**前立腺**という女性にはない、膀胱のすぐ下にあるクルミほどの大きさの器官内を下行する部分の前立腺部、前立腺の真下にある尿生殖隔膜を通過する部分の隔膜部、陰茎から外尿道口までの海綿体部に分けられます。

　前立腺部には、精丘があります。精丘の周辺には、射精管と前立腺管の開口部が多数あり、ここから精液や前立腺液が尿道に分泌されるしくみになっています。

　前立腺では、前立腺液という精液の液体

■ 尿道 urethra

- 膀胱 urinary bladder
- 内尿道口 internal urethral orifice
- 外尿道口 external urethral orifice
- 精嚢 seminal vesicle
- 前立腺 prostate
- 尿生殖隔膜 urogenital diaphragm

部分の構成成分が作られています。前立腺液には、クエン酸や亜鉛などが含まれており、これらの成分が精子に栄養を与えたり、精子を保護したりする役割を果たしていると考えられています。

また、精嚢（P152参照）から分泌された精嚢液と精子を混合して精液を作ったり、排尿をコントロールしたりしています。

TOPIC 排尿のしくみ

膀胱に300mlほど尿がたまると膀胱壁が伸び、壁内にある感覚受容体が刺激されます。この刺激は末梢神経、そして脊髄を通って大脳に伝えられ、大脳の命令によって排尿筋が収縮、内尿道括約筋・外尿道括約筋が弛緩し、排尿します。これを**排尿反射**といいます。

排尿筋と内尿道括約筋は自律神経によって支配されているので意思ではコントロールできませんが、外尿道括約筋は体性神経によって支配されているので、コントロールが可能です。

尿意をもよおしても「まだ」という場合は、大脳は交感神経を刺激し、排尿筋を弛緩、内尿道括約筋・外尿道括約筋を収縮させ、排尿を抑制します。この、抑制による非尿調節ができるようになるのは生後2～3年後なため、排尿の抑制機能が未発達な乳幼児は、尿がたまると自然に漏れてしまうのです。

また、年齢が高くなるにつれ、男性は前立腺が肥大し、尿道が圧迫されて尿が出にくくなる排尿困難、女性は更年期や閉経後の女性ホルモンの影響で尿道がかたくなることによる尿漏れなどが起こりやすくなります。

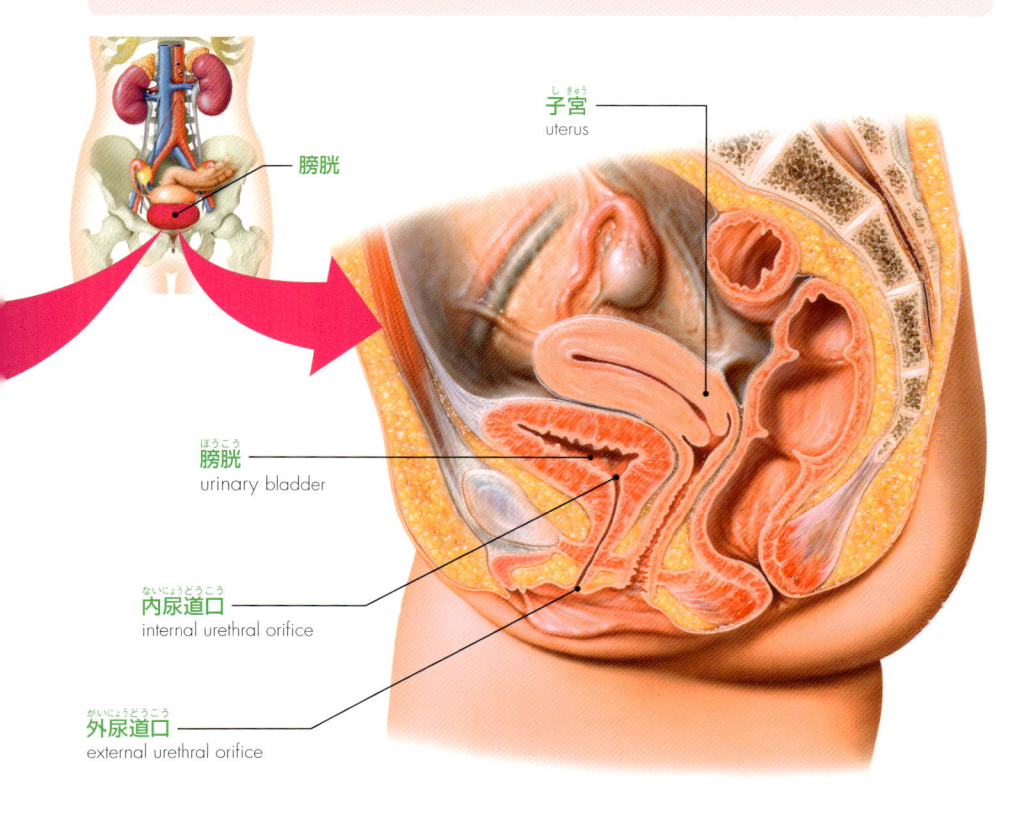

膀胱

子宮
uterus

膀胱
urinary bladder

内尿道口
internal urethral orifice

外尿道口
external urethral orifice

第4章 泌尿器・生殖器

男性生殖器のしくみ

精子を作り出す精巣や精巣上体、陰茎などからなり、女性にはない前立腺などの器官もあります。

●男性生殖器の構造

男性の生殖器は、精子を作る器官である精巣、精子を運ぶ精路である精巣上体・精管、付属する腺である精嚢・前立腺・尿道球腺（カウパー腺）、外生殖器である陰茎・陰嚢から成り立っています。

精巣（睾丸） は、左右１対の器官で、精子や男性ホルモンを作っています。精巣（睾丸）は、**陰嚢**という腹壁の皮膚の続きにある袋の中に入っています。陰嚢の皮下組織には、**肉様膜**という平滑筋層があり、温度によって伸びたり縮んだりすることで精子が一定の温度を保てるようになっています。

精巣（睾丸）で作られた精子は、精細管を通って**精巣上体（副睾丸）**に送られます。精子がここを通過するには１０〜２０日かかり、ここで機能的に成熟します。

精管は精子を運ぶ管です。精巣上体（副睾丸）と尿道をつなぐ長さ３０〜４０cmの管で、平滑筋によって成り立っているため、精子を蠕動運動によって運びます。

精管は、膀胱の後ろから前立腺を貫いて尿道とつながっています。前立腺部分にある精管を**射精管**といい、射精時には、精子はここを通過して尿道へと押し出されます。

精嚢は、前立腺の後ろ側にある袋状の器官です。精液の約７割を占め、精子に運動エネルギーを与えるといわれる**精嚢液**を分泌しています。**尿道球腺（カウパー腺）**は、前立腺の下にある腺で尿道球腺液というアルカリ性の液を分泌しています。酸性に傾いた尿道をアルカリ性にする、亀頭部を濡らして性交をスムーズにする役割があるといわれます。

陰茎とは、尿の排出と精液の射出という２つの機能を持つ器官で、背側の**陰茎海綿体**と腹側の**尿道海綿体**、その先端にある**亀頭**からなります。尿道海綿体のほぼ中央を尿道が通り、亀頭の先で外尿道口として開いています。陰茎海綿体には多くの血管が存在し、ここに多くの血液が流れ込むことによって**勃起**が起こります。

■ 前立腺 prostate

膀胱下部を前から見た図

前立腺 ── 男性のみに存在する生殖器の一部

TOPIC 勃起障害（ED）とは

勃起障害とは勃起不全のことで、専門的には「性交時に十分な勃起が得られないため、あるいは十分な勃起が維持できないため、満足な性交が行えない状態」と定義されています。

EDの原因には、ストレスなどの精神的なものと、糖尿病、心臓病などの血管の障害や脊髄神経のケガなど神経系の障害などがあげられます。また、喫煙や飲酒などの生活習慣がEDを引き起こす場合もあります。

■ 男性生殖器 male genital system

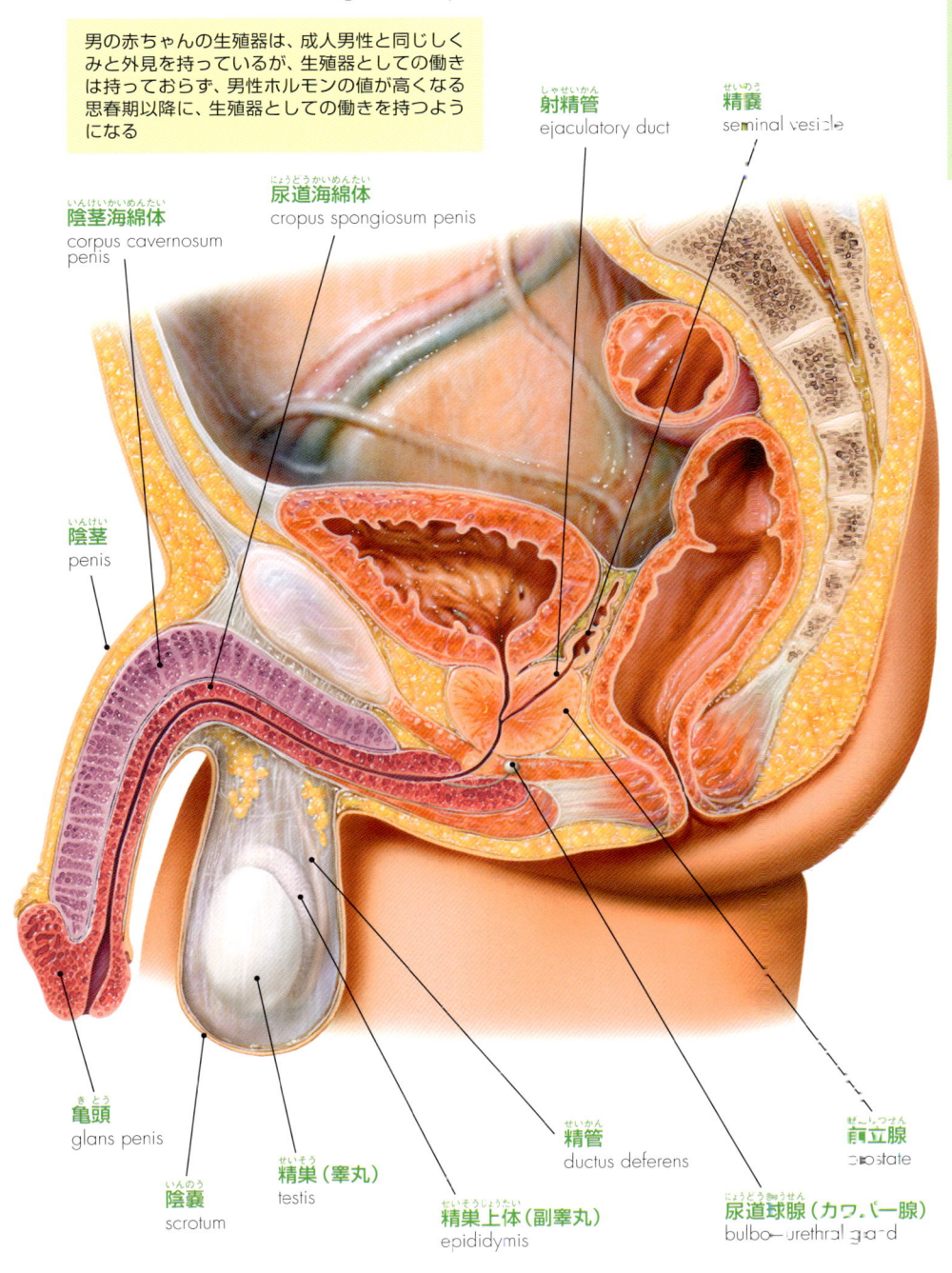

男の赤ちゃんの生殖器は、成人男性と同じしくみと外見を持っているが、生殖器としての働きは持っておらず、男性ホルモンの値が高くなる思春期以降に、生殖器としての働きを持つようになる

第❹章 泌尿器・生殖器

男性生殖器のしくみ

- 射精管 ejaculatory duct
- 精嚢 seminal vesicle
- 尿道海綿体 cropus spongiosum penis
- 陰茎海綿体 corpus cavernosum penis
- 陰茎 penis
- 亀頭 glans penis
- 陰嚢 scrotum
- 精巣（睾丸） testis
- 精巣上体（副睾丸） epididymis
- 精管 ductus deferens
- 前立腺 prostate
- 尿道球腺（カワパー腺） bulbo-urethral gland

153

第4章 泌尿器・生殖器

精巣・精子のしくみ

男性の生殖細胞で、人体の中でもっとも小さい細胞である精子。核にある染色体には、男性のDNAがつまっています。

●精巣（睾丸）の構造としくみ

精巣（**睾丸**）は、**陰嚢**の中に左右1対ある器官で、精子を作り出すほかに、ホルモンの分泌も行っています。表面は線維性の白膜に覆われ、内部には、**精巣中隔**という壁によって分けられている多数の**小葉**が存在し、その中には**曲精細管**が集合しています。この小葉が、精巣（睾丸）を構成する単位です。

曲精細管は集合して**精巣網**を形成し、**精巣輸出管**となって**精巣上体管**とつながります。精巣上体管は、1本の迂曲した管で、**精管**につながっています。

曲精細管の内方には精上皮があり、精上皮には精子となる精細胞と支持細胞であるセルトリ細胞があります。セルトリ細胞は精細胞を支持して栄養を補給し、精細胞は思春期になると分裂変態して精子となります。誕生した精子は精上皮を離れ、**直精細管**、精巣網、精巣上体管、精管の順に送られます。

●精子とは

精子とは、雄性の生殖細胞のひとつで、運動能力を持った、人間のからだでもっとも小さい細胞です。長さは約0.05mmですが、頭部、中部、尾部があります。

頭部は、そのほとんどが**核**で23個の染色体を持ち、父親の遺伝情報を持った**DNA**が詰まっています。

中部には**ミトコンドリア**が集合しており、尾部までつながっている小さな管にら

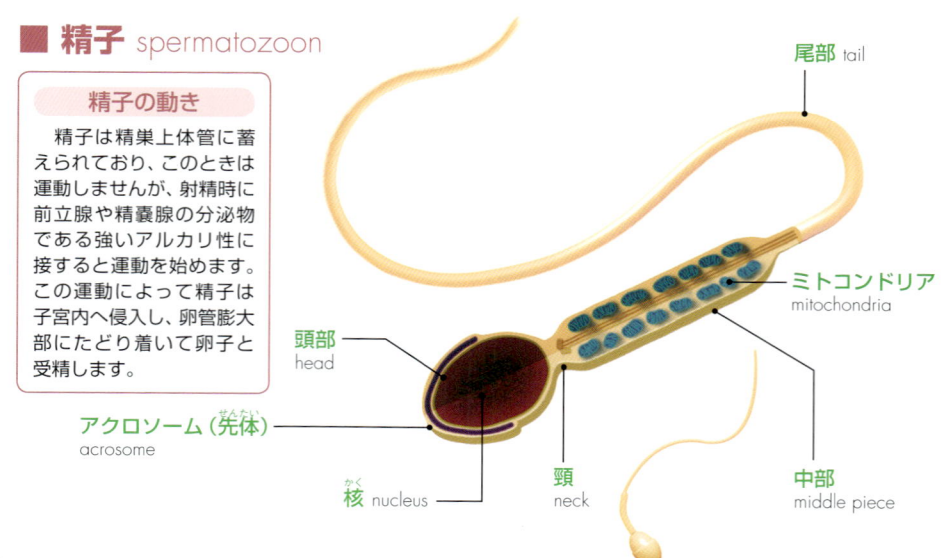

■ 精子 spermatozoon

精子の動き

精子は精巣上体管に蓄えられており、このときは運動しませんが、射精時に前立腺や精嚢腺の分泌物である強いアルカリ性に接すると運動を始めます。この運動によって精子は子宮内へ侵入し、卵管膨大部にたどり着いて卵子と受精します。

- 尾部 tail
- ミトコンドリア mitochondria
- 頭部 head
- アクロソーム（先体） acrosome
- 核 nucleus
- 頸 neck
- 中部 middle piece

せん状に巻きついています。中部にあるミトコンドリアは、精液に含まれている果糖などを吸収し、精子が運動を行うためのエネルギーを生成、供給しています。尾部は**鞭毛**という毛状の構造をしており、そ れを振動させることで前進しています。

精子の先端は**アクロソーム**（先体）と呼ばれ、卵子に近づくと先体の細胞膜に変化が起こり、先体内の物質が放出されます。

TOPIC 精子のでき方

精子と卵子のもととなる**原始生殖細胞**は、受精後まもなく胎児のときにからだの中で作られ始め、妊娠3週目頃にはでき上がっています。原始生殖細胞は、男性胎児の生殖器官が形成されると、精巣（睾丸）に入って**精原細胞**となり、休眠期を迎えます。その後、思春期に男性ホルモンが盛んに分泌されると、活発に分裂を始めて**精祖細胞**になります。精祖細胞はさらに分裂し、**精母細胞**になり、さらに減数分裂して**精子細胞**になります。

精子細胞はその後、精子形成という成熟過程を経て、1個の精子となるのです。

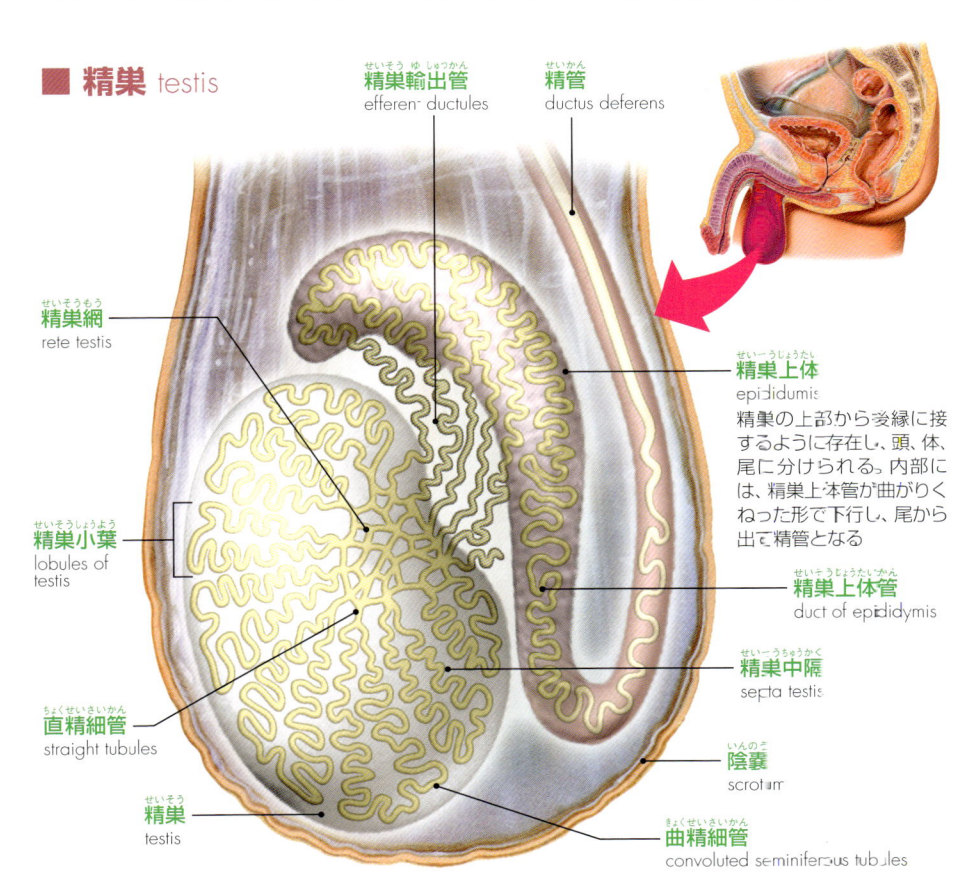

第❹章 泌尿器・生殖器

精巣・精子のしくみ

■ 精巣 testis

- 精巣輸出管 efferent ductules
- 精管 ductus deferens
- 精巣網 rete testis
- 精巣上体 epididymis

精巣の上部から後縁に接するように存在し、頭、体、尾に分けられる。内部には、精巣上体管が曲がりくねった形で下行し、尾から出て精管となる

- 精巣小葉 lobules of testis
- 精巣上体管 duct of epididymis
- 精巣中隔 septa testis
- 直精細管 straight tubules
- 陰嚢 scrotum
- 精巣 testis
- 曲精細管 convoluted seminiferous tubules

155

第4章 泌尿器・生殖器

勃起・射精

多量の血液が流れ込むことで起きる勃起。一度の射精で排出される精子は1億〜4億個ですが、卵子にたどり着くのは、そのうちのたった100個程度です。

●勃起と射精のしくみ

陰茎の内部には、左右1対の**陰茎海綿体**と**尿道海綿体**の、合計3本の海綿体が通っており、このうち尿道海綿体の中央に尿道が通っています。

性的興奮などが起きると、海綿体に無数に存在している穴に、**陰茎深動脈**から流れ込む血液量が増え、海綿体が血液で満たされることで膨張してかたくなります。これにより、陰茎も膨張してかたくなります。これを**勃起**といいます。

勃起によって、陰茎の大きさは変化し、個人差がありますが、通常は太さ、大きさともに1.5〜2倍になります。また、勃起した際、精巣（睾丸）や陰嚢は上に上がってきます。

勃起後、さらに性的興奮が高まると、脊髄中にある射精中枢が刺激され、**精巣上体（副睾丸）**、**精管**、**精嚢**、**前立腺**が収縮し、

■ 勃起時の陰茎

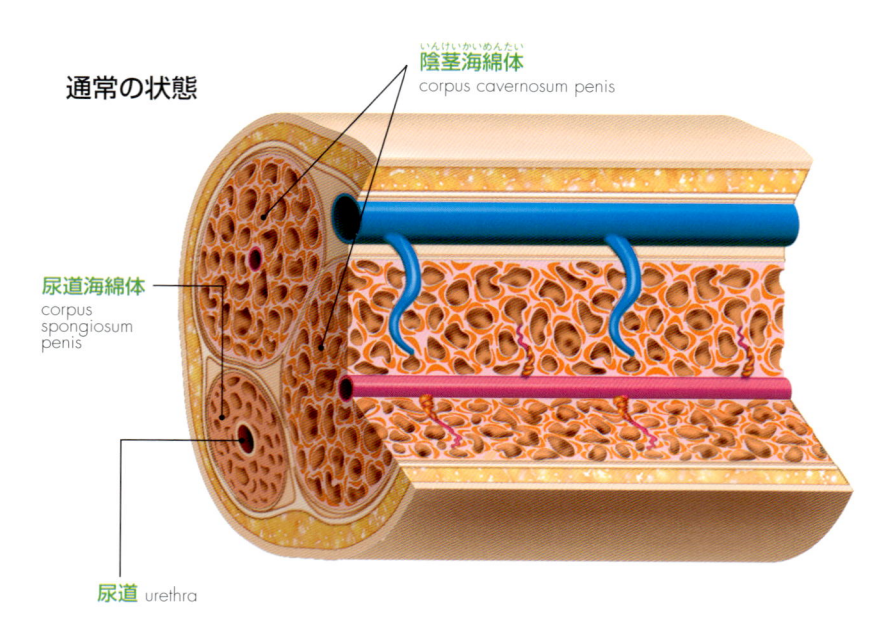

通常の状態

陰茎海綿体 corpus cavernosum penis

尿道海綿体 corpus spongiosum penis

尿道 urethra

これによって精液が前立腺部に押し出されます。このとき、内尿道口は閉じられているので、精液が逆流することはありません。

　その後、前立腺内部は精液で充満し、その圧力によって一気に尿道へ押し出され、陰茎先端の**外尿道口**（がいにょうどうこう）から外に放出されます。これと同時に、精嚢が収縮を繰り返し、精嚢液も放出されます。この現象を**射精**といいます。

　射精後は、勃起は急速に収まります。

●射精後の精子

　射精によって女性の膣（ちつ）に放出された精子の数は、通常は1億〜4億個程度です。膣内に入った精子は**卵管**を通り、**卵管膨大部**（らんかんぼうだいぶ）で**卵子**にたどり着きますが、この間に多くの精子は死に、卵子までたどり着く精子は100個程度だといわれています。さらに、そのうちたったひとつの精子だけが卵子の中に入り込み、受精を成立させるのです。

🔬 TOPIC 精液とは

　精液とは、「精漿」（せいしょう）という液体成分と、「精子」という細胞成分によって構成されています。精漿の約3割は前立腺液で、約7割は精嚢分泌液です。

　精嚢分泌液には果糖が多く含まれており、これが精子の鞭毛（べんもう）活動を起こすためのエネルギー源となっています。一方、前立腺液は乳白色のアルカリ性の液体でクエン酸を多く含み、pHを弱アルカリ性に保つことで、精子の生存を助けています。

第4章 泌尿器・生殖器

勃起・射精

勃起時の状態

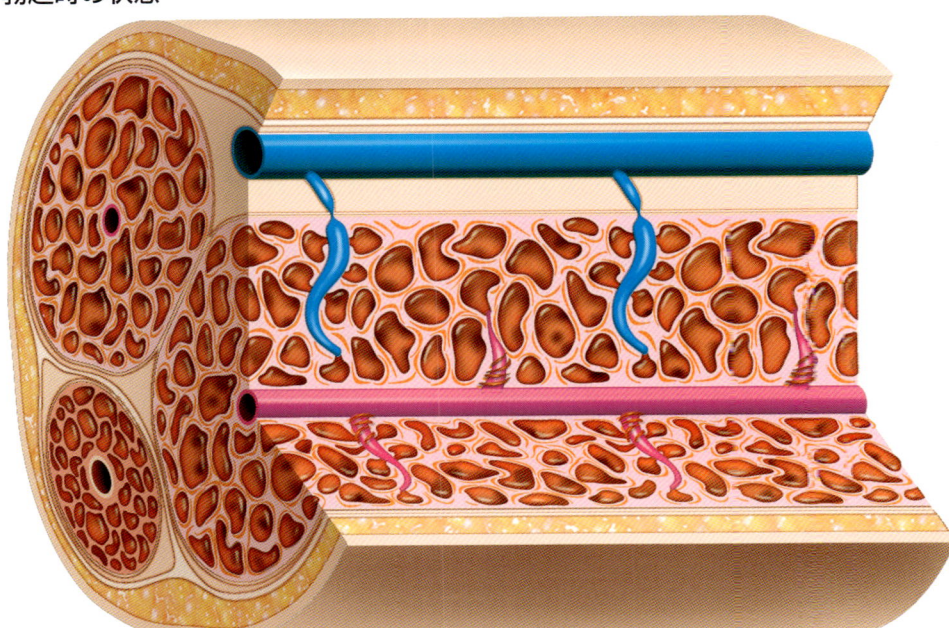

勃起するには、次の2つのケースがある。ひとつは、心理的刺激によって起きる勃起で中枢性勃起といい、女性の裸体を見たりした場合に起きる。もうひとつは、物理的刺激によって勃起するもので、反射勃起といい、手で陰茎を刺激したりした場合に起きる

第4章　泌尿器・生殖器

女性生殖器のしくみ

成人して、子どもを生み、育てることができるよう、卵巣や膣、子宮などは思春期になると変化を始めます。

●女性生殖器の構造

女性生殖器は、内生殖器である**卵巣**、**卵管**、**子宮**、**膣**と、外生殖器である**大陰唇**、**小陰唇**、**陰核（クリトリス）**、**膣前庭**、**膣口**などで構成されています。

卵巣は、骨盤内で子宮の左右にある卵形の器官で、卵子を作って育てたり、女性ホルモンを分泌したりする役割を担っています。

卵管は、子宮から左右に伸びている管で、その先には**卵管采**があります。この卵管采の一部は卵巣に付着しており、排卵時に卵巣から飛び出した卵子を受け取ります。卵管壁の粘膜には線毛があり、線毛運動と卵管壁の平滑筋による蠕動運動によって、卵子は卵管を通って子宮まで運ばれるのです。

子宮は、骨盤内にあり、膀胱と直腸の間に位置しています。長さ約8cm、幅約5cm、重さ約50gで、下向きの二等辺三角形のような形をした袋状の、胎児を育てるための器官です（P160〜161参照）。

膣は、子宮の下にある管で、性交の際の交接器です。また、出産時には、胎児が通る産道になります。

外生殖器の中央には陰裂という裂け目があり、それを挟むように大陰唇という厚いヒダがあります。その内側には小陰唇という薄いヒダがあり、膣前庭はさらにその内側です。膣前庭には膣口と外尿道口が開口しており、大陰唇と小陰唇は、尿道口や膣口を覆って、細菌などから守る役割を果たしています。

小陰唇の前方にあるのが陰核で、男性の陰茎にあたり、性的興奮を高めるための器官です。性的興奮が起きると充血し、勃起します。また、膣口の後外側には大前庭腺（バルトリン腺）があり、性交をスムーズに行うため、ここから粘液が分泌されます。

TOPIC 不正性器出血の原因

不正性器出血とは、月経以外の出血すべてを指します。不正性器出血と一概にいっても、その原因はさまざまで、ときには他の症状を伴う場合もあります。

不正性器出血があった場合は、婦人科への受診が必要です。その際、出血が起こったきっかけ、他の症状、月経との関係などをまとめた記録などがあれば持参しましょう。

不正性器出血

症状	考えられる原因
外陰部のしつこいかゆみ、腫れ、痛み、排尿時の灼熱感	外陰ガン
性交痛	膣壁裂傷
予測される月経発来約2週間前の出血、月経周期の短縮	黄体機能不全
妊娠時の出血	流産、切迫流産、子宮外妊娠、前置胎盤、常位胎盤早期剥離など

■ 女性生殖器 female genital system

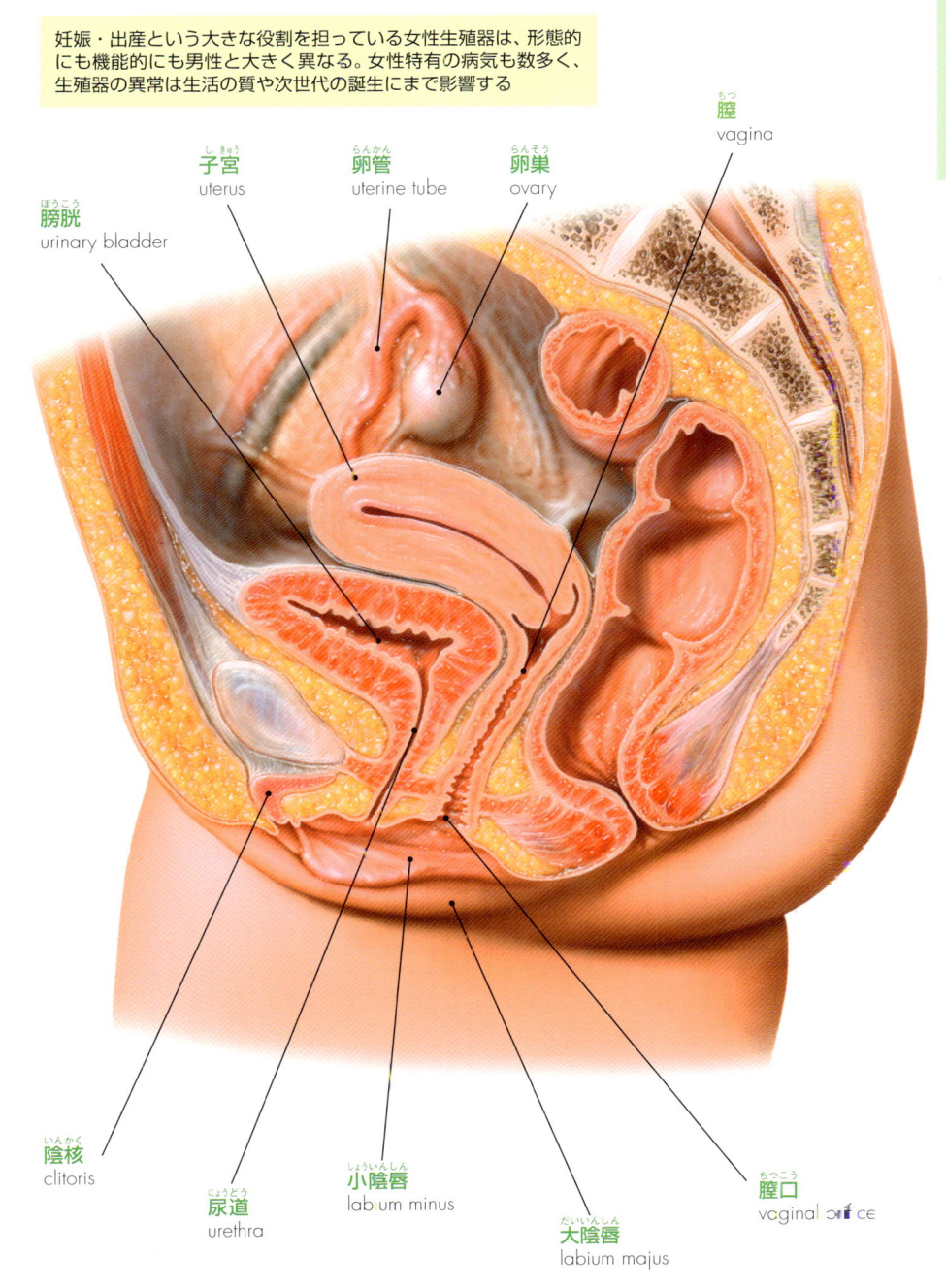

妊娠・出産という大きな役割を担っている女性生殖器は、形態的にも機能的にも男性と大きく異なる。女性特有の病気も数多く、生殖器の異常は生活の質や次世代の誕生にまで影響する

第4章 泌尿器・生殖器

女性生殖器のしくみ

膣 vagina
子宮 uterus
卵管 uterine tube
卵巣 ovary
膀胱 urinary bladder
陰核 clitoris
尿道 urethra
小陰唇 labium minus
大陰唇 labium majus
膣口 vaginal orifice

159

第4章 泌尿器・生殖器

卵巣のしくみ

女性の生殖器のひとつで、卵子を作り出し成熟させる働きと、女性ホルモンを分泌させる働きを持っています。

●卵巣の構造

卵巣は、子宮の左右にある、長さ4～5cm、幅2.5cmほどの器官です。卵子を作り出し成熟させる働きと、女性ホルモンを分泌する働きがあり、男性の精巣（睾丸）にあたります。卵巣の表面は、**漿膜**と**白膜**に覆われています。内部は、**皮質**と**髄質**に分かれており、大部分を占める皮質には、ひとつの卵細胞を持つ**原始卵胞**が多数存在します。この原始卵胞は、思春期を迎えると発達を始め、成熟したら卵巣から放出されます。これを**排卵**といいます。

卵胞が発達すると、ホルモンの分泌も盛んになり、卵胞からは卵胞ホルモン（エストロゲン）が、卵胞が変化した黄体からは黄体ホルモン（プロゲステロン）が分泌されます。これらのホルモンは、皮下脂肪の増加や乳房の発達といった女性らしい体への変化や、卵巣の成熟など、その後の受精や妊娠などに備えた変化をもたらします。さらに、骨を強くしたりコレステロールの蓄積を防ぐなど、女性の健康を支える働きもしています。

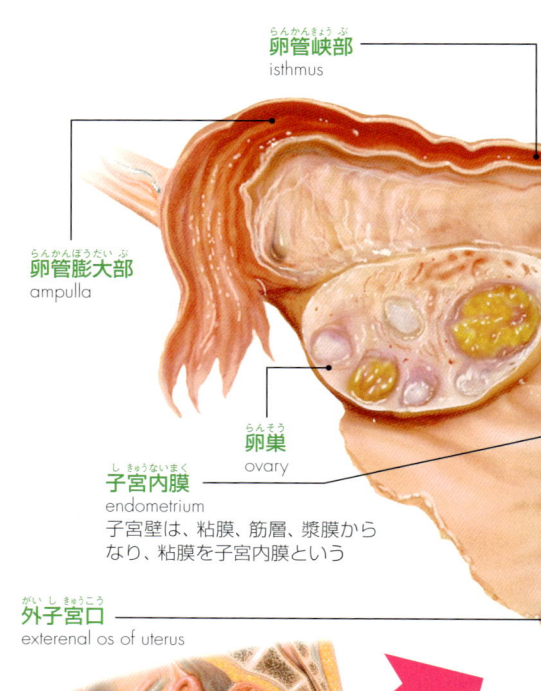

卵管峡部 isthmus
卵管膨大部 ampulla
卵巣 ovary
子宮内膜 endometrium
子宮壁は、粘膜、筋層、漿膜からなり、粘膜を子宮内膜という
外子宮口 exterenal os of uterus

TOPIC 卵胞の構造

卵胞とは、卵細胞を包んでいる袋のことで、ひとつの卵胞にはひとつの卵細胞が入っています。卵細胞が変化するとともに卵胞も変化し、その呼び方も変わります。

原始卵胞とは、休眠期の卵胞のことで、卵巣内に無数に存在します。思春期に入り、発達を始めて数日間の卵胞を一次卵胞、一次卵胞から排卵するまでの卵胞を二次卵胞といいます。さらに、排卵直前の卵胞を成熟卵胞といいます。

■ 卵巣（前面から見た図）ovary

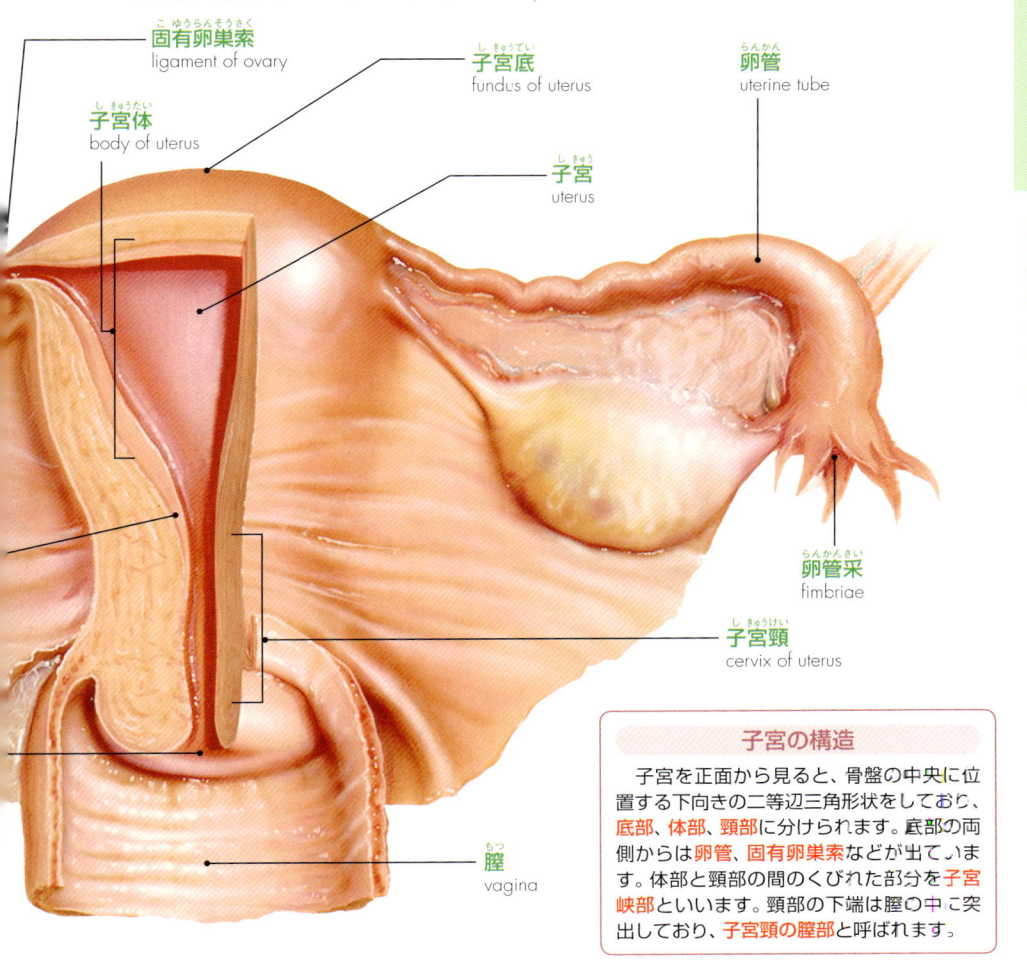

- 固有卵巣索 ligament of ovary
- 子宮底 fundus of uterus
- 卵管 uterine tube
- 子宮体 body of uterus
- 子宮 uterus
- 卵管采 fimbriae
- 子宮頸 cervix of uterus
- 膣 vagina

第❹章 泌尿器・生殖器

卵巣のしくみ

> ### 子宮の構造
> 子宮を正面から見ると、骨盤の中央に位置する下向きの二等辺三角形状をしており、**底部、体部、頸部**に分けられます。底部の両側からは**卵管、固有卵巣索**などが出ています。体部と頸部の間のくびれた部分を**子宮峡部**といいます。頸部の下端は膣口に突出しており、**子宮頸の膣部**と呼ばれます。

●卵細胞の成熟過程

　卵巣内にある卵細胞は、その成熟過程によって呼び方が変化します。

　胎児の頃の卵巣内にある、卵子のもととなる細胞を**原始生殖細胞**といいます。原始生殖細胞は、胎児の間に分裂し、**卵祖細胞**、**卵母細胞**と変化します。卵母細胞の状態で休眠期に入り、卵胞という袋の中で休眠します。これが原始卵胞です。

　思春期に入ると卵母細胞は再び分裂し、**卵娘細胞**へと変化します。分裂を終え、このうちたったひとつだけ生殖能力を持った卵細胞のことを、**卵子**といいます。

　卵子（成熟した卵細胞）は、直径は0.1〜0.2mmもあり、人間のからだの中でもっとも大きい細胞です。

第4章　泌尿器・生殖器

排卵・月経

思春期になると、定期的に発達した卵子が卵巣から飛び出す排卵が行われ、その後、受精しないと卵子が体外へ排出される月経が起こります。

●排卵とは

女の胎児の**卵巣**には、100万～200万個もの**原始卵胞**があります。思春期になると、30万～40万個となり、**卵胞刺激ホルモン**の働きによってこのうちの15～20個が発達を始め、一次卵胞、二次卵胞へと変化し、1個だけが排卵直前の**成熟卵胞**になります。

この、成熟した卵胞が裂けて、中の卵子が外へ飛び出します。これが**排卵**で、この時期を**排卵期**といいます。排卵日には、ほとんどの人は症状がありませんが、排卵痛という下腹部痛があったり、少量の出血があったりすることもあります。通常は排卵後、14日前後に、妊娠していなければ**月経**が始まります。

卵胞を飛び出した卵子は、卵管を通って子宮に入ります。その際、卵管内に精子が存在して受精すると妊娠が成立します。

精子が存在せず、そのまま卵管を通って子宮に入った卵子は、そのまま体外へ排出されます。

●月経のしくみ

思春期になると、**卵胞刺激ホルモン**の分泌が増加されます。これにより、卵細胞は成熟卵胞にまで成熟し、その後、下垂体から排卵を促す**黄体形成ホルモン**が分泌され、排卵が起こります。

排卵後、卵巣から卵胞ホルモンと黄体ホルモンが分泌され、これらが子宮の内側を覆っている**子宮内膜**に作用し、受精卵が**着床**しやすいように**子宮内膜**を厚くします。

妊娠が成立した場合、子宮内膜は厚いままですが、妊娠が成立しなかった場合、卵胞ホルモンと黄体ホルモンの分泌が減り、厚くなった子宮内膜がはがれて、出血が起きます。これが月経で、月経の周期は、**約28日周期**です。医学的には「月経」と呼びますが、「女性に起きる生理現象のひとつ」という意味で、一般的には「生理」と呼ばれています。

月経後は、卵胞ホルモンの分泌が再び増加し、これによって月経は止まります。

TOPIC 月経に関係するホルモン

内分泌腺	ホルモン名	作用
視床下部	性腺刺激ホルモン放出ホルモン	卵胞刺激ホルモン、黄体形成ホルモンの分泌を促進させる
下垂体	卵胞刺激ホルモン	原始卵胞を成熟卵胞にする
	黄体化ホルモン	排卵を促す、排卵後の卵胞に作用し、黄体を形成する
卵巣	卵胞ホルモン	子宮内膜の増殖など
	黄体ホルモン	子宮内膜に働き、受精卵が着床しやすいようにする

■ 月経周期と体の変化

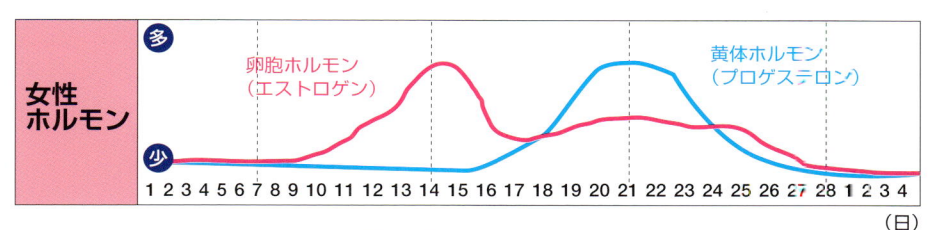

女性ホルモン
多 / 少
卵胞ホルモン（エストロゲン）
黄体ホルモン（プロゲステロン）
1 2 3 4 5 6 7 8 9 10 11 12 13 14 15 16 17 18 19 20 21 22 23 24 25 26 27 28 1 2 3 4 （日）

子宮内膜
厚 / 薄
月経 ／ 子宮 ／ 月経
1 2 3 4 5 6 7 8 9 10 11 12 13 14 15 16 17 18 19 20 21 22 23 24 25 26 27 28 1 2 3 4 （日）

基礎体温
37.0℃ / 36.5℃ / 36.0℃
低温期 ／ 高温期 ／ 低温期
1 2 3 4 5 6 7 8 9 10 11 12 13 14 15 16 17 18 19 20 21 22 23 24 25 26 27 28 1 2 3 4 （日）

月経周期
月経期 ／ 排卵期 ／ 卵巣 ／ 月経期
卵胞期 ／ 黄体期 ／ 卵胞期
1 2 3 4 5 6 7 8 9 10 11 12 13 14 15 16 17 18 19 20 21 22 23 24 25 26 27 28 1 2 3 4 （日）

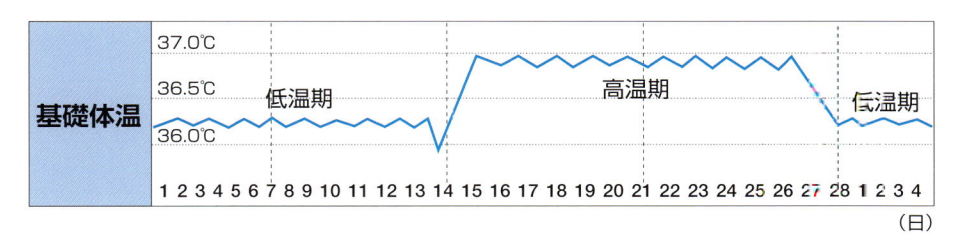

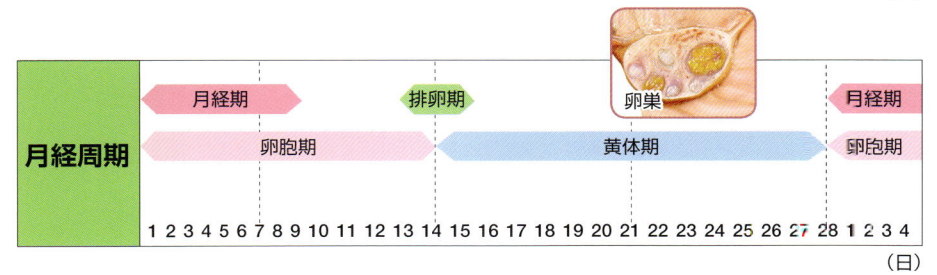

月経期（低温期）：黄体ホルモンの分泌が止まり、体温が下がる。頭痛や腹痛など月経痛や月経の出血による貧血、だるさを感じることも。心身ともにブルーな気分になる時期

卵胞期（低温期）：卵胞ホルモンの分泌が高まり、新陳代謝が活発になる時期。むくみが取れ、自律神経のバランスも良くなるなど、心身共に充実する時期

排卵期（高温期）：大きな不調はないが、排卵時に下腹部痛や不快感がある場合も。排卵を機に黄体ホルモンの分泌が高まる

黄体期（高温期）：黄体ホルモンの影響で体温の上昇やむくみ、コリ、頭痛、イライラなど心身に不調をきたすとき

第4章　泌尿器・生殖器

乳房のしくみ

脂肪と乳腺からなる乳房は、女性ホルモンによって発達し、出産後は乳汁の分泌を行います。

● 乳房の構造

　乳房は、胸の部分に左右1対あり、成熟した女性は大きくふくらんでいますが、未成熟の子どもや男性はふくらんでいません。

　乳房の表面は皮膚で覆われており、中央の少し色の濃い部分を**乳輪**、その中心の突起した部分を**乳頭**といいます。乳輪や乳頭の周囲には、平滑筋線維や知覚神経などがあり、乳輪には皮脂腺や汗腺も開いています。

　乳房の内側は、**脂肪細胞**と**乳腺**で構成されています。脂肪内には、血管やリンパ管、神経が分布しています。

　乳腺は、**乳汁**を分泌する組織で、ブドウの房のような形をしています。この箇所の実のような部分が、乳腺細胞が集まって形成された**腺房**と呼ばれる部分です。さらに、腺房が100個以上集まって**乳腺小葉**を作り、この小葉がさらに集まって、**腺葉**という組織を形成しています。

　腺葉は、腺葉ごとに**乳管**という管で**乳口**という乳頭の開口部とつながっていて、放射線状に並んでいます。この、腺房から乳管までの、ブドウの房のような部分全体を指して**乳腺**と呼んでいます。

● 乳汁分泌のしくみ

　乳汁は、脳下垂体が分泌するプロラクチンというホルモンの刺激によって作られ、出産して胎盤がなくなると、乳汁の分泌が始まります。

　乳汁は**乳管洞**に蓄えられていますが、乳児が乳頭を吸う感覚が視床下部へ伝わると、オキシトシンというホルモンが分泌され、乳頭周辺の平滑筋を収縮させて、乳汁がしぼり出されます。

　乳汁の成分は、乳糖、乳タンパク、乳清、脂肪、抗体などです。

　乳汁の分泌量が多すぎると、授乳期に乳腺内に乳汁がたまり、乳房が肥大し、痛みを伴う急性うっ滞乳腺炎になることがあります。

■ 乳房 breast

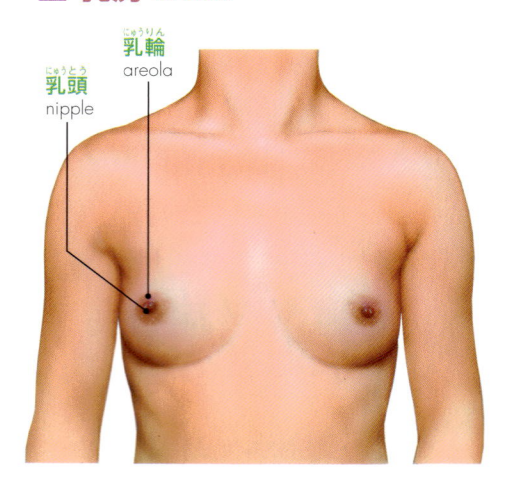

乳輪 areola
乳頭 nipple

■ 乳房の内部

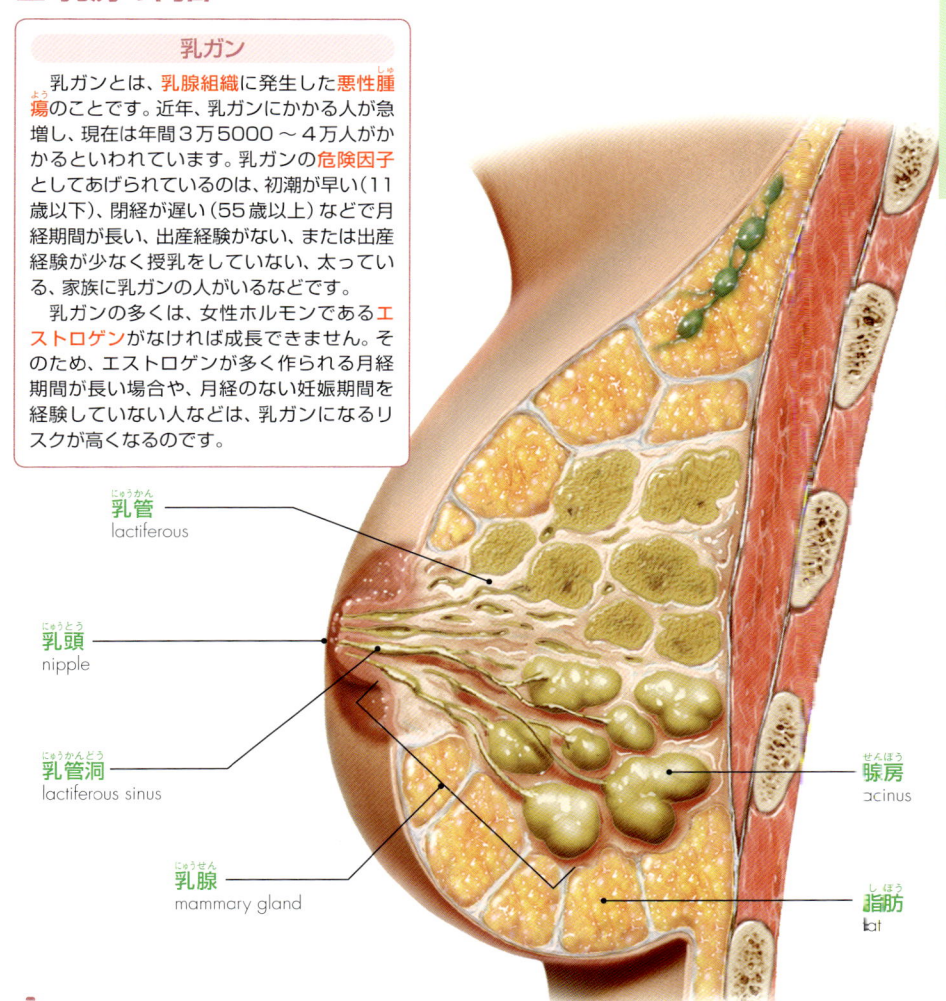

乳ガン

乳ガンとは、**乳腺組織**に発生した**悪性腫瘍**のことです。近年、乳ガンにかかる人が急増し、現在は年間3万5000～4万人がかかるといわれています。乳ガンの**危険因子**としてあげられているのは、初潮が早い（11歳以下）、閉経が遅い（55歳以上）などで月経期間が長い、出産経験がない、または出産経験が少なく授乳をしていない、太っている、家族に乳ガンの人がいるなどです。

乳ガンの多くは、女性ホルモンである**エストロゲン**がなければ成長できません。そのため、エストロゲンが多く作られる月経期間が長い場合や、月経のない妊娠期間を経験していない人などは、乳ガンになるリスクが高くなるのです。

第❹章 泌尿器・生殖器

乳房のしくみ

- 乳管 lactiferous
- 乳頭 nipple
- 乳管洞 lactiferous sinus
- 乳腺 mammary gland
- 腺房 acinus
- 脂肪 fat

🔬 TOPIC 乳房の発達

思春期になり、卵巣から分泌される卵胞ホルモン（エストロゲン）の血中濃度が高くなると、乳管や腺房が発達し、それに伴い乳房も大きく膨らみます。

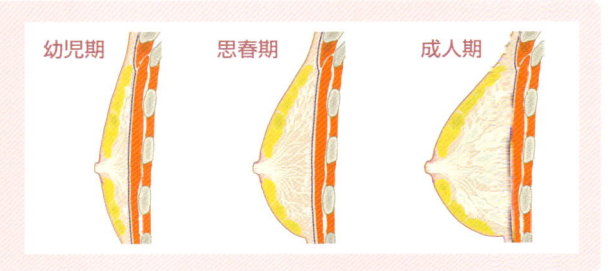

幼児期　思春期　成人期

165

受精・妊娠

卵巣から排出された卵子と、膣から卵管へと進んだ精子が出会うことで受精・妊娠は成立します。

●受精のしくみ

卵巣から**排卵**によって排出された**卵子**は、**卵管腹腔口**から**卵管**へ取り込まれます。一方、**精子**は**膣**から**子宮**を通って**卵管**に到達し、**卵管膨大部**で**卵子**を待機しています。膣内に入る精子の数は1億〜4億個ほどですが、ここまで到達できる精子は100個ほどです。さらに、精子の受精機能は数時間から3日ほど、最大で7日ほどといわれています。

精子は卵子に誘引されるため、卵管膨大部で卵子と出会うとその表面に集まり、競ってその内部に入ろうとします。そして、精子のひとつが卵子に侵入した瞬間、頭部だけを切り離して卵子に侵入します。それと同時に、卵子の表面は**受精膜**という透明な膜で覆われ、ほかの精子は入れなくなります。

卵子に侵入した精子の核は、やがて卵核と融合します。これによって受精は完了し、23本の染色体を2セット持つ体細胞となります。

●妊娠するまでの流れ

受精した卵子は**受精卵**となり、卵管の蠕動運動や線毛運動によって、約1週間かけて子宮に到達します。

その間、受精卵は分裂を繰り返し、16個以上の細胞に増殖した**桑実胚**、さらに胎児のもととなる細胞と栄養細胞に分かれた**胞胚**へと変化します。

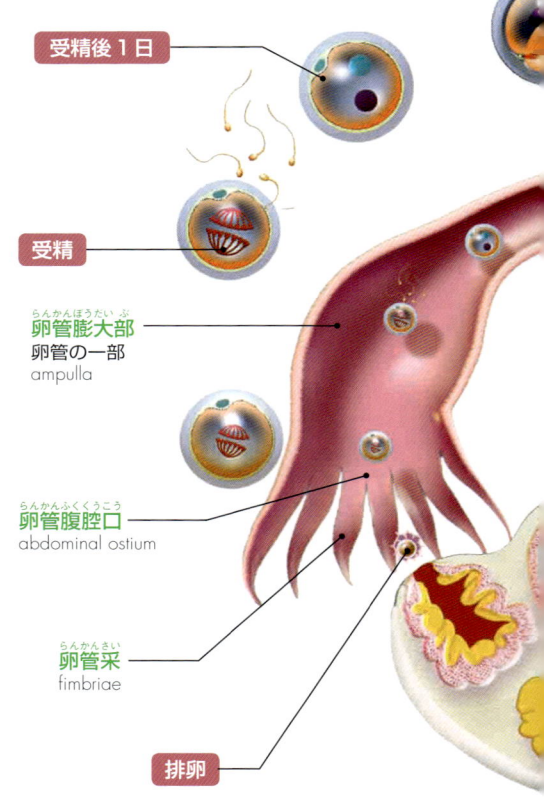

子宮に到達した胞胚は、**子宮内膜**の中に入り込みます。この状態を**着床**といい、着床した部分が**胎盤**となります。

着床した胞胚はその後、妊娠7週目までは**胚子**と呼ばれ、さらに骨の形成が始まって体の器官も成熟してくると、**胎児**と呼ばれるようになります。

- 受精後1日
- 受精
- 卵管膨大部 らんかんぼうだいぶ 卵管の一部 ampulla
- 卵管腹腔口 らんかんふくくうこう abdominal ostium
- 卵管采 らんかんさい fimbriae
- 排卵

■ 受精から妊娠までの流れ

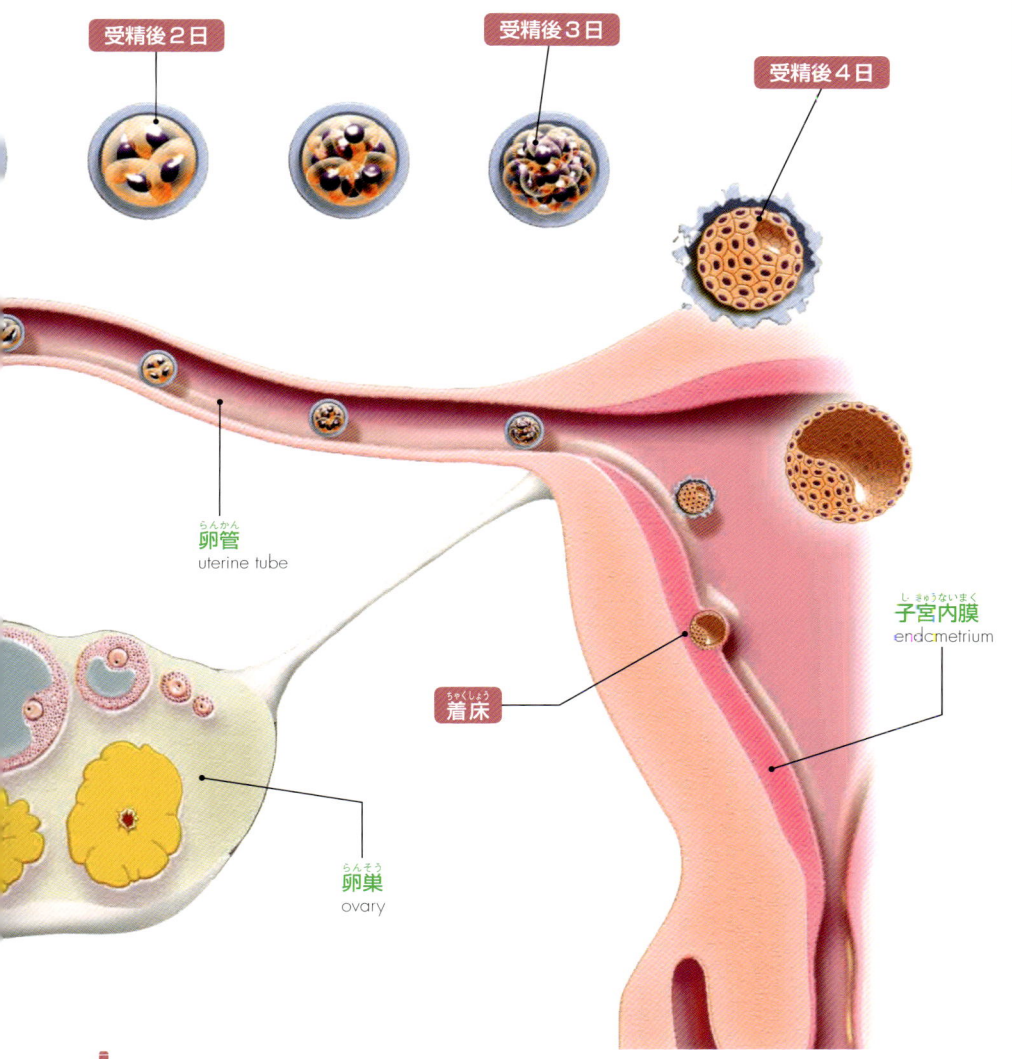

受精後2日
受精後3日
受精後4日

卵管
uterine tube

子宮内膜
endometrium

着床

卵巣
ovary

🔬 TOPIC 子宮外妊娠とは？

　子宮外妊娠とは、子宮以外の場所に受精卵が着床してしまうことで、全妊娠数の1〜2％ほど、全分娩数の2〜3％ほどに認められます。子宮外妊娠の約98％は卵管妊娠で、それ以外には、卵巣妊娠、腹膜妊娠、子宮頸管妊娠があります。

　子宮外妊娠といっても妊娠なので、胸が張ったり、生理がこなくなったりして、妊娠初期では子宮外妊娠とは気づきません。しかし、だいたい4ヵ月以内に育った胎児が卵管から離れたり、卵管そのものが破裂したりして流産となります。

第4章 泌尿器・生殖器

胎児の成長・出産

受精直後は0.1mmほどだった受精卵が子宮内で成長して胎児となり、約40週目には子宮口から分娩されます。

●胎児の成長過程

　受精直後は0.1mmほどの大きさだった受精卵は、子宮に着床する頃には1mmほどになり、受精後4週目までにタツノオトシゴのような形にまで成長します。この頃はまだ胎児とは呼ばず、7週目までは**胚子**と呼びます。

　その後、胚子は成長を続け、妊娠8週目になると、胚子は**胎児**と呼ばれるようになります。この頃には脳や脊髄の約80％が形成され、手や足の区別もつき、心臓や腎臓などの臓器もできて、一気に人間の姿へと形を整えていきます。

　妊娠10週目くらいには内臓の各器官がほぼ完成し、働き始めます。そして、11週目くらいには、男の子と女の子を区別する外性器ができてきます。

　妊娠20週目くらいになると、成長のスピードがさらに増し、同時に胎児の個人差が出てきます。そして、妊娠後期と呼ばれる28週目くらいになると、内臓の形や機能は大人と同じくらいになり、40週目くらいに出産を迎えます。

● 母体と胎児をつなぐ胎盤

　胚子は、妊娠6週目くらいまでは、胚子の横にある**卵黄嚢**という胚子の栄養となる袋から栄養を得ています。しかし、妊娠7週目くらいになって、**胎盤**という、胎児へ栄養を供給したり、反対に胎児から老廃物を受け取ったりする円盤形の器官ができると、卵黄嚢は徐々にその役目を終え、出産後は体外に流れ出ていきます。

　胎盤は、着床後しばらくすると子宮内に作られ始めます。胎盤は、妊娠14～15週目くらいには完成し、出産後は体外に排出されます。

　胎盤と胎児をつなぐ白いひも、**臍帯**は2本の動脈と1本の静脈を含み、母体と胎児のやりとりは胎盤と臍帯を通して行われます。

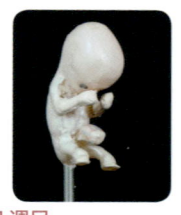

4週目
大きさは約1cmほど。目、耳、鼻、口になるくぼみが現れ、手には突起が見られるようになる

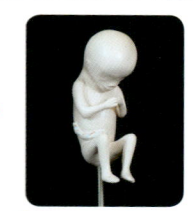

8週目
「胚子」から「胎児」と呼ばれるようになり、器官はすべて形作られる

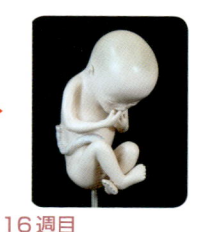

16週目
耳、鼻、口の形が完成し、爪も生えてくる。身長が伸び、3頭身になる

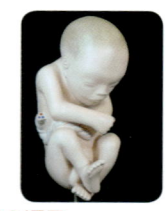

28週目
内臓器官はほとんど完成し、骨格もほぼ完成。聴覚が完成しているため、音の高低、大小が聞き分けられる

■ 母親の子宮内にいる胎児の様子（39週目）

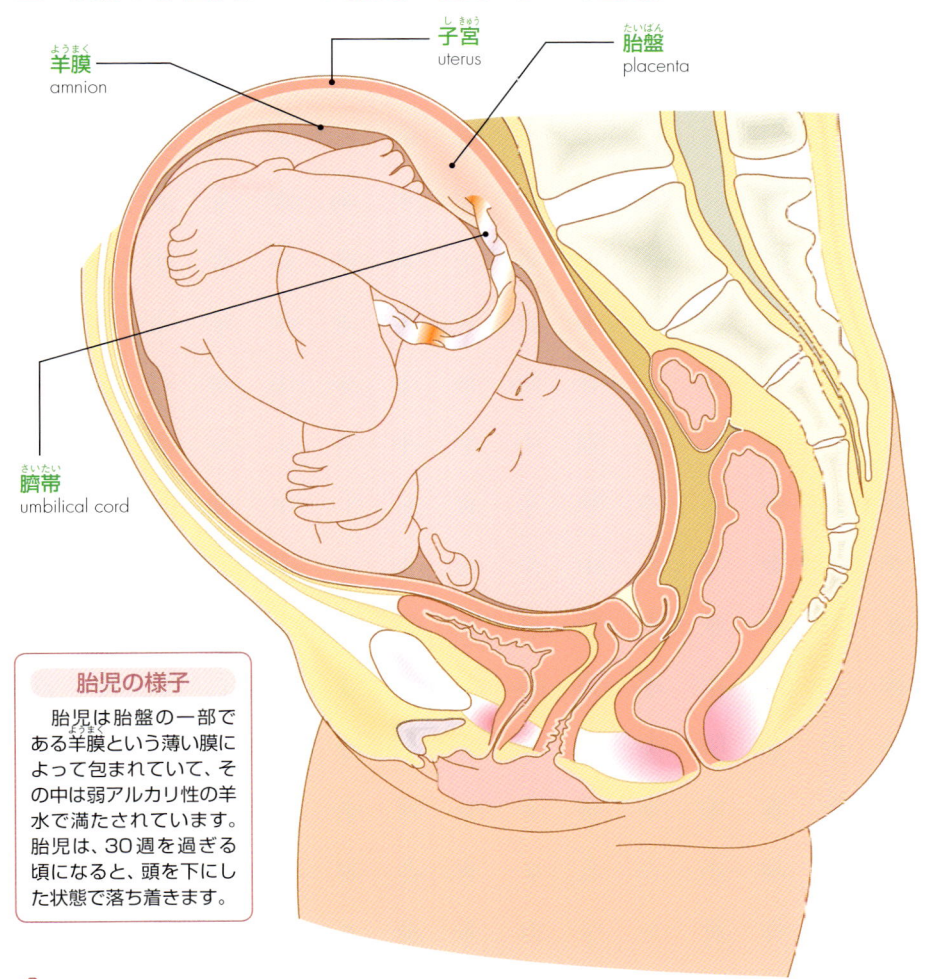

- 羊膜（ようまく） amnion
- 子宮（しきゅう） uterus
- 胎盤（たいばん） placenta
- 臍帯（さいたい） umbilical cord

胎児の様子

胎児は胎盤の一部である羊膜という薄い膜によって包まれていて、その中は弱アルカリ性の羊水で満たされています。胎児は、30週を過ぎる頃になると、頭を下にした状態で落ち着きます。

TOPIC 出産の流れ

　胎児が成熟すると、下垂体後葉（かすいたいこうよう）からオキシトシンというホルモンが分泌され、子宮の筋肉を収縮させて陣痛を促します。すると、胎児は子宮から押し出され、膣（ちつ）を通過して膣口から分娩されます。通常、胎児は頭から分娩されます。

　胎児についている臍帯を切り取り、しばらくして胎盤が排出されると分娩は終了です。分娩終了後、子宮は収縮しますが、子宮が元に戻るまで4～6週間かかります。

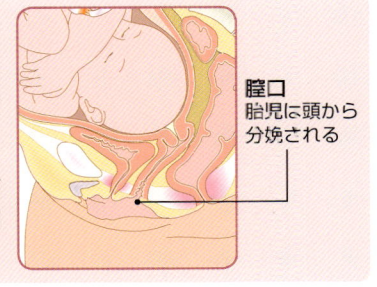

- 膣口：胎児に頭から分娩される

第❹章 泌尿器・生殖器

胎児の成長・出産

第4章 泌尿器・生殖器

ホルモンのしくみ

人のからだの状態を一定に保つ役割を担っているホルモン。からだ中にある内分泌腺から分泌され、その種類は100以上にのぼります。

●ホルモンとは

人間のからだの状態は、常に一定に保たれています。この、からだの恒常性のことを**ホメオスタシス（恒常性維持機能）**といい、神経系と内分泌系の働きによって維持されています。

神経系による維持は神経経路を経て行われますが、内分泌系による維持はホルモンによって行われます。ホルモンはからだの中に多数ある**内分泌腺**から分泌され、血液によってからだ中に送られています。

ホルモンにはさまざまな種類があり、現在100種類以上のホルモンが存在するといわれています。ホルモンの多くは、タンパク質のもとになるアミノ酸がつながってできた**ペプチド**からできています。成長を促す成長ホルモンや、血糖を下げる作用のあるインスリンもペプチドホルモンです。

そのほか、副腎皮質ホルモン、生殖腺ホルモンなどのステロイドホルモンや、アドレナリン、甲状腺ホルモンなどのアミノ酸誘導体などがあります。

●ホルモンを分泌するしくみ

ホルモンは内分泌腺と呼ばれる器官から分泌されます。内分泌腺には、下垂体、甲状腺、上皮小体（副甲状腺）、膵臓、副腎、性腺（男性は精巣、女性は卵巣）、松果体などがあり、体内に多数存在します。そしてそれぞれの内分泌腺から、異なるホルモンを分泌しています。

ホルモンが必要な状態になると、**視床下部**が**脳下垂体**に**放出ホルモン**を分泌します。すると、脳下垂体が必要なホルモンを分泌する内分泌腺にホルモンの分泌を促すホルモンを分泌します。内分泌腺は脳下垂体によるホルモンの刺激を受け、そのときからだに必要なホルモンを分泌するというしくみです。

ただし、各分泌腺が分泌するホルモンの量や分泌時期は、視床下部によって直接コントロールされています。ホルモンが作用する細胞にはホルモンを受け取るアンテナのようなものがあり、このアンテナを持つ細胞を**受容体（レセプター）**といいます。

● ホルモンの働き

ホルモンは、それぞれ異なる働きをしています。消化吸収や呼吸、代謝など、からだの機能がスムーズに働くための潤滑油といってよいでしょう。そのため、ホルモンが異常をきたすと、血圧・脈拍などの異常や成長障害など、さまざまな疾患が起こります。このようなホルモンの異常による疾患を、内分泌疾患といいます。

ホルモンのしくみ

第4章 泌尿器・生殖器

■ 主な内分泌腺の位置と放出されるホルモン

視床下部
副腎皮質刺激ホルモン放出ホルモン
甲状腺刺激ホルモン放出ホルモン
性腺刺激ホルモン放出ホルモン
成長ホルモン放出ホルモン
抑制ホルモン　など

下垂体前葉
副腎皮質刺激ホルモン
甲状腺刺激ホルモン
性腺刺激ホルモン
成長ホルモン
プロラクチン

下垂体後葉
バソプレシン
オキシトシン

副腎皮質
副腎皮質ホルモン

副腎髄質
副腎髄質ホルモン

松果体
メラトニン

甲状腺
甲状腺ホルモン
（サイロキシン）
カルシトニン

上皮小体（副甲状腺）
パラトルモン

心臓
心房性ナトリウム利尿ペプチド
脳ナトリウム利尿ペプチド

胸腺
胸腺ホルモン

胃・腸
ガストリン
ヒスタミン
コレシストキニン
セクレチン　など

膵臓
グルカゴン
インスリン

腎臓
エリスロポエチン

卵巣
エストロゲン
プロゲステロン

精巣
テストステロン

外分泌腺とは

内分泌腺は導管を持たないため、ホルモンは血液中に分泌され、血液循環を介して必要な器官や組織に送られます。一方、外分泌腺は導管を持ち、分泌物はその導管を通って導出されます。外分泌腺には、汗腺や涙腺、唾液腺などがあります。

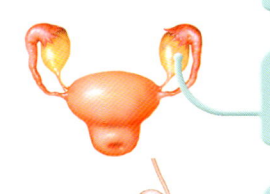

泌尿器・生殖器系の病気

泌尿器も生殖器も、人体には欠かせない機能を担っています。日頃から自分のからだをチェックし、重篤化しないよう注意しましょう。

腎不全

腎不全とは、何らかの原因で腎臓の機能に障害が起こった状態をいいます。腎不全が進行すると尿毒症を引き起こします。

■ 原因

腎不全には、慢性腎不全と急性腎不全があります。急性の場合は、一時的に腎臓機能が低下しているだけなので、その原因を取り除けば機能は元に戻りますが、慢性の場合は、機能が元に戻ることはほとんどありません。急性腎不全を引き起こす原因になりうることは非常に多く、主に出血、脱水、腎炎、アルコールの多飲、尿路閉塞などがあります。

一方、慢性腎不全の原因は、慢性糸球体腎炎、糖尿病、悪性高血圧、膠原病などです。

■ 症状

急性腎不全になると、尿を適切に排泄できなくなり、体液のバランスが崩れるため細胞外液量の増加、心不全、浮腫、肺水腫、不整脈が起こります。

慢性腎不全の初期症状としては、疲労感や悪心があり、その後、病状が進行するとともに皮膚の黒ずみや出血斑が見られるようになります。また、急性腎不全と同じ、高血圧、心不全、肺気腫なども見られます。さらに、精神異常、骨軟化症など、多くの症状が引き起こされます。

■ 治療法

腎機能を正常に戻すために大切なのは塩分のコントロールで、普段の半分から1/3程度に減らします。また、尿にタンパクが含まれている場合は、肉や魚、卵、乳製品などタンパク質を含む食品を少なくするなどの対策を取ります。

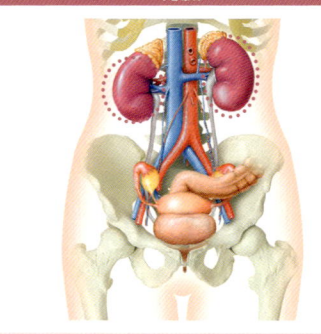

また、睡眠を十分に取って規則正しい生活を送る、過労を避けるなど、毎日の生活習慣の見直しも行われます。

■ 人工透析とは

人工透析とは、老廃物やからだの中にある余分な水分を、機械を使って体外に取り除く治療法です。また、血液中の電解質を正常に戻す、酸性に傾いた血液を弱アルカリ性に戻す働きもあります。

腎不全によって、脳の機能障害、心膜炎、心不全、全身の水分過多状態、肺浮腫、高カリウム血症などの状態が出ている場合は、透析が必要となります。

日本人の透析患者の多くは、血液透析という方法で治療を行っています。これは、血液を体外に取り出し、透析器に通して老廃物を取り除いた血液を、再びからだに戻すという方法です。一般的には週3回、一度にかかる時間は4～5時間で、透析センターで行います。

前立腺肥大症

前立腺肥大症とは、前立腺が肥大して尿道を圧迫し、排尿障害をもたらす病気です。前立腺は年齢を重ねるとともに肥大するため、高齢の男性の多くに見られます。

■ 原因

前立腺は、膀胱の下にあり尿道を包むように存在する、男性のみにある臓器です。前立腺は加齢とともに肥大し、40代・50代から症状が出始め、80歳までに約80％の男性が前立腺肥大症になるといわれています。

そのほか、冷えや便秘、排尿を我慢することなども原因となります。

■ 症状

前立腺肥大症には第1期から第3期までの症状があります。第1病期は膀胱刺激期ともいい、尿の勢いがなくなる、夜間のトイレ回数が増える、尿の量が少ないなどの症状が出てくる時期です。

第2病期は残尿発生期ともいい、尿をしたあともすっきりしない残尿感を感じるようになります。

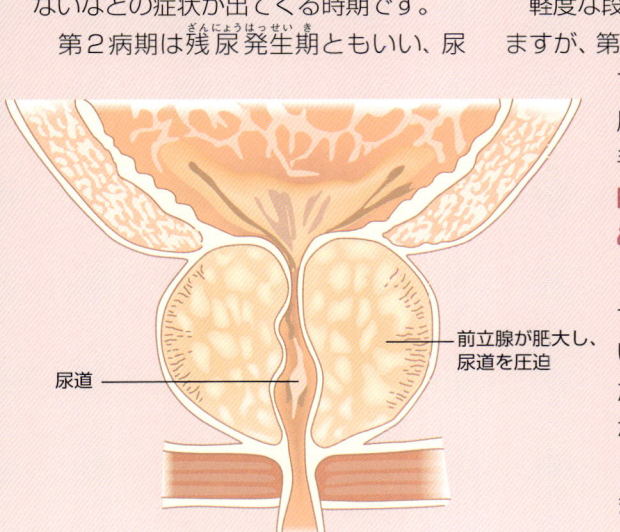

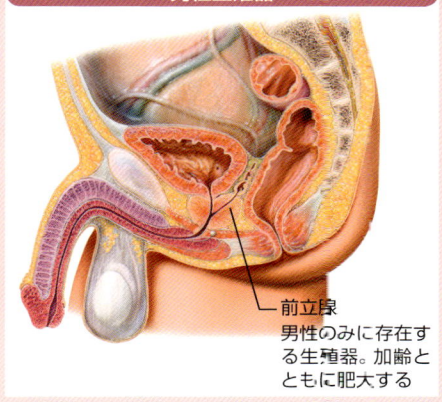

第3病期は慢性尿閉期ともいい、昼夜問わずトイレに行く回数が増え、排尿に数分かかるなど、排尿時間が長くなります。また、尿がまったく出なくなることもあります。

■ 治療法

軽度な段階では薬物による治療を行いますが、第2病期以降で薬物による治療で症状が改善しないときや、尿閉を繰り返すなどの場合は手術になります。

■ 前立腺肥大症にならないために

歳を取ることは止められませんが、おしっこを我慢しない、適度な運動をする、からだを冷やさない、便秘にならないようにするなど、なりにくくなる生活習慣を身に付けましょう。

男性生殖器

前立腺　男性のみに存在する生殖器。加齢とともに肥大する

尿道

前立腺が肥大し、尿道を圧迫

膀胱炎

膀胱炎とは、膀胱内に細菌が侵入して炎症を起こす病気です。男性より女性のほうがかかりやすく、一度発症すると何度も繰り返すことが少なくありません。

■ 原因

尿には少量ですが細菌が存在しているため、膀胱は細菌への抵抗力を持っています。しかし、過労や寝不足などで抵抗力が弱くなっているところに大腸菌やブドウ球菌などの細菌が侵入すると、細菌が繁殖し、炎症を起こしてしまうのです。

女性が膀胱炎になりやすいのは、女性の尿道は男性より短く直線的な構造をしており、また、尿道口が肛門に近く、膀胱に細菌が入りやすいためです。さらに、性行為から感染することもあり、20〜30代の女性にも多発しています。

膀胱炎予防のために、トイレを我慢しない、免疫力を落とさない、下半身を冷やさないなどを心がけましょう。

膀胱

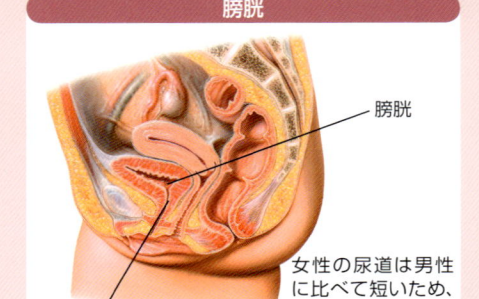

女性の尿道は男性に比べて短いため、細菌が尿道を通って膀胱に入りやすい

■ 症状

膀胱炎の主な症状は、トイレが近くなる、排尿時に痛みがある、尿が濁っているという3つです。そのほか、残尿感があったり、血尿が出たりする場合もあります。

また、細菌が膀胱から腎臓に侵入することで、腎盂腎炎を引き起こすことがあります。腎盂腎炎になると38度以上の熱が出て、腰や背中などに痛みが出ます。

尿路結石

尿路結石とは、腎臓で作られた尿が膀胱、尿道を通って排出されるまでの、尿の通り道である尿路のどこかに石ができる病気です。

■ 原因

結石の成分にはいくつかありますが、約80％がカルシウム結石、約5％が尿酸結石です。

カルシウム結石は、尿の中に含まれるカルシウムとシュウ酸が増えすぎたために結合し、腎臓に結晶核ができて、やがて結石になったものです。

原因は、肉類や糖類の過剰摂取、カルシウム不足、過度の飲酒などといわれており、結石のできる人の多くが糖尿病、高脂血症、高血圧などの予備軍といわれています。

■ 症状

尿路のどこに結石ができるかによって症状は異なりますが、主な症状は腹部や背中の痛みで、膀胱や尿道に結石ができた場合は排尿痛、尿のにごり、血尿などの症状も出てきます。

子宮ガン

子宮ガンとは、実際には子宮体ガンと子宮頸ガンを指し、早期の段階で治療すれば治る病気です。最近は、子宮体ガンが急激に増えています。

■ 子宮体ガンの原因

子宮体ガンとは、子宮内部を覆っている内膜に発生するガンのことで、以前は子宮ガンの85%は子宮頸ガンでしたが、最近は子宮体ガンの比率が増加してきています。

子宮体ガンは、エストロゲンという女性ホルモンと深く関係しており、妊娠・出産経験のない人、排卵障害があった人、流産の経験がある人などが子宮体ガンになりやすいといわれています。

また、肥満や糖尿病、高血圧も子宮体ガンの危険因子となっています。これは、子宮体ガンの原因となるエストロゲンは、脂肪組織からも分泌されるからです。

子宮体ガンの発生率は40〜50代から増え始め、60代がピークです。年齢層を問わず増加傾向にあり、特に閉経後の女性に多く見られます。

■ 子宮体ガンの症状

子宮体ガンの初期段階では、自覚症状はまったくありませんが、進行すると不正出血や性交時の出血、血液の混じったおりものが見られるようになります。

■ 子宮頸ガンの原因

子宮頸ガンとは、外子宮口付近に発生するガンのことで、さらに扁平上皮ガンと腺組織ガンの2つがあります。

ほとんどの子宮頸ガンは扁平上皮ガンで、原因はヒトパピローウイルス(HPV)の長期間の感染だということが、最近明らかになりました。ヒトパピローウイルスは性行為によって感染し、初交年齢が低いことや多数・複数の男性との性交渉によってガンになる危険性が高くなるとされています。

■ 子宮頸ガンの症状

初期の段階では、ほとんど自覚症状はありません。進行すると、性交後の出血、黒褐色や茶褐色のおりものが増えるといったおりものの異常、不正出血、下腹部の痛みなどの症状が見られるようになります。

■ 子宮ガンの予防法

子宮ガンは、初期にはまったく症状がなく、出血や腹部の痛みといった症状が自覚できるときには、すでにガンが進行しているということが少なくありません。そのため、定期的に検査を受けることが大切です。また、たばこを控える、適度な運動を心がける、バランスのとれた食生活、ストレスをためないなども、子宮ガン予防に効果的です。

ガンが進行すると、手術で子宮をすべて摘出することもあり、妊娠・出産の可能性を失います。子宮ガンは女性にとって、肉体的にも精神的にも大きな負担となる病気なのです。

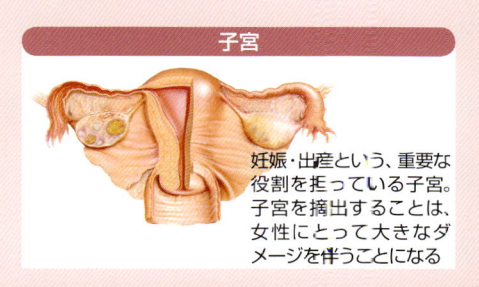

子宮

妊娠・出産という、重要な役割を担っている子宮。子宮を摘出することは、女性にとって大きなダメージを伴うことになる

更年期障害

40代後半～50代前半の女性に多く見られる症状ですが、最近は20～30代で月経が止まり、普通より早く症状が表れる「若年性更年期障害」も増えています。

■ 原因

年齢を重ねるにつれて、卵巣の機能は衰え、平均的な閉経年齢である50歳前後になると、卵巣から分泌されていたホルモン量が減少します。一方で、下垂体からの卵胞刺激ホルモンは増加するため、女性ホルモンのバランスが乱れます。このようなホルモンバランスの乱れが自律神経の働きを失わせて、さまざまな身体的、肉体的な不調を引き起こすのです。

また、性格や体質、ストレス、生活環境なども更年期障害の要因になるといわれています。

■ 症状

更年期障害の症状は多岐にわたり、のぼせやめまい、不眠、頭痛、倦怠感などのほか、情緒不安定、うつ症状など、肉体的、精神的な不調、異常が現れます。

また、更年期障害は骨粗鬆症や動脈硬化、高脂血症などの病気を引き起こしやすいといわれています。

更年期障害は、軽い症状も含めると、女性の約80％が経験しているといわれ、そのうち約30％が、寝込んでしまうなど、日常生活に支障をきたすほど重い症状の更年期障害だと診断されています。

更年期障害は、女性特有の症状だと思われがちですが、男性にも見られます。

甲状腺の病気

甲状腺はのど仏の下にある臓器で、からだの成長、発育、新陳代謝の維持などに必要な甲状腺ホルモンを分泌しています。

■ 役割

甲状腺ホルモンは、食物から取り込まれた「ヨード」という栄養素を原料にして作られます。からだのエネルギー代謝の調節に作用するホルモンで、からだの成長や発育に必要不可欠なものです。

■ 症状

通常は、血液中の甲状腺ホルモンの濃度はバランスよく保たれていますが、何らかの原因で甲状腺に異常が生じると、ホルモン量が過剰になったり減少したりして、からだに不調をきたします。

甲状腺の働きが活発になり、甲状腺ホルモンが増えすぎると、心臓の動きが活発になりすぎてすぐに動悸や息切れがする、エネルギー消費が早まるので体重が減る、消化管の動きが活発になって下痢をするなどの症状が出ます。

反対に、甲状腺ホルモンが減少すると、脈がゆっくりになるので無気力になる、体から熱が奪われるので寒がりになる、体がむくむなどの症状が出ます。

甲状腺ホルモンが過剰になることを甲状腺機能亢進症といい、バセドウ病や亜急性甲状腺炎などが含まれます。反対に不足することを甲状腺機能低下症といいます。

第 5 章

脳・神経

人体の生命活動において、欠かせない器官である脳。感情や思考、生命活動などをつかさどり、神経活動の中心的役割を担っています。脳からの指令を全身に伝えたり、外部の情報を脳に伝えたりするのが神経です。

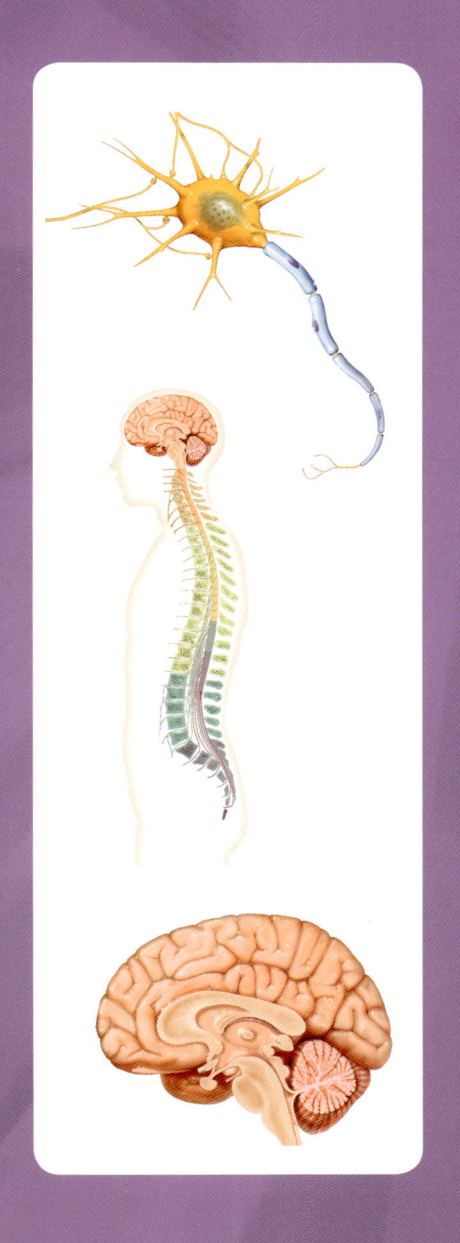

第5章 脳・神経

神経細胞のしくみ

感覚は、神経細胞（ニューロン）と呼ばれる細胞が電気信号として伝えます。私たちの思考や運動は、ニューロン同士のネットワークによって支えられています。

■ 神経細胞 neuron

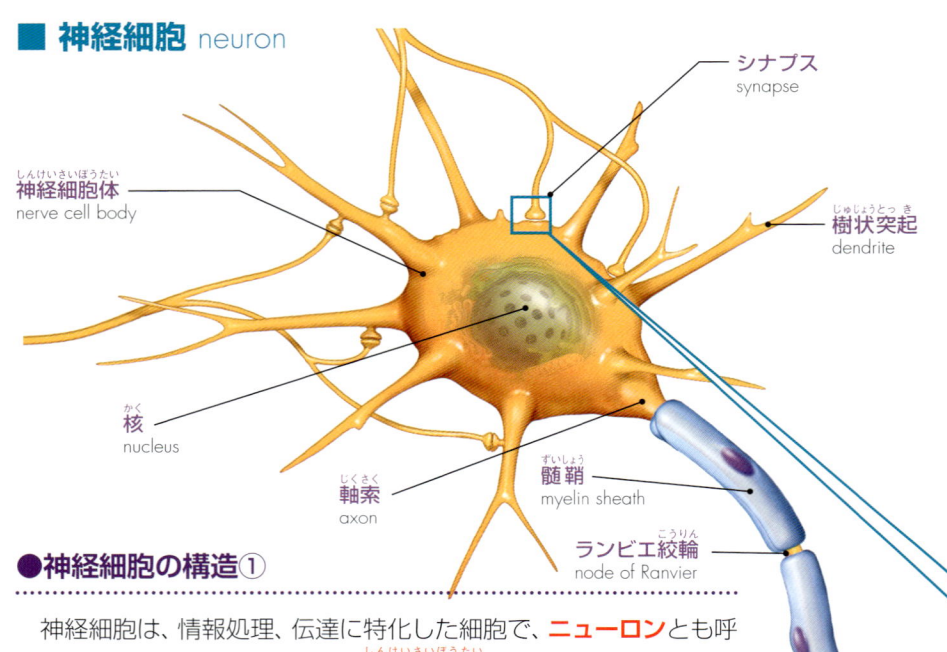

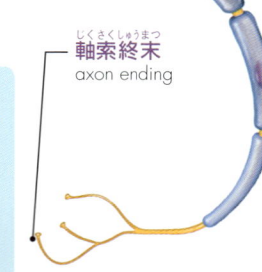

- シナプス synapse
- 神経細胞体 nerve cell body
- 樹状突起 dendrite
- 核 nucleus
- 軸索 axon
- 髄鞘 myelin sheath
- ランビエ絞輪 node of Ranvier
- 軸索終末 axon ending

● 神経細胞の構造①

　神経細胞は、情報処理、伝達に特化した細胞で、**ニューロン**とも呼ばれます。ニューロンは核を持つ**神経細胞体**と、他の細胞から情報を受け取る**樹状突起**、他の細胞へ情報を渡す**軸索**からなります。

　神経細胞のネットワークは、グリア細胞という、ニューロンへの栄養素の供給や、情報伝達の迅速化を助ける細胞に支えられています。

🔬 TOPIC 髄鞘のはたらき

　神経細胞は、各細胞に1本ある軸索で信号の出力を行います。この軸索が、髄鞘という構造で覆われているものを有髄神経線維といいます。髄鞘は、グリア細胞（中枢神経系ではオリゴデンドロサイト、末梢神経ではシュワン細胞）からなります。どちらも脂質の絶縁体としての性質を利用してイオン電流の漏洩を防ぎ、信号の伝達速度を上げる役目を持っています。

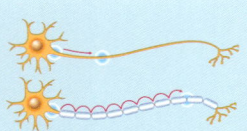

　髄鞘に覆われた有髄神経線維では、電気信号はランビエ絞輪（非絶縁区間）をジャンプするように伝わる

●神経細胞の構造②

髄鞘に取り巻かれている神経線維を**有髄神経線維**、髄鞘に取り巻かれていない神経線維を**無髄神経線維**といいます。

樹状突起は細胞体から枝分かれして広がり、他の神経細胞から信号を受け取ります。軸索とは異なり、ひとつの細胞体から多数分岐します。

●神経伝達のしくみ

脳が伝達する情報は、イオンによる電気信号として神経細胞内を伝わります。

神経細胞の内部は、さまざまな種類のイオンを含む水溶液で満たされています。イオンは細胞の表面にある微少な穴（チャネル）を行き来し、細胞の内外のイオンバランスを一定に保っています。細胞体が刺激を受けると、軸索の付根のチャネルからイオンの急激な流入が起こり、その反応は軸索終末に向けてドミノのように連鎖します。これが細胞内部を伝わる電気信号の正体です。

神経細胞の軸索は他の細胞へと伸びていますが、受け手の細胞との間にはわずかな隙間があり、電気信号を伝えることができません。そこで神経細胞は、電気信号から化学信号への切り替えを行います。軸索終末に含まれる**シナプス小胞**から、隙間へと神経伝達物質（化学物質）を放出するのです。この細胞間の伝達に関わる構造を**シナプス**と呼びます。

神経伝達物質は、隣接する細胞の**受容体**に結合し、新たな電気信号を引き起こします。代表的なものにグルタミン酸、γ-アミノ酪酸（GABA）などがあり、それぞれ異なる役割を持ちます。

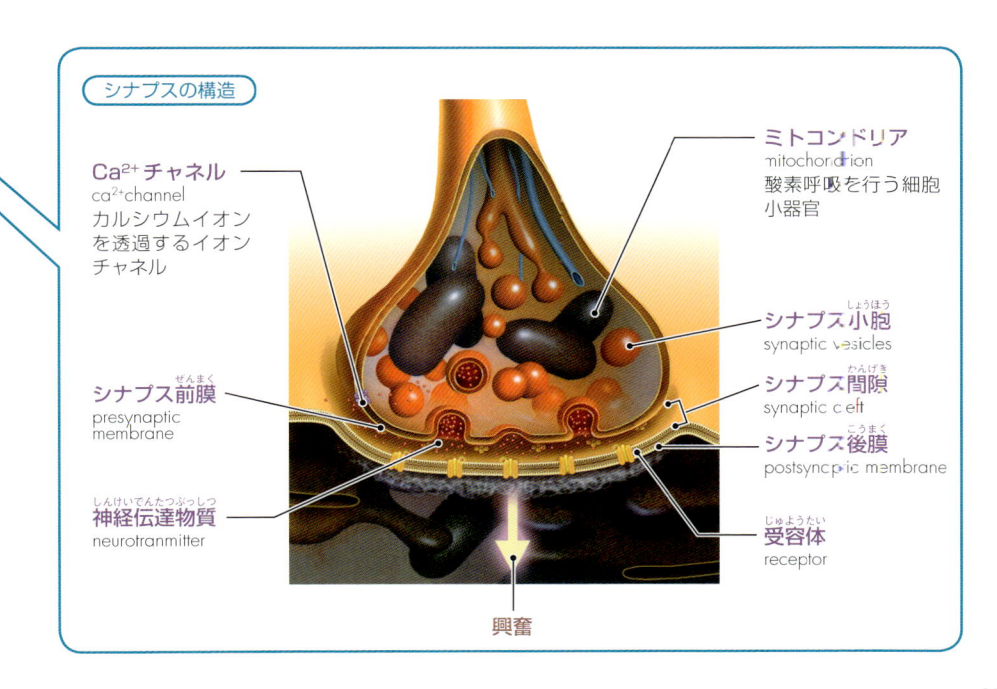

第❺章 脳・神経

神経細胞のしくみ

シナプスの構造

- **Ca²⁺ チャネル** (ca²⁺ channel)
  カルシウムイオンを透過するイオンチャネル
- **シナプス前膜** (presynaptic membrane)
- **神経伝達物質** (neurotransmitter)
- **ミトコンドリア** (mitochondrion)
  酸素呼吸を行う細胞小器官
- **シナプス小胞** (synaptic vesicles)
- **シナプス間隙** (synaptic cleft)
- **シナプス後膜** (postsynaptic membrane)
- **受容体** (receptor)

興奮

第5章 脳・神経

神経網のしくみ

人間の身体が安定して働けるよう支配しているのは、全身に張りめぐらされた**神経網**です。運動指令や、血管・内臓のコントロールを休みなく行います。

●全身に伝わる神経の種類

からだの各部分に情報を伝え、機能を統制するといった働きをするのが神経です。人間の身体に網のように張りめぐらされており、状況に応じて意識的・無意識的にからだ全体の動きをコントロールしています。

神経は大きく**中枢神経**と**末梢神経**に分かれます。中枢神経は脳、脊髄を指し、神経系の中でも多数の**神経細胞**が集まって大きなまとまりとなった部分です。

これに対し、末梢神経は頭蓋骨と脊柱の外にある神経組織を指します。末梢神経はからだの感覚と運動を制御する**体性神経系**と、内臓や血管などの自動的な制御に関わる**自律神経系**に分けられます。

●体性神経系と自律神経系

脳神経と脊髄神経からなる**体性神経系**には、外部からからだに与えられた刺激や、内臓の痛覚などを中枢神経に送る情報収集の機能と、脳からからだ、内臓に指令を送る機能があります。前者は末梢から中枢に向かうので**求心性神経**、後者は**遠心性神経**という名称でも呼ばれます。

体性神経系が随意的な機能（手足を動かすなど意思に基づく運動）に関わるのに対し、**自律神経系**は、循環、消化、呼吸、内分泌機能、発汗・体温調節、生殖機能、代謝といった不随意な機能を制御します。

自律神経系は**交感神経系**と**副交感神経系**で構成されています。主に、血管、心臓、内臓など無意識でも動いていなければならない箇所に分布しています。

体性神経系の中枢は**大脳皮質**にあり、機能局在（からだの左右どの部分を脳のどこで支配するか）がはっきりと分かれています。自律神経系の中枢は、**辺縁系**、**視床下部**、**脳幹**、**脊髄**に分布します。

TOPIC 体性神経系と自律神経系の違い

2つの神経の違いは、中枢神経への伝達方法にもあります。体性神経系はすべて神経線維でできており、情報がそのまま伝えられます。

対して、自律神経系には、脊髄から伸びる神経線維が、各場所で神経節と呼ばれる神経細胞の集団を作り、そこから処理や命令を下します。

	機能	遠心性情報のコントロール	中枢神経の伝達方法	中枢
体性神経系	骨格系の運動や外界に対する感覚をつかさどる	随意的 左右分離	中枢から効果器まで1本の神経線維で伝えられる	大脳皮質
自律神経系	内臓系の運動や感覚をつかさどる	不随意的 左右非分離	末梢に至るまでに神経節があり、神経線維が切り替わる	大脳辺縁系・視床下部・脳幹・脊髄

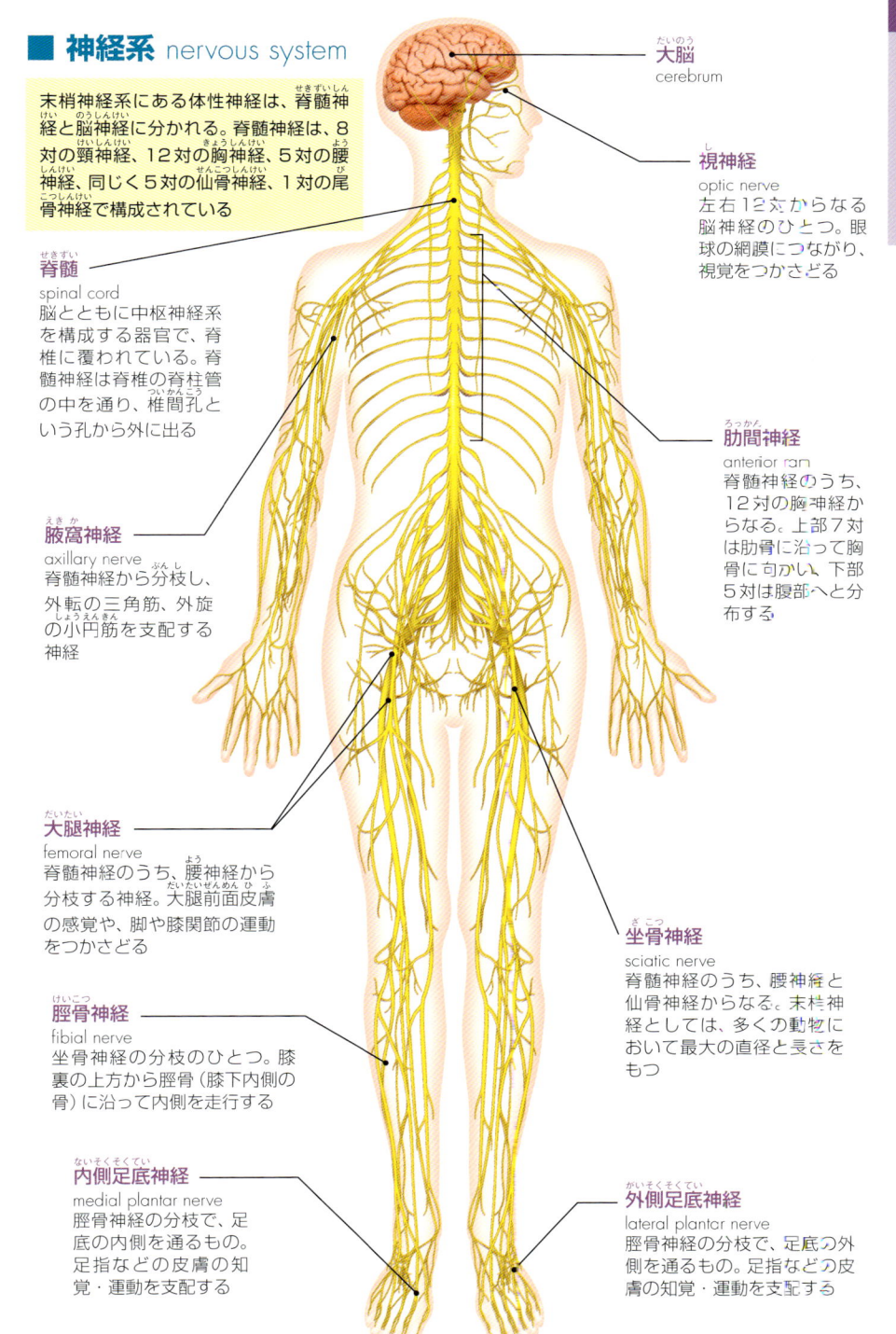

神経系 nervous system

末梢神経系にある体性神経は、脊髄神経と脳神経に分かれる。脊髄神経は、8対の頸神経、12対の胸神経、5対の腰神経、同じく5対の仙骨神経、1対の尾骨神経で構成されている

大脳 cerebrum

視神経 optic nerve
左右12対からなる脳神経のひとつ。眼球の網膜につながり、視覚をつかさどる

脊髄 spinal cord
脳とともに中枢神経系を構成する器官で、脊椎に覆われている。脊髄神経は脊椎の脊柱管の中を通り、椎間孔という孔から外に出る

肋間神経 anterior ran
脊髄神経のうち、12対の胸神経からなる。上部7対は肋骨に沿って胸骨に向かい、下部5対は腹部へと分布する

腋窩神経 axillary nerve
脊髄神経から分枝し、外転の三角筋、外旋の小円筋を支配する神経

大腿神経 femoral nerve
脊髄神経のうち、腰神経から分枝する神経。大腿前面皮膚の感覚や、脚や膝関節の運動をつかさどる

坐骨神経 sciatic nerve
脊髄神経のうち、腰神経と仙骨神経からなる。末梢神経としては、多くの動物において最大の直径と長さをもつ

脛骨神経 fibial nerve
坐骨神経の分枝のひとつ。膝裏の上方から脛骨（膝下内側の骨）に沿って内側を走行する

内側足底神経 medial plantar nerve
脛骨神経の分枝で、足底の内側を通るもの。足指などの皮膚の知覚・運動を支配する

外側足底神経 lateral plantar nerve
脛骨神経の分枝で、足底の外側を通るもの。足指などの皮膚の知覚・運動を支配する

第❺章 脳・神経

神経網のしくみ

第5章　脳・神経

脊髄のしくみ

脊髄は脳幹の延髄に連なる中枢神経です。脳とともに中枢神経を構成し、全身の感覚情報を脳に伝え、また脳からの運動指令を全身へと伝えます。

●脊髄の構造

脊髄は、脊柱（背骨）内部の脊柱管の中を通る、長さ40cmほどの神経組織です。

脳と同様に脊髄も、外側から硬膜、クモ膜、軟膜という3層の膜で覆われています。クモ膜と軟膜との間には髄液が満たされ、脊髄を守るクッションの役割を果たしています。髄膜と呼ばれるこれらの膜と、脊柱管の内側に密着した骨膜との間に、内椎骨静脈叢や脂肪組織などが存在します。

ヒトの脊髄は31個の髄節に分かれます。頭部に近い方から、頸髄が8個、胸髄が12個、腰髄が5個、仙髄が5個、尾髄が1個です。それぞれの髄節からは、1対の脊髄神経が出ています。

頸髄の下半部と腰髄の上半部は、手足の細やかで複雑な機能を制御する部分にあたり、多数の神経細胞が集まって太くなっています。それぞれ頸膨大、腰膨大と呼ばれます。対して、脊髄の下端は円錐状に細くなり、脊髄円錐と呼ばれます。

■ 脊髄 spinal cord

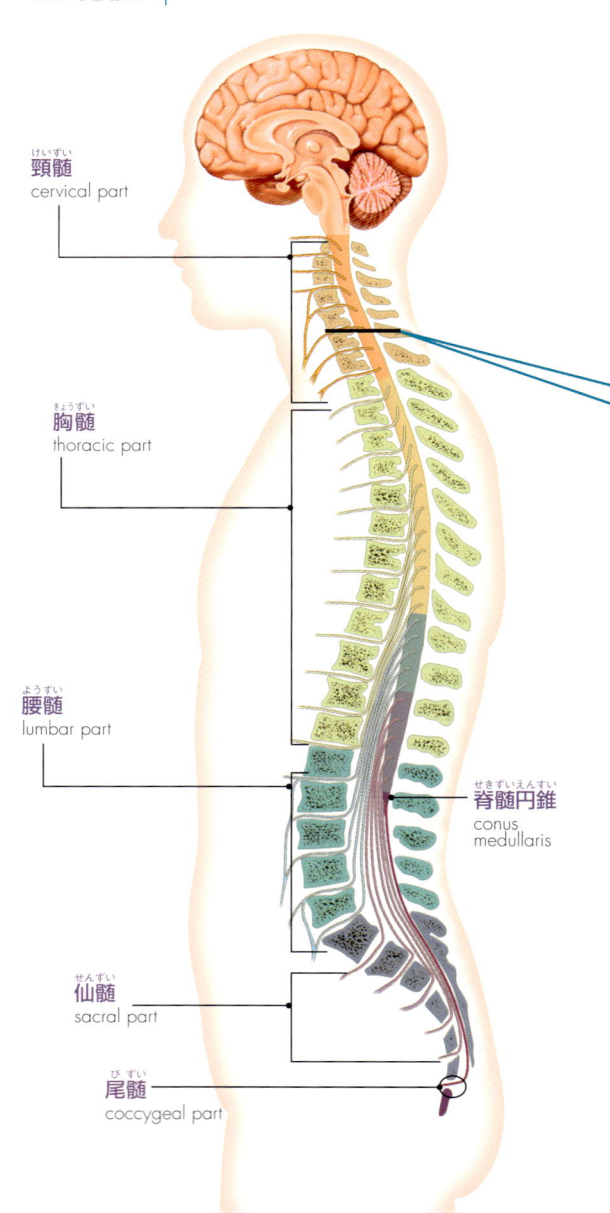

- 頸髄 cervical part
- 胸髄 thoracic part
- 腰髄 lumbar part
- 脊髄円錐 conus medullaris
- 仙髄 sacral part
- 尾髄 coccygeal part

●脊髄の内部構造

脊髄の横断面は脳とは逆に、神経細胞の細胞体を含む灰白質が内側にあり、神経線維からなる白質がその外側を囲むつくりになっています。

H字型に見える灰白質は、腹側にある**前角**と、背側にある**後角**に分けられます。

前角には、骨格筋を支配する大型の運動神経細胞が集まっています。その軸索は、前根を通って脊髄神経に加わります。

一方、後角には、後根として脊髄に入ってくる感覚性の神経線維を受ける感覚神経細胞が集まっています。

なお、第2胸髄から第1腰髄にかけては、前角と後角の間に、側方へ向けて突き出した**側角**が見られます。側角には、内臓運動や腺の分泌を調節する自律神経細胞が集まっており、その軸索は前根を通って脊髄神経に加わります。

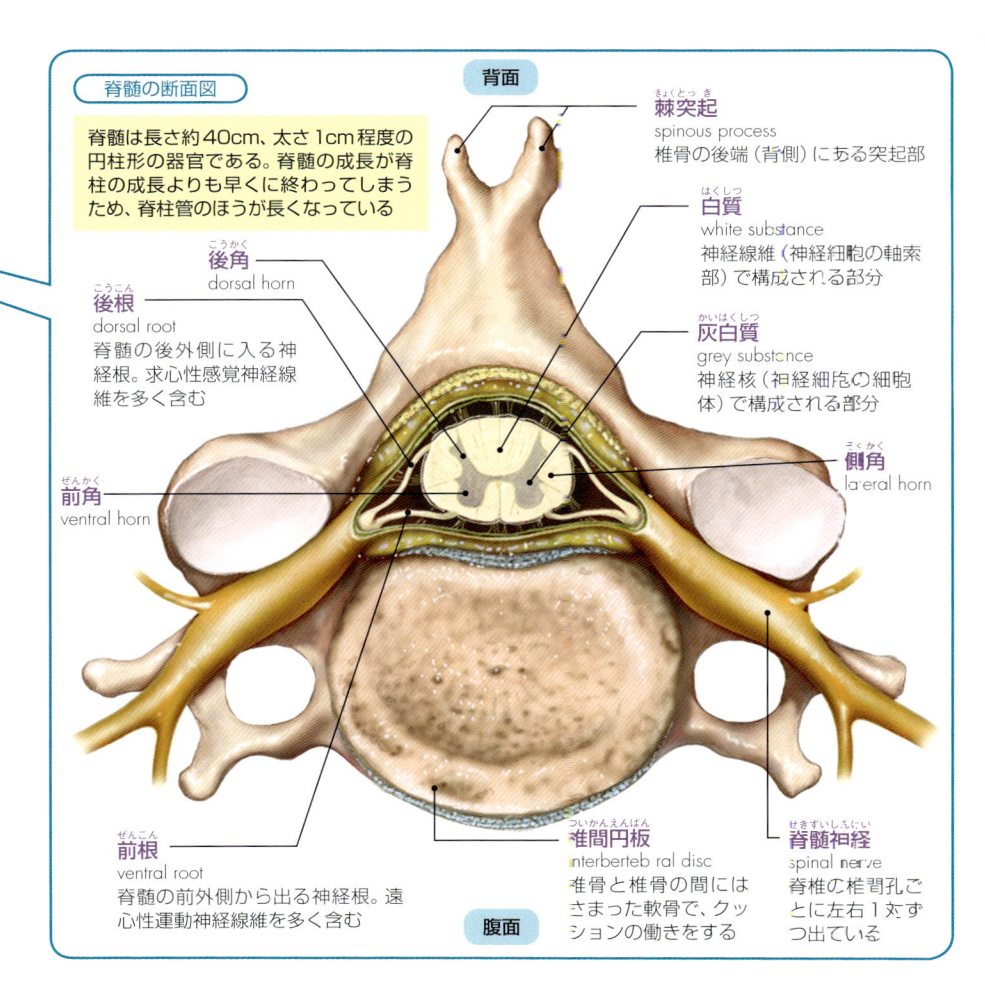

脊髄の断面図

脊髄は長さ約40cm、太さ1cm程度の円柱形の器官である。脊髄の成長が脊柱の成長よりも早くに終わってしまうため、脊柱管のほうが長くなっている

背面

棘突起 spinous process
椎骨の後端（背側）にある突起部

白質 white substance
神経線維（神経細胞の軸索部）で構成される部分

後角 dorsal horn

後根 dorsal root
脊髄の後外側に入る神経根。求心性感覚神経線維を多く含む

灰白質 grey substance
神経核（神経細胞の細胞体）で構成される部分

前角 ventral horn

側角 lateral horn

前根 ventral root
脊髄の前外側から出る神経根。遠心性運動神経線維を多く含む

椎間円板 intervertebral disc
椎骨と椎骨の間にはさまった軟骨で、クッションの働きをする

脊髄神経 spinal nerve
脊椎の椎間孔ごとに左右1対ずつ出ている

腹面

第❺章 脳・神経
脊髄のしくみ

第5章 脳・神経

脳のしくみ

脳は総合的に高度な働きをする、人体の生命活動に欠かせない器官です。運動と感覚の情報についての指令を統合・調整し、思考、記憶などを整理します。

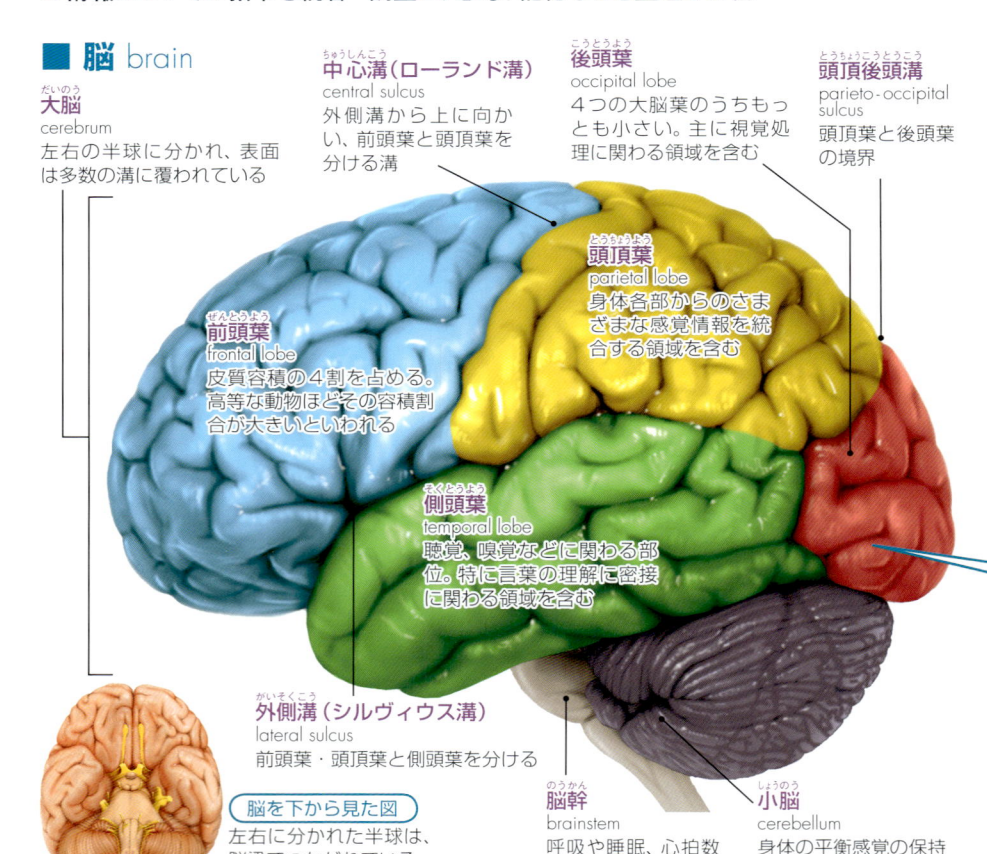

■ 脳 brain

大脳（だいのう） cerebrum
左右の半球に分かれ、表面は多数の溝に覆われている

中心溝（ローランド溝）（ちゅうしんこう） central sulcus
外側溝から上に向かい、前頭葉と頭頂葉を分ける溝

後頭葉（こうとうよう） occipital lobe
4つの大脳葉のうちもっとも小さい。主に視覚処理に関わる領域を含む

頭頂後頭溝（とうちょうこうとうこう） parieto-occipital sulcus
頭頂葉と後頭葉の境界

頭頂葉（とうちょうよう） parietal lobe
身体各部からのさまざまな感覚情報を統合する領域を含む

前頭葉（ぜんとうよう） frontal lobe
皮質容積の4割を占める。高等な動物ほどその容積割合が大きいといわれる

側頭葉（そくとうよう） temporal lobe
聴覚、嗅覚などに関わる部位。特に言葉の理解に密接に関わる領域を含む

外側溝（シルヴィウス溝）（がいそくこう） lateral sulcus
前頭葉・頭頂葉と側頭葉を分ける

脳を下から見た図
左右に分かれた半球は、脳梁でつながれている

脳幹（のうかん） brainstem
呼吸や睡眠、心拍数の調整など、無意識的な生命活動の中枢

小脳（しょうのう） cerebellum
身体の平衡感覚の保持や姿勢の維持、運動の円滑化などに関わる

●脳の基本構造

　脳は感情や思考をつかさどり、人間が生きていく活動に欠かせない機能を担う、神経系の中枢です。その重さは平均すると男性が約1400g、女性が約1250gです。

　脳は構造的に見ると、**大脳**、**間脳**、**小脳**、**脳幹**に大きく分けられます。また、脳幹は**中脳**、**橋**、**延髄**に分けられます。脳幹は呼吸や体温調節など、人間が生きていく上で必要な生命活動をコントロールします。

　小脳は主に知覚と運動機能を統合し、平衡感覚や筋肉の協調をつかさどります。

●大脳に走る溝と分け方

　脳の全重量の8割を占める大脳は、人間の脳の中でも非常に発達している部分です。左右の大脳半球は、**大脳縦裂**という深い溝によって分けられますが、大脳縦裂の底では、**脳梁**という神経線維の束でつながっています。

　大脳半球の表面には多数のしわがあります。このしわを**脳溝**、しわに挟まれて盛り上がった部分を**脳回**と呼びます。脳溝の入り方は、形や長さに多少の個人差がありますが、大きく深い溝の入る位置は大体決まっています。

TOPIC 脳を支えるグリア細胞

　脳の情報伝達の主役となる神経細胞は、成人の脳内に1000億個以上あるとされていますが、脳内にはさらに、その5〜10倍ものグリア細胞があり、神経細胞の働きを助けていることがわかっています。

　グリア細胞にはさまざまな種類があり、神経細胞へ栄養を供給したり、傷ついた神経細胞の修復や除去に関わったりと、それぞれが神経細胞の恒常性を保つ多様な働きを持っています。

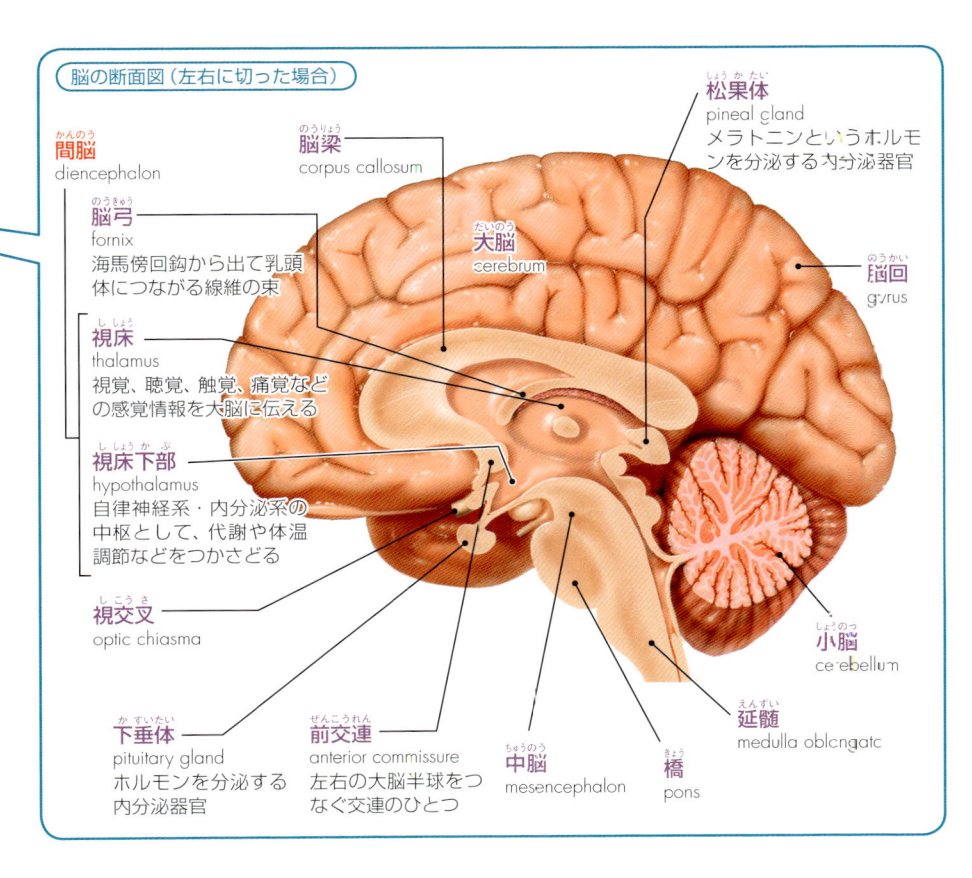

第5章 脳・神経

脳のしくみ

脳の断面図（左右に切った場合）

間脳 diencephalon

脳弓 fornix
海馬傍回鉤から出て乳頭体につながる線維の束

視床 thalamus
視覚、聴覚、触覚、痛覚などの感覚情報を大脳に伝える

視床下部 hypothalamus
自律神経系・内分泌系の中枢として、代謝や体温調節などをつかさどる

視交叉 optic chiasma

下垂体 pituitary gland
ホルモンを分泌する内分泌器官

前交連 anterior commissure
左右の大脳半球をつなぐ交連のひとつ

脳梁 corpus callosum

大脳 cerebrum

中脳 mesencephalon

橋 pons

延髄 medulla oblongata

松果体 pineal gland
メラトニンというホルモンを分泌する内分泌器官

脳回 gyrus

小脳 cerebellum

185

第5章　脳・神経

小脳のしくみ

小脳は大脳と同じく、左右2つの半球からなります。重さは大脳の10％程度ですが、表面積は大脳の約75％にも及びます。主に運動機能の調節を行います。

●小脳の基本構造

小脳は**大脳**の後部、脳幹の背部に位置します。大きさはこぶし大で、重さは成人でも130g程度です。

表面には細かい**小脳溝**と呼ばれる溝が走り、**小脳回**を分けています。大脳とは直接つながっていませんが、**上小脳脚**で中脳と、**中小脳脚**で橋と、**下小脳脚**で延髄と結ばれており、大脳と協調して細かな運動を制御する多くの神経回路が存在しています。大脳と同様、神経細胞の集団である**灰白質**と、神経線維が密集した**白質**を持ちます。

小脳の重さは大脳の約10％程度ですが、全身の神経細胞の過半にあたる1000億個以上が集まります。細かな脳溝が多く、表面積は大脳の約75％にも及びます。なお高等な動物ほど、脳に占める小脳の割合が大きいとされます。

●小脳の働き

小脳には2つの大きな働きがあります。まず、平衡器官や骨格筋などから集まる神経線維の情報によって、姿勢を保ち、筋

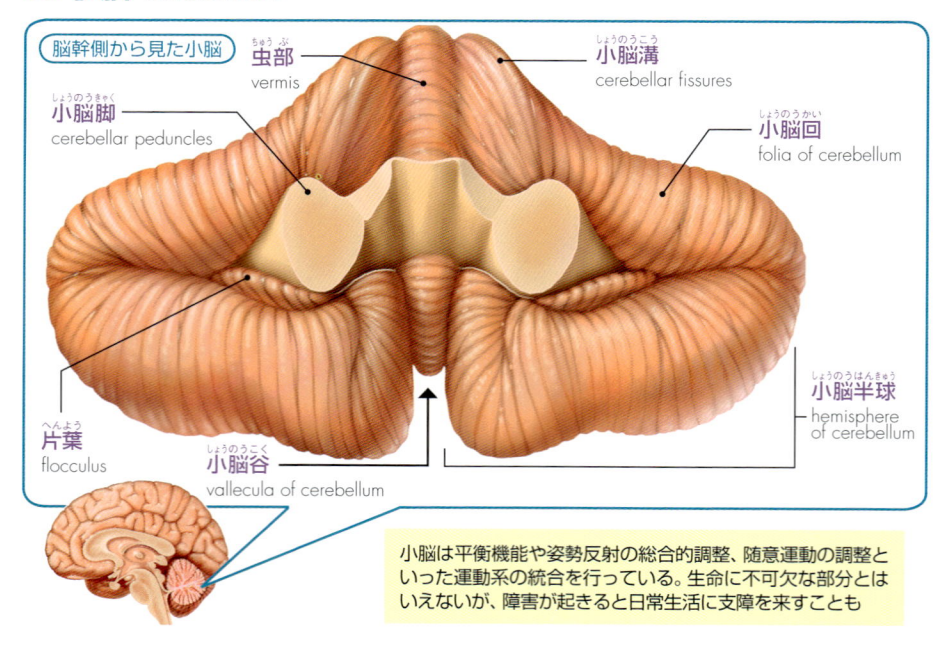

■ 小脳　cerebellum

脳幹側から見た小脳

- 虫部　vermis
- 小脳溝　cerebellar fissures
- 小脳脚　cerebellar peduncles
- 小脳回　folia of cerebellum
- 片葉　flocculus
- 小脳谷　vallecula of cerebellum
- 小脳半球　hemisphere of cerebellum

小脳は平衡機能や姿勢反射の総合的調整、随意運動の調整といった運動系の統合を行っている。生命に不可欠な部分とはいえないが、障害が起きると日常生活に支障を来すことも

TOPIC 古小脳・旧小脳・新小脳の働き

小脳は、その発生学的分類から古小脳、旧小脳、新小脳の3つに分けられます。

古小脳は前庭小脳とも呼ばれ、頭部の位置や傾きの情報を**半規管**や**前庭神経核**から受け取り、姿勢や眼球運動を調節します。

旧小脳は脊髄小脳とも呼ばれ、運動や姿勢に関する情報を全身の感覚受容器から受け取り、四肢や体幹の運動を制御します。

新小脳は橋小脳とも呼ばれ、大脳皮質から運動指令などの情報を受け取り、スムーズな運動の計画と協調に反映します。

ヒト特有の細やかな動きを担うのは、新小脳だと考えられています。進化した霊長類では、主に上肢（手や腕）の運動を制御する新小脳の割合が大きいといわれます。

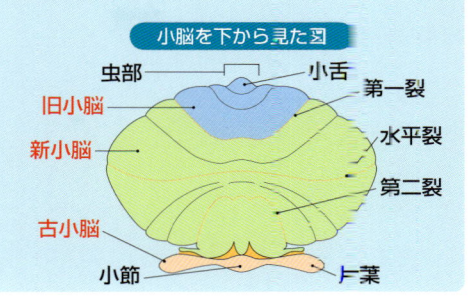

小脳を下から見た図
虫部／小舌／第一裂／旧小脳／水平裂／新小脳／第二裂／古小脳／小節／下葉

小脳のしくみ

力のバランスを調整することです。そして、全身の運動が大脳の指示通りに行われているかを、常にチェックすることです。チェックの結果は、大脳皮質の運動野へと伝えられ、最適な状態へと微調整が行われます。このため、小脳が損傷すると平衡覚が調整できなくなったり、運動がぎこちなくなったりします。

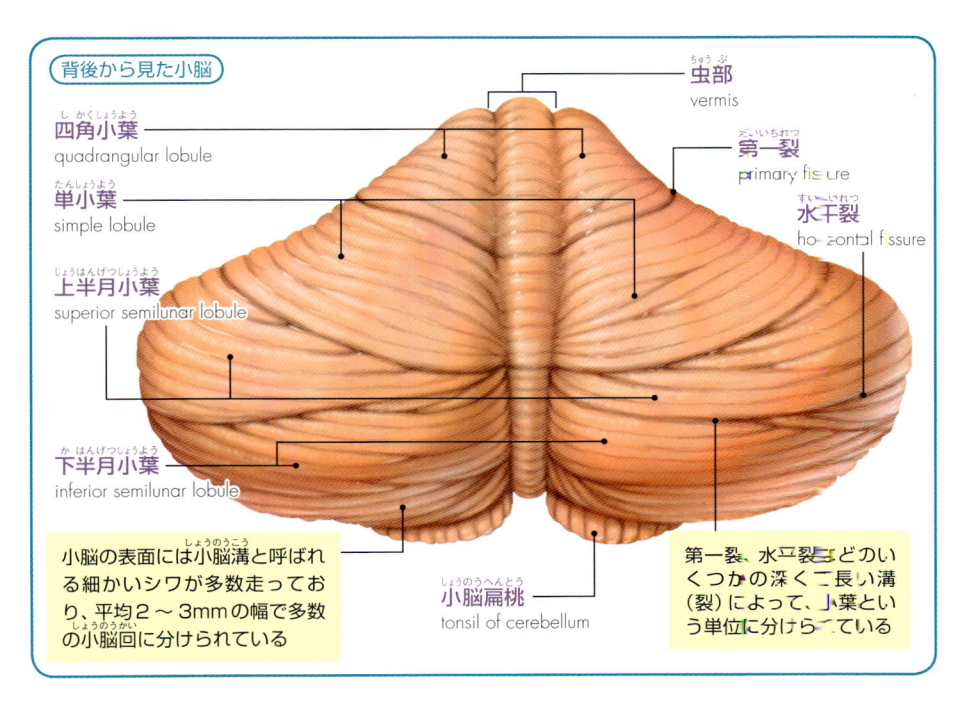

背後から見た小脳

- 四角小葉 quadrangular lobule
- 単小葉 simple lobule
- 上半月小葉 superior semilunar lobule
- 下半月小葉 inferior semilunar lobule
- 虫部 vermis
- 第一裂 primary fissure
- 水平裂 horizontal fissure
- 小脳扁桃 tonsil of cerebellum

小脳の表面には小脳溝と呼ばれる細かいシワが多数走っており、平均2〜3mmの幅で多数の小脳回に分けられている

第一裂、水平裂などのいくつかの深く長い溝（裂）によって、小葉という単位に分けられている

第5章 脳・神経

脳幹のしくみ

生命活動の中枢である脳幹は、大脳と脊髄をつないでいます。呼吸や心臓の活動、体温調節など、人間が生命活動を維持するために必要な機能が備わっています。

●脳幹の構造

脳幹は大脳と脊髄の先端に接した脳の一部分で、延髄、橋、中脳に分けられます。

延髄は脳幹の一番後部の部分で、舌咽神経や舌下神経などの起点があり、嘔吐や嚥下、唾液、呼吸および循環、消化などの機能を担います。

橋は中脳と延髄に挟まれた部分です。三叉神経や顔面神経といった脳神経の起点があり、表情の決定や骨格筋の調節、姿勢の制御をつかさどります。

中脳は脳幹の上部にあり、大脳皮質からの運動指令を伝える錐体路をなす線維が通ります。このほか、姿勢の制御や、視聴覚の中継などにも関わります。

これら脳幹の全長にわたっては、網様体という領域が存在しています。網様体では、神経細胞が密集した核を作ることなくまばらに散在し、樹状突起や神経線維が網目のように入り交じって見えるこ

TOPIC 植物状態と脳死

脳の大部分が損傷されても、脳幹の延髄機能が維持されていれば、意識はなくても呼吸と心臓は支障なく働くため、生命活動は維持されます。このような状態を植物状態といいます。

しかし、脳全体が機能を失い、延髄まで侵食されると、自発的な呼吸ができなくなるため死に至ります。こういった脳幹を含む機能停止状態を脳死といいます。脳死は、人工呼吸器などの生命維持装置を使うとある程度活動を続けることが可能なため、国によって定義が異なります。

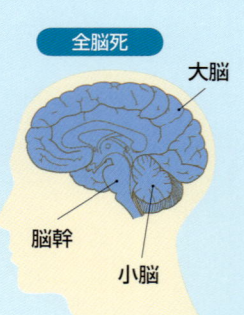

全脳死
大脳・脳幹・小脳が機能停止した状態。心拍はあるが、通常数日以内に心停止する。日本を含む世界の多くの国では全脳死を「脳死」と定義する。

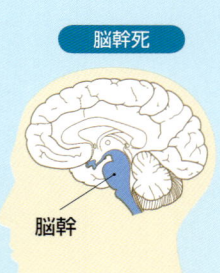

脳幹死
脳幹が機能を停止した状態で、やがて全脳死につながる。イギリスなど一部の国で「脳死」と定義される。

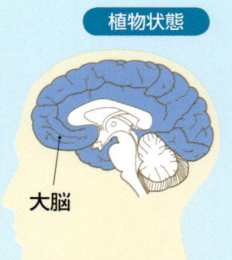

植物状態
脳幹の機能が残存しており、多くは自力呼吸している。
※一例

とからこの名があります。

網様体はヒトの運動や個体維持にもっとも重要な役割を果たす細胞群で、大脳皮質や小脳、また五感や平衡覚の中枢と連携をとり、身体の細やかな運動をコントロールします。また呼吸や循環の調節、さらに睡眠や覚醒、意識の制御にも関わっているとされます。

第❺章 脳・神経

脳幹のしくみ

■ 脳幹の構造

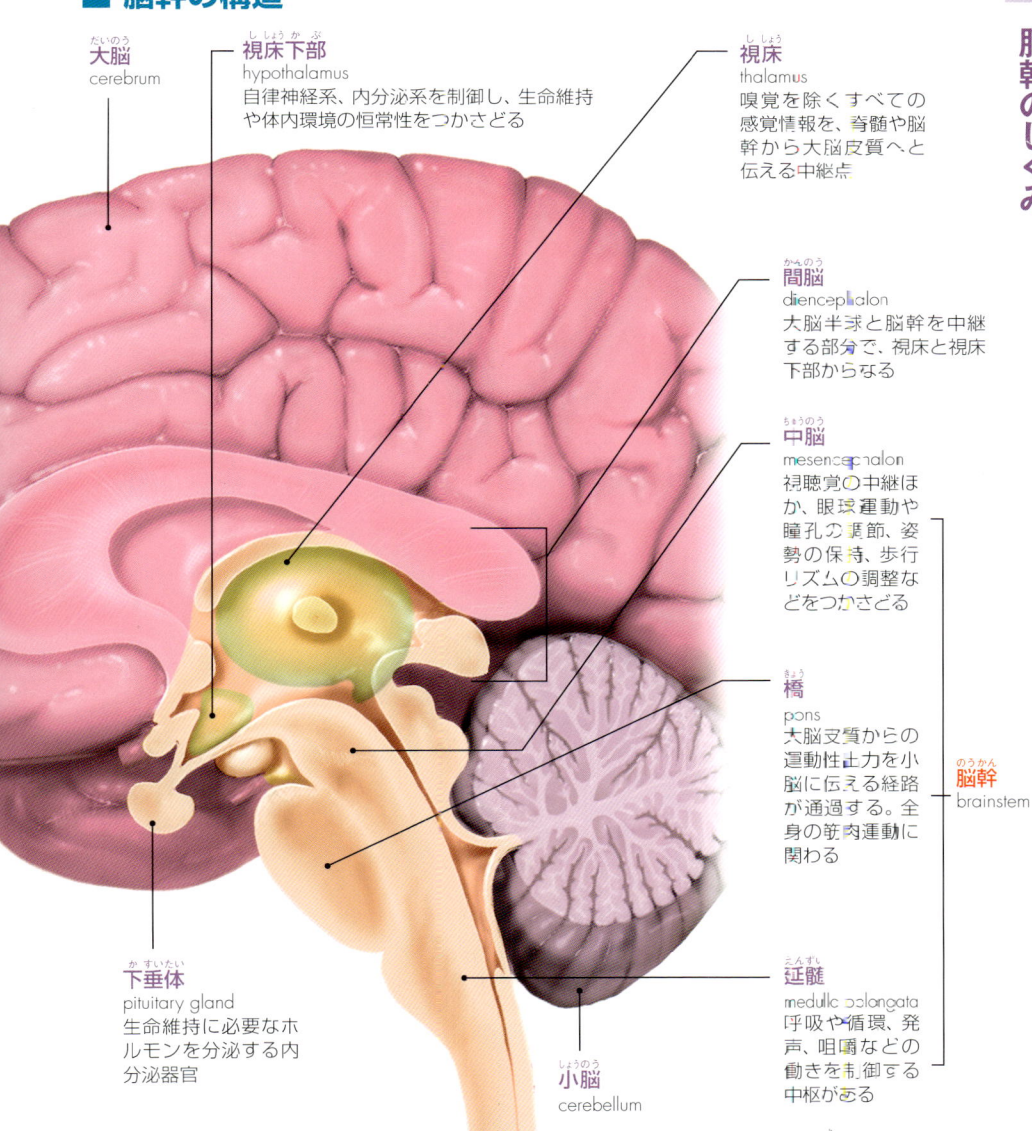

大脳 cerebrum

視床下部 hypothalamus
自律神経系、内分泌系を制御し、生命維持や体内環境の恒常性をつかさどる

視床 thalamus
嗅覚を除くすべての感覚情報を、脊髄や脳幹から大脳皮質へと伝える中継点

間脳 diencephalon
大脳半球と脳幹を中継する部分で、視床と視床下部からなる

中脳 mesencephalon
視聴覚の中継ほか、眼球運動や瞳孔の調節、姿勢の保持、歩行リズムの調整などをつかさどる

橋 pons
大脳皮質からの運動性出力を小脳に伝える経路が通過する。全身の筋肉運動に関わる

脳幹 brainstem

下垂体 pituitary gland
生命維持に必要なホルモンを分泌する内分泌器官

小脳 cerebellum

延髄 medulla oblongata
呼吸や循環、発声、咀嚼などの動きを制御する中枢がある

第 ❺ 章　脳・神経

大脳のしくみ

脳の中でもっとも発達している大脳。高度な知的活動をつかさどる大脳新皮質と、本能や感情をつかさどる大脳辺縁系、運動に深い関わりをもつ大脳基底核からなります。

●大脳皮質、大脳髄質、大脳基底核

　大脳半球の表層は、神経細胞の細胞体からなる灰白質が占め、厚さ数mmにわたって**大脳皮質**を構成しています。

　ヒトの大脳皮質では、脳の高度な精神活動をつかさどる新皮質が非常に発達し、皮質全体の90%を占めるようになりました。進化と発生の過程において、より古い皮質は新皮質によって内側に追いやられています。このうち、本能的な活動や、恐怖などの原始的情動をつかさどるといわれるのが**大脳辺縁系**で、**帯状回**、**扁桃体**、**海馬**などから構成されます。大脳辺縁系の脳に占める割合は、どの動物でもあまり変わりません。これは、すべての動物に共通する、生存に不可欠な機能を備えているためだと考えられています。

　大脳皮質の下には、神経線維の集まる白質（**大脳髄質**）が広がっていますが、さらに奥には、**大脳基底核**という灰白質の集合があります。これは**レンズ核**、**尾状核**など、大脳皮質と視床や脳幹を結ぶ核

■ 脳の断面図（前後に切った場合）

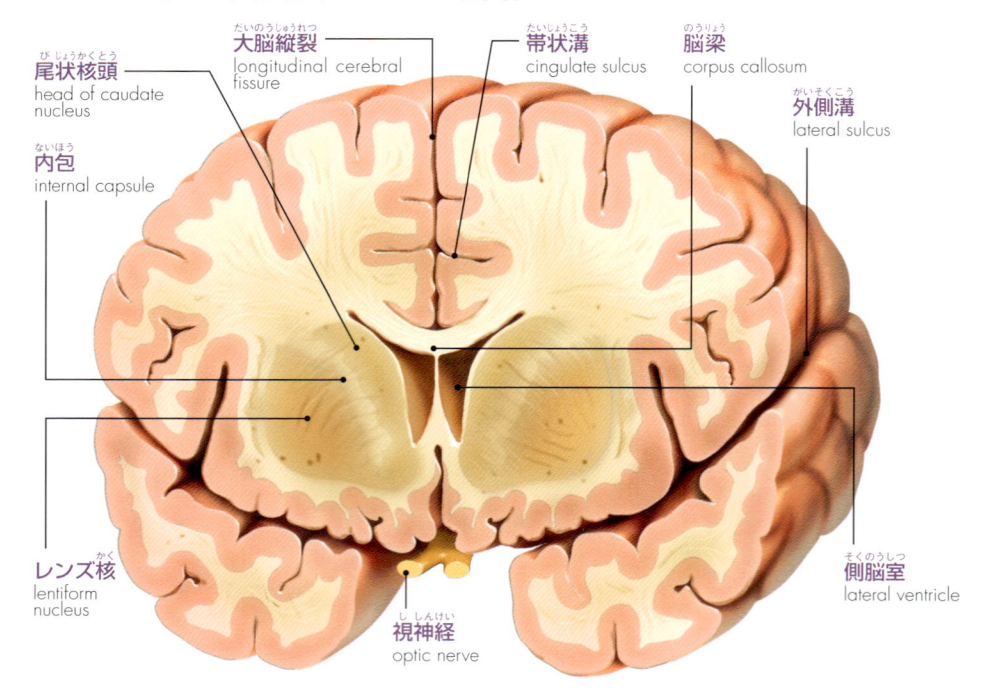

尾状核頭　head of caudate nucleus
大脳縦裂　longitudinal cerebral fissure
帯状溝　cingulate sulcus
脳梁　corpus callosum
外側溝　lateral sulcus
内包　internal capsule
レンズ核　lentiform nucleus
視神経　optic nerve
側脳室　lateral ventricle

の集まりです。大脳基底核は運動との関わりが強く、運動の開始や停止、表情の動きなどをコントロールしていると考えられています。

●ロボトミー手術

大脳は**前頭葉**、**側頭葉**、**頭頂葉**、**後頭葉**という4つの部位に分けられます。もっとも大きな前頭葉は、意欲や行動計画などに深く関わるといわれます。1940〜50年代、統合失調症などの患者を対象に、前頭葉を他の部分から切り離す手術が行われたことがありました（ロボトミー手術）。しかし現在、その効果は疑問視されています。

TOPIC 古い脳、新しい脳

大脳はもともと、捕食や繁殖に関わる嗅覚の脳（嗅脳）として発生しましたが、この部分は古皮質と呼ばれ、今もヒトの脳の中に残っています。生物の高等化は、古皮質の上に新たな皮質を発達させることで進みました。本能や情動に関わる部分は原皮質として発生し、大脳辺縁系へと分化します。これを覆うのが、より高度な精神活動に関わる新皮質です。

胎児の脳が発達するときには、由来の古い脳が新皮質によって内側へと追いやられ、進化と同じ過程がたどられます。

■ 記憶に関わる部分

帯状回 (たいじょうかい)
cingulate gyrus
大脳辺縁系の各部を結びつけ、行動の動機付けや空間認知、記憶などに深く関与する

脳弓 (のうきゅう)
fornix
海馬から起こり乳頭体に至る弓状の神経線維の束

レンズ核
lentiform nucleus
被核と淡蒼球からなる円錐形の灰白質

乳頭体 (にゅうとうたい)
mammillary body

扁桃体 (へんとうたい)
amygdaloid body
アーモンド形をした神経細胞の集まり。好き嫌いや恐怖、不安といった原始的な情動を支配する

海馬 (かいば)
hippocampus
記憶形成や空間学習に関わる。とくに、出来事の記憶を形成するのに重要とされる

脳にある各葉の配置: 中心溝、前頭葉、頭頂葉、頭頂後頭溝、外側溝、側頭葉、後頭葉

第5章 脳・神経

大脳のしくみ

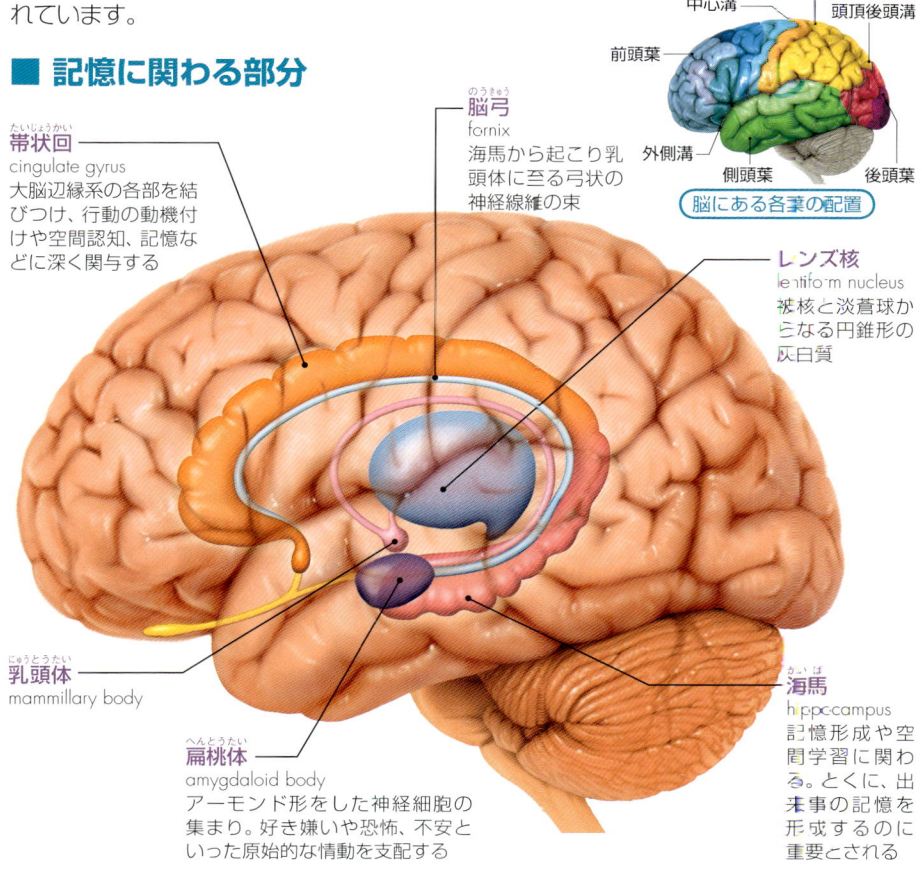

第5章 脳・神経

大脳皮質の働き

大脳の表面を覆う大脳皮質は、言語や記憶、運動などの機能に関わる情報処理を、決まった領域に分担させています。領域ごとに色分けしてみると、まるで地図のように見えます。

●大脳の分け方

大脳皮質は、**中心溝、外側溝、頭頂後頭溝**という3つの大きな脳溝で、**前頭葉、頭頂葉、側頭葉、後頭葉**という4つの部分（脳葉）に分けられています。

4つの脳葉の役割を大まかにいうと、頭頂葉、側頭葉、後頭葉が理解した外部環境の情報に対し、前頭葉が意思決定を行い、外界へ働きかける指令を下します。

なお、外側溝の奥には島と呼ばれる領域があり、これを脳葉のひとつと分類することもあります。味覚や情動に関わっているとされますが、詳しい働きについては分からないことの多い領域です。

各葉は左右の大脳半球で対になっており、右脳側にあるものを**右○○葉**、左脳側にあるものを**左○○葉**と呼びます。

●大脳皮質には地図がある

脳は他の臓器と異なり、領域ごとにさまざまな機能を分担させています。たとえば、視覚を処理する領域と、聴覚を処理する領域は別の場所です。また、視覚の中でも、見た物の動きや位置に関わる情報と、色や形に関わる情報は、別の部位で処理されています。

脳の特定の部位が特定の役割を持つという考え方（脳機能局在論）は、19世紀後半頃から注目され始めました。きっかけとなったのは、フランスの外科医ブローカや、ドイツの精神科医ウェルニッケらによる失語症と脳損傷の関係調査です。「他人の話を理解できるが自分では話せない」、あるいは「何かを話しているようだ

■ 大脳皮質の機能局在

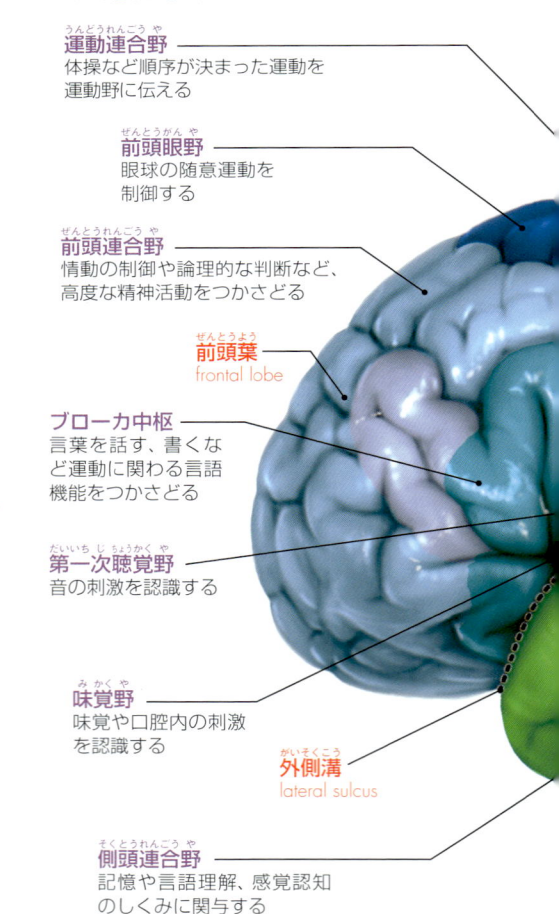

運動連合野
体操など順序が決まった運動を運動野に伝える

前頭眼野
眼球の随意運動を制御する

前頭連合野
情動の制御や論理的な判断など、高度な精神活動をつかさどる

前頭葉
frontal lobe

ブローカ中枢
言葉を話す、書くなど運動に関わる言語機能をつかさどる

第一次聴覚野
音の刺激を認識する

味覚野
味覚や口腔内の刺激を認識する

外側溝
lateral sulcus

側頭連合野
記憶や言語理解、感覚認知のしくみに関与する

が他人には意味がわからない」など、特殊なパターンの失語症を発症した患者の脳を死後解剖したところ、それぞれ特定の部位を損傷していることが明らかになったのです。これらの部位は、のちにブローカ中枢やウェルニッケ中枢と名づけられています。

　その後、20世紀初頭にドイツの神経科学者ブロードマンが、大脳皮質の表面を覆う新皮質を、52の異なる領域に区分しました（ブロードマンの脳地図）。ヒトの大脳新皮質は6層からなりますが、場所によって細胞の集まり方が均一でなく、ブロードマンはこの違いを特殊な染色法で染め分けたのです。皮質のある部位が受け持つ機能と、その部位の細胞組織の構造は、ある程度関係していると考えられています。

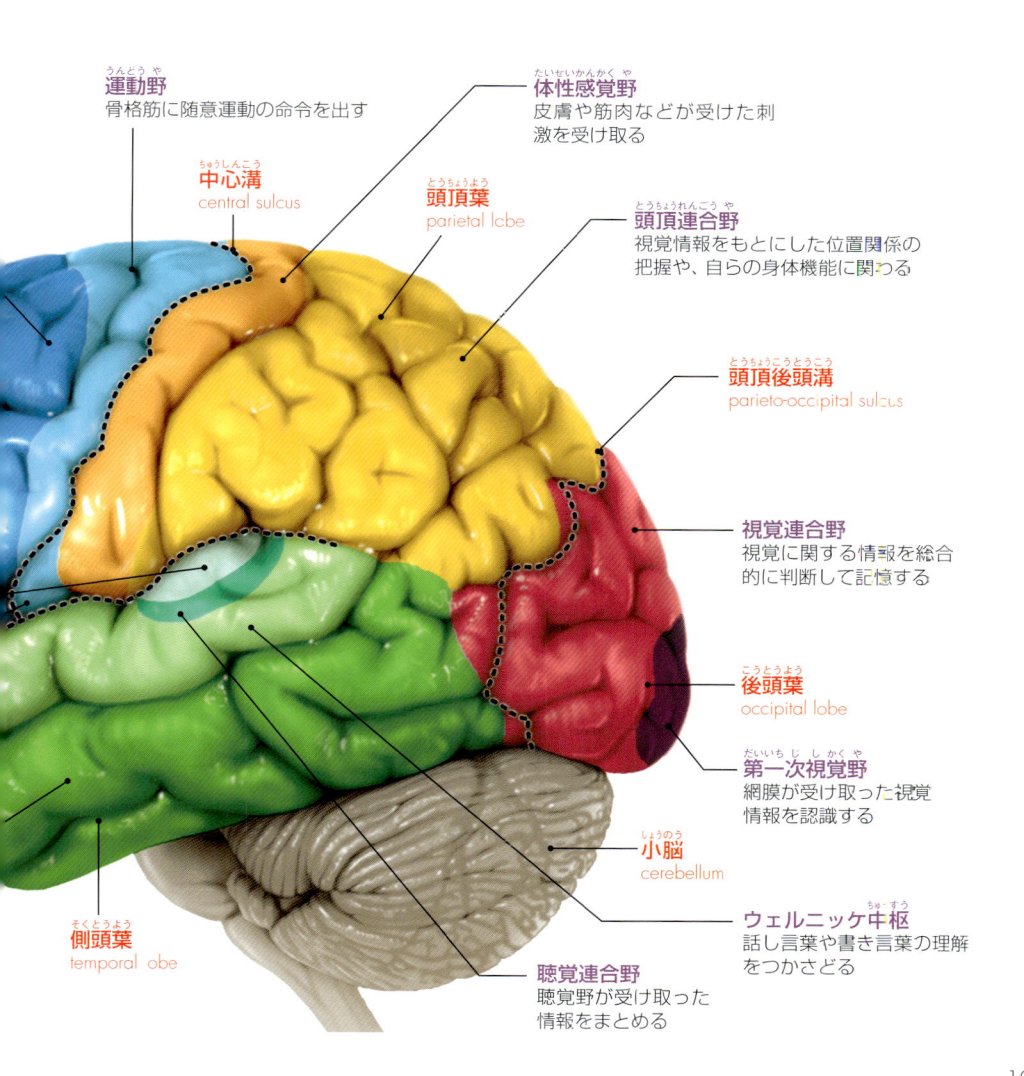

第❺章　脳・神経

大脳皮質の働き

運動野
骨格筋に随意運動の命令を出す

体性感覚野
皮膚や筋肉などが受けた刺激を受け取る

中心溝 central sulcus

頭頂葉 parietal lobe

頭頂連合野
視覚情報をもとにした位置関係の把握や、自らの身体機能に関わる

頭頂後頭溝 parieto-occipital sulcus

視覚連合野
視覚に関する情報を総合的に判断して記憶する

後頭葉 occipital lobe

第一次視覚野
網膜が受け取った視覚情報を認識する

小脳 cerebellum

ウェルニッケ中枢
話し言葉や書き言葉の理解をつかさどる

側頭葉 temporal lobe

聴覚連合野
聴覚野が受け取った情報をまとめる

第5章 脳・神経

髄膜と脳脊髄液

豆腐のようにやわらかい脳は、毛髪、頭蓋骨だけでなく髄膜という被膜によって厳重に守られています。また、脳脊髄液と呼ばれる液も脳を保護しています。

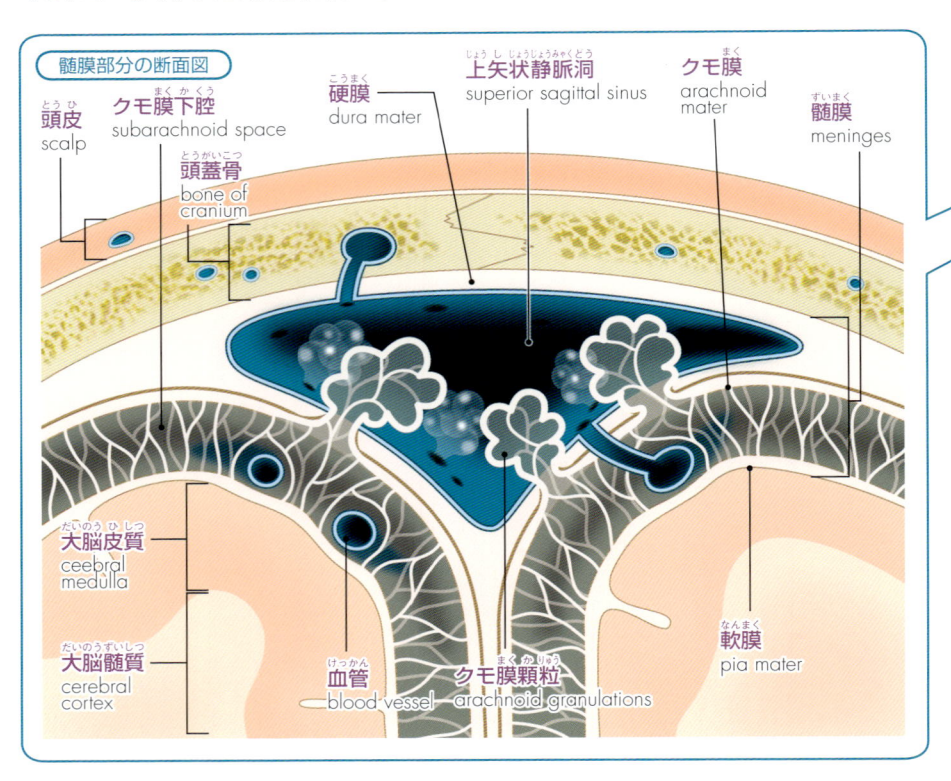

髄膜部分の断面図

- 頭皮 scalp
- クモ膜下腔 subarachnoid space
- 頭蓋骨 bone of cranium
- 硬膜 dura mater
- 上矢状静脈洞 superior sagittal sinus
- クモ膜 arachnoid mater
- 髄膜 meninges
- 大脳皮質 ceebral medulla
- 大脳髄質 cerebral cortex
- 血管 blood vessel
- クモ膜顆粒 arachnoid granulations
- 軟膜 pia mater

●脳と脊髄を守る3層の膜

　脳と脊髄を守る3層の膜は、外側から**硬膜**、**クモ膜**、**軟膜**に分けられます。

　もっとも外側にある硬膜は、非常に厚く強靱な膜です。脳と脊髄を周りの組織から隔てて、外傷や感染から守る働きをしています。

　硬膜の内面に接するクモ膜は薄い膜です。内側にある軟膜との間に、細い柱状の結合組織線維（クモ膜小柱）をクモの巣状に張りめぐらせていることから、クモ膜の名があります。

　クモ膜と軟膜との間の空間は**クモ膜下腔**と呼ばれます。**脳脊髄液**（髄液）に満たされており、脳と脊髄を守るクッションの役割を果たすほか、脳と脊髄を養う動静脈もこの空間を走っています。

　もっとも内側にあたるのが軟膜です。脳と脊髄の表面に密着する膜で、微小血管が豊富に走っています。

■ 脳脊髄液の循環

硬膜 dura mater
大脳 cerebrum
側脳室脈絡叢 choroid plexus of lateral ventricle
クモ膜顆粒から硬膜静脈洞へ吸収される
クモ膜顆粒 arachnoid granulations
小脳 cerebellum
第三脳室脈絡叢 choroid plexus of third ventricle
第四脳室脈絡叢 choroid plexus of fourth ventricle
脊髄 spinal cord
脳脊髄液 cerebrospinal fluid

❶側脳室からモンロー孔を通り第三脳室へ
❷第三脳室から中脳水道へ
❸中脳水道から第四脳室へ
❹ルシュカ孔・マジャンディ孔からクモ膜下腔へ

髄膜と脳脊髄液

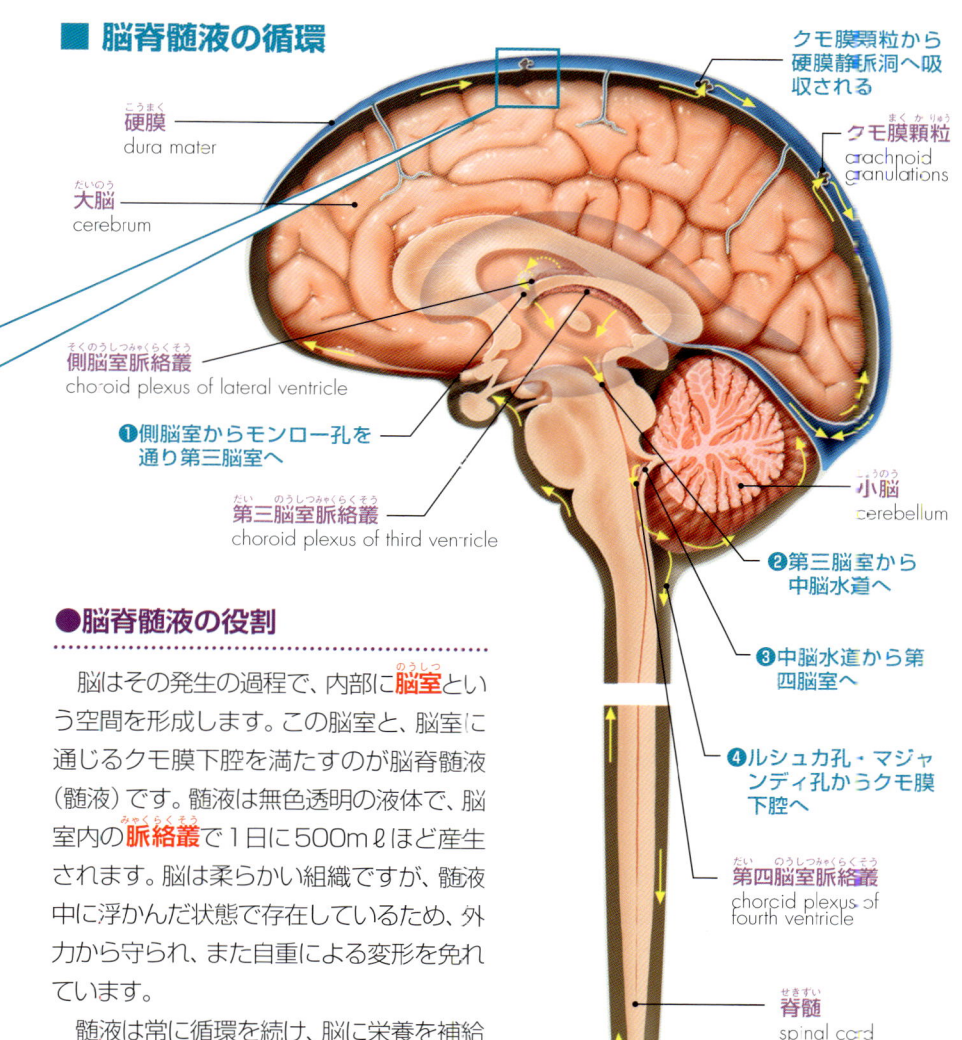

●脳脊髄液の役割

　脳はその発生の過程で、内部に**脳室**という空間を形成します。この脳室と、脳室に通じるクモ膜下腔を満たすのが脳脊髄液（髄液）です。髄液は無色透明の液体で、脳室内の**脈絡叢**で1日に500mℓほど産生されます。脳は柔らかい組織ですが、髄液中に浮かんだ状態で存在しているため、外力から守られ、また自重による変形を免れています。

　髄液は常に循環を続け、脳に栄養を補給し、排泄物を運び去る役割を果たします。循環のルートは、**側脳室**から**モンロー孔**（室間孔）を通って**第三脳室**に流れ、中脳水道を経由して**第四脳室**に流れ、**ルシュカ孔**（外側孔）・**マジャンディ孔**（正中孔）を通ってクモ膜下腔へと流れます。また、このうちごく少量が中心管を通って脊髄へと下ります。

　クモ膜の一部は**クモ膜顆粒**と呼ばれる突出物として、硬膜を貫いて硬膜静脈洞へ通じています。髄液の大部分は、クモ膜顆粒から静脈系に吸収されます。最近では髄液は脳に分布する毛細血管からも吸収されるといわれています。

第5章 脳・神経

195

第5章 脳・神経

右脳・左脳

すべての哺乳類の大脳は、左右の半球に分かれています。ヒトの左右の脳には、それぞれ得意な働きと役割分担があるといわれます。

●左右の脳と交叉支配

大脳は、大脳縦裂という脳溝で2つの半球に分けられており、左半球を左脳、右半球を右脳と呼びます。

左脳は右の視野や右半身から感覚情報を受け、体の右の部分を主に支配しています。右脳の働きはその逆です。このメカニズムを交叉支配と呼びます。脳の病気などで右脳がダメージを受けると左半身に、左脳がダメージを受けると右半身に障害が起こるのも、この原則によります。

●右脳と左脳の機能

左右の脳は、大脳縦裂の底部に位置する脳梁（のうりょう）でつながり、さかんに情報交換をしています。左右の脳の働きに違いがあることは、てんかん治療の一環として、この脳梁を切断する手術（分離脳手術）を受けた患者への実験で明らかになりました。

ヒトの左の視野の情報は右脳に、右の視野の情報は左脳に伝えられます。脳梁による連携がなければ、右脳と左脳は別々に働くことになりますので、患者の視野の片側にのみ瞬間的に映像を提示すると、片側の脳にのみ視覚情報を送ることができます。

このような実験の積み重ねで、「話すことや聞くこと、論理的思考などの能力は左脳の方が得意」、「全体的な視覚情報をつかむ働きや、未知のメロディーを把握する能力は右脳の方が得意」など、おおまかな傾向が分かってきました。こうした傾向から、左脳は「言語脳」、右脳は「感覚脳」とも呼ばれます。

■ 視覚の伝達ルート

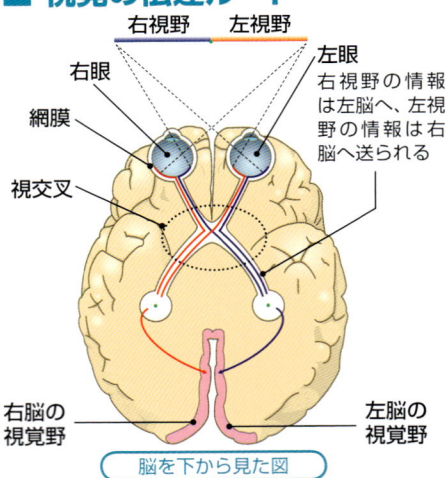

右視野　左視野
右眼　　左眼
網膜
視交叉
右脳の視覚野　左脳の視覚野

右視野の情報は左脳へ、左視野の情報は右脳へ送られる

脳を下から見た図

🔬 TOPIC 左右の脳の協調

ヒトの言語野は、ほとんどの場合左脳にあります。しかし「左脳だけが言語の処理に関わる」のではなく、左右の脳は協調して働いています。

脳の機能はある程度局在していますが、何らかのダメージを受けた場合には、後天的に別の部分がその機能を補う可能性が示されています。

■ 右脳と左脳 right brain and left brain

右脳の得意な働き
- 「直感脳」といわれ、創造的な発想や感覚的機能を持つ
- イメージや関係性、印象で記憶する
- 絵を描く、音楽を聴く、演奏するといった芸術的能力に強い
- 方向、空間を認識する

左脳の得意な働き
- 「論理脳」といわれ、分析力や思考力など論理的機能を持つ
- 言葉や数値、理論で記憶する
- 言葉を話す、聞く、書くといった言語的能力に強い
- 時計や計算などを認識する

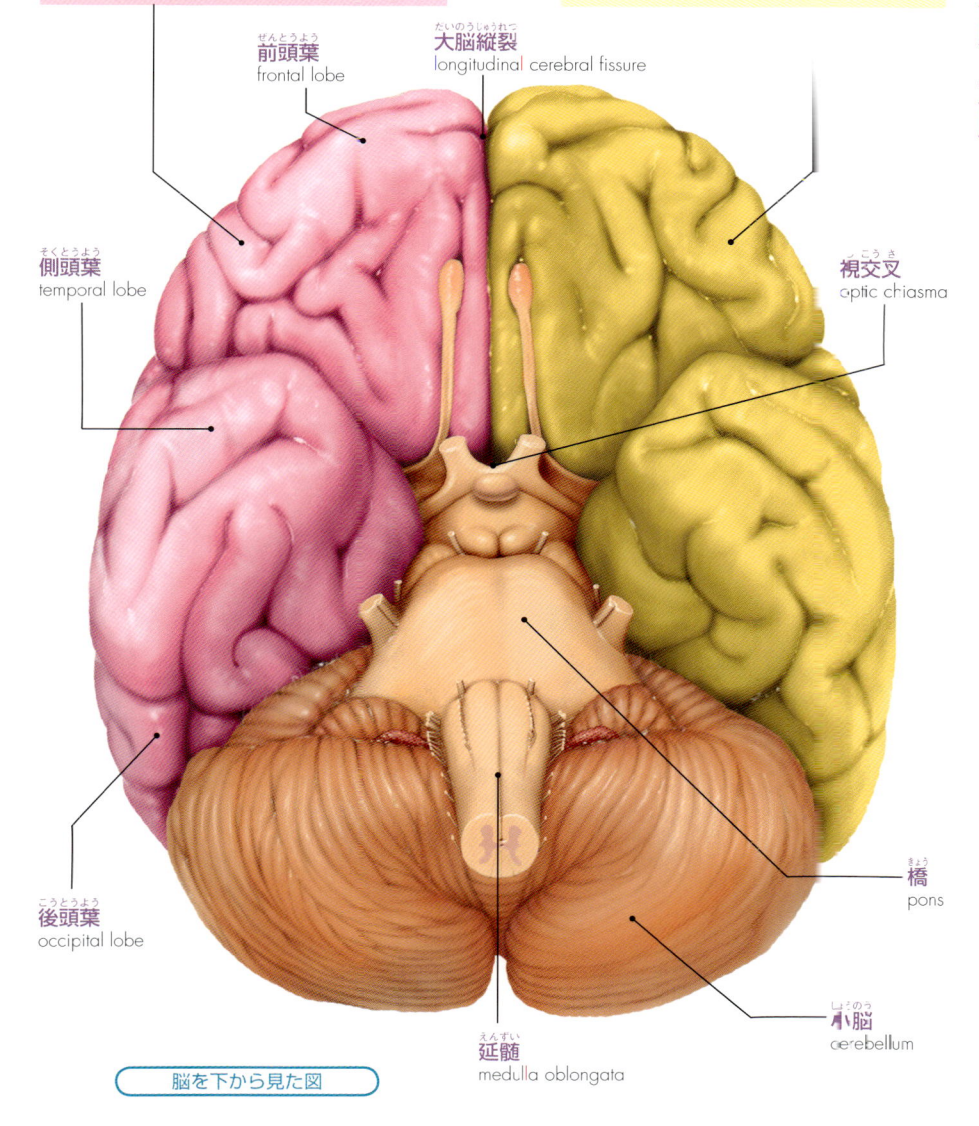

第5章 脳・神経

右脳・左脳

前頭葉 frontal lobe
大脳縦裂 longitudinal cerebral fissure
側頭葉 temporal lobe
視交叉 optic chiasma
後頭葉 occipital lobe
延髄 medulla oblongata
橋 pons
小脳 cerebellum

脳を下から見た図

第5章 脳・神経

記憶の構造

脳に蓄積される情報、記憶。人間の記憶は、内容によって大脳皮質に振り分けられます。また、記憶の形成には海馬（かいば）が重要な役割を担っています。

●記憶と海馬

視覚や聴覚、嗅覚など、記憶の材料となるさまざまな刺激情報は、感覚器を通して脳に送られます。情報は大脳皮質のそれぞれの感覚野で処理された後、大脳辺縁系の**海馬**に集められます。感覚野からの情報は海馬で整理統合され、ひとつのエピソードや意味として一定期間保存されます。海馬はこの間に、その記憶が長期にわたって保存すべきものか、あるいは一定期間経てば消去して構わないものかを選別し、大脳皮質に送り返していると考えられます。

海馬を損傷した患者は、損傷する以前の記憶に支障は無いものの、物事を新しく覚える能力が低下したり、最近の記憶を作れなくなることが知られています。海馬で整理された情報は、大脳皮質に送られてはじめて「**記憶**」として固定されると考えられていますが、そのしくみについては、よく分かっていません。

●記憶の種類

記憶は、その内容を意識的に思い出し、言葉で表現できるかどうかによって、**陳述記憶**（ちんじゅつきおく）と**非陳述記憶**（ひちんじゅつきおく）に分類できます。

自分が経験した出来事についての記憶（**エピソード記憶**）や、学習で獲得する知識（**意味記憶**）は、意識的に思い出すことのできる陳述記憶です。一方、楽器の演奏など、繰り返し運動して身につける「わざ」の記憶（**手続き記憶**）や、**プライミング記憶**と呼ばれる、先に取り入れた情報がその後に受け取る情報に影響を与えるような記憶は、意識に上らない非陳述記憶です。

また記憶は、その記憶が保持される時間によって分類することもできます。課題の遂行のために一時的に、数秒～数分程度保持される記憶を**短期記憶**、それ以上にわたって保持される記憶を**長期記憶**と呼びます。短期記憶はその重要度によって、長期記憶に変換されると考えられています。

TOPIC 忘却曲線（ぼうきゃくきょくせん）

忘却曲線とは、心理学者のヘルマン・エビングハウスが発案した、長期記憶が時間経過とともに忘却していく様子を表した曲線です。この曲線によると、長期記憶は20分後には42％、1時間後には56％、1日後には74％、1週間後には77％、1ヵ月後には79％を忘却したということがわかります。

このことから、記憶は1日の間で急激に失われますが、その後は緩やかになることがわかります。

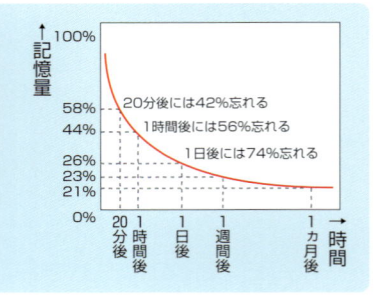

記憶量
100%
58%
44%
26%
23%
21%
0%
20分後 / 1時間後 / 1日後 / 1週間後 / 1ヵ月後 → 時間
20分後には42％忘れる
1時間後には56％忘れる
1日後には74％忘れる

■ 記憶に関わる部分

被核 putamen
大脳基底核のうち、レンズ核の最外部を形成する部分で、尾状核とともに運動記憶に関わるとされる

小脳 cerebellum
運動など「わざ」の記憶に関わる。大脳皮質の計画したイメージをコピーし、無意識的なレベルで修正することで処理の効率化をはかっているとされる

前頭葉 frontal lobe
記憶を想起し、その信憑性を判断し、行動に反映する。特に前頭連合野46野は、作業のために必要な記憶を一時的に保存するシステム（ワーキングメモリ）を担当する領域とされる

扁桃体 amygdaloid body
海馬と密接に関わり、恐怖などの情動をともなう記憶の構成と関係する

海馬 hippocampus
大脳皮質に入った外部からの情報を受け取り、記憶として固定する働きに関わる

第6章 脳・神経

記憶の構造

■ 記憶の分類

短期記憶
数秒から数分の短時間で忘れてしまう記憶。作業を遂行するための一時的な記憶と考えられている

長期記憶
より長い時間保存される記憶。短期記憶のうち、重要度の高いものが長期記憶に変換されると考えられている

陳述的記憶
意識的に思い出すことができ、言葉や図形で表現できる記憶

- **エピソード記憶**
思い出など、自分が経験した一連の出来事の記憶。その出来事が起きた時間や場所など、文脈の情報がともなわれる

- **意味記憶**
日常生活で覚える人や物の名前など、学習によって獲得される記憶で、いわゆる「知識」のこと

非陳述的記憶
無意識に働く、言葉や図形で表現できない記憶

- **手続き記憶**
いわゆる「からだで覚える」記憶。自転車の乗り方など、一度覚えると特に意識せずに活用でき、かつ忘れにくい

- **プライミング記憶**
先に取り入れた情報が、後に受け取る刺激に影響する。状況判断を素早くするための記憶だが、思い込みのもとにもなる

感覚神経と運動神経

末梢神経にはからだや内臓の感覚を中枢に伝える感覚神経と、骨格筋や内臓筋に運動指令を伝える運動神経とがあります。

●感覚神経のしくみと働き

感覚神経は、手で触れる、耳で聞く、目で見る、舌で味わう、鼻で嗅ぐという感覚器官で受け取った刺激を、電気信号に変換して中枢神経系の脳に伝えます。

外部から受ける刺激によって、感覚神経の伝達速度は異なります。筋肉や関節などの精細な感覚情報はもっとも伝わる速度が速く、大脳皮質の一次体性感覚野へと到達します。

このとき、信号は脊髄神経の後根を通り、延髄の後索核で神経細胞を乗り換え、内側毛帯へ入り、もう一度神経細胞を乗り換えます。この経路は内側毛帯路と呼ばれます。

温度感覚や痛覚、振動など粗大な触覚、圧覚は、これとは異なる経路で視床に伝わります。前者は側索、後者は前索を経由し、それぞれ外側脊髄視床路、前脊髄視床路と呼ばれます。

■ 感覚性伝導路

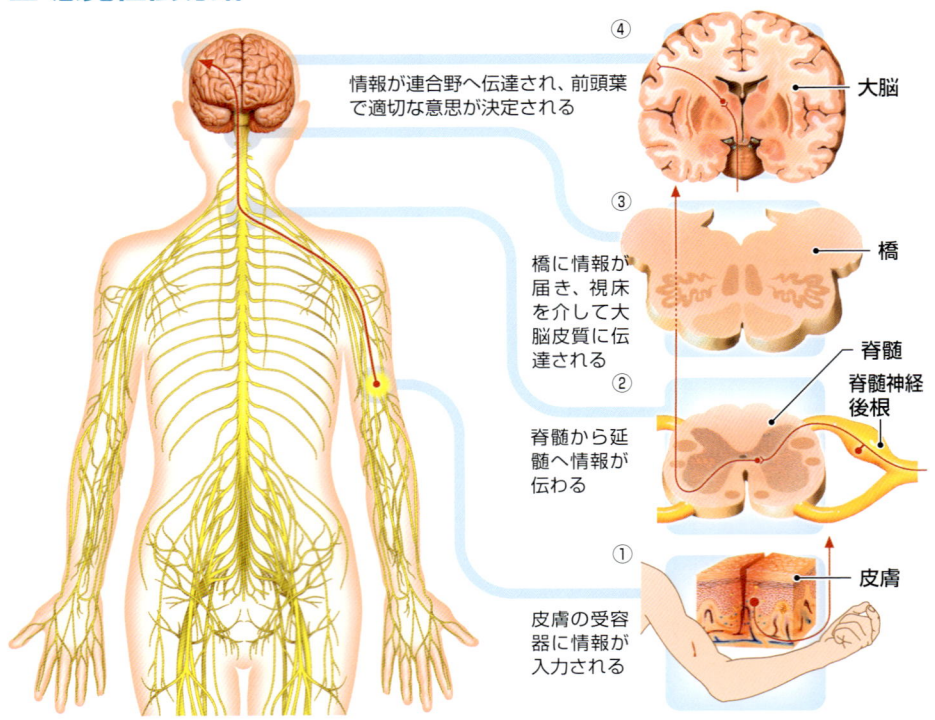

④ 情報が連合野へ伝達され、前頭葉で適切な意思が決定される — 大脳

③ 橋に情報が届き、視床を介して大脳皮質に伝達される — 橋

② 脊髄から延髄へ情報が伝わる — 脊髄、脊髄神経後根

① 皮膚の受容器に情報が入力される — 皮膚

●運動神経のしくみと働き

運動神経は、**大脳皮質**の**運動野**から出た指示を筋肉に伝える神経です。手を動かす、走るなど、**骨格筋**を動かす神経を指すことが多いですが、**心筋**や内臓の**平滑筋**を意識せずに動かす神経も、運動神経に含まれます。

運動神経の経路は2つあると考えられています。ひとつは**錐体路**と呼ばれ、骨格筋の運動開始の引き金となる信号を伝えます。大脳皮質の運動野にある神経細胞が長い経路を走り、脊髄の前角細胞に接続します。錐体路は、大脳皮質の発生とともに現れた運動路で、生物と脳の進化においては新しい経路です。

もうひとつは**錐体外路**と呼ばれる経路で、身体運動のほとんどすべてを支配しています。脳幹の網様体にある神経細胞が脊髄の前角細胞に接続します。

■ 運動性伝導路（錐体路）

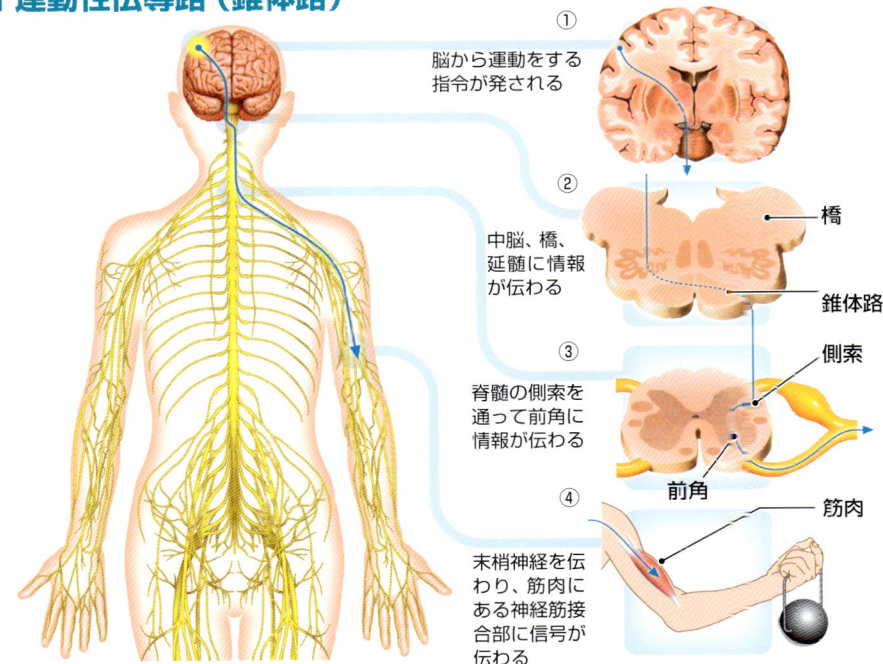

① 脳から運動をする指令が発される

② 中脳、橋、延髄に情報が伝わる

橋
錐体路

③ 脊髄の側索を通って前角に情報が伝わる

側索
前角
筋肉

④ 末梢神経を伝わり、筋肉にある神経筋接合部に信号が伝わる

🔬 TOPIC 反射運動

外部からの刺激を受けたとき、脊髄が中枢となって無意識に反応する現象を反射といいます。反射は、刺激の受容から反応までの情報伝達に脳を介さず、ほとんどの場合、受容器、感覚神経、脊髄、運動神経というルートをたどります。たとえば、熱いものに手を触れたとき、とっさに手を引っ込めるのは、脊髄が皮膚の侵害刺激を受け取り、屈曲反射という反射を起こすためです。また、膝のくぼみをたたくとつま先が跳ね上がる膝蓋腱反射や、顔に水がかかったときに目を閉じる眼瞼反射といった反応もあります。

第❺章 脳・神経

感覚神経と運動神経

脳神経のしくみ

脳神経とは、脳に出入りする末梢神経の総称です。視覚・聴覚・嗅覚をはじめ、舌やのど、声帯、顔面の筋肉ほか、さまざまな器官の調整をつかさどります。

● 12の脳神経の種類と働き

脳神経は脳に出入りする末梢神経の総称で、左右で12対存在します。頭側から尾側（脊髄のある方）の順にⅠ～Ⅻまでの番号が振られ、それぞれに固有の名称がついています。

名称	働き
嗅神経（第Ⅰ脳神経）	嗅覚をつかさどる感覚性の神経
視神経（第Ⅱ脳神経）	視覚をつかさどる感覚性の神経で、網膜からの情報を伝達する
動眼神経（第Ⅲ脳神経）	眼球運動に関わる運動性の神経と、瞳孔の調整や焦点調節を支配する副交感性の神経からなる
滑車神経（第Ⅳ脳神経）	目を耳側や下向きに動かす筋肉を支配する神経
三叉神経（第Ⅴ脳神経）	脳神経の中でも最大の神経。三枝に分かれ、顔面の皮膚感覚や咀嚼運動を支配する
外転神経（第Ⅵ脳神経）	橋から出ており、眼球を外側に動かす際に使う外側直筋を支配している
顔面神経（第Ⅶ脳神経）	顔面全体に分布し、表情運動を支配する。また、舌の味覚や、唾液や涙液の分泌をつかさどる
内耳神経（第Ⅷ脳神経）	蝸牛からの聴覚を伝える蝸牛神経と、前庭と半規管からの平衡覚を伝える前庭神経の合流からなる
舌咽神経（第Ⅸ脳神経）	味覚と舌、咽頭の感覚、嚥下運動、唾液の分泌をつかさどる
迷走神経（第Ⅹ脳神経）	外耳と咽頭の感覚、発声に関わる運動、内臓運動と消化液の分泌をつかさどる
副神経（第Ⅺ脳神経）	肩や首の筋肉運動をつかさどる
舌下神経（第Ⅻ脳神経）	舌の運動をつかさどる

●広い分布を示す迷走神経

12対の脳神経には、感覚情報を伝える**感覚性線維**や、筋運動を支配する**運動性線維**、さらに平滑筋や分泌腺を支配する**副交感性線維**を含むものがあります。

脳神経の中でも複雑で広い分布を示す**迷走神経**（第Ⅹ脳神経）は、感覚性、運動性、副交感性の線維をすべて含みます。主成分である副交感性の線維は、延髄の迷走神経背側核から起こります。頸胸部では咽頭、喉頭、気管、心臓、肺、食道、腹部では胃、小腸、大腸、肝臓、膵臓、脾臓、腎臓など、非常に多くの器官に枝を伸ばしています。頸胸部から腹部の内臓の平滑筋運動と、粘液腺や消化腺の分泌を促進しますが、心筋に対しては抑制的に働きます。

迷走神経には、外界から刺激を受けた際、各臓器に防衛反応を伝える**反射運動**が備わっています。この反射運動が起こると、末梢血管の拡張、血圧と心拍数の低下などから、脳貧血を引き起こし、失神することがあります。

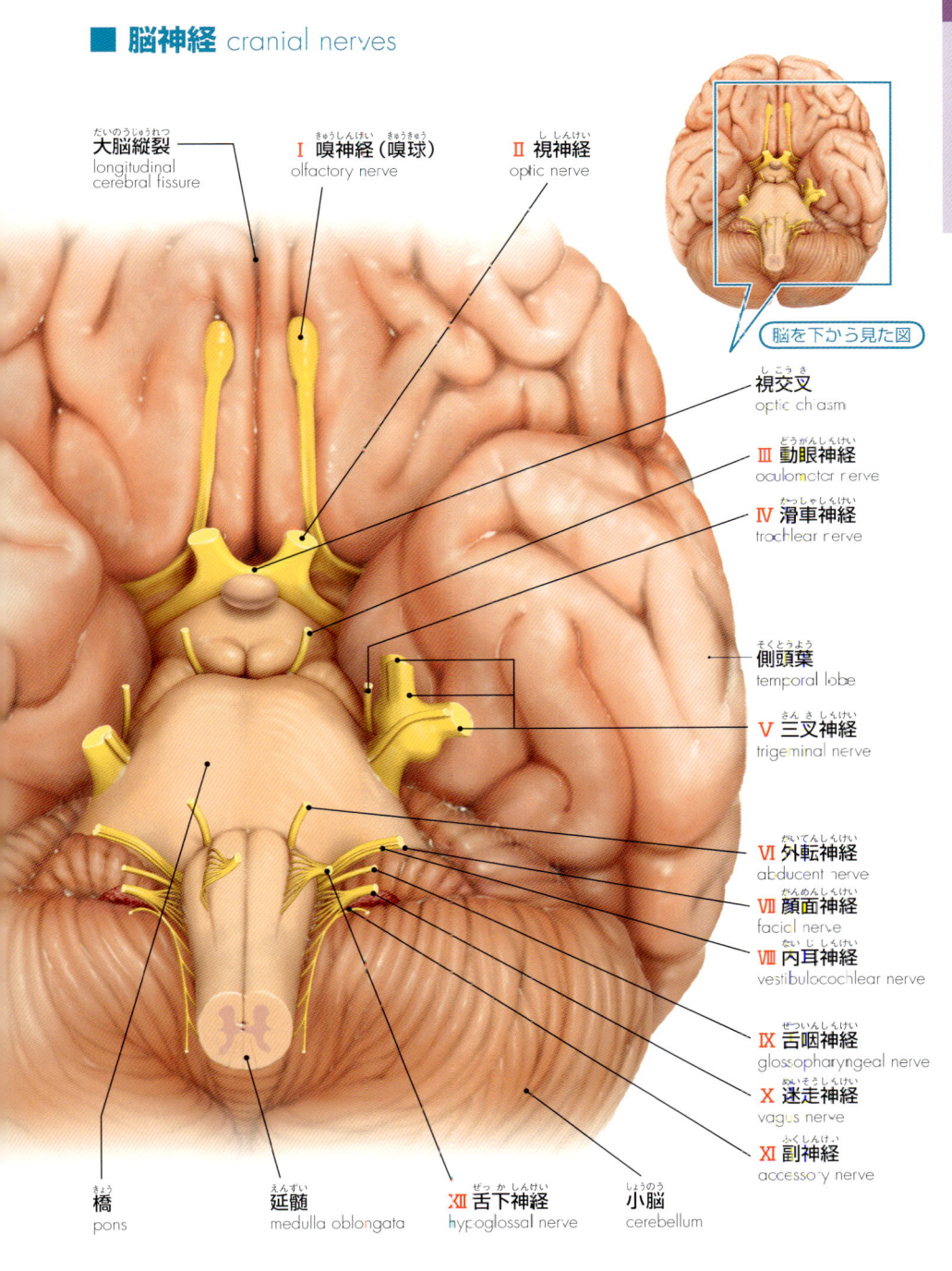

脳神経 cranial nerves

脳神経のしくみ

第5章 脳・神経

- 大脳縦裂 longitudinal cerebral fissure
- I 嗅神経（嗅球） olfactory nerve
- II 視神経 optic nerve
- 脳を下から見た図
- 視交叉 optic chiasm
- III 動眼神経 oculomotor nerve
- IV 滑車神経 trochlear nerve
- 側頭葉 temporal lobe
- V 三叉神経 trigeminal nerve
- VI 外転神経 abducent nerve
- VII 顔面神経 facial nerve
- VIII 内耳神経 vestibulocochlear nerve
- IX 舌咽神経 glossopharyngeal nerve
- X 迷走神経 vagus nerve
- XI 副神経 accessory nerve
- 橋 pons
- 延髄 medulla oblongata
- XII 舌下神経 hypoglossal nerve
- 小脳 cerebellum

第❺章 脳・神経

自律神経のしくみ

自律神経系は、交感神経系と副交感神経系で構成されています。内臓など無意識でも動かなければいけない器官の機能を調節し、私たちの生命を維持します。

■ 自律神経系の構成

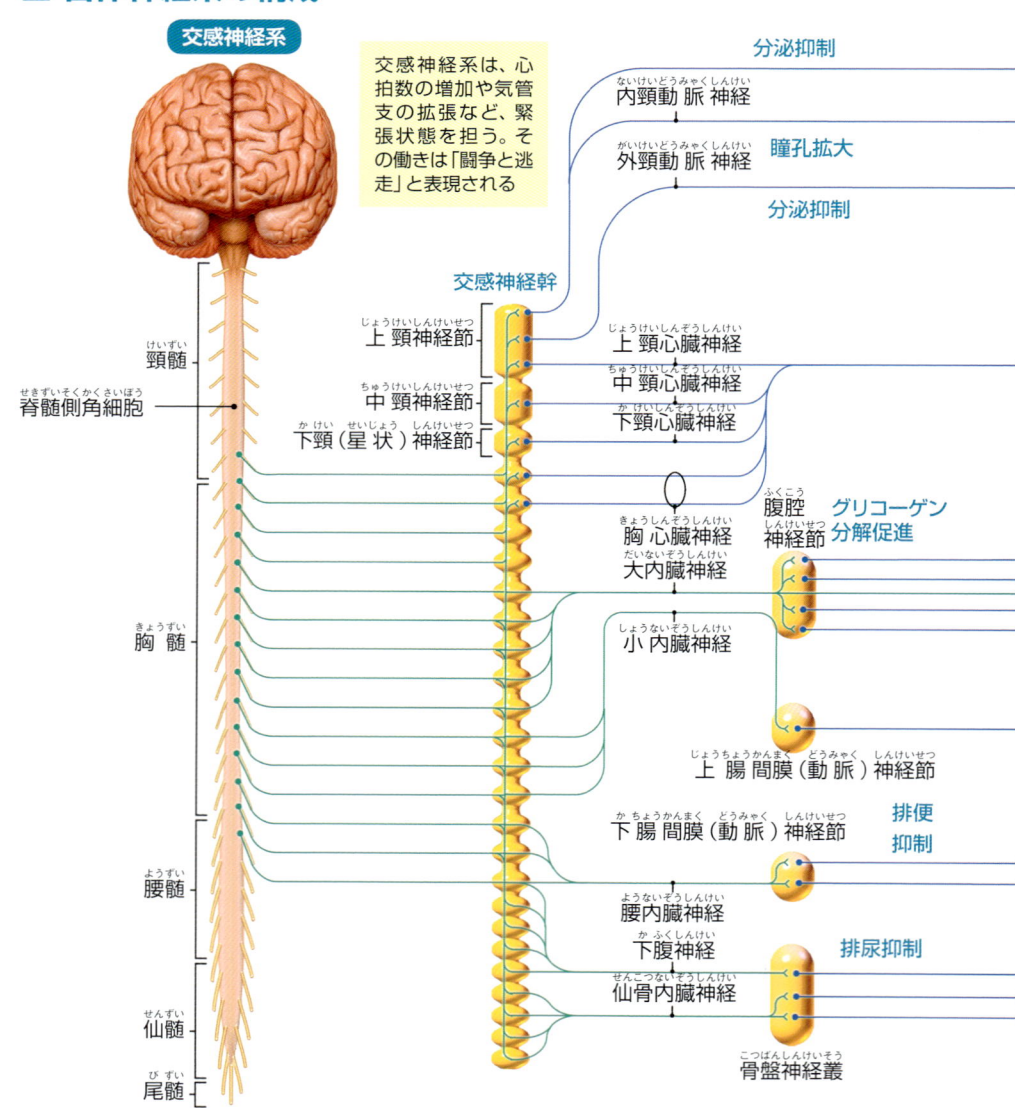

交感神経系

交感神経系は、心拍数の増加や気管支の拡張など、緊張状態を担う。その働きは「闘争と逃走」と表現される

- 内頸動脈神経 — 分泌抑制
- 外頸動脈神経 — 瞳孔拡大
- 分泌抑制

交感神経幹
- 上頸神経節 — 上頸心臓神経
- 中頸神経節 — 中頸心臓神経
- 下頸(星状)神経節 — 下頸心臓神経

脊髄側角細胞

頸髄

胸髄
- 胸心臓神経
- 大内臓神経 — 腹腔神経節 — グリコーゲン分解促進
- 小内臓神経
- 上腸間膜(動脈)神経節

腰髄
- 下腸間膜(動脈)神経節 — 排便抑制
- 腰内臓神経
- 下腹神経 — 排尿抑制

仙髄
- 仙骨内臓神経
- 骨盤神経叢

尾髄

| 交感神経系 | ——— 節後ニューロン | 神経節から各臓器に情報を伝えるニューロン |
| | ——— 節前ニューロン | 情報を脳や脊髄から神経節まで伝えるニューロン |

●自律神経のしくみと働き

自律神経系は、間脳の視床下部を中枢とする神経系で、**交感神経系**と**副交感神経系**からなり、人間の生命維持に欠かせない働きを調節しています。

交感神経系と副交感神経系は、ひとつの臓器に対して相反する作用を起こすことで、体内環境のバランスをとり、一定に保っています。この働きを**ホメオスタシス**といいます。

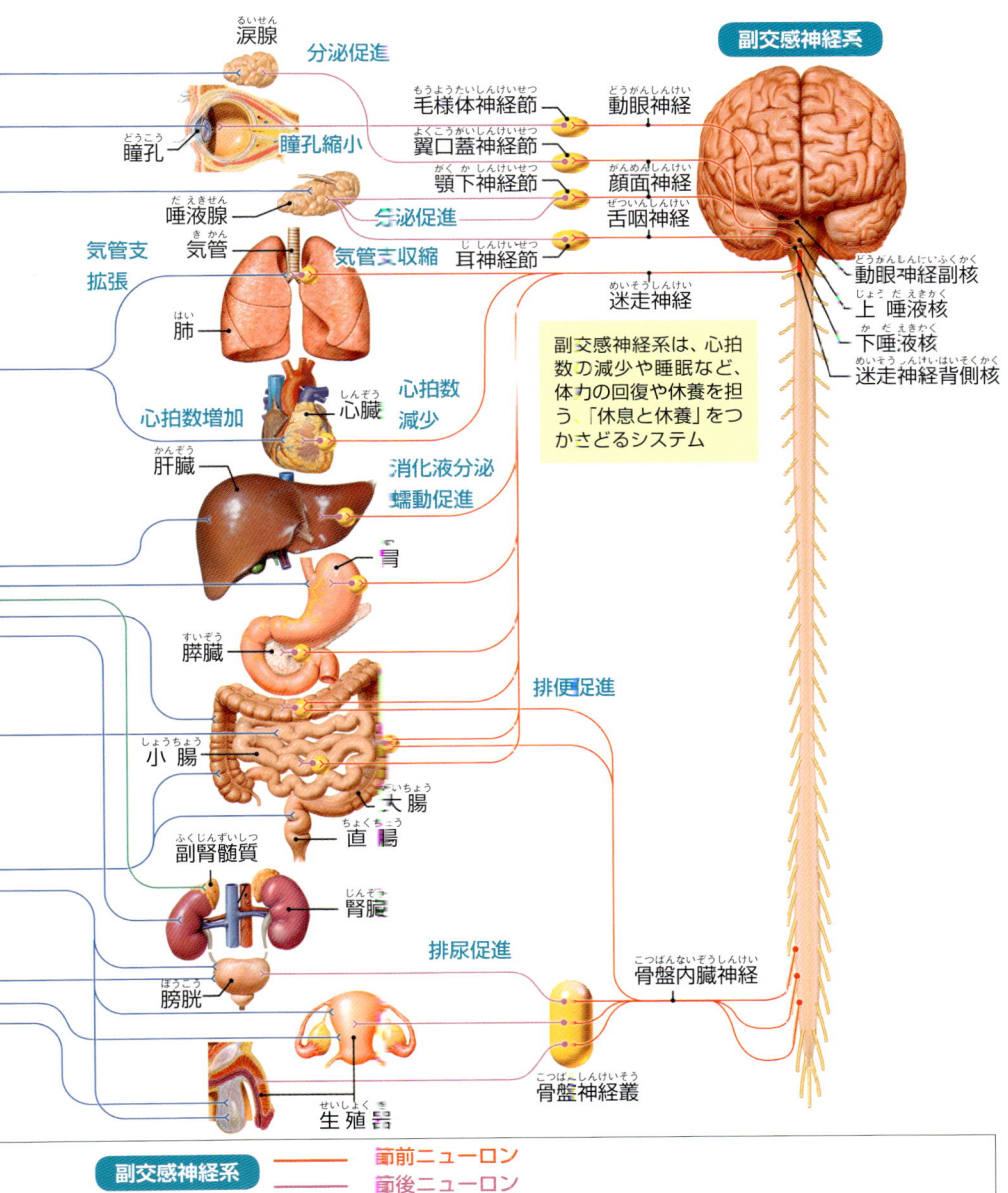

自律神経のしくみ

副交感神経系

- 涙腺 — 分泌促進
- 瞳孔 — 瞳孔縮小
- 唾液腺 — 分泌促進
- 気管支 / 気管 — 気管支収縮（気管支拡張）
- 肺
- 心臓 — 心拍数減少（心拍数増加）
- 肝臓 — 消化液分泌・蠕動促進
- 胃
- 膵臓
- 小腸 — 排便促進
- 大腸
- 直腸
- 副腎髄質
- 腎臓
- 膀胱 — 排尿促進
- 生殖器

毛様体神経節 — 動眼神経
翼口蓋神経節
顎下神経節 — 顔面神経
　　　　　　 舌咽神経
耳神経節
迷走神経

動眼神経副核
上唾液核
下唾液核
迷走神経背側核

骨盤内臓神経
骨盤神経叢

> 副交感神経系は、心拍数の減少や睡眠など、体力の回復や休養を担う「休息と休養」をつかさどるシステム

副交感神経系 ── 節前ニューロン / 節後ニューロン

脳・神経系の病気

脳出血や脳梗塞など、発症すると大変危険なのが脳・神経系の病気です。予防には正しい生活習慣を行うことが重要です。

脳出血（のうしゅっけつ）

脳出血とは、頭蓋内部で出血が起き、脳組織に障害が出る病気です。主に脳内出血とクモ膜下出血という2つのタイプに分かれます。

■ 原因

脳内出血は、脳内の細い動脈にできた小さなこぶが破裂したことによります。原因は、喫煙や塩分過多、アルコールの過剰な摂取、肥満など、多岐にわたりますが、もっとも多いのは高血圧で全体の70%を占めます。そのほか、寒冷地などの自然環境や、社会的なストレスなどの精神的要因もあります。

脳外で出血するクモ膜下出血は、脳動脈瘤（のうどうみゃくりゅう）の破裂が原因です。脳動脈瘤とは、動脈の一部が膨らみ、血管壁がもろくなったものです。喫煙習慣や大量飲酒の習慣があると、動脈瘤ができるリスクは大きくなります。

■ 症状

出血の部位によって症状はさまざまですが、一般的には、脳の血管が破裂して出血するため、激しい頭痛を覚えます。そして、嘔吐、意識障害、失語、筋力低下、麻痺（まひ）などの症状が出ます。出血範囲が広ければ広いほど症状は悪化し、また、これらは出血してから数秒から数分以内に起こります。

クモ膜下出血は、動脈瘤が破裂するまでは症状が何も起こりませんが、めまいが起きたり、少量の血液が漏れることによって頭痛や視力障害が起きる場合があります。このとき頭痛は額周辺や後頭部に起こることが多く、軽症の場合、数日間目の奥に鈍痛（どんつう）が走ったり、側頭部に痛みが続くことがあります。

出血箇所による名称

脳の出血箇所によって病名は変わる。また、場所により病状の進行速度も変化する

硬膜外出血（こうまくがいしゅっけつ）
硬膜と頭蓋骨（とうがいこつ）の間で出血した状態。頭部外傷としては極めて重症となる箇所

硬膜下出血（こうまくかしゅっけつ）
硬膜と脳の間で出血した状態。硬膜外出血と同じく重症

小脳出血（しょうのうしゅっけつ）
小脳に出血が起こる脳出血。脳出血全体の約5%がこのタイプで、めまいや吐き気、頭痛などの症状が起こる

橋出血（きょうしゅっけつ）
小脳の左右の半球をつなぐ橋（きょう）が出血する脳出血。ここが出血すると、昏睡や呼吸障害などの症状が起こる

皮質下出血（ひしつかしゅっけつ）
大脳皮質のすぐ下で起きる出血。脳出血では3番目に多く見られ、けいれんを引き起こすことがある

クモ膜下出血（まくかしゅっけつ）
クモ膜と軟膜の間のクモ膜下腔で出血が生じ、脳脊髄液中に血液が混入した状態

外側型出血（がいそくがたしゅっけつ）
大脳と視床の間から起きる出血。片麻痺といった症状が起こる

内側型出血（ないそくがたしゅっけつ）
視床で出血が起こる内出血。半身の感覚障害や痛みといった症状が起こる

脳梗塞

脳梗塞とは、脳の血管が動脈硬化などによって細くなったり、血管に血のかたまり（血栓）ができたりして、脳に栄養が送られず細胞が障害を受ける症状を指します。

■ 病状の種類と原因

脳梗塞には脳血栓と脳塞栓、ラクナ梗塞という3つの種類があります。

● 脳血栓・・・脳の太い動脈に動脈硬化が起きた結果、血管が細くなって詰まる状態を脳血栓といいます。徐々に症状が悪化するため、めまいなどの症状が起きる場合があります。動脈硬化は高血圧、脂質異常症（高脂血症）、糖尿病により発症・進展するため、生活習慣病が主な原因となります。

● 脳塞栓・・・心臓や太い血管にできた血栓が、脳の動脈にたどり着いて血管が詰まる症状です。突然症状が起きるため、重症化しやすいのが特徴です。元々不整脈や心筋梗塞など、心臓に疾患がある人は特に注意が必要で、予防として血栓ができにくい薬を処方する場合があります。

● ラクナ梗塞・・・脳の動脈から枝分かれする細い血管が詰まった脳梗塞で、日本人にもっとも多い症状です。高血圧により動脈血管が弱まり、血管の一部が壊死するため発症します。ラクナとは「小さなくぼみ」という意味です。

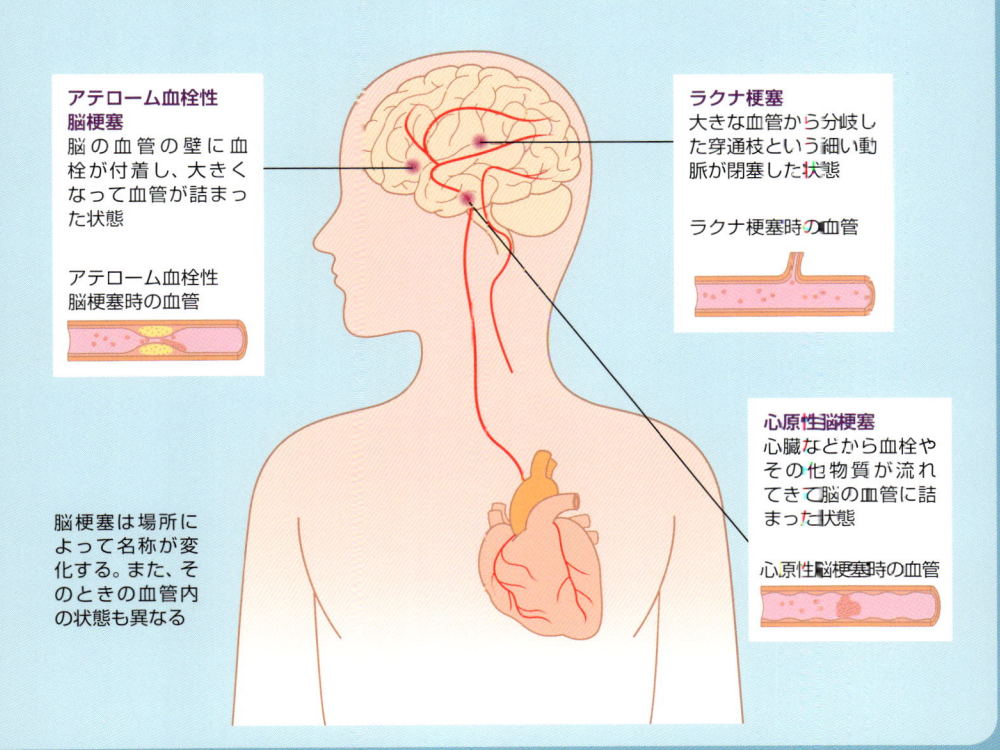

アテローム血栓性脳梗塞
脳の血管の壁に血栓が付着し、大きくなって血管が詰まった状態

アテローム血栓性脳梗塞時の血管

ラクナ梗塞
大きな血管から分岐した穿通枝という細い動脈が閉塞した状態

ラクナ梗塞時の血管

心原性脳梗塞
心臓などから血栓やその他物質が流れてきて脳の血管に詰まった状態

心原性脳梗塞時の血管

脳梗塞は場所によって名称が変化する。また、そのときの血管内の状態も異なる

脳腫瘍

脳腫瘍は頭蓋内に発生する腫瘍を指す、脳の疾病のひとつです。脳細胞だけでなく、クモ膜や頭蓋内の神経や血管など、さまざまな組織から発生します。

■ 原因

脳腫瘍は脳組織の中に異常細胞が増殖したもので、良性と悪性の2種類があります。脳組織内に発生する腫瘍は悪性である場合が多いのですが、脳組織の外側にできる腫瘍は良性である場合が多く、発生の割合は五分五分です。

脳腫瘍が発生する原因は、遺伝子の変異であるとされていますが、それ以上のことはわかっていません。ただし、腫瘍の進行には高脂肪・高タンパク質食品の過剰摂取やストレス、喫煙、運動不足が関わっているといわれています。

また、体内のほかの臓器にがんが発生している場合や、近親が脳腫瘍を発症している場合はリスクが高いといわれています。

■ 症状

主に頭痛・吐き気・嘔吐が兆候としてあるといわれています。これらの症状が起きた場合、腫瘍はある程度の大きさに成長しており、脳浮腫という脳内に水分がたまって脳容積が増大する病状を引き起こしていることがほとんどです。ちなみに、頭痛は起床時にもっとも強く、「morning headache」と呼ばれます。

そして、頭痛とともに吐き気や嘔吐が現れ、腫瘍が大きくなるにつれて神経が圧迫され、視力低下や意識障害、失語、手足の麻痺などが現れます。

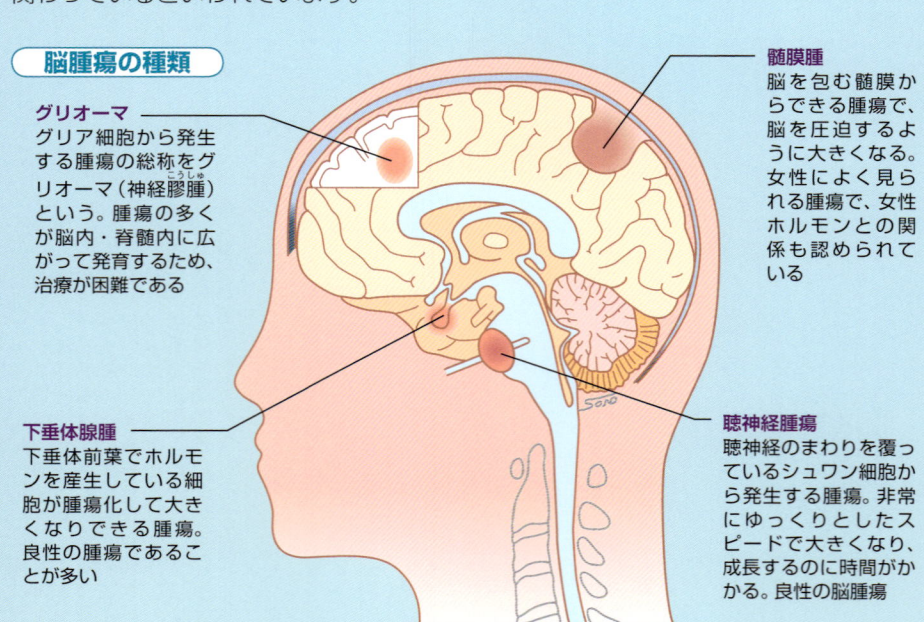

脳腫瘍の種類

グリオーマ
グリア細胞から発生する腫瘍の総称をグリオーマ（神経膠腫）という。腫瘍の多くが脳内・脊髄内に広がって発育するため、治療が困難である

下垂体腺腫
下垂体前葉でホルモンを産生している細胞が腫瘍化して大きくなりできる腫瘍。良性の腫瘍であることが多い

髄膜腫
脳を包む髄膜からできる腫瘍で、脳を圧迫するように大きくなる。女性によく見られる腫瘍で、女性ホルモンとの関係も認められている

聴神経腫瘍
聴神経のまわりを覆っているシュワン細胞から発生する腫瘍。非常にゆっくりとしたスピードで大きくなり、成長するのに時間がかかる。良性の脳腫瘍

髄膜炎

髄膜炎は、別名脳膜炎や脳脊髄膜炎といい、脳を保護する軟膜に炎症が生じた病気です。髄膜炎を起こすと、めまいや頭痛といった影響が出ます。新生児や乳児に多く見られますが、成人でも起こりうる病気です。

■ 原因

髄膜炎は、ウイルスや細菌に感染して抵抗力や免疫力が低下しているときに発病することが多い病気です。感染するウイルスは年齢層により異なり、乳児は大腸菌や単純ヘルペスウイルスなど、幼児はインフルエンザやムンプスウイルスなど、学童期から成人では髄膜炎菌や肺炎球菌、高齢者や免疫力が低下している人は結核菌や真菌など、原因はさまざまです。

最近では食材として使用されるエスカルゴなどで発病したというケースも報告されています。

■ 症状

髄膜は脳を守るために外部と遮断されているので、炎症を起こすと脳にさまざまな影響が生じます。

一般に頭痛やめまい、吐き気が生じますが、悪化するとからだが麻痺したり、脳炎に発展することがあります。特に、小児が髄膜炎を発症すると、発熱やけいれんを引き起こし、命に関わる場合があるといわれています。乳児の髄膜炎は頭蓋骨の隙間が膨らむのも特徴です。

また、目の痛みなど、網膜や視神経に痛みが達する症状も見られます。

アルツハイマー病

アルツハイマー病は認知症に含まれる症状が起きる病気ですが、認知症患者のうち60％〜70％がアルツハイマー病と診断されています。特別な病気ではなく、年を取ると誰でもかかる可能性が出てくる病気として注視されています。

■ 原因

アルツハイマー病は高齢者を中心に発病するので認知症として取り扱われます。ところが、近年、40〜50代の男女を中心に若年性アルツハイマー病という、通常のアルツハイマー病と同じ症状が現れるようになりました。

アルツハイマー病は脳内のβアミロイドという脳細胞を破壊するタンパク質が蓄積されると病気が引き起こされることがわかっていますが、発病原因は未だに解明されていません。一説では遺伝性の病気ではないかといわれています。

■ 症状

βアミロイドが蓄積されると、老人斑といわれるシミが皮膚に現れるため、アルツハイマー病を診断する指針のひとつになっています。

発病すると、初期症状に記憶障害が現れ、進行すると幻聴、幻覚を見るようになり、性格が変化するなど社会生活が困難になるような現象が次々に現れます。最終的には大脳皮質の機能がすべて失われてしまいます。

パーキンソン病

パーキンソン病とは脳から出る運動の指令がうまく伝わらず、スムーズな動きが困難になる病気です。高齢者に多い病気で、日本では特定疾患に指定されています。現在では10万人あたり50〜100人ほどの患者がいると考えられています。

■ 原因

パーキンソン病が起こる原因は、脳の黒質（こくしつ）という部分の神経細胞が減少するためです。この神経細胞は、ドーパミンという神経伝達物質を作ってからだの動きを調整する働きを持っており、この神経細胞が減るとドーパミンも減少するため、運動情報が伝わりにくくなるのです。

パーキンソン病患者は黒質の細胞の減少が通常の人よりも早いのですが、その原因は明らかにされていません。遺伝や環境など、複数の原因が重なったためではないかと考えられています。

■ 症状

パーキンソン病の主な症状は、手足が震える、筋肉がこわばる、動作が遅くなる、バランスが保てなくなるという4つです。特に、力を抜いてリラックスしたときに震えが生じることが多くなったり、関節の曲げ伸ばしを行うときに強い抵抗を感じるのが特徴です。

動作が遅くなるのもパーキンソン病の症状ですが、動作が遅くなるだけでなく、まばたきが少なくなったり、表情が乏しくなったり、寝返りを打たなくなったりと動きそのものが少なくなります。

神経痛（しんけいつう）

神経痛とは、末梢神経（まっしょうしんけい）の経路に沿って起きる痛みのことを指します。痛みが起こる末梢神経の支配領域に刺激を与えると、痛みを誘発する圧痛点（あっつうてん）と呼ばれるポイントが認められます。また、日常の簡単な動作で痛みが起こる場合もあります。

■ 原因

神経痛には舌咽神経痛（ぜついん）、非定型顔面痛、肋間神経痛（ろっかん）、坐骨神経痛（ざこつ）、三叉神経痛（さんさ）などがあります。しかし、すべての神経痛の原因がわかっているということではありません。舌咽神経痛や坐骨神経痛といった原因が明らかな上で、神経に痛みが現れる場合のものは症候性神経痛（しょうこうせいしんけいつう）と呼ばれます。それに対し、末梢神経を調べる神経学的な検査を実施しても、痛み以外の症状が認められない神経痛は特発性神経痛（とくはつせいしんけいつう）と呼ばれ、病名も神経痛としか名付けられません。

■ 症状

一般的に、神経痛の痛みは発作的な痛みが反復して現れるとされていますが、長時間続くことはなく、痛みが生じる頻度も不規則です。原因となる末梢神経によって、現れる部分が異なりますが、針で刺されたような鋭い痛みが特徴で、手足や関節に痛みが走るケースが多く見られます。

第❻章
血液と遺伝

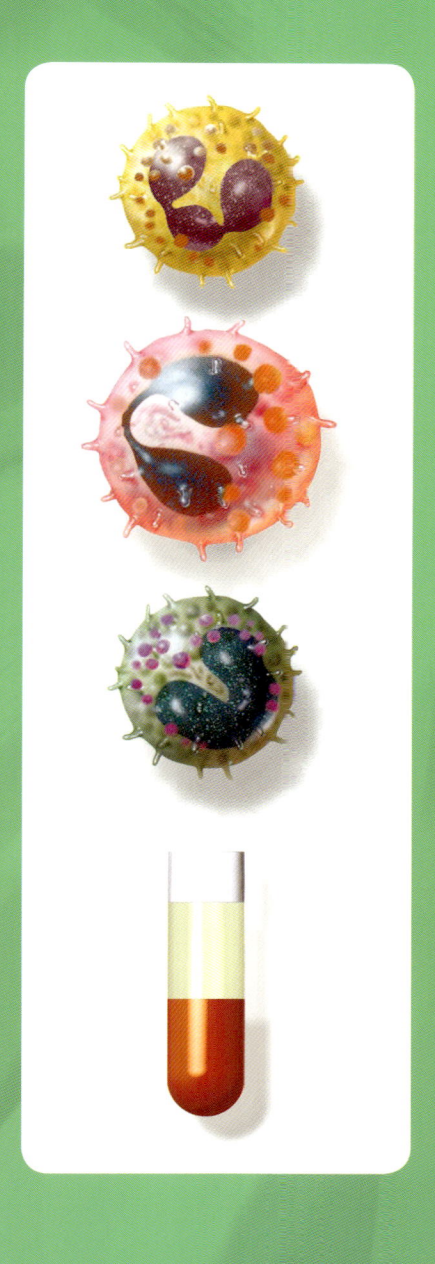

全身の細胞に酸素と栄養を運搬し、細胞から二酸化炭素や老廃物を受け取っている血液。体内に侵入した細菌と戦ったり、止血をしたりするのも血液の役目です。遺伝とは、親から子へ、その形質が受け継がれる現象のことです。

血液のしくみ

血液は、全身の細胞に酸素や栄養分を運搬し、二酸化炭素や老廃物を排除する媒体です。体内に侵入した細菌を撃退したり、出血を止めたりする役割もあります。

●血液の性質

血管内を流動する**血液**は、体重の1/12〜1/13（7〜8％）を占めており、**動脈血**と**静脈血**に大別されます。肺でガス交換された後の酸素の豊富な血液が動脈血で、その色は鮮紅色をしています。静脈血は肺以外の器官で酸素が消費された後の血液で、多くの二酸化炭素が含まれており、色も暗赤色です。

■ 血液の成分

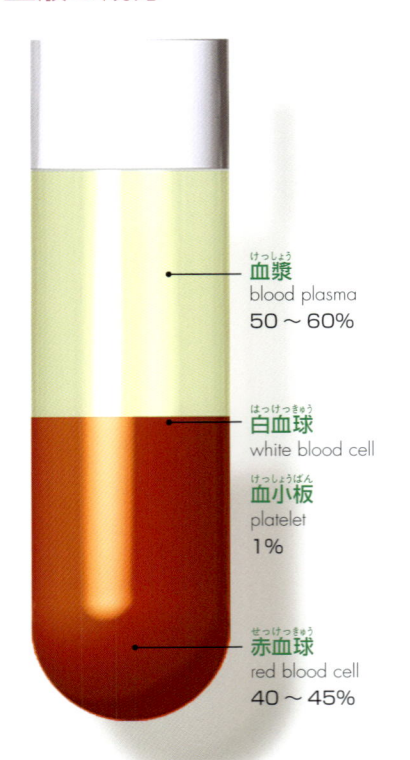

- 血漿 (けっしょう) blood plasma 50〜60％
- 白血球 (はっけっきゅう) white blood cell
- 血小板 (けっしょうばん) platelet 1％
- 赤血球 (せっけっきゅう) red blood cell 40〜45％

●血液の役割

運搬作用：酸素や栄養素、ホルモンなど多様な物質を末梢組織や臓器へ供給し、末梢側で産出されたCO_2や代謝物を排泄のため臓器に運びます。また、全身を循環することで熱を配分し、体温を均等にします。

体液量の調節：分子の大きな血漿成分は、組織中に出ることができないので**膠質浸透圧**が生じます。**動脈性毛細血管圧**は、この膠質浸透圧よりも高いので組織間に水分を押し出し、**静脈性毛細血管圧**は膠質浸透圧よりも低いため組織間から水分を取り込みます。こうした圧差の違いによる水分出納で、体液量をコントロールしています。膠質浸透圧はアルブミン濃度によるため、濃度が低くなると浸透圧も小さくなり、水分を十分に引き込めず、組織内に水分が貯留し、体がむくみます。

酸-塩基平衡の調節：血液中の炭酸・重炭酸系やヘモグロビンなどの緩衝系は、体内で生成された酸と反応・結合し、肺からCO_2として排出。血液のpHの恒常性を維持します。

防御作用：血液中の成分は、細菌の貪食（むさぼり食うこと）・殺菌、異物への抗体産生などの役割を分担し、機能を補完し合い、生体を防御しています。

■ 血球の構造

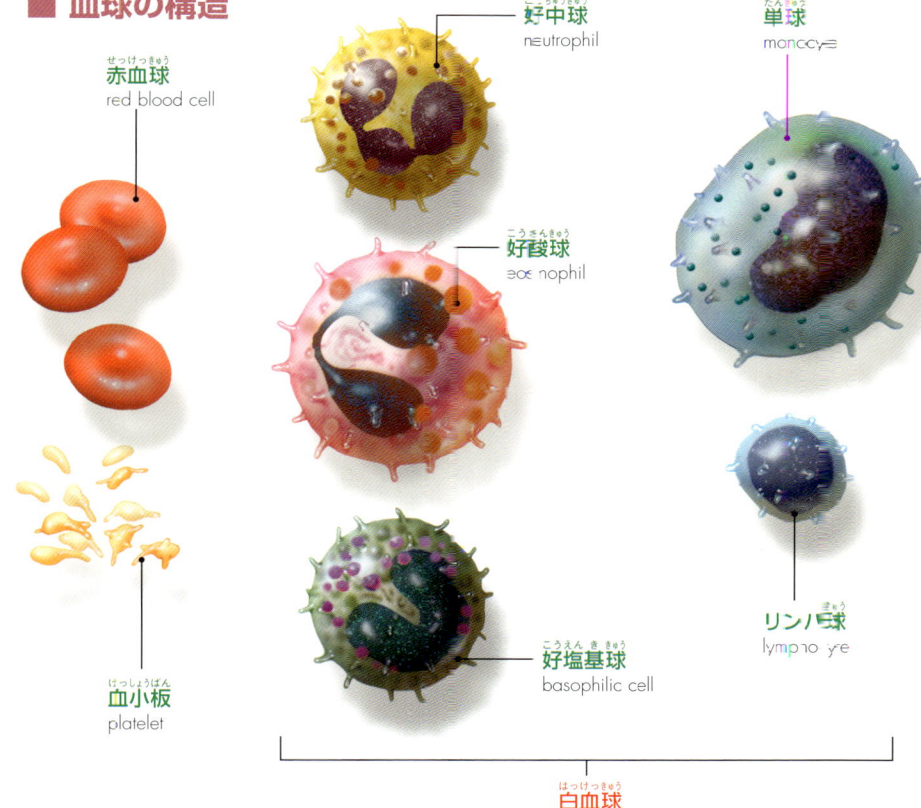

- 赤血球 red blood cell
- 好中球 neutrophil
- 好酸球 eosinophil
- 好塩基球 basophilic cell
- 単球 monocyte
- リンパ球 lymphocyte
- 血小板 platelet
- 白血球 white blood cell

第❻章 血液と遺伝

血液のしくみ

🔬 TOPIC 血液型の判定

　血液型は、血球の表面に存在する抗原の特徴によって類別したもので、代表的なABO式血液型とRh式血液型は、赤血球の表面にある抗原によって分類されています。

　ABO式では、赤血球上に存在するのがA抗原であればA型、B抗原があればB型、そしてどちらの抗原もなければO型、両方の抗原があればAB型になります。

　一方、Rh式はABO式とは異なり、Rh抗原の中で反応の強いD抗原の有無によって分類されています。D抗原があればRh(+)で、なければRh(-)となります。日本人はほとんどがRh(+)で、Rh(-)は、わずか0.5%ほどです。

血液型の組み合わせと出現割合 (%)				
組み合わせ	O型	A型	B型	AB型
O × O	100			
O × A	40	60		
O × B	43		57	
O × AB		50	50	
A × A	16	84		
A × B	17	26	23	34
A × AB		50	20	30
B × B	19		81	
B × AB		22	50	28
AB × AB		25	25	50

第6章 血液と遺伝

血液の働き(赤血球・白血球)

血球成分内にある赤血球と白血球。赤血球は酸素を運搬して細胞を呼吸させ、白血球は細菌などの異物を排除したり、免疫作用を使ってからだを守ったりします。

●赤血球のしくみ

赤血球は骨髄で生成される、直径7〜8μm（マイクロメートル）、厚さ2μmの中央が凹んだ円盤状の無核細胞です。リン脂質とコレステロール、膜タンパク質からなり、ヘモグロビン(Hb)や酵素などが含まれます。血流中の赤血球は約120日で老化し、肝臓や脾臓で破壊されますが（溶血）、Hb中の鉄とアミノ酸は再利用されます。

●白血球のしくみ

有核細胞の白血球も骨髄中で生成され、顆粒細胞を含む顆粒白血球（好中球、好酸球、好塩基球）と、ほとんど含まない無顆粒白血球（単球、リンパ球）に分類されます。白血球の数は成人で6000〜8000個/mm³ですが、体内での炎症などによって増加し、寿命は血中内では4〜8時間、組織内には4〜5日存在します。

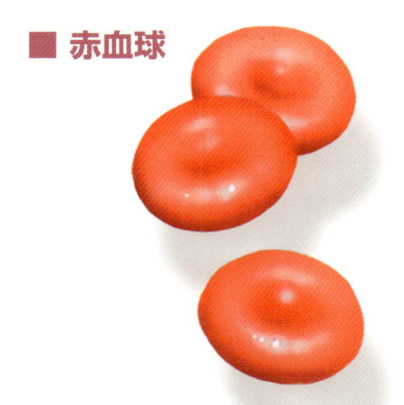

■ 赤血球

TOPIC 赤血球沈降速度

血液の凝固を防ぎ静置しておくと、次第に赤血球が互いに集まり大きな分子となって沈んでいきます。このときの速度を赤血球沈降速度（赤沈、血沈）といい、貧血や炎症、抗体産出時に速度が亢進するため、基本的なスクリーニング検査に用いられています。

赤血球 red blood cell
真ん中がくぼみ、円盤のような形になった細胞。血液細胞の大部分を占め、主にヘモグロビンを含む。酸素、二酸化炭素を運搬する。その数は、成人男性で500万個/mm³、成人女性で450万個/mm³ほど

TOPIC 白血球の貪食・殺菌

細菌や異物の侵入を認識すると、侵入部位に白血球を呼び寄せる物質が産出されます。血中の白血球はその物質に誘導され、アメーバのような動きで移動して侵入部位に集合、細菌や異物を貪食・殺菌します。

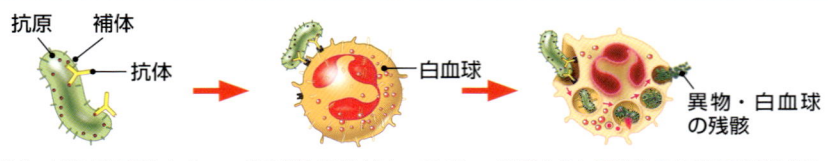

抗原　補体
　　抗体　　　　　　　白血球　　　　　　　異物・白血球の残骸

抗体、補体が抗原をとらえて白血球に誘導する　　白血球に抗体がくっついた抗原がとらえられる　　破壊された異物や白血球の残骸は膿となって体外に排出される

●赤血球の働き

Hbは、酸素分圧が高い肺で酸素と結合（酸化Hb）、分圧が低い末梢組織で酸素を離すことで、体の各組織に酸素を供給します。同時に、末梢組織で産出されたCO_2を取り込んで還元Hbとなり、肺へと運搬します。また、赤血球は血漿pHの緩衝作用も有しています。

●白血球の働き

各血球が特有の機能を持ち、全体で病原微生物や異物などから身体を守ります。また、侵入してきた細菌を**貪食**・**殺菌**するほか、抗原を識別して抗体を産生します。好中球などの貪食・殺菌作用は、攻撃対象への特異性が低い**非特異免疫**といい、リンパ球のように攻撃対象の特異性が高いものを**特異免疫**といいます。

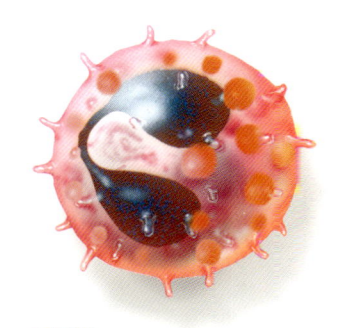

■ 白血球

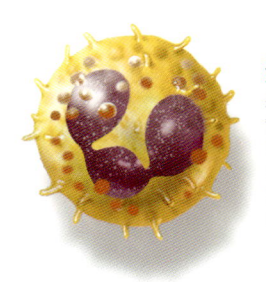

好中球 neutrophil
顆粒白血球のひとつ。無色半透明の球状だが、偽足を出してアメーバのような動きをするので形は定まっていない。殺菌を行う

好酸球 eosinophil
顆粒白血球のひとつ。好中球にくらべてやや大きい。アレルギー反応の制御を行い、Ⅰ型アレルギーで増加してヒスタミンを不活性化する

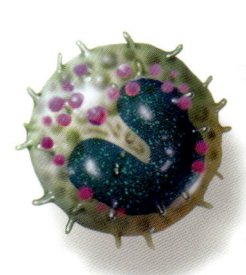

好塩基球 basophilic cell
白血球の中に0.5～1％程度含まれている顆粒白血球。アレルギー反応の際にヒスタミンを放出する。免疫機能に関与していると考えられている

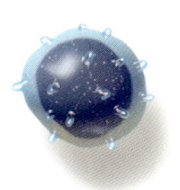

リンパ球 lymphocyte
ウイルスなどの小さな異物や腫瘍細胞に対して攻撃を行う。NK細胞、B細胞、T細胞などのさまざまな種類がある

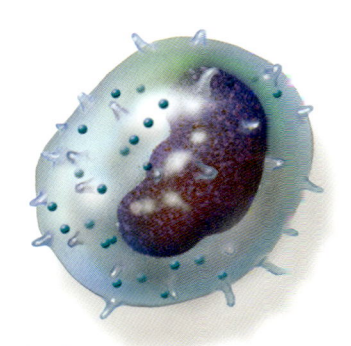

単球 monocyte
白血球細胞の中でもっとも大きく、核を持つことが多い。異物を細胞内に取り込む

第6章 血液と遺伝

血液の働き（赤血球・白血球）

第6章　血液と遺伝

血液の働き（血漿と血小板）

血液の中で液体成分として働く血漿と、傷口をふさぐ役割を持つ固体成分の血小板。この2つは出血したときに、血液を固める役割も担います。

●血漿のしくみと働き

血液の液体成分である**血漿**には、アルブミンやグロブリン、フィブリノゲンをはじめとする多様な**タンパク質**（血漿タンパク）、糖質、脂質、電解質、代謝物、ホルモンなどの物質が含まれますが、その90%は水分です。

血漿の働きは主に**血漿タンパク**によるもので、アルブミンは、**膠質浸透圧**の恒常性の維持、血液のpH緩衝、物質の運搬、体内タンパク質の補充に大きく関与し、**グロブリン**は、5種類の抗体-免疫グロブリン（γ-グロブリン：Ig）を産生します。また、**フィブリノゲン**は**血液凝固**で中心的役割を果たします。

●血小板のしくみと働き

血小板は、核を持たない、直径2～3μm（マイクロメートル）の円盤状の血球です。血液1mm^{3}中に20万～30万個ほど含まれますが、末梢血液中における寿命は約10日と短いのが特徴です。

血小板の重要な働きは、**止血作用**です。血管壁が損傷すると、そこから血液が流出するのを防ぐために、血小板が直ちに損傷部位に粘着し損傷部位をふさいで止血します。このときにできる血小板の集塊が**血小板血栓**です。一次止血で血小板の数が5万/mm^{3}以下になると、止血作用に障害が生じます。

●血液凝固作用

血液凝固作用とは、血漿中にある凝固因子が相互に連続的な関与をすることで変化していき、最終的にフィブリンが形成され、より強い血栓となる反応のことです（二次止血）。

損傷部位に血小板による血栓が形成されると、続いて血小板の表面で凝固因子による凝固反応が始まり、血漿タンパクのプロトロビンがトロンビンに変化します。そして、同じく血漿タンパクのフィブリノゲンが、そのトロンビンの**酵素作用**により不溶性のフィブリンに変化し、**血液凝固**が起こります。

●血液凝固と溶解

血液凝固の経路は、凝固反応の開始の

■ 全身の血液分布図

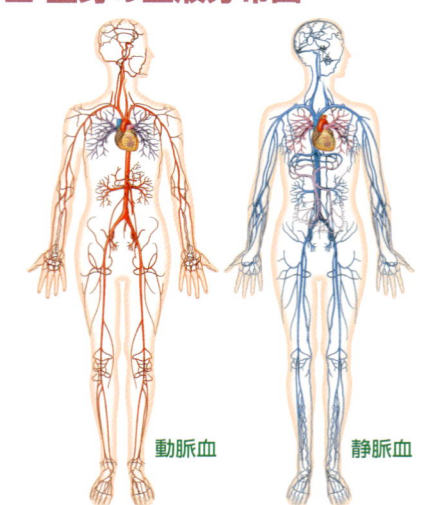

動脈血　　　静脈血

違いによって、外因性と内因性の2つに分かれます。

血液が異物面と接触することで血液凝固が始まるのが内因性（**血液系**）で、凝固開始に必要な因子が血液内にあるため、こう呼ばれます。それに対して、血液の外にある組織因子との接触で凝固が始まるのが外因性（**組織系**）の経路で、血液凝固に大きな役割を果たしています。

また、血液凝固で形成された**血栓**は、タンパク質分解酵素・プラスミンの作用によって溶解され、凝固した血液は流動状態に戻ります。

血液の働き（血漿と血小板）

■ 止血のしくみ

❶ 通常の状態の血管。すべての血管の基本構造は同じ。動脈は自律神経による筋層収縮で内径を調節して臓器への血流を変えることができる

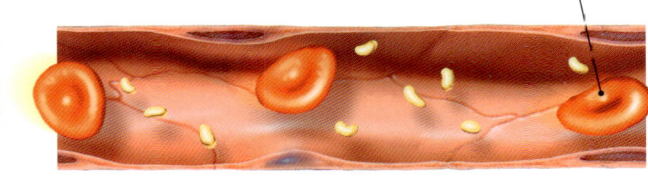

❷ 外的・内的刺激により血管が破れると、破れた箇所から血液が流れ出す。血管が収縮して出血を止めようとすると同時に、血液の流出を止めるため、傷口に血小板が集まってくる

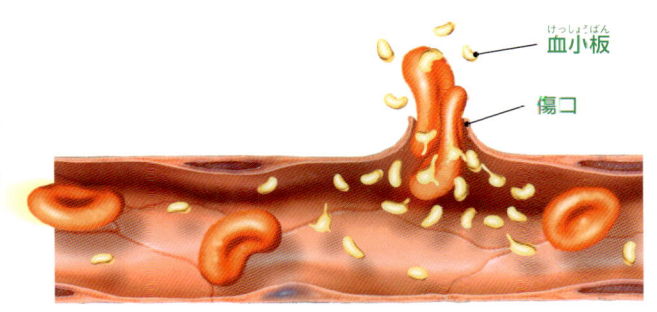

❸ 傷口に集まった血小板がトロンビンという物質に変化し、血液中に溶けていた血液凝固因子であるフィブリノゲンに働きかけて線維状のフィブリンに変化する

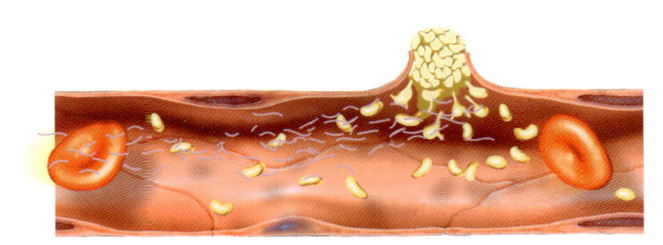

❹ 球状だった血小板は突起のついた形になり、血管壁に付着したり互いにくっついたりするようになる。フィブリン線維は網状になって血小板だけでなく血球もとらえ、傷をふさぐ血のかたまりである血栓を作る

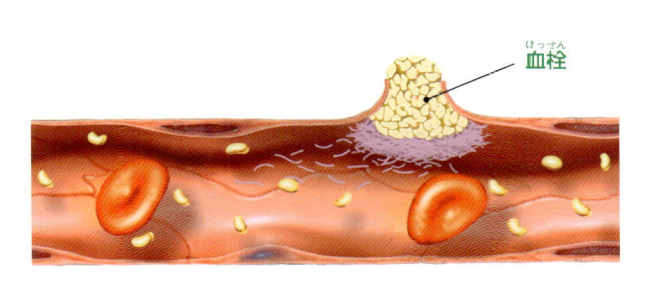

第6章　血液と遺伝

造血作用

骨の中にある骨髄腔には、骨髄が詰まっています。そこには血を産生する造血幹細胞があり、体内の血液はここですべて作られます。

●骨髄のしくみと役割

骨髄は、骨の中心部にある髄腔と呼ばれる空間やその周囲にある海綿質の小腔を満たしている軟組織です。大きく造血機能を持つ**赤色骨髄**と、造血機能が失われ脂肪化した**黄色骨髄**に大別されます。

●血球細胞の成熟分化

すべての血液細胞は、骨髄にある**多能性造血幹細胞**から作られます。間質細胞である**ストローマ細胞**を造血の場とし、増殖・分化して**骨髄系幹細胞**と**リンパ系幹細胞**となります。その後各幹細胞が増殖・分化を繰り返し、特定の血液細胞となる**前駆細胞**となり、さらに増殖・分化して血液細胞となります。

●それぞれの血球の産生と破壊

多能性造血幹細胞から増殖・分化した**骨髄系幹細胞**は、赤血球、好中球、単球、好酸球、好塩基球、血小板といった**血液細胞**に分化・成熟していきます。一方、同じように増殖したリンパ系幹細胞は、**B細胞**および**T細胞**、**NK細胞**へと分化・成熟し、いずれも多能性だった細胞は**単能性**へと分化します。

血球の成熟分化には、造血因子の**サイトカイン**が大きな影響を与えています。造血の恒常性維持のために各血球の前駆細胞を操作していると考えられます。

人間の骨

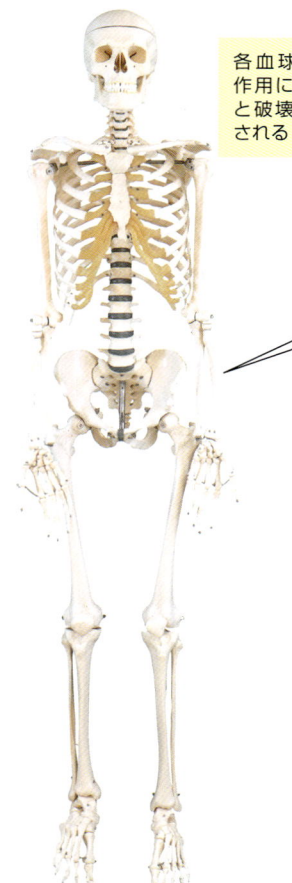

各血球は、造血作用により産生と破壊が繰り返される

異なる大人と子どもの骨

骨はからだの成長に応じて、さまざまな組織が増え、長さや太さが変化していきます。また、発育時には人間の骨髄はすべて造血機能を持つ赤色骨髄ですが、成人になると、赤色骨髄が存在する骨は胸骨、椎骨、頭部の骨など一部になり、他は造血機能が失われた黄色骨髄を持つ骨になります。

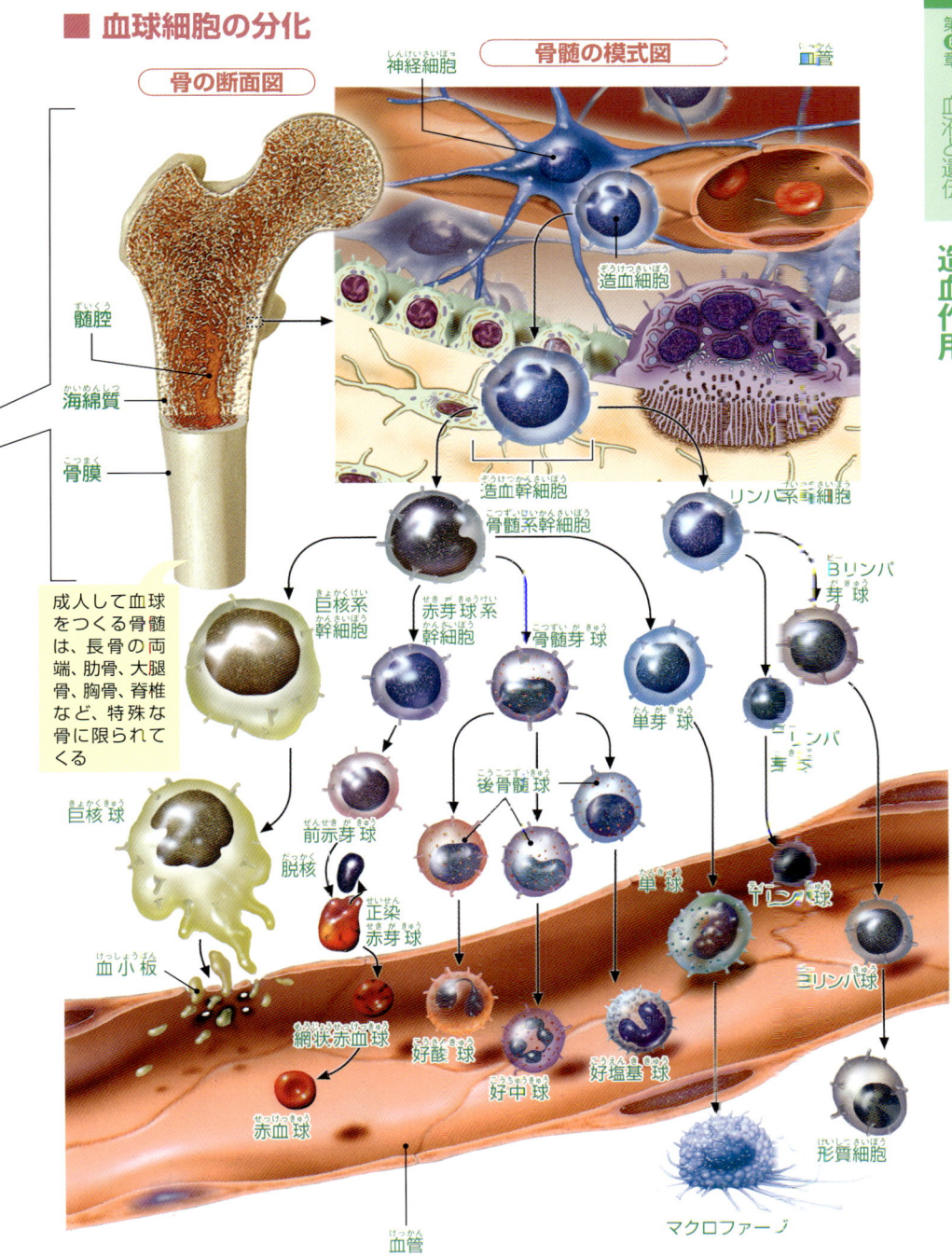

■ 血球細胞の分化

骨の断面図

- 髄腔
- 海綿質
- 骨膜

成人して血球をつくる骨髄は、長骨の両端、肋骨、大腿骨、胸骨、脊椎など、特殊な骨に限られてくる

骨髄の模式図

- 神経細胞
- 血管
- 造血細胞
- 造血幹細胞
- 骨髄系幹細胞
- リンパ系幹細胞
- 巨核系幹細胞
- 赤芽球系幹細胞
- 骨髄芽球
- 単芽球
- Bリンパ芽球
- Tリンパ芽球
- 巨核球
- 前赤芽球
- 脱核
- 正染赤芽球
- 後骨髄球
- 血小板
- 網状赤血球
- 赤血球
- 好酸球
- 好中球
- 好塩基球
- 単球
- Bリンパ球
- Tリンパ球
- マクロファージ
- 形質細胞
- 血管

第6章 血液と遺伝

造血作用

第6章 血液と遺伝

染色体と遺伝子①

遺伝とは、親から子へと体質や形質が伝わる現象です。遺伝子はその主要因子であると考えられ、すべての生物は染色体内のDNAを媒体として遺伝情報を伝えています。

●染色体のしくみと役割

染色体とは、らせん構造の**二重鎖DNA**（デオキシリボ核酸）がコンパクトに折りたたまれたもので、細胞分裂をするときに見られます。**DNA**は、細胞分裂をしていないときは、核タンパク質のヒストンに巻きついてヌクレオソームを形成。このヌクレオソームが連なり糸状になっているのが**クロマチン**（染色糸）で、細胞分裂のときに凝集し染色体として出現します。この染色体によって**遺伝情報**が親から子へ受け継がれていくわけです。

ヒトの染色体は、同じ形の染色体2本が1対となり、23対46本あります。そのうち22対は**常染色体**と呼ばれ男女とも同じですが、残りの1対は性を決定する**性染色体**で、男女で異なり、男性がXY、女性はXXからなります。

●遺伝子のしくみと役割

遺伝子とは、親の形質を次代に伝えるもとになる因子のことで、遺伝子の総体が**ゲノム**です。遺伝子の数は3万2000個あるといわれ、その本体がDNAで、遺伝子はDNAの長い鎖状の帯になっています。

人のからだは**タンパク質**をもとに作られていますが、そのタンパク質は、アミノ酸が多数結合したポリペプチドで構成されており、配列と結合したアミノ酸の数とでタンパク質の種類が決まります。それらの配列を決定するのが、遺伝子に埋め込まれた遺伝情報で、ひとつの遺伝子がひとつのタンパク質を決めています。

●DNA

DNAは、**塩基**にデオキシリボースという糖とリン酸で構成されるデオキシリボヌクレオチドが鎖状につながった高分子の物質です。DNAの塩基には**アデニン**（A）、**シトシン**（C）、**グアニン**（G）、**チミン**（T）があり、A=T、C=Gとそれぞれが特定の相手と水素結合して、2本のデオキシリボヌクレオチド鎖による**二重鎖構造**が形成されます。

DNAの二重鎖は、細胞分裂の際にほどけて1本鎖DNAになり、それぞれが新たな**水素結合**をして2本鎖DNAとなります。こうして遺伝情報の複製が行われ、細胞分裂へと移行し、新しい細胞に遺伝情報を伝えていきます。遺伝情報の蓄積は、塩基の並ぶ順に行われます。

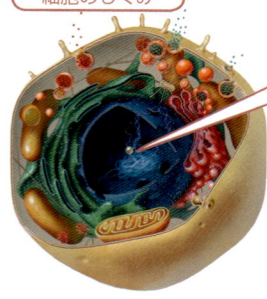

細胞のしくみ

すべての生物の基本単位である細胞には、遺伝情報を担う物質、DNAがある

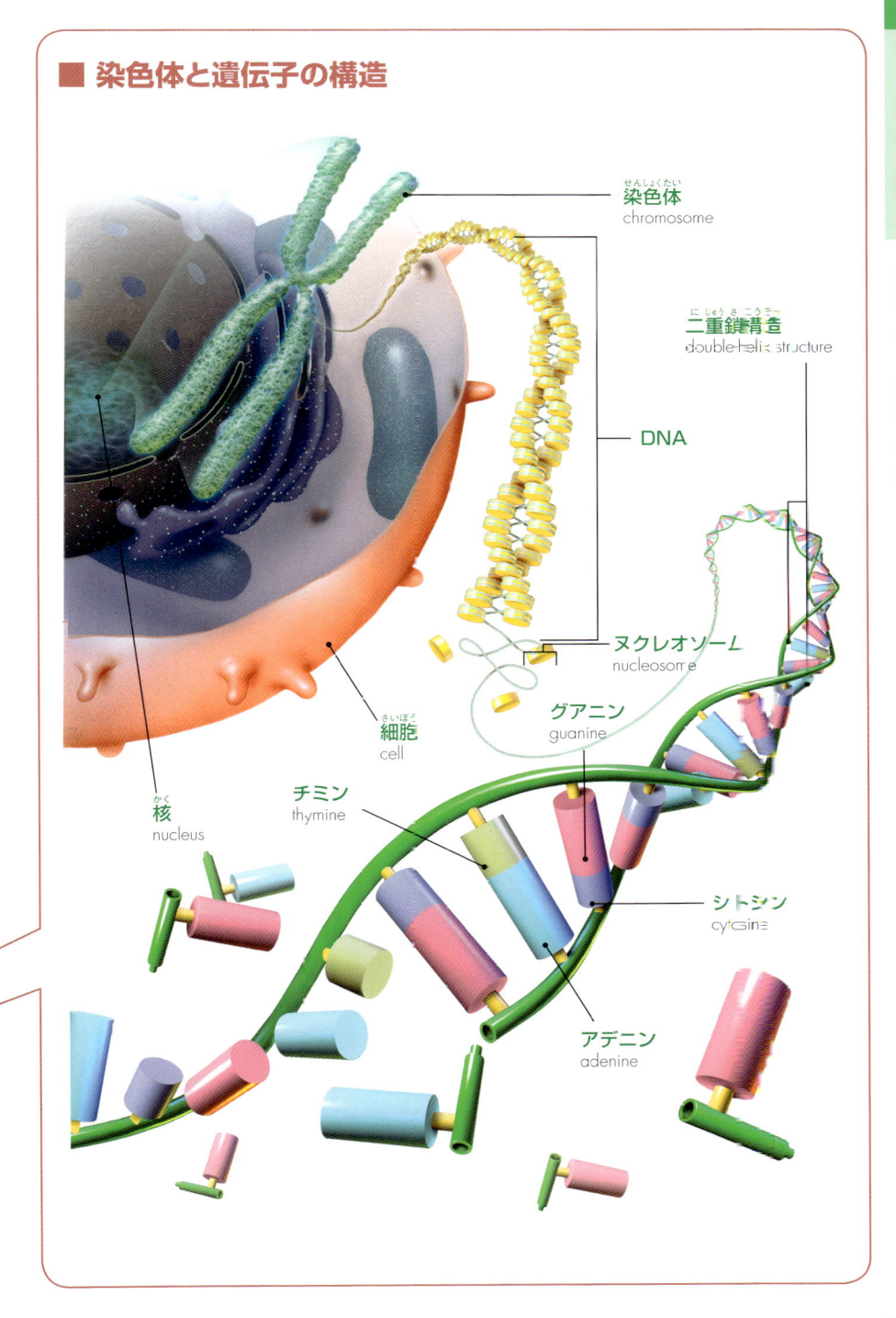

■ 染色体と遺伝子の構造

- 染色体 chromosome
- 二重鎖構造 double-helix structure
- DNA
- ヌクレオソーム nucleosome
- グアニン guanine
- チミン thymine
- シトシン cytosine
- アデニン adenine
- 細胞 cell
- 核 nucleus

第❻章 血液と遺伝

染色体と遺伝子①

第6章 血液と遺伝

染色体と遺伝子②

生物の遺伝情報を記録して伝達をするDNAと、情報の一時的処理を行ってタンパク質を合成するRNA。この2つによって、人体の設計図は作られています。

●鎖のようなつくりの核酸

核酸は、糖と塩基とリン酸の重合体であるヌクレオチドが、鎖のように連なっている**高分子**です。デオキシリボース糖を持つ**DNA**とリボース糖の**RNA**（リボ核酸）があり、4つある塩基のうち**アデニン**（A）、**シトシン**（C）、**グアニン**（G）は共通で、残るひとつがDNAは**チミン**（T）、RNAが**ウラシル**（U）となっています。

DNAは主として遺伝情報の伝達に、RNAはタンパク質合成に関与します。

●塩基配列による遺伝情報

核酸における4種類の塩基の並び順を**塩基配列**といい、その指示で20種類のアミノ酸が結合、タンパク質が合成されます。この**塩基配列**は遺伝暗号とも呼ばれ、遺伝情報となるのです。

塩基配列は、**ATCG**（RNAではAUCG）の文字の組み合わせからなり、3文字の組み合わせで1種の**アミノ酸**を意味します。たとえばDNAではATGと並ぶとメチオニンを、TTCではフェニールアラニンを指定します。そしてATGTTCと並べばメチオニン-フェニールアラニンの順にアミノ酸が合成されます。

●情報の伝達

塩基は対応する相手が決まっているので、二重鎖のDNAでは一方の鎖の塩基が決まれば、自動的に対応する塩基が決まります（**相補性**）。2本鎖DNAが、細胞分裂に先立ち1本鎖DNAになると、もともとのDNAの塩基は、相補性の原則に従って正確に結合されていき、新たな2本鎖のDNAが作られていきます。1本ずつは本来のDNAなので遺伝情報はそのま

RNAポリメラーゼ
ヌクレオチドを重合させ、RNAを合成する酵素

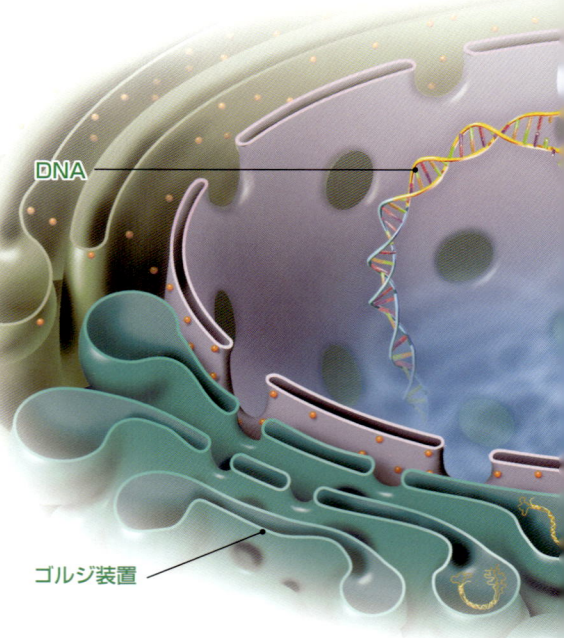

DNA

ゴルジ装置

ま保存され、まったく同じ遺伝子情報を有する複製が作られることになります。

● 遺伝子の発現

DNAに書き込まれた遺伝子情報を**mRNA**（メッセンジャーRNA）が書き写し（転写）、タンパク質の合成の場であるリボソームに塩基配列を伝えます。次に**tRNA**（トランスファーRNA）がmRNAにある情報を読み取り、tRNAが運び込んだアミノ酸が塩基配列に従って重合されてポリペプチド鎖が作られ（**翻訳**）、タンパク質の合成が進んでいきます。この過程を遺伝子の**発現**といいます。

第❻章　血液と遺伝

染色体と遺伝子②

■ DNAとRNAのしくみ

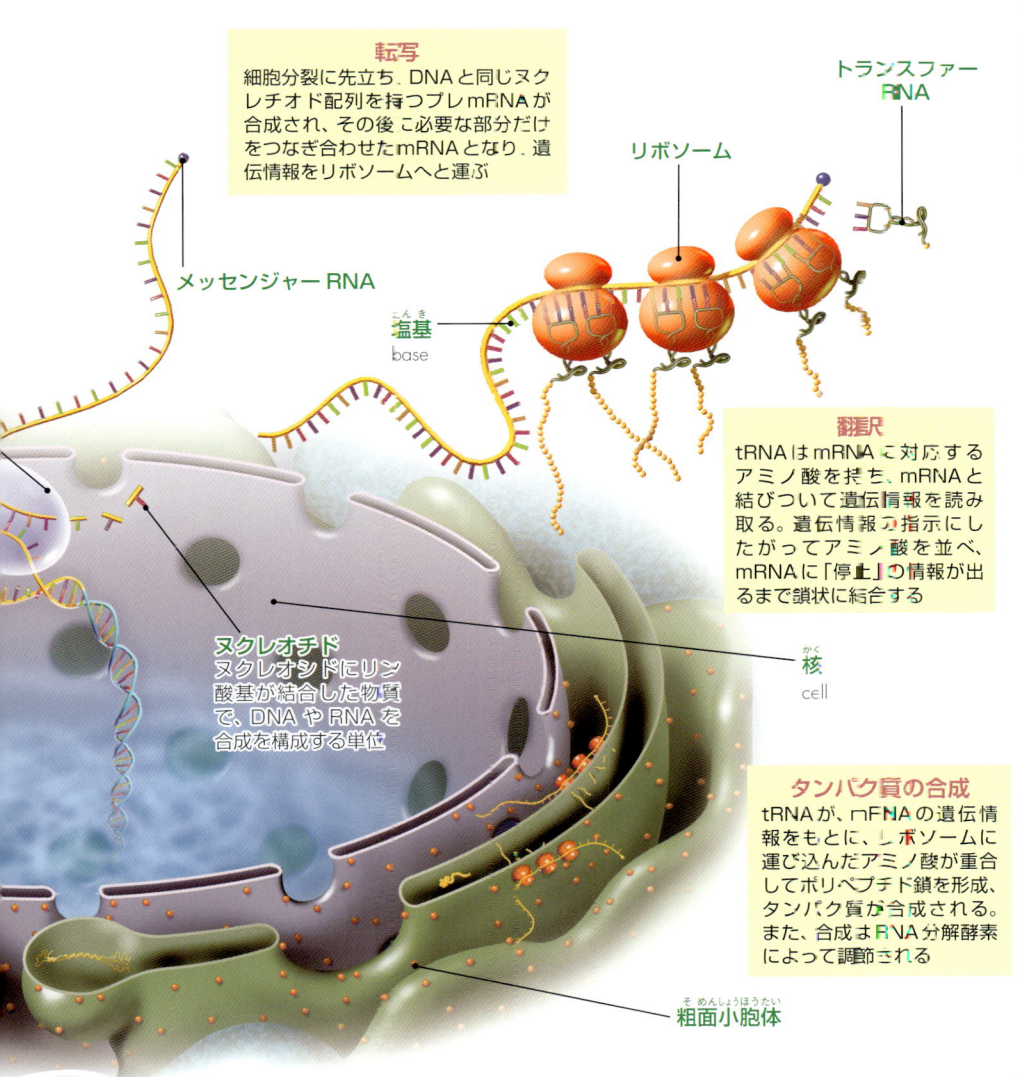

転写
細胞分裂に先立ち、DNAと同じヌクレオチド配列を持つプレmRNAが合成され、その後に必要な部分だけをつなぎ合わせたmRNAとなり、遺伝情報をリボソームへと運ぶ

メッセンジャーRNA

トランスファーRNA

リボソーム

塩基
base

翻訳
tRNAはmRNAに対応するアミノ酸を持ち、mRNAと結びついて遺伝情報を読み取る。遺伝情報の指示にしたがってアミノ酸を並べ、mRNAに「停止」の情報が出るまで鎖状に結合する

ヌクレオチド
ヌクレオシドにリン酸基が結合した物質で、DNAやRNAを合成を構成する単位

核
cell

タンパク質の合成
tRNAが、mRNAの遺伝情報をもとに、リボソームに運び込んだアミノ酸が重合してポリペプチド鎖を形成、タンパク質が合成される。また、合成はRNA分解酵素によって調節される

粗面小胞体

第6章 血液と遺伝

免疫①

人体にとって異物（抗原）とみなされた細菌やウイルスを破壊し、抗体を作ってからだを守る防御システムが免疫反応です。白血球、リンパ球が主にその働きを担います。

●免疫とは何か

免疫とは、微生物など外部からの攻撃や腫瘍細胞のように内部から破壊するものに対して、自己を構成しているものと非自己とを認識し、それら異物（抗原）から自己を守るからだのシステムです。抗原に対して**非特異的**に処理するものと**特異的**に処理するものとがあります。

●免疫器官内でのリンパ球

リンパ球は、骨髄で前駆細胞が産生されると、**T細胞**は胸腺に移動して分化・成熟し、**B細胞**はそのまま骨髄で成熟します。分化を終えたリンパ球は、それぞれ胸腺・骨髄の中枢性リンパ組織から、脾臓やリンパ節などの末梢性リンパ組織へと移動し、**免疫応答**を行います。

●非特異的生体防御機構

抗原特異性の低い免疫反応が、**非特異的生体防御機構**です。感染源に対して、まずは皮膚などが組織への侵入を防止しますが、組織に侵入した場合は、免疫応答を担う細胞・抗菌物質が処理します。

好中球やマクロファージなどの**食細胞**は、抗原や傷害・感染した自己組織を貪食。**ナチュラルキラー細胞**（NK細胞）は、正常とは異なる細胞を標的として破壊します。また、**肥満細胞**からはヒスタミンやセロトニン、ヘパリンなどが放出され、食作用を持つ細胞を集めて細胞の損傷を修復、抗原を無力化していきます。

活性化T細胞などから分泌されるインターフェロンは、抗菌作用のあるタンパク質を産生させ、抗原の侵入を防止、マクロファージやNK細胞を活性化します。

●特異的生体防御機構

特異的生体防御は、**能動的免疫**と**受動的免疫**に大別され、前者は生活環境から自然と獲得したり、予防ワクチンの接種などで獲得したりします。一方、後者は胎児が胎盤を通じて母親から抗体を受け取るように、別個の固体によって作られた抗体を受け取ることで獲得します。

■ リンパ分布図

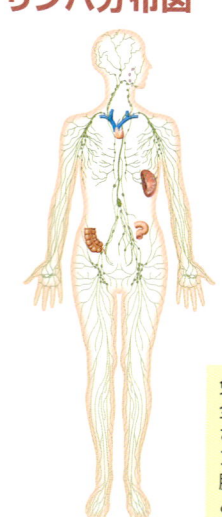

免疫システムは、全身に張りめぐらされたリンパのリンパ節、胸腺、肝臓、心臓、骨髄などから構成される

■ 免疫のしくみ

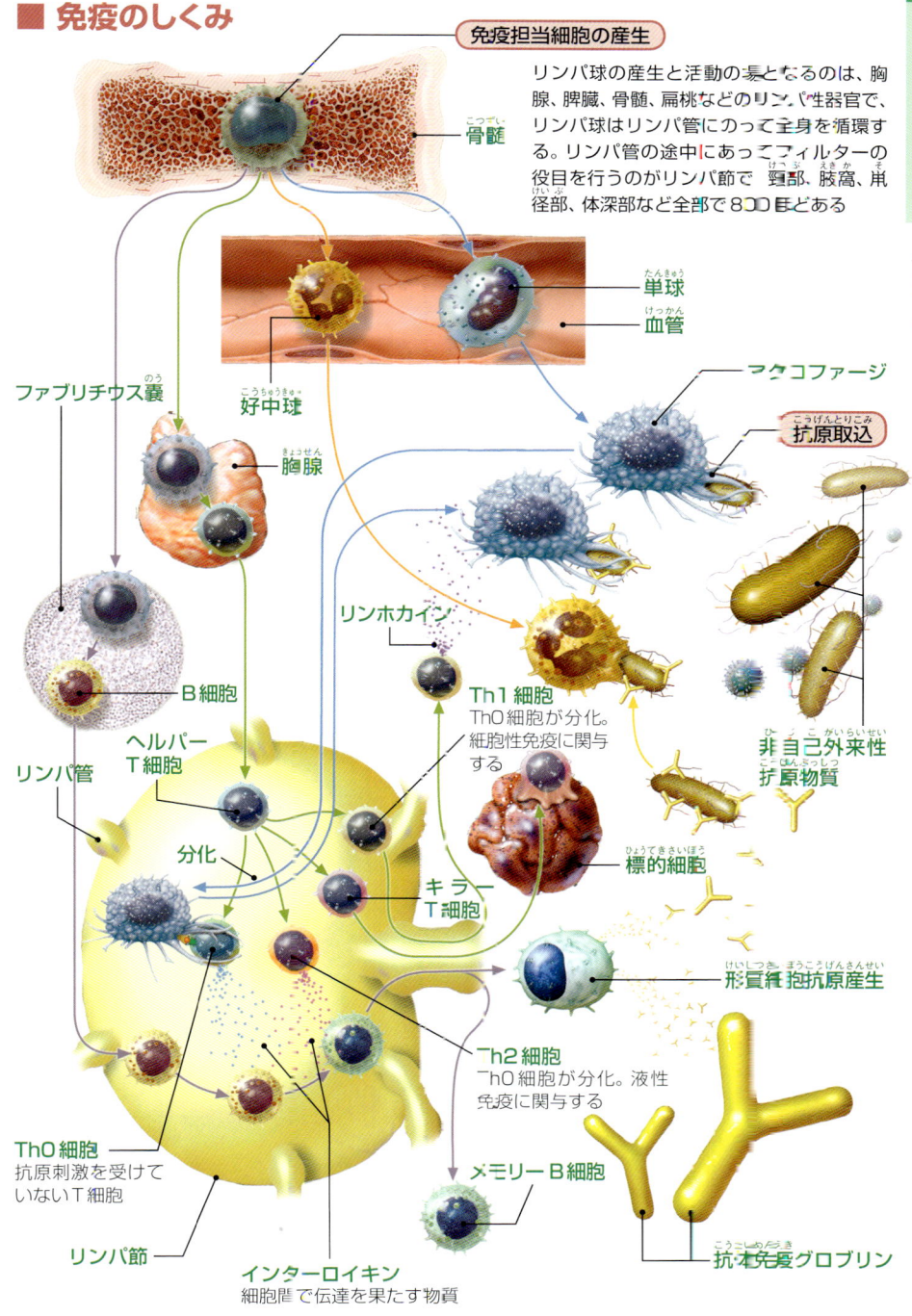

免疫担当細胞の産生

リンパ球の産生と活動の場となるのは、胸腺、脾臓、骨髄、扁桃などのリンパ性器官で、リンパ球はリンパ管にのって全身を循環する。リンパ管の途中にあってフィルターの役目を行うのがリンパ節で、頸部、腋窩、鼠径部、体深部など全部で800個ほどある。

- 骨髄
- 単球
- 血管
- ファブリチウス嚢
- 好中球
- 胸腺
- マクロファージ
- 抗原取込
- B細胞
- リンホカイン
- Th1細胞　Th0細胞が分化。細胞性免疫に関与する
- ヘルパーT細胞
- 非自己外来性抗原物質
- リンパ管
- 分化
- 標的細胞
- キラーT細胞
- 形質細胞抗原産生
- Th2細胞　Th0細胞が分化。液性免疫に関与する
- Th0細胞　抗原刺激を受けていないT細胞
- メモリーB細胞
- リンパ節
- インターロイキン　細胞間で伝達を果たす物質
- 抗体免疫グロブリン

第6章　血液と遺伝

免疫①

免疫②

特異的免疫機構には、大きく2種類あります。抗原認識後、T細胞が直接応答して抗体が関係しない細胞性免疫と、B細胞により抗体が産生され応答する体液性免疫です。

●細胞性免疫とは

　マクロファージなどにより抗原提示された情報は、不活性のT細胞が受け取ります。このT細胞の一部が**キラーT細胞**に分化し、自己の持つ抗原と異なる組織を認識すると、パーフォリンやグランザイムなどの**細胞障害性T細胞**を放出し、**標的細胞**を除去、破壊（一次応答）します。T細胞の一部はメモリーT細胞として残り、同じ抗原を認識したときに再活性化し、**免疫応答**（二次応答）を行います。

●体液性免疫とは

　抗原情報を受け取った不活性のT細胞は、**ヘルパーT細胞**に分化し、不活性のB細胞と結合、情報を伝えて抗体の産生を促します。不活性のB細胞が、抗体産生能を持つ**形質細胞**に分化し、**抗体**（免疫グロブリン）を**発現**（一次応答）、抗体は抗原と結びつき、**無力化**させます。B細胞は抗体を産生すると消滅しますが、一部は記憶B細胞となり、同じ抗原を認識した時に、即座に抗体を産生します（二次応対）。この抗体が、可溶性成分であることから**体液性免疫**といいます。

●抗体の種類と働き

　抗体の機能は、大きく抗原との結合と貪食細胞の活性化の2つに大別されます。また、抗体は免疫グロブリン（Ig）とも呼ばれ、IgG、IgM、IgA、IgE、IgDの5種類があります。

　抗原に対し最初に作られるのが**IgM**で、B細胞の表面に存在して**抗原レセプター**として機能します。全抗体の80%近くを占める**IgG**は、貪食細胞を活性化し、

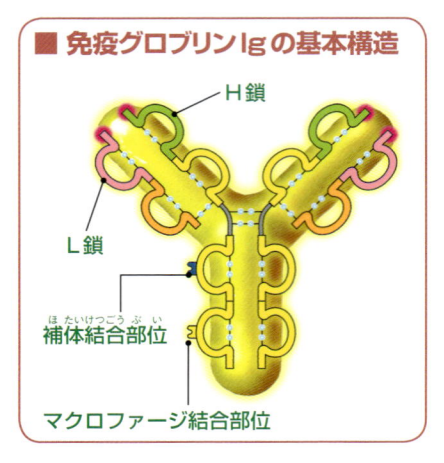

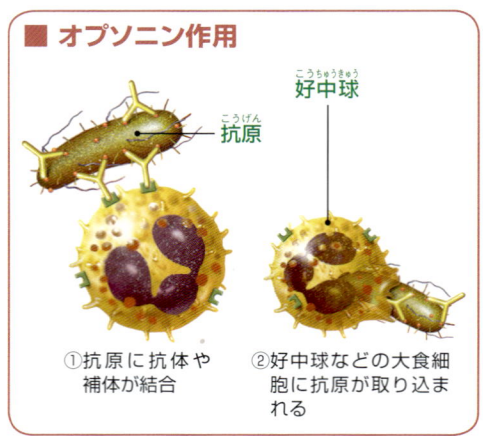

■ **免疫グロブリンIgの基本構造**
- H鎖
- L鎖
- 補体結合部位
- マクロファージ結合部位

■ **オプソニン作用**
- 好中球
- 抗原
- ①抗原に抗体や補体が結合
- ②好中球などの大食細胞に抗原が取り込まれる

IgAは粘膜や唾液などに含まれ、粘膜免疫を促進します。肥満細胞などの表面に結合しているのがIgEで、炎症反応に関与し、ヒスタミンなどの化学物質を放出します。IgDはIgM同様、抗原レセプターとして機能していると考えられています。

TOPIC 免疫不全とは

何らかの原因により、免疫機能に異常をきたしている状態が**免疫不全**です。本来は攻撃をしないはずの自己構成成分に対して抗体が産生され、自己の正常な組織や細胞を攻撃してしまったり（**自己免疫疾患**）、応答が過敏に働いてアレルギー反応を起こしたり、逆に十分に機能せずに感染症を発症したりすることも免疫不全の原因となります。

自己免疫疾患には、甲状腺炎、I型糖尿病、重症筋無力症など特定の臓器に限定される**臓器特異的自己免疫疾患**と、関節リウマチや多発性硬化症などの**全身性自己免疫疾患**があります。

■ 補体の働き

補体とは、血液などに存在する物質で、体内に侵入してきた細菌やウイルスなどの異物を排除する働きがあり、抗体を補助するという意味から補体と呼ばれている。補体には、多くの種類がある

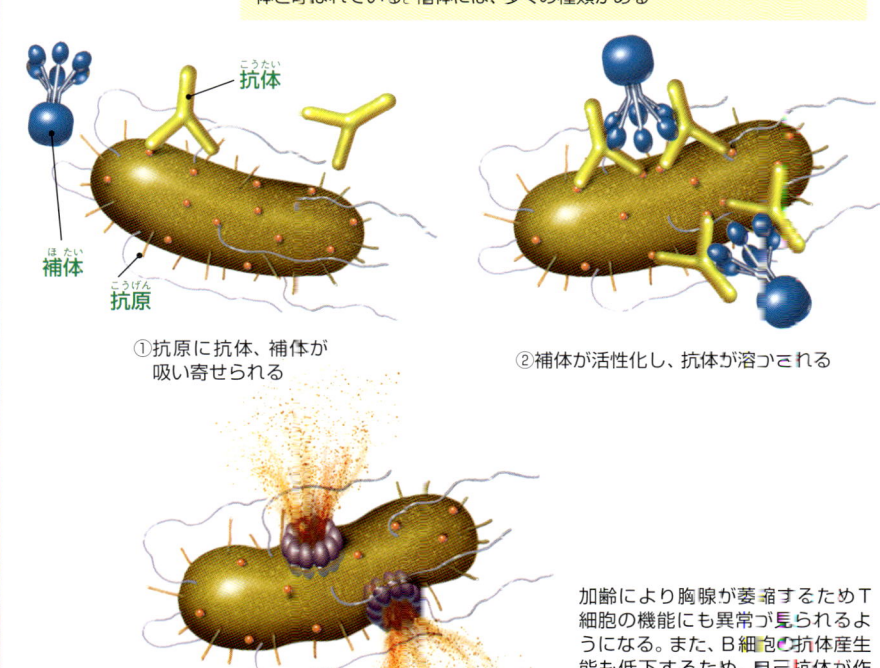

抗体
補体
抗原

①抗原に抗体、補体が吸い寄せられる

②補体が活性化し、抗体が溶解される

③細胞が破壊される

加齢により胸腺が萎縮するためT細胞の機能にも異常が見られるようになる。また、B細胞の抗体産生能も低下するため、自己抗体が作られたり、感染への抵抗力が弱くなったり、免疫力は加齢とともに低下する

第**6**章 血液と遺伝

免疫②

血液・遺伝系の病気

血液の病気、エイズは、HIV（ヒト免疫不全ウイルス）に感染することで引き起こされる病気です。

エイズ

エイズ（AIDS）とは後天性免疫不全症候群といい、ヒト免疫不全ウイルス（HIV）に免疫細胞が感染し、免疫機構が破壊されて抵抗力が低下した状態を指します。治療薬剤は現在20種類を越え、この中から3剤以上組み合わせた多剤併用療法が標準的な治療法として行われていますが、根治することはできないため、患者は生涯薬を飲み続けなければなりません。

■ 原因

エイズは免疫力が極端に低下した結果、健康な状態では害を及ぼさない細菌やウイルスが活性化して人体に悪影響を与える日和見感染症や、悪性腫瘍を併発した状態をいいます。免疫力を低下させるのはヒト免疫不全ウイルス（HIV）というウイルスで、これはヒトの血液や精液、リンパ液などを介して感染します。成人は主に性行為や注射などで、胎児、乳幼児は母乳や産道など母体を介した感染が主です。

■ 症状

症状は進行レベルによって異なります。

●急性感染期

HIVに感染して1～2週間のころです。倦怠感や微熱など、風邪のような症状が現れます。発疹や口腔カンジダなどを生じることもありますが、感染者全員にこのような症状が見られることがないため、いずれもHIVであるとは気づかない場合が多いようです。

●無症候期

急性感染期から回復し、5～10年はこの状態が続きます。一般的には潜伏期間と呼ばれ、見かけ上血中ウイルス濃度は低く保たれていますが、HIVウイルスは増殖を繰り返し、それに見合うT細胞が作られては破壊され、徐々に減少していっている状態です。

●発病期

T細胞がある程度減少すると、身体的に免疫力が低下します。最初に全身倦怠感や体重の急激な減少、疲労やめまいなど、風邪に似た症状が出ます。顔面から全身にかけて脂漏性皮膚炎なども見られ、これにより検査を受けてHIV感染が判明する場合が多々あります。その後は日和見感染を生じ、からだの異常が顕著になり、生命の危機に及ぶ症状が露呈してきます。

エイズウイルス

成熟したエイズウイルスは球状で、中心にさまざまなウイルス酵素群からなる核様体がある。非常に変異しやすく、ワクチンを作成するのが難しい

ウイルス膜　核様体　ウイルス殻　表面タンパク（gp120）　遺伝子（RNA）

直径約100nm（ナノメートル）（1万分の1ミリメートル）

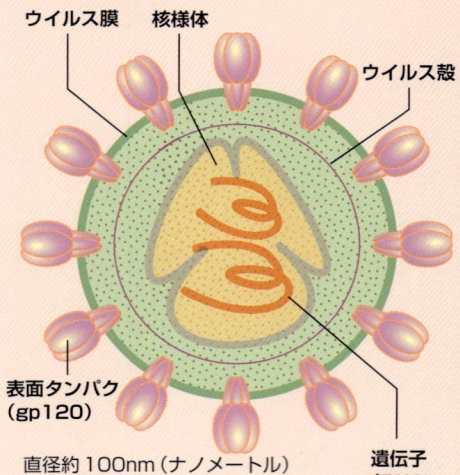

第7章 感覚器

外部の刺激＝情報を受け取る受容器として働く器官を、感覚器といいます。目、耳、鼻、口などが感覚器と呼ばれ、それぞれ光、音、におい、味などの刺激を受け取っています。

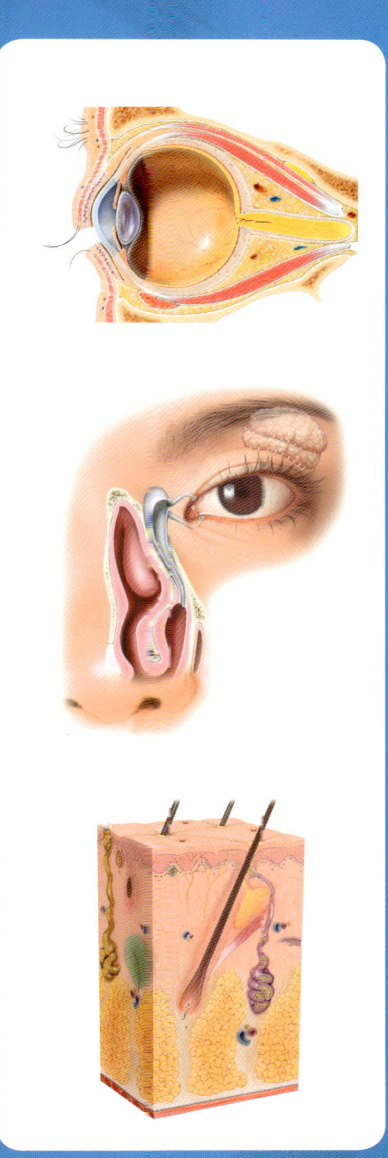

目のしくみ（眼球・眼筋）

光を受容して脳に情報を伝える視覚器・目は、眼球とその付属器である眼筋、眼瞼、涙器で構成されます。眼球は眼窩（骨のくぼみ）に収まり、視神経で脳に連絡しています。

●眼球のしくみ

眼球は眼窩というくぼみに収まっています。前面は眼瞼で守られ、後端は脳とつながっています。眼球の壁は3層構造で内部は水晶体で前後に二分されています。

・眼球壁の外層（線維膜）

眼球の形を保つ役目をしており、強膜と角膜で構成されています。強膜は強くて滑らかな線維組織でできており、一般に白目と呼ばれる部分です。角膜は強膜から続く厚さ約1mmの無色透明な膜（黒目）で、三叉神経が分布しており、痛みに敏感です。

・眼球壁の中層（血管膜）

外部からの光線をさえぎり、栄養を与える働きをする部分で、脈絡膜、毛様体、虹彩からなります。脈絡膜は暗褐色の薄膜で光の乱反射を防ぎます。毛様体は水晶体の厚みを調節して焦点位置を変えます。虹彩はカメラの絞りにあたり、瞳孔から眼球に入る光量を調節している部分です。

・眼球壁の内層（網膜）

一般に、網膜と呼ばれる部分で、外界か

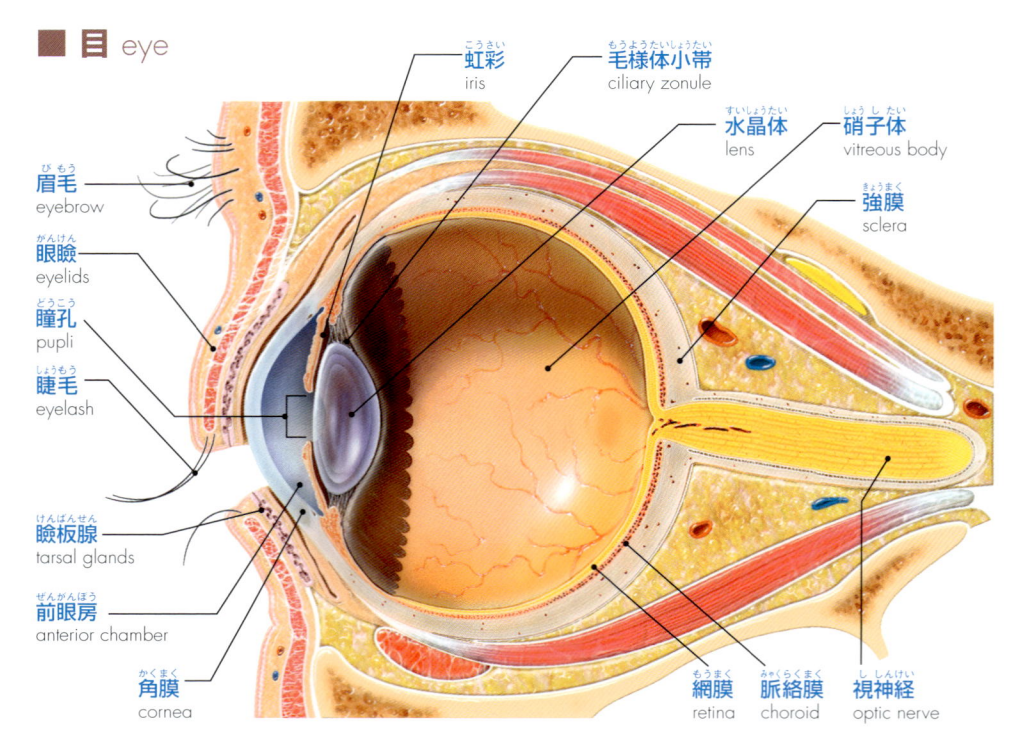

■ 目 eye

（図中ラベル：虹彩 iris、毛様体小帯 ciliary zonule、水晶体 lens、硝子体 vitreous body、強膜 sclera、眉毛 eyebrow、眼瞼 eyelids、瞳孔 pupil、睫毛 eyelash、瞼板腺 tarsal glands、前眼房 anterior chamber、角膜 cornea、網膜 retina、脈絡膜 choroid、視神経 optic nerve）

らの光の刺激を電気信号に変え、視神経を通じて脳に伝える役割を担います。中心部には、錐状体、桿状体という光を感じる視細胞があります。錐状体は光の色の違いを感じ取り、桿状体は明暗を感じ取る働きをします。

・その他眼球を構成するもの

　網膜後方部の内面は**眼底**といい、動脈と静脈が放射状に走っています。角膜と虹彩、虹彩と水晶体の間の空間は**眼房**といい、空間に満たされた眼房水のバランスで眼圧を保ちます。水晶体は繊維状の細胞でできたレンズ様物質で、弾性を失うと老眼を招きます。水晶体と網膜の間にある硝子体は眼球の内圧を保ちます。

● 眼筋のしくみ

　眼球を収めている頭蓋骨のくぼみである眼窩には、眼球を動かすための3種類の筋肉（横紋筋）があり、これらは**眼筋**といわれます。私たちが眼を自在に動かせるのは眼筋の働きのおかげです。

　眼筋は視神経を取り巻く総腱輪から始まり、強膜につく直筋と、眼球の後半面につく斜筋に大別されます。直筋は上直筋、下直筋、内側直筋、外側直筋に、斜筋は上斜筋、下斜筋に分けられます。

　上直筋、下直筋、内側直筋、外側直筋は、それぞれ眼球を上方、下方、内側方、外側方に向ける働きをします。また、上斜筋は眼球を下外側方に、下斜筋は上外側方に向ける働きをします。

　眼球の複雑で素早い動きの大部分は、**反射作用**であると考えられています。

目を動かす筋肉

眼筋は脳神経に支配されているが、眼筋の種類によって、支配する神経も異なる。外側直筋は第Ⅵ脳神経（外転神経）、上斜筋は第Ⅳ脳神経（滑車神経）、その他の眼筋はすべて第Ⅲ脳神経（動眼神経）が支配している

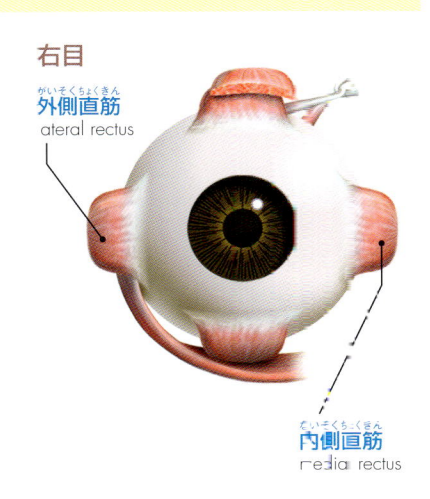

上斜筋 superior oblique
上直筋 superior rectus
外側直筋 lateral rectus
下直筋 inferior rectus
下斜筋 inferior oblique

右目
外側直筋 lateral rectus
内側直筋 medial rectus

目のしくみ（眼球・眼筋）

第7章 感覚器

第7章 感覚器

目のしくみ（眼瞼・涙器）

感覚器である目を守る役目を持つのが眼瞼と涙器です。涙には、眼球の保護を目的とせず、感情の高ぶりで流れるものもあります。

●眼瞼のしくみ

眼瞼とは、眼球を収めているくぼみである眼窩の前面を覆う皮膚のヒダです。上眼瞼、下眼瞼の2枚からなり、眼球を保護しています。内面には、血管や神経に富んだ眼瞼結膜があります。

内部には、瞼板や眼輪筋と呼ばれる組織があります。上眼瞼の瞼板には、上眼瞼挙筋が付着していて、目を開かせる働きをします。

逆に、眼輪筋は上下の眼瞼を閉じ合わせます。瞼板の中には、瞼板腺（マイボーム腺）と呼ばれる脂腺が1列に並んで埋まり、滑らかな分泌液を出して、涙が流れ落ちるのを防いでいます。

眉毛はヒトにだけ生えていて、雨水や汗が額から目に入るのを防ぐと考えられています。そして、睫毛はゴミやほこりなどの異物が目に入らないように保護しています。

●涙器のしくみ

涙は涙腺で作られます。涙腺は眼球の上外側にある小指頭大の器官で、約12本の導管が上結膜円蓋（上眼瞼の奥）の外側に開いています。

泣いたときに多量の涙を分泌するだけでなく、平常時でも眼球表面を絶えず潤して角膜が乾燥するのを防いでいます。

涙を分泌する涙腺と、涙を導く涙道を合わせて涙器と呼びます。涙道は内眼角（目頭）近くの涙点から上下2つの涙小管を経て涙嚢に続き、鼻涙管を通り、鼻腔に至る涙の通り道です。

眼球を保護するために眼球表面を潤した涙は涙点に集まり、涙道を通って、少量ながら絶えず鼻腔に流れ込んでいます。目薬を差したとき、薬が鼻に抜けるように感じることがあるのはこのためです。

●涙の成分と役割

涙の成分の9割以上は水でできています。水分以外には、アルブミンやグロブリンなどのタンパク質、ブドウ糖、ムコ多糖などの糖類、ナトリウムやカリウムなどの電解質、リゾチームなどの酵素が含まれています。

涙は1回の瞬きで約6μm（マイクロメートル）の層となり、結膜から角膜表面に広がって、眼球表面を紫外線の刺激や乾燥から守ったり、眼瞼の動きを滑らかにしたりします。栄養補給や殺菌、洗浄なども大切な働きです。

涙の分泌には上唾液核に始まる一連の副交感神経が、分泌の抑制には交感神経が関わっていると考えられています。このほか、香辛料の刺激やくしゃみ、あくびなどで涙が出るような、三叉神経の刺激による流涙反射という作用で分泌される涙もあります。

涙器 lacrimal apparatus

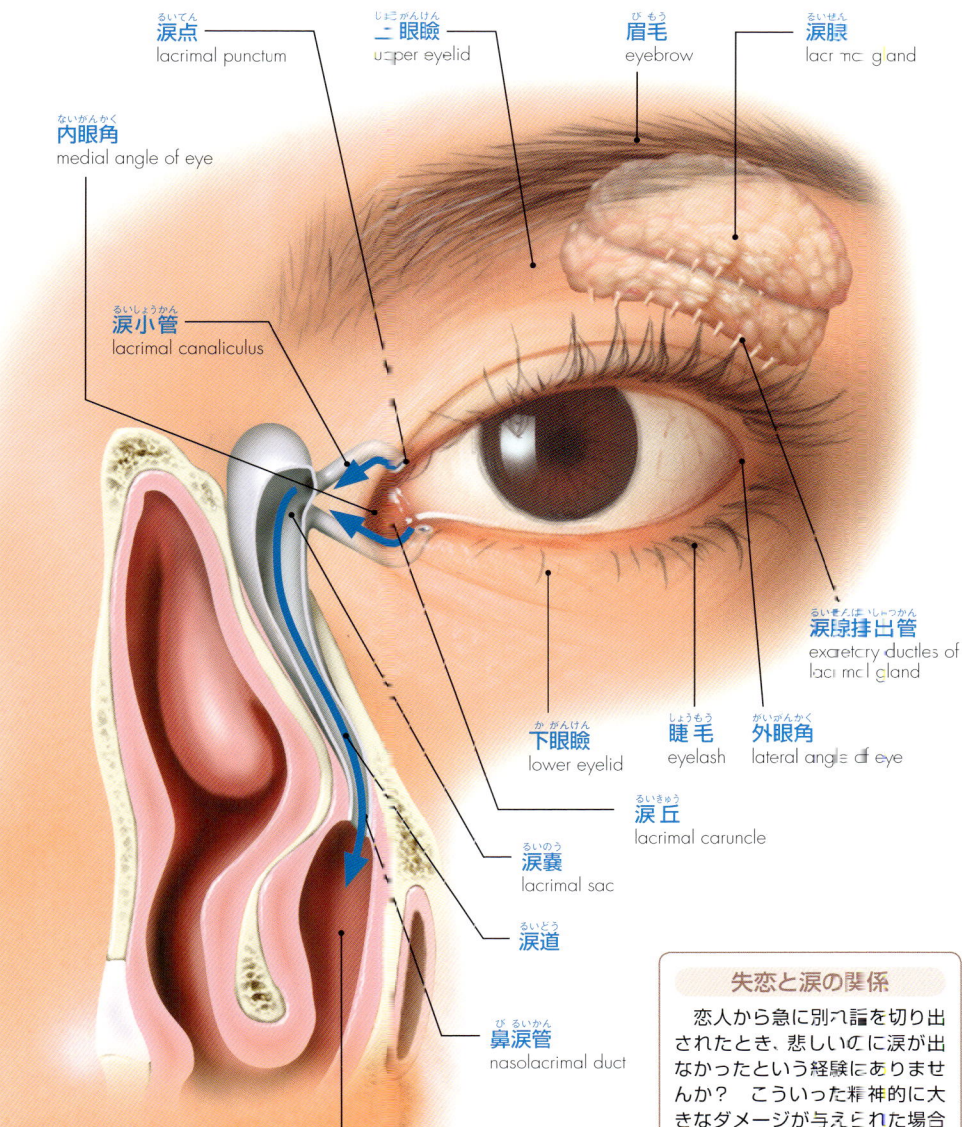

- 涙点 lacrimal punctum
- 上眼瞼 upper eyelid
- 眉毛 eyebrow
- 涙腺 lacrimal gland
- 内眼角 medial angle of eye
- 涙小管 lacrimal canaliculus
- 涙腺排出管 excretory ductles of lacrimal gland
- 下眼瞼 lower eyelid
- 睫毛 eyelash
- 外眼角 lateral angle of eye
- 涙丘 lacrimal caruncle
- 涙嚢 lacrimal sac
- 涙道
- 鼻涙管 nasolacrimal duct
- 鼻腔 nasal cavity

第7章 感覚器

目のしくみ（眼瞼・涙器）

失恋と涙の関係

恋人から急に別れ話を切り出されたとき、悲しいのに涙が出なかったという経験にありませんか？ こういった精神的に大きなダメージが与えられた場合は、交感神経が興奮しているので、意外に涙は出てきません。その代わり、独りになって落ち着き、感傷的になると、副交感神経が優位になるため、涙が出ることがあります。

233

第7章 感覚器

視覚

ヒトが物を見るしくみは、カメラのメカニズムと似ているといわれます。水晶体は、光の屈折率を調節するレンズの役割を果たしています。

■ 目をカメラに例えたら

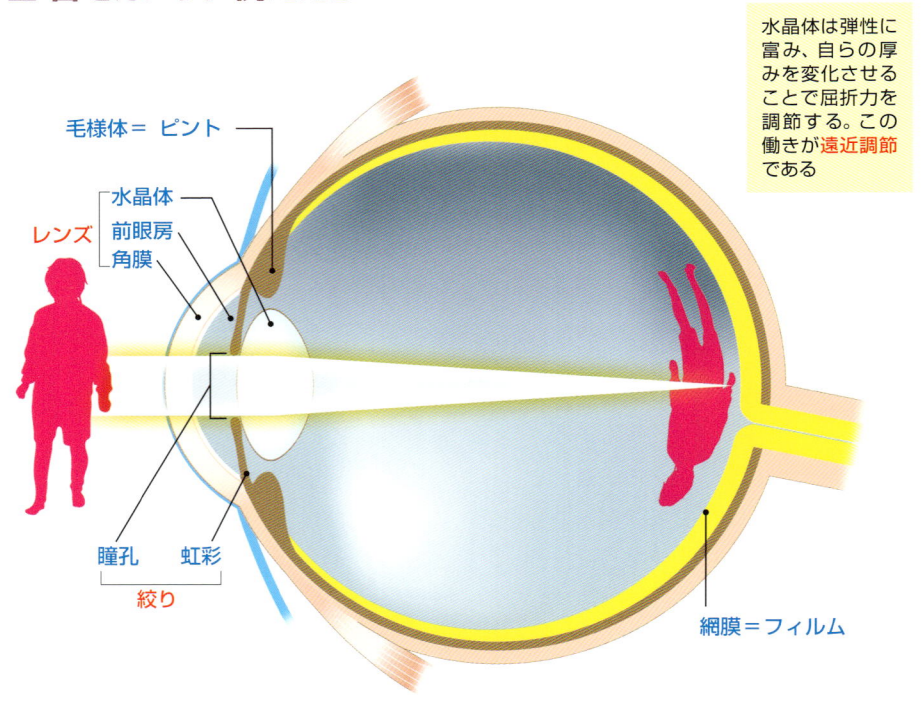

水晶体は弾性に富み、自らの厚みを変化させることで屈折力を調節する。この働きが**遠近調節**である

- 毛様体 = ピント
- 水晶体
- 前眼房
- 角膜
- レンズ
- 瞳孔　虹彩
- 絞り
- 網膜 = フィルム

●物を見るときの目の動き

目が何かを見るときの器官の働きはカメラのしくみに似ています。

眼球壁外層にある**強膜**は、眼球の形状を保つ膠原線維でできており、カメラのボディにあたります。強膜よりも曲率の大きい**角膜**は光を屈折するレンズの役割を果たしています。

中層の**脈絡膜**は豊富なメラニン色素が光を吸収する暗箱といえるでしょう。平滑筋の作用で水晶体の厚みを変化させ、屈折力を調節する**毛様体**はピントです。**水晶体**は、レンズに例えることができます。黒目部分の**虹彩**は、瞳孔とともに眼球内に入る光線量（入射光量）を調節する絞りの役目を担います。

内層にある**網膜**は、視細胞を備えたフィルムに例えられます。

●"見える"ということ

網膜の視細胞で捉えられた視覚情報は電気信号に変えられ、視神経、視交叉、視索、外側膝状体などを経て、**大脳皮質**の**一次視覚野**へと送られます。

一次視覚野に入った情報は、傾きや色、動きなどの特徴ごとに分けられ、**背側視覚経路**または**腹側視覚経路**をたどって処理されます。

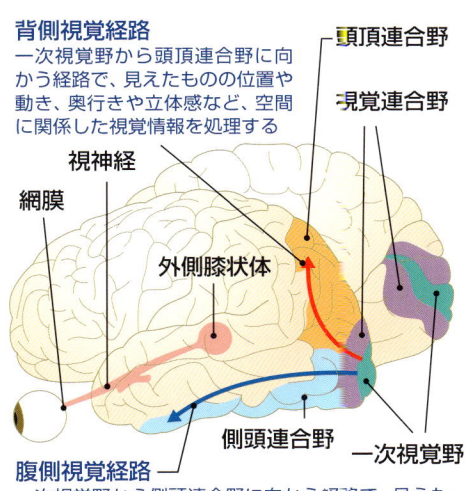

背側視覚経路
一次視覚野から頭頂連合野に向かう経路で、見えたものの位置や動き、奥行きや立体感など、空間に関係した視覚情報を処理する

- 頭頂連合野
- 視覚連合野
- 視神経
- 網膜
- 外側膝状体
- 側頭連合野
- 一次視覚野

腹側視覚経路
一次視覚野から側頭連合野に向かう経路で、見えた物の色や形など、それが何であるかを理解するための視覚情報を処理する

TOPIC なぜ老眼になるの？

老眼は目の障害のひとつで、正式名称を老視といいます。40～60代にかけて自覚されることがほとんどですが、実際には20歳前後からこの障害は発生しています。

老眼の原因は、水晶体の調節力の低下です。水晶体は、年齢を重ねるごとに弾性が失われていき、近くのものに焦点を合わせようとしても水晶体の厚みを増やすことができなくなります。

このため、凸レンズとしての役割を水晶体が果たさなくなってしまうので、凸レンズの老眼鏡が必要になるのです。

第❼章 感覚器

視覚

■ 近視の目

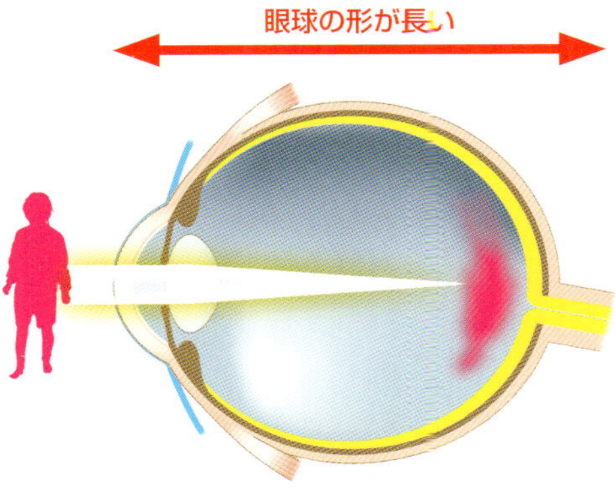

眼球の形が長い

レンズ部分にあたる角膜や水晶体などの屈折率が強まったり、眼球の形が長くなると、網膜より手前に焦点が結ばれる

■ 遠視の目

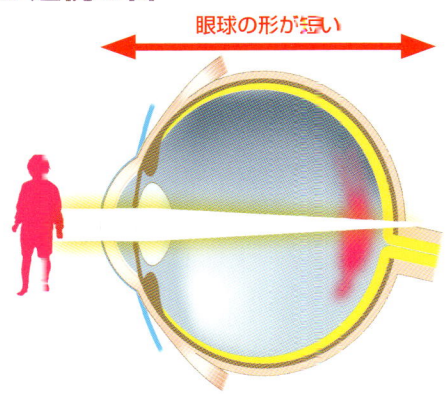

眼球の形が短い

レンズ部分にあたる角膜や水晶体などの屈折率が弱まったり、眼球の形が短くなると、網膜より奥に焦点が結ばれる

第7章 感覚器

色覚

網膜に投影される映像に色がついて見えるのは、光の明暗を感じる細胞と光の色を感じる細胞が、その情報を信号に変換して視神経に伝えるためです。

■ 眼球の構造

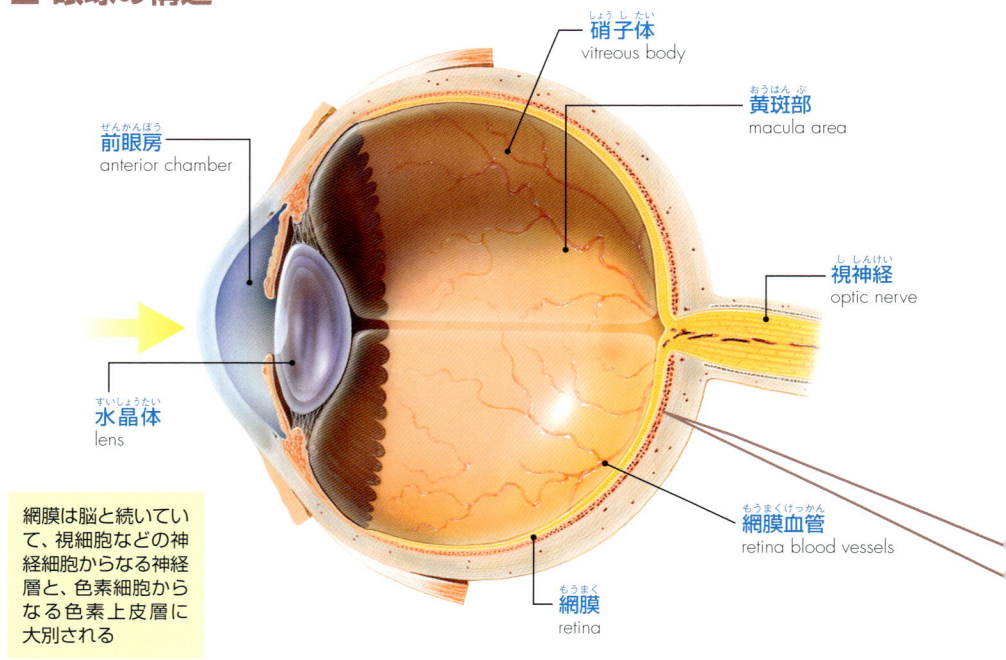

- 硝子体 vitreous body
- 黄斑部 macula area
- 前眼房 anterior chamber
- 視神経 optic nerve
- 水晶体 lens
- 網膜血管 retina blood vessels
- 網膜 retina

網膜は脳と続いていて、視細胞などの神経細胞からなる神経層と、色素細胞からなる色素上皮層に大別される

●高性能なフィルム・網膜

P234でも触れているように、**網膜**は写真撮影に使われる高性能なフィルムに例えることができます。

網膜は眼球外表面側から**色素上皮層、桿状体錐状体層、外境界膜、外顆粒層、外網状層、内顆粒層、内網状層、神経細胞層、神経線維層、内境界膜**という10の層で構成されています。

光刺激の伝達経路という視点からは、①視細胞②双極細胞③神経節細胞という3段階でとらえることができます。

網膜には視神経が束になって出ていく部分があります。この部分には視細胞がないため、光を感じません。いわゆる**盲点**に相当する部分です。普段、視界上に盲点を意識することがないのは、見えていない部分についての情報を脳が推測し、自動的に補っているためです。

●錐状体細胞と桿状体細胞

光を感じる視細胞には、**錐状体細胞**と**桿状体細胞**の2種類があります。これらは光に対する感受性が異なり、状況に応じてどちらかが強く働きます。

錐状体細胞は**光受容部**が円錐状で、主に網膜の奥の中心部に密に分布しており、その数は約600万個といわれています。光の波長を感じる細胞で、特に強い光に反応し、色覚や分解能の向上に関係しています。感度は低いので、色の区別ができる半面、暗いところでは働きません。このため、色を正確に感知するには、一定量の光量を要します。

桿状体細胞は光受容部が円柱状で、網膜の周辺部に、約1億4000万個分布しています。光に対する感受性が非常に高く、弱い光にも敏感に反応します。つまり、光の明暗を感じる細胞で、錐状体細胞の光量不足を補う働きをします。

TOPIC 人間の可視光線

可視光線とは、電磁波の中で、人間の目で知覚できる波長、即ち光のことを指します。

人間の可視光線の範囲は、短波長側で360～400nm（ナノメートル）、長波長側で760～830nmです。長波長より波長が長いものを赤外線、短波長より波長が短いものを紫外線と呼び、これらは見ることができません。人間の目で感知できない光のことをまとめて**不可視光線**と呼びます。

可視光線という呼び方は人間の視覚を主体としたものであり、一部の昆虫や鳥類は人間が見ることのできない紫外線を感知できます。

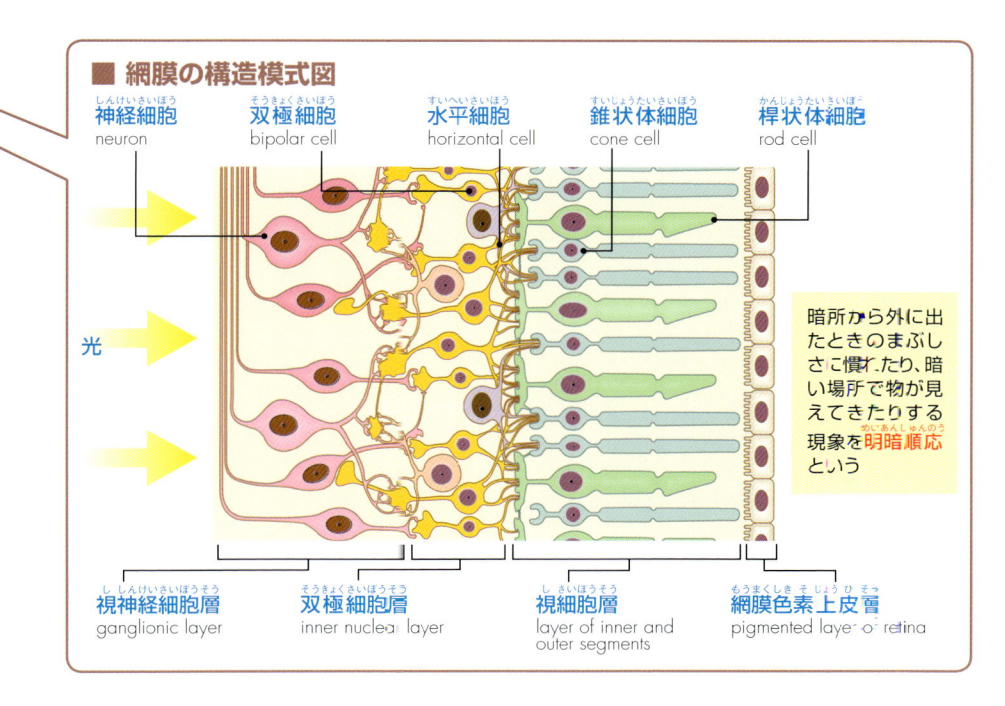

第7章 感覚器

色覚

■ 網膜の構造模式図

神経細胞	双極細胞	水平細胞	錐状体細胞	桿状体細胞
neuron	bipolar cell	horizontal cell	cone cell	rod cell

光

視神経細胞層	双極細胞層	視細胞層	網膜色素上皮層
ganglionic layer	inner nuclear layer	layer of inner and outer segments	pigmented layer of retina

暗所から外に出たときのまぶしさに慣れたり、暗い場所で物が見えてきたりする現象を**明暗順応**という

第7章 感覚器

耳のしくみ(外耳・中耳)

耳は音を集めて聞くだけでなく、からだのバランスを取る器官としても働いています。また、気圧の変化を調整する役割も担う多機能な感覚器官です。

●耳の役割

耳は**外耳**・**中耳**・**内耳**に分けられます。内耳は平衡感覚を感じる役割も持つので、器官全体を**平衡聴覚器**ともいいます。

●外耳の構造

・耳介

外界の音波を集める役目を果たしている器官で、皮膚に覆われた耳介軟骨に耳介筋という筋肉が付いた構造です。下端部の柔らかな部分を、**耳垂**(**耳たぶ**)といいます。

・外耳道

外耳孔という耳の入り口から**鼓膜**に至る30mmほどの管状の部分で、緩やかなS字に曲がっています。外から3分の1の壁は軟骨、3分の2は骨でできています。

●中耳の構造

・鼓膜

外耳と中耳とを隔てる薄い膜状の器官です。外耳から入る音波を振動に変える働きを持つ中耳のうちでも、特に大切な役割を担います。

外耳道に対して、やや下前方に傾斜して付いているのが特徴です。気圧の変化に敏感に反応するほか、鋭い痛覚を持っています。

・鼓室

鼓膜の奥にある空洞です。内面は粘膜で覆われており、前下方から咽頭に向かって細長い耳管が延びています。

鼓室内には、鼓膜の振動を内耳に伝える**耳小骨**(つち骨、きぬた骨、あぶみ骨)があります。

・耳管

鼓室と咽頭をつなぐ管で、35mmほどの長さがあります。鼓膜の振動を助けるため、鼓室の内圧を外気圧と同じレベルに保つ働きがあります。

耳管は水の浸入など、何かの原因でふさがると、鼓膜の振動が妨げられるため、聴覚が低下した状態である難聴になります。このため、常に清潔に保つ必要があります。

内耳は、中耳の奥にある部分を指し、その構造が複雑なことから**迷路**とも呼ばれます。

TOPIC 耳垢ができるまで

外耳道から中耳に至る途中には、**皮脂腺**と**耳垢腺**という分泌腺があります。皮脂腺は皮脂を分泌して皮膚の表面の保護・保湿を、耳垢腺は、特殊な分泌物で外耳道に入ったゴミを固めて外へ運び出し、耳の内部の乾燥を防ぎます。

このとき、皮脂腺と耳垢腺から出された分泌物やゴミが固まってできたものが耳垢となります。

■耳 ear

耳小骨と呼ばれるつち骨、きぬた骨、あぶみ骨は人体の中でもっとも小さな骨で、いずれも米粒大の大きさである。耳小骨は互いに関節で連絡し、外界からの音を増幅させる働きをしており、その増幅率は20～25倍といわれている

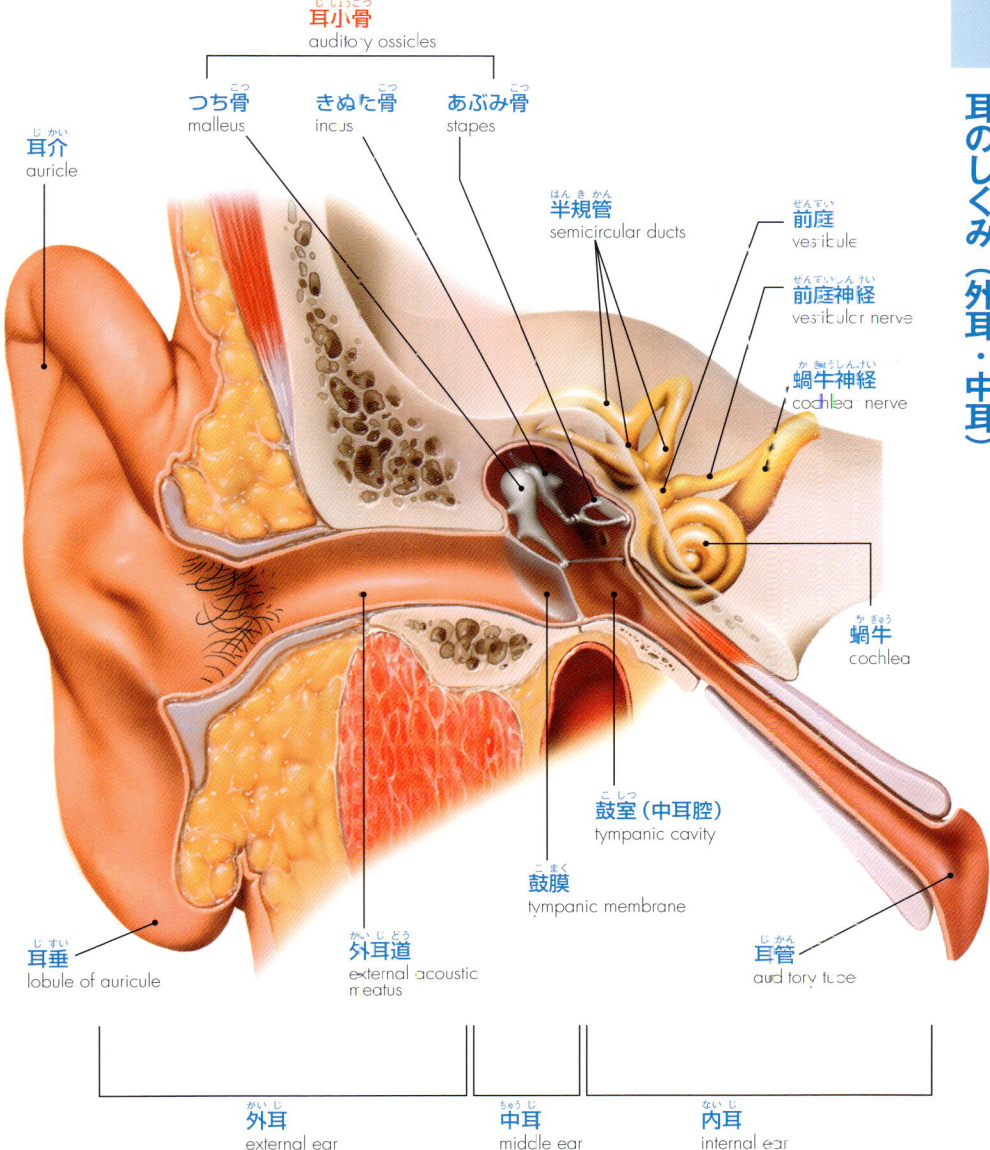

第❼章 感覚器

耳のしくみ（外耳・中耳）

耳小骨 auditory ossicles
- **つち骨** malleus
- **きぬた骨** incus
- **あぶみ骨** stapes

耳介 auricle
半規管 semicircular ducts
前庭 vestibule
前庭神経 vestibular nerve
蝸牛神経 cochlear nerve
蝸牛 cochlea
鼓室（中耳腔） tympanic cavity
鼓膜 tympanic membrane
耳垂 lobule of auricle
外耳道 external acoustic meatus
耳管 auditory tube

外耳 external ear | **中耳** middle ear | **内耳** internal ear

239

第7章 感覚器

耳のしくみ（内耳）

内耳は、聴覚と平衡覚をつかさどる2種類の迷路からなります。迷路は蝸牛、前庭、半規管の3つの部分に分かれていて、リンパ液で満たされています。

●音が伝わるしくみ

耳を聴器としてみた場合、**外耳**と**中耳**からなる**伝音部**と、内耳の**蝸牛**から**中枢**までの**感音部**とで構成されていることがわかります。

伝音部の働きは文字通り、音を伝えることです。空気の振動で生じた音波は外耳の**耳介**で集められ、外耳道を通って**鼓膜**に伝わります。外耳道は特定の周波数の音に対して、共鳴器として働きます。

中耳は鼓膜で受けた振動を**耳小骨**（つち骨、きぬた骨、あぶみ骨）を介して、内耳に伝える働きをします。骨振動は耳小骨を伝わるうちに増幅され、感音部である蝸牛に伝えられます。

蝸牛に達した骨振動は蝸牛の内部でリンパ液を介した液体振動に変換され、**ラセン器（コルチ器）**内の有毛細胞の働きで、電気信号に再変換されます。

聴覚信号は蝸牛から延髄、橋、中脳などを経て大脳の**一次聴覚野**という場所に伝えられます。一次聴覚野には、同じ周波数に反応する神経細胞が順に配置されており、さらに脳は左右の耳からわずかな時間差で届く周波数情報で音源の位置や音の性質を処理して、音を認識するのです。

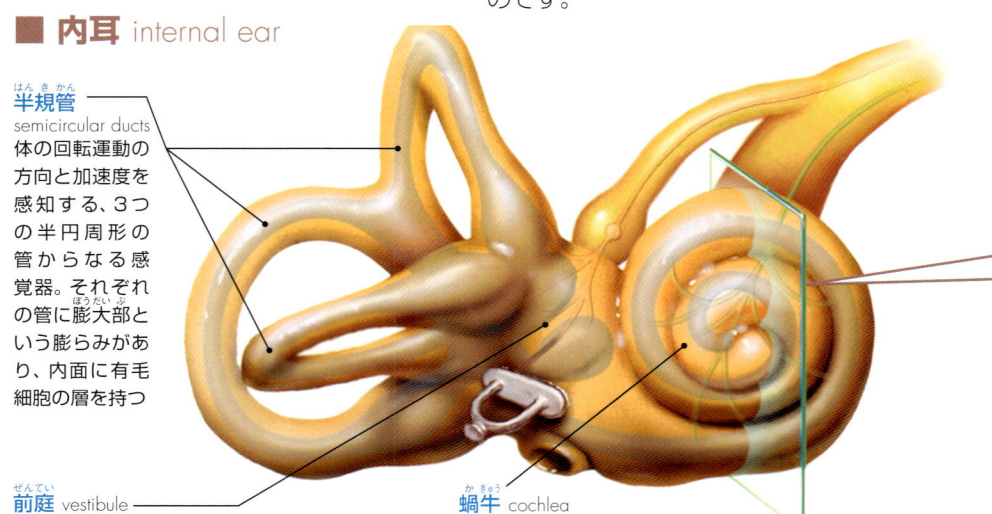

■ 内耳 internal ear

半規管 semicircular ducts
体の回転運動の方向と加速度を感知する、3つの半円周形の管からなる感覚器。それぞれの管に膨大部という膨らみがあり、内面に有毛細胞の層を持つ

前庭 vestibule
蝸牛と半規管への玄関口にあたることからこの呼び名がある。球形嚢、卵形嚢という2つの袋を持ち、内壁にある平衡斑という感覚装置の働きで、からだの傾きや直進する方向、加速度などを感じる

蝸牛 cochlea
カタツムリの殻のように渦を巻いた形から名づけられた。横断面は鼓室階、蝸牛管（中央階）、前庭階という3層構造で、それぞれ強靱な膜で仕切られている。蝸牛管の内部には音の受容器であるラセン器（コルチ器）がある

蝸牛 cochlea

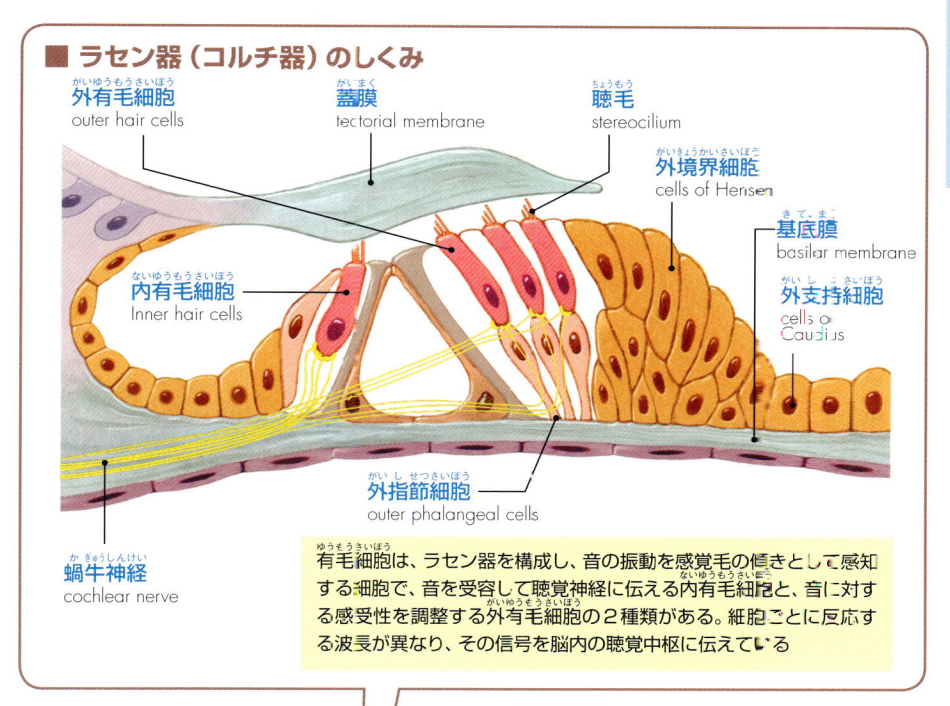

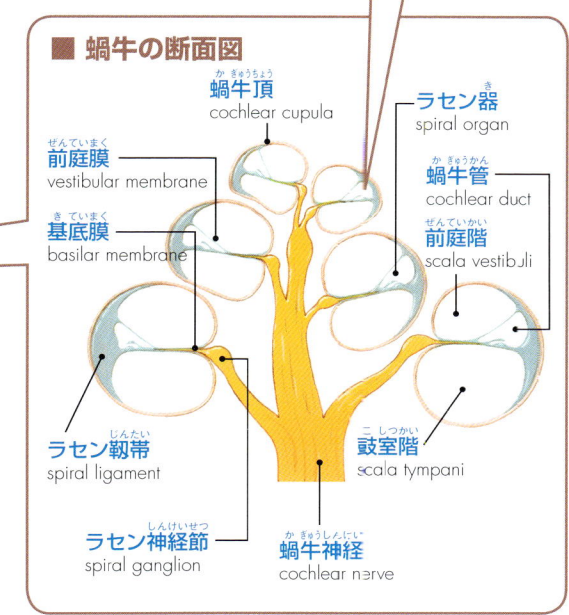

■ ラセン器（コルチ器）のしくみ

- 外有毛細胞 outer hair cells
- 蓋膜 tectorial membrane
- 聴毛 stereocilium
- 外境界細胞 cells of Hensen
- 基底膜 basilar membrane
- 内有毛細胞 Inner hair cells
- 外支持細胞 cells of Claudius
- 外指節細胞 outer phalangeal cells
- 蝸牛神経 cochlear nerve

有毛細胞は、ラセン器を構成し、音の振動を感覚毛の傾きとして感知する細胞で、音を受容して聴覚神経に伝える内有毛細胞と、音に対する感受性を調整する外有毛細胞の2種類がある。細胞ごとに反応する波長が異なり、その信号を脳内の聴覚中枢に伝えている

■ 蝸牛の断面図

- 蝸牛頂 cochlear cupula
- ラセン器 spiral organ
- 前庭膜 vestibular membrane
- 蝸牛管 cochlear duct
- 基底膜 basilar membrane
- 前庭階 scala vestibuli
- ラセン靭帯 spiral ligament
- 鼓室階 scala tympani
- ラセン神経節 spiral ganglion
- 蝸牛神経 cochlear nerve

🔬 TOPIC 難聴の種類

　音を感じるしくみが、振動の伝わる流れによって伝音部と感音部に分けられるように、聴覚障害もその発生場所に応じて、中耳までで起こる伝音難聴と、内耳以降で起こる感音難聴とに分けられています。

　伝音難聴の場合、音を聴くための神経には異常がないため、補聴器の使用などで入力する音を大きくすれば、症状に改善されます。しかし感音難聴の場合は、内耳で音が電気信号に変換される際に不具合が起きているため、雑音の聞き分けにや言葉の聞き取りにも障害が出ます。

第❼章 感覚器

耳のしくみ（内耳）

241

第7章 感覚器

平衡感覚

耳の内部にはからだのバランスを保つ器官が存在します。回転、傾きなどの情報を感知し、からだが倒れないように、また、快適に過ごせるように保ちます。

●半規管のしくみと働き

内耳にある3つの半規管は、**平衡感覚**のうち、回転の感知をつかさどります。

半規管は**前半規管**、**後半規管**、**外側半規管**といい、それぞれが互いに90度の角度で直交しています。「はい」とうなずくといった運動をつかさどる前半規管は前後、「いいえ」と首を振るといった運動をつかさどる後半規管は左右、同じく外側半規管は軸回転の感知にそれぞれ対応しています。

半規管の外側は**骨半規管**、内側は**膜半規管**といいます。膜半規管の内部はリンパ液で満たされ、膨らみがある部分には脳神経とつながった**有毛細胞**が存在します。感覚毛はリンパ液の動きに応じて傾き、このときに発生した興奮はそれぞれの半規管から前庭神経を通って、脳に情報が伝わります。また、ここでからだの傾きの方向や、速度を測定しバランスを取ります。

リンパ液が動くのは、からだに加速度が生じたときのみで、動きが一定に保たれると反応しなくなります。しかし、回転が続くとリンパ液もいっしょに回転し、からだの回転を止めてもリンパ液の回転はすぐには止まらないので、脳へ信号を送り続けることになります。遊園地のコーヒーカップなどに乗ったとき、回転を止めてもまだ自分が回っているように感じるのは、感覚毛が脳へ信号を誤って送り続けているためです。

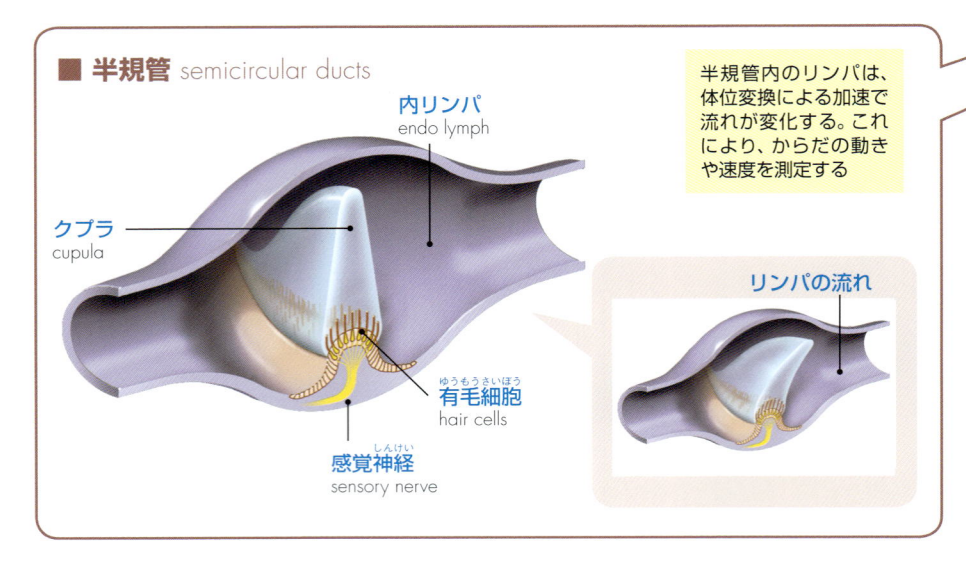

■ **半規管** semicircular ducts

内リンパ endo lymph
クプラ cupula
有毛細胞 hair cells
感覚神経 sensory nerve
リンパの流れ

半規管内のリンパは、体位変換による加速で流れが変化する。これにより、からだの動きや速度を測定する

■ 前庭 vestibule

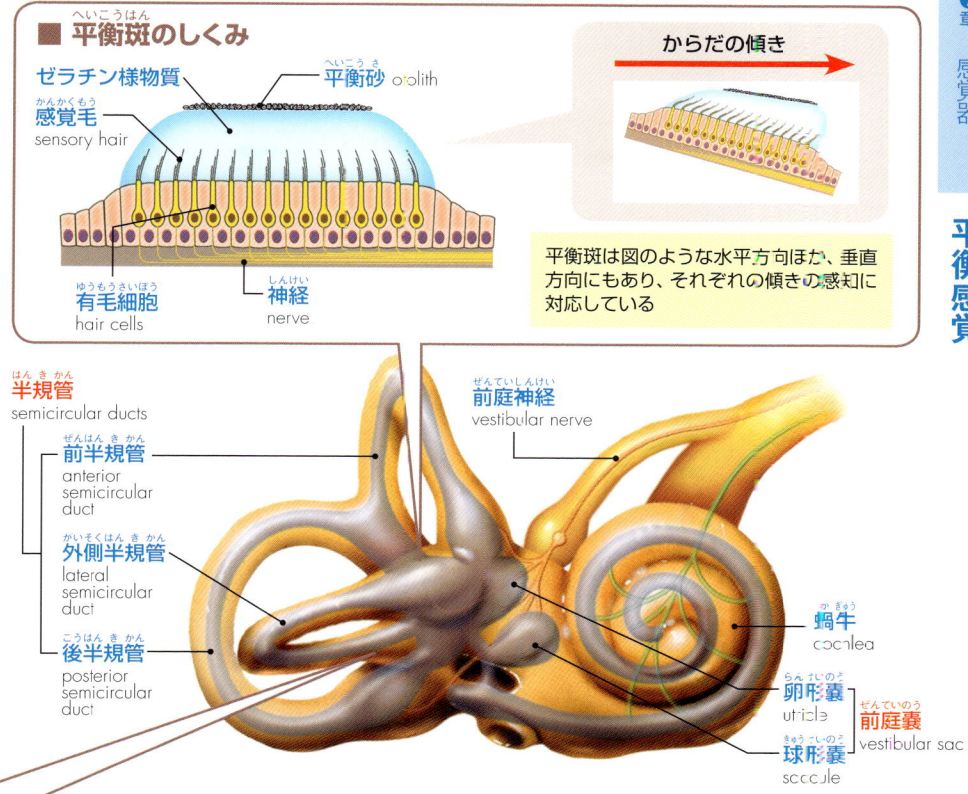

■ 平衡斑のしくみ

- ゼラチン様物質
- 平衡砂 otolith
- 感覚毛 sensory hair
- 有毛細胞 hair cells
- 神経 nerve

からだの傾き

平衡斑は図のような水平方向ほか、垂直方向にもあり、それぞれの傾きの感知に対応している

- 半規管 semicircular ducts
- 前半規管 anterior semicircular duct
- 外側半規管 lateral semicircular duct
- 後半規管 posterior semicircular duct
- 前庭神経 vestibular nerve
- 蝸牛 cochlea
- 卵形嚢 utricle
- 球形嚢 saccule
- 前庭嚢 vestibular sac

第7章 感覚器

平衡感覚

●平衡斑のしくみと働き

内耳にある前庭嚢は、からだの傾きを感知する器官で、卵形嚢と球形嚢からなります。それぞれの嚢の内側には、平衡斑というしくみがあり、感覚神経につながっています。先端に感覚毛を備えた有毛細胞が、ゼラチンのような物質に包まれており、その上に平衡砂（耳石）という炭酸カルシウムの結晶が乗っています。からだが傾くと、平衡砂が片寄るように移動し、感覚毛が曲がります。この刺激が脳に伝わり、からだの傾きとして感知されるというしくみです。

●球形嚢と卵形嚢

球形嚢内の平衡砂は、からだに対して垂直方向になっています。普段は重力に従って下向きに引っ張られていますが、逆立ちなどをすると逆に引っ張られ、からだが反転していることを感知します。

卵形嚢内の平衡砂は、からだに対して水平方向についています。左右の傾きに合わせて平衡砂は移動し、角度を感知します。

平衡砂が感じ取れる情報は上下左右の二次元ですが、常に2つの情報を組み合わせてからだのバランスを保っています。

243

第7章　感覚器

気圧の調整

飛行機に乗ったり、列車や車がトンネルへ入ったりしたとき、耳がツーンとして聞こえなくなることがあります。このときに深く関わっているのが、鼓膜と耳管です。

●耳管

耳の最深部には、**耳管**と呼ばれる耳とのど（咽頭）をつなぐ管が存在します。成人で約3.5cmほどあり、普段は閉じていますが、状況に応じて開き、気圧のバランスを保ちます。

耳管が開くのは、ツバを飲み込んだり、口を大きく開けたときです。そのときに、外界の空気を鼻やのどから取り入れ、耳管から鼓室の奥へ取り入れます。

●鼓室

鼓室は、**鼓膜**がうまく振動して音を伝えられるよう空気がたまっている部屋です。鼓室に空気が少ないと鼓膜は緩み、音を上手に伝えられなくなります。

このため、鼓室の気圧と鼓膜の外側の気圧は常に一定である必要があります。しかし、トンネルに入ったりするなどで気圧が急激に変化すると、音は伝わりにくくなるのです。

●気圧が高いとき、低いとき

気圧が変化して音が伝わりにくくなったとき、鼓室へ空気を取り入れるために耳管が開いて、鼓膜を正常な位置へ戻そうとします。

飛行機が高度を上げると、機内の気圧は低くなります。このように外部の気圧が低いとき、鼓膜は外耳道側へと膨らみます。深海など外部の気圧が高いときは逆で、内耳側に鼓膜は膨らみます。

気圧に引っ張られて鼓膜が歪んだとき、ツバを飲み込んだりアクビをして口を大きく開くと、空気が鼓室へ送られ鼓膜が元に戻ります。ツバを飲んだりしても治らない場合は、鼻をつまんで鼻のほうに空気を押し出すと治ります。これは耳と鼻がつながっていて、鼻のほうに押し出された空気が耳管を押し広げ、鼓室へ空気を送るためです。

■ 耳の断面図

子どもが耳に炎症を起こしやすい理由

耳と鼻はつながっており、子どもの耳管は大人よりも短く、水平に近い作りになっています。また、子どもの耳管は器官として未形成であるため、鼻腔や咽頭で起きた炎症が鼓室に及びやすくなるのです。

外耳道　external acoustic meatus
鼓室　tympanic cavity
鼓膜　tympanic membrane
耳管　auditory tube

■ 気圧の調整

外耳道　鼓膜　鼓室　　圧の方向　耳管

気圧が低いとき
高い場所に行き外耳道の気圧が低くなっても、鼓室の気圧は地上と同じ。このとき鼓膜は外耳道側に膨らむ

低

通常の鼓膜
外耳道と鼓室・耳管の気圧が均等になっていて、鼓膜を押し合う力が等分になっている

気圧が高いとき
海の中など地上より低い場所に潜ると外耳道の気圧が高くなる。このときも鼓室の圧は地上と同じままなので、鼓膜は鼓室側に膨らむ

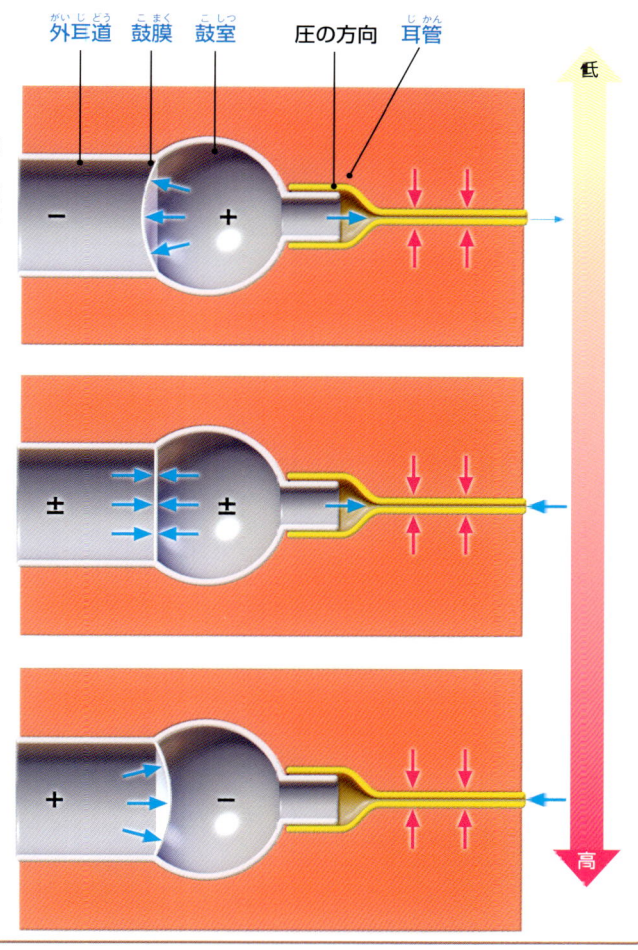

高

🔬 TOPIC メニエール病とは？

メニエール病とは、難聴、耳鳴り・耳閉感とともに、激しい回転性のめまいが重なって繰り返される疾患です。内耳にできたリンパ水腫という余計な水分が貯留された現象が原因で、発生する理由は不明ですが、ストレスが強く関わっているとも考えられています。

メニエール病の発作は、気圧が変化したときに誘発されます。低気圧や台風の接近などで発症することがあり、季節の変わり目にも起こりやすくなるので、メニエール病は気象病ともいえます。

第7章 感覚器

気圧の調整

第7章 感覚器

嗅覚

においを感じ取るのは、鼻の中に存在する嗅粘膜と呼ばれる嗅覚器です。この嗅覚器で、人間は2000〜1万種類ほどのにおいをかぎ分けることができます。

●においを感じる受容器・嗅上皮

鼻腔上部の粘膜にはにおいを感じる嗅細胞があります。この嗅細胞を含む鼻腔の粘膜が**嗅覚器**です。

鼻腔の大部分を占める呼吸部の粘膜が紅色であるのに対し、嗅覚をつかさどる粘膜は黄色みを帯びています。この粘膜を嗅上皮（鼻粘膜嗅覚部）といいます。

においの受容器である嗅上皮は鼻腔上部の上鼻甲介、鼻中隔の粘膜にあります。成人の嗅部の面積は左右の鼻腔を合わせて約500mm²といわれており、加齢とともに次第に狭くなります。

●嗅上皮の構造

・嗅細胞

嗅覚に関与する紡錘状の細胞で、突起が2つあります。

ひとつめは、ほぼ決まった太さで上皮表面に向かい、嗅小胞と呼ばれる膨らみを作ります。ここから十数本の嗅小毛が伸びています。

2つめは長く、他の**嗅細胞**から出ている突起と合わさり、束となって**嗅神経**を形成します。

・支持細胞

嗅上皮の全体に及ぶ、高い円柱状の細胞です。上方の半ばまでは幅が広く、おおむ

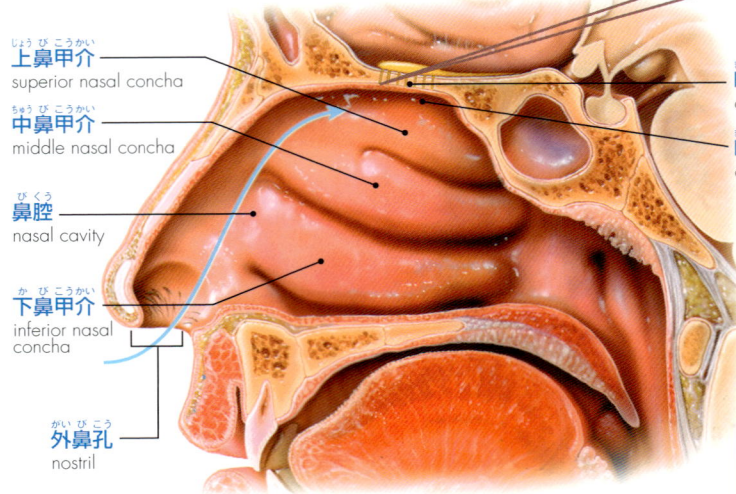

■ 鼻 nose

- 上鼻甲介 superior nasal concha
- 中鼻甲介 middle nasal concha
- 鼻腔 nasal cavity
- 下鼻甲介 inferior nasal concha
- 外鼻孔 nostril
- 嗅球 olfactory bulb
- 嗅神経 olfactory nerve

同じにおいを長い間かいでいると、順応が起こり、かぎ始めのときの、他と区別された独自のにおいとして感じられなくなる。このような順応は、嗅細胞と中枢のそれぞれで同時に起こっていると考えられている

ね同じ太さですが、基底部付近では隣り合う嗅細胞に押されたようになるため、非常に狭く細い形状となります。

・基底細胞

扁平な錐体状をした、未分化の幹細胞です。基底細胞同士が結合することで、嗅細胞や支持細胞に分化すると考えられています。

・ボウマン腺

嗅上皮の内部にある球状の分泌腺で、細い導管が粘膜表面に開いています。また、特有の粘液性分泌物を分泌しています。

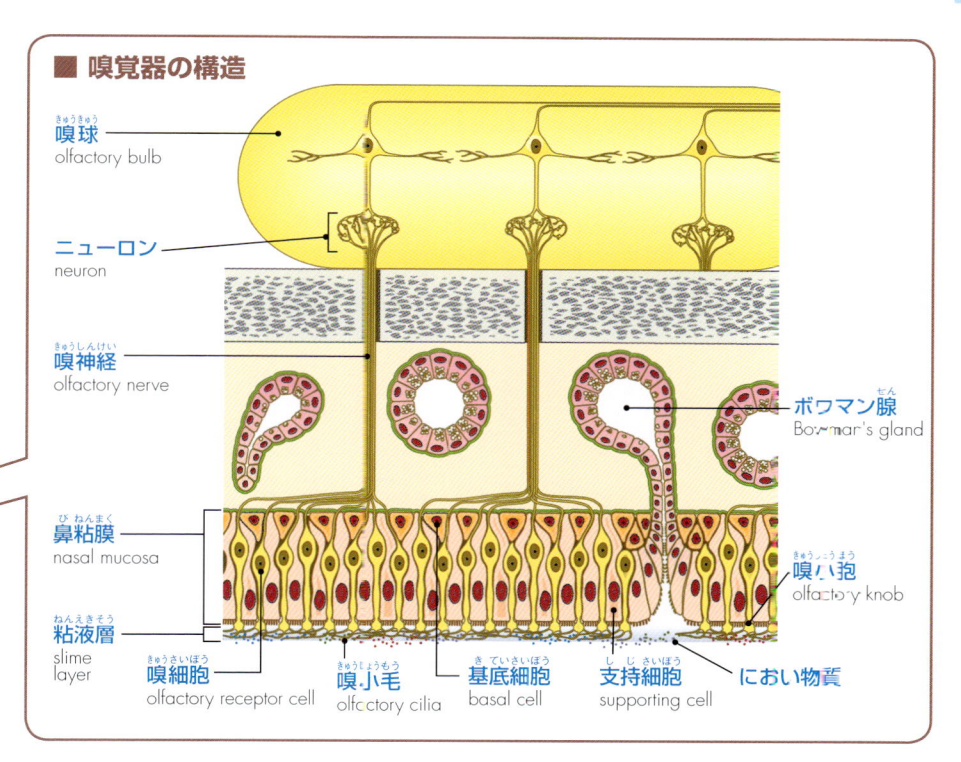

嗅覚器の構造

- 嗅球 olfactory bulb
- ニューロン neuron
- 嗅神経 olfactory nerve
- ボウマン腺 Bowman's gland
- 鼻粘膜 nasal mucosa
- 嗅小胞 olfactory knob
- 粘液層 slime layer
- 嗅細胞 olfactory receptor cell
- 嗅小毛 olfactory cilia
- 基底細胞 basal cell
- 支持細胞 supporting cell
- におい物質

TOPIC においをかぎ分ける方法

ヒトは2000～1万種のにおい分子をかぎ分けることができるといわれています。

におい分子は嗅上皮の粘液層に溶け込み、嗅小毛にある嗅覚受容体と結合することで嗅細胞に電位を起こさせます。これに刺激された嗅神経からインパルス（電気信号）が発生すると、においの感覚が生じるのです。

ひとつの嗅細胞は約300種類あるといわれる嗅覚受容体から1種類だけを発現すると、化学的に似た少数のにおい分子に程度を変えながら応答します。つまり、どの種の嗅覚受容体が、どの程度活性化されるかという組み合わせによって、一つひとつのにおい分子の質が決まるのです。

このような組み合わせは膨大な数となり、無数のにおい分子を識別する際のベースとなっています。

第7章 感覚器

味覚

筋肉でできた舌は、食物の甘味、塩味、苦味、酸味、うま味という5つの味を感じます。味は味細胞で感じることができ、その集まりは味蕾と呼ばれます。

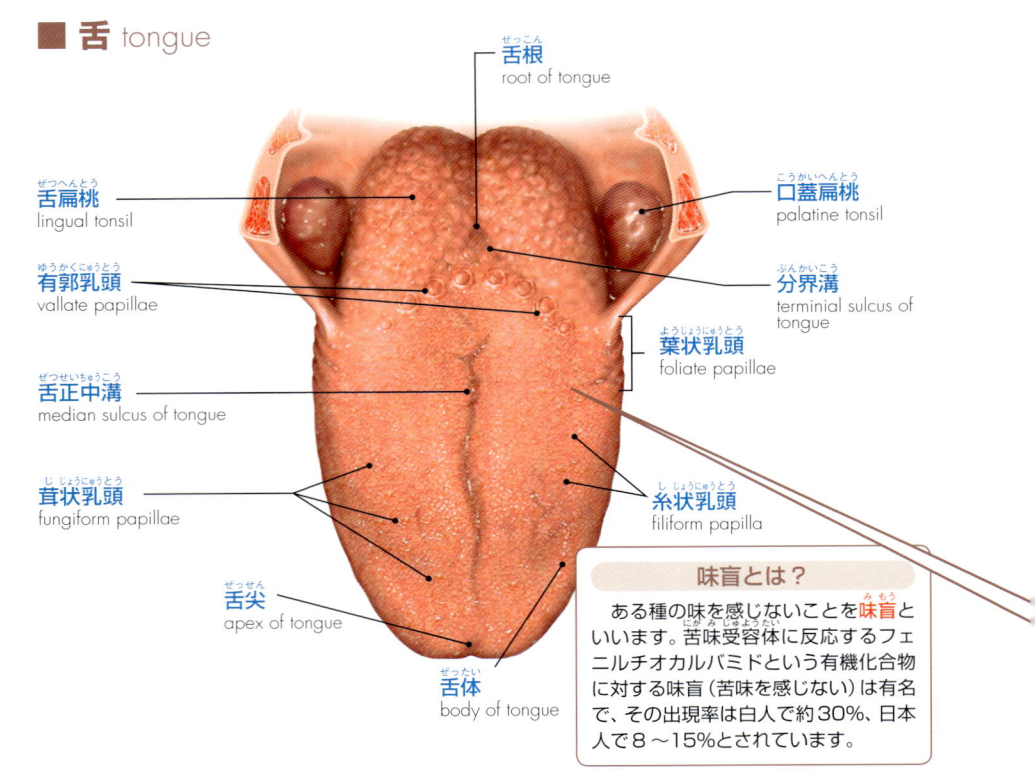

■ 舌 tongue

- 舌根 root of tongue
- 舌扁桃 lingual tonsil
- 口蓋扁桃 palatine tonsil
- 有郭乳頭 vallate papillae
- 分界溝 terminial sulcus of tongue
- 葉状乳頭 foliate papillae
- 舌正中溝 median sulcus of tongue
- 茸状乳頭 fungiform papillae
- 糸状乳頭 filiform papilla
- 舌尖 apex of tongue
- 舌体 body of tongue

味盲とは？

ある種の味を感じないことを**味盲**といいます。苦味受容体に反応するフェニルチオカルバミドという有機化合物に対する味盲（苦味を感じない）は有名で、その出現率は白人で約30%、日本人で8〜15%とされています。

●舌乳頭のしくみ

舌の本体は手前から奥に向かって、**舌尖**、**舌体**、**舌根**に区分されます。その表面は粘膜で覆われており、**舌乳頭**と呼ばれる多数の突起があります。

舌乳頭はその形態と働きによって、**糸状乳頭**、**茸状乳頭**、**葉状乳頭**、**有郭乳頭**の4種類があります。

糸状乳頭は全体に多数分布しており、表面が角質化しているため、白っぽく見えます。茸状乳頭は血管が透けて見え、赤い点状に散在しています。

葉状乳頭は舌の外縁部に多く見られます。有郭乳頭は舌奥の**分界溝**の前に10個程度あり、V字形に並んでいます。

舌の上にある味覚を伝える神経は場所によって異なり、手前側3分の2は顔面神経が枝分かれした鼓索神経が、奥の3分の1では舌咽神経が支配しています。

●味蕾のしくみ

糸状乳頭を除く3つの舌乳頭や咽頭、喉頭などの粘膜には、味覚の受容器である**味蕾**が存在します。成人のヒトでは1万個以上あるといわれています。

味蕾は支持細胞や味細胞などの集まりで、Ⅰ型細胞、Ⅱ型細胞、Ⅲ型細胞、基底細胞、**味毛**、**味孔**などからなります。

Ⅰ型細胞は支持細胞で、上部から味孔に分泌物を送ります。Ⅱ型細胞は味細胞ですが、詳しい働きは不明です。Ⅲ型細胞も味細胞で、細胞の底部で神経線維とシナプスを作ります。基底細胞はⅠ～Ⅲ型細胞に分化する幹細胞です。

味の情報は、神経線維のうち、舌の手前3分の2の味蕾からは鼓索神経を、奥3分の1の味蕾からは舌咽神経を、咽頭などの味蕾からは迷走神経を経て、味覚の一次中枢である延髄の**弧束核**に向かいます。

TOPIC 味を感じるしくみ

弧束核に入った味覚情報はさらに、視床の味覚中枢に伝わり、大脳皮質の味覚野という場所に達します。ここで、過去の記憶や経験と照合され、初めてなんの味かということが認識されるのです。

味覚は嗅覚と同様、化学物質に対する反応と考えられます。唾液に溶け出した食物の味成分が、味蕾の先端部分にある味孔という孔に入り込み、味覚の受容体に伝わったときに起きる感覚です。

食物の味は甘味、塩味、苦味、酸味という基本味からなり、ここにグルタミン酸やイノシン酸などの味であるうま味が加えられることもあります。

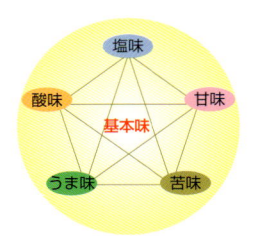

基本味は5種類。このほか、辛味や渋味は痛覚の刺激によって生じている

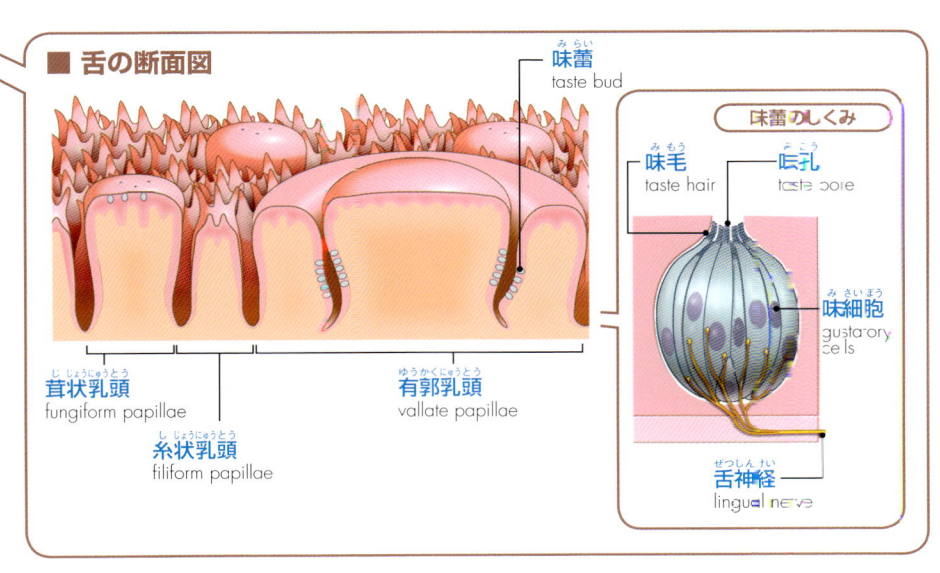

■ 舌の断面図

- 味蕾 taste bud
- 茸状乳頭 fungiform papillae
- 有郭乳頭 vallate papillae
- 糸状乳頭 filiform papillae

味蕾のしくみ

- 味毛 taste hair
- 味孔 taste pore
- 味細胞 gustatory cells
- 舌神経 lingual nerve

第7章 感覚器 / 味覚

第7章 感覚器

皮膚のしくみ

からだの表面を覆う皮膚は、外界の刺激から身を守るためだけでなく、感覚器としても大きな役割を担います。また、体温調節機能も兼ね備えています。

●皮膚の構造

成人の皮膚は表面積約1.6m²、重さ約9kgという体内で最大の器官です。表皮・真皮・皮下組織の3層で構成されます。

・表皮

表皮は皮膚の表面を覆う**保護膜**で、**汗腺**や**皮脂腺**の開口部があります。下から基底層、有棘層、顆粒層、淡明層、角質層に区分され、活発に新陳代謝します。

表皮の最深層で生まれた上皮細胞は基底層から上行しながら角化し、約4週間で垢となって剥がれます。

・真皮

真皮は膠原線維（コラーゲンなどのタンパク質成分）でできた丈夫な層で、皮膚本体に弾力性や保水性を持たせています。また、表皮との境界にある**乳頭**には多くの毛細血管や感覚神経が入り込んでいます。

年を取ると肌の質が衰えます。これは、老化に伴って弾性線維が変性し、皮膚の弾力が失われるためです。

・皮下組織

皮下組織は皮膚本体（表皮と真皮）と骨格や筋との間を緩やかにつなぐ働きをしています。

皮下組織内部には、多量の脂肪細胞による**皮下脂肪層**があり、体熱の喪失を防ぐ一方、外界からの衝撃を和らげるクッションの役割を果たしています。

●皮膚の付属器

皮膚には付属器として、**毛**、**爪**、**皮膚腺**があります。毛は**毛根**と**毛幹**からなり、爪は指の末節が角質化したものです。皮膚腺には**脂腺**、**乳腺**、**汗腺**があります。

■ 皮膚の役割

保護作用	感覚作用
皮膚の大きな役割は、外界のさまざまな刺激からからだを守ることです。体外からの水分浸入や体内水分の外部喪失による乾燥を防ぐ作用もあります。紫外線から体細胞を守るメラニン組織も多く存在しています。	皮膚には、触覚、圧覚、温覚、冷覚、痛覚などを感じる受容体が分布しています。手指や口唇などは特に敏感です。
体温の調整	ビタミンDの産生
皮膚は、外界の温熱や寒冷に応じて体温を調整します。暑いときは血管の拡張や発汗による気化などで、体表面から熱を放散させます。寒いときには、皮下脂肪の保温作用で体温を一定に保ちます。	皮膚に含まれる「7-デヒドコレステロール」という物質が紫外線を受けることによって、ビタミンDが生成されます。ビタミンDは、食物に含まれるカルシウムが十二指腸から体内に吸収される際に重要な働きをします。

皮膚 skin

皮膚の色とメラニン

皮膚の色は色素量と真皮内の血流量で変わります。たとえば、メラニン色素の量は黒人がもっとも多く、黄色人種、白人の順で少なくなります。また、真皮内にある乳頭の毛細血管の血流量が多いと血色がよくなります。

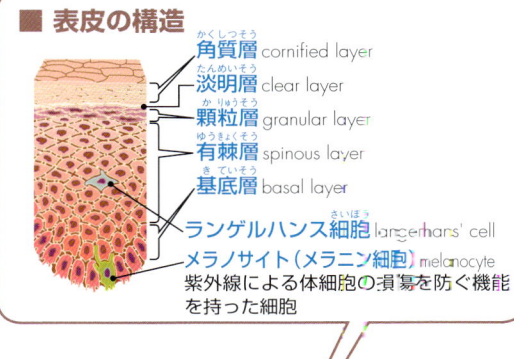

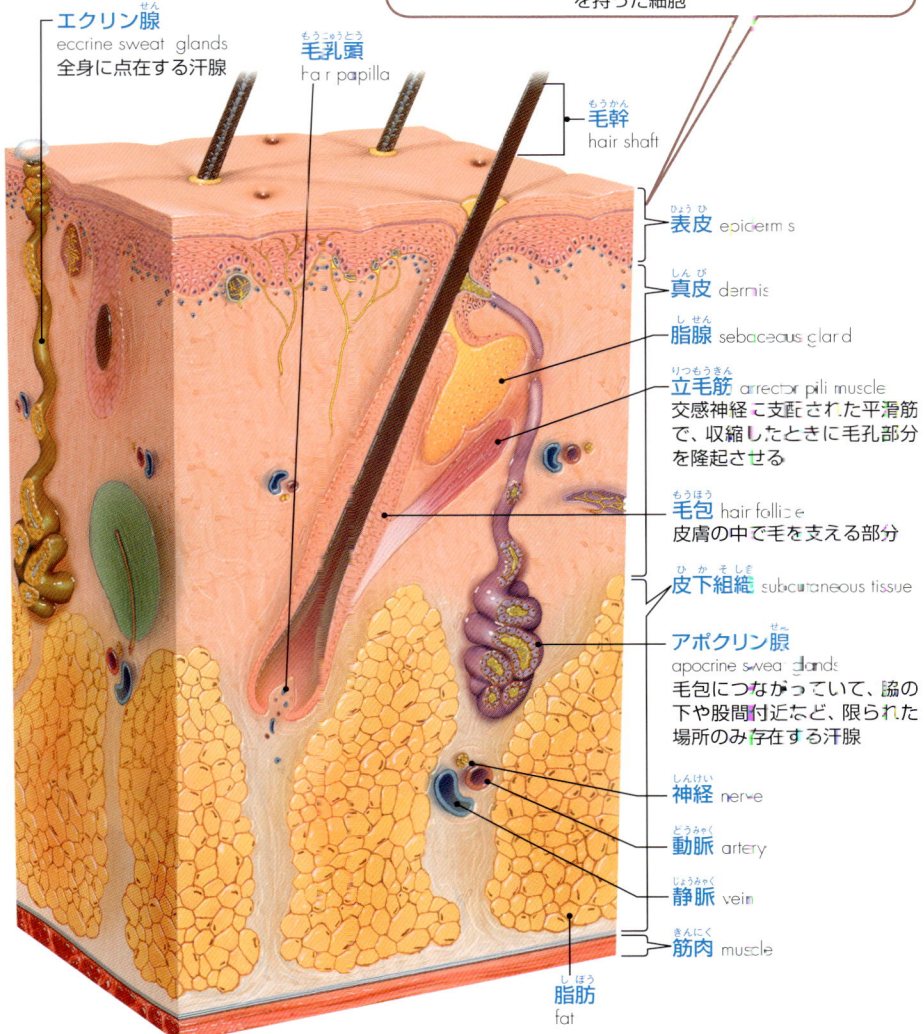

■ 表皮の構造

- 角質層 cornified layer
- 淡明層 clear layer
- 顆粒層 granular layer
- 有棘層 spinous layer
- 基底層 basal layer
- ランゲルハンス細胞 langerhans' cell
- メラノサイト（メラニン細胞）melanocyte
  紫外線による体細胞の損傷を防ぐ機能を持った細胞

第7章 感覚器

皮膚のしくみ

- エクリン腺 eccrine sweat glands
  全身に点在する汗腺
- 毛乳頭 hair papilla
- 毛幹 hair shaft
- 表皮 epidermis
- 真皮 dermis
- 脂腺 sebaceous gland
- 立毛筋 arrector pili muscle
  交感神経に支配された平滑筋で、収縮したときに毛孔部分を隆起させる
- 毛包 hair follicle
  皮膚の中で毛を支える部分
- 皮下組織 subcutaneous tissue
- アポクリン腺 apocrine sweat glands
  毛包につながっていて、脇の下や股間付近など、限られた場所のみ存在する汗腺
- 神経 nerve
- 動脈 artery
- 静脈 vein
- 筋肉 muscle
- 脂肪 fat

第7章 感覚器

皮膚感覚

皮膚の真皮や皮下組織には、刺激を感じ取る受容器が散在しています。受容器が受け取る刺激は感覚ごとに異なり、また、場所によって敏感・鈍感なところがあります。

●体性感覚

皮膚感覚と、皮膚内部の深部感覚を合わせたものを**体性感覚**といいます。

・**皮膚感覚**

皮膚の役割の項目で触れたように（P250参照）、皮膚には**触覚**、**圧覚**、**温覚**、**冷覚**、**痛覚**などの皮膚感覚があります。

それぞれの感覚は、感覚神経終末が分布している機械的受容器、温熱受容器、痛覚受容器などと対応しています。

触覚と圧覚は接触したり、圧力を加えられたりするなど、力学的な刺激から受ける感覚です。温覚と冷覚は温度に対する感覚です。15℃以下または45℃以上の状況では、痛覚が生じます。

痛覚は主として、物理的、化学的刺激で生じます。痛覚受容器は皮膚ばかりでなく、ほぼ全身に分布しています。

・**深部感覚**

皮膚よりも深い位置の皮下や筋、腱、骨膜、関節などにある受容器が関与する感覚を**深部感覚**といいます。

それぞれの受容器に応じて、からだの各部位の位置や運動、力、重さ、振動などを知る感覚と、筋膜や骨膜、関節などの損傷で生じる深部痛覚とに大別できます。中でも、筋や腱、骨膜、関節などに生じる、うずくような鈍痛を**深部痛**といいます。

●感覚を知覚する終末装置

私たちのからだには、体性感覚を知覚する終末装置として、**自由神経終末**、**被包終末器官**、**移行型**などが備わっています。

・**自由神経終末**

自由神経終末は感覚神経線維の末端が特別の装置を持たず、そのまま露出して終わるもので、結合組織内や上皮細胞間にあります。主として、温覚や冷覚、痛覚などを知覚します。

メルケル細胞は表皮や口腔粘膜、舌縁、毛根にあり、触覚を知覚します。

・**被包終末器官**

毛盤、毛包受容器、マイスネル小体、パチニ小体を被包終末器官といいます。

このうち、マイスネル小体は指腹や手のひら、口唇などに分布し、触覚情報を捉えます。パチニ小体は指腹や陰茎、乳輪などに多く分布し、圧覚や振動に対する感度が高いのが特徴です。

・**移行型**

クラウゼ小体、ルフィニ小体、ゴルジ小体を移行型といいます。

クラウゼ小体は舌粘膜や結膜、直腸、外陰部などにあり、触覚や圧覚などに関与していると考えられています。ルフィニ小体は真皮に分布し、皮膚の伸展や変形などを知覚する、温覚に関与した器官です。

■ 皮膚 skin

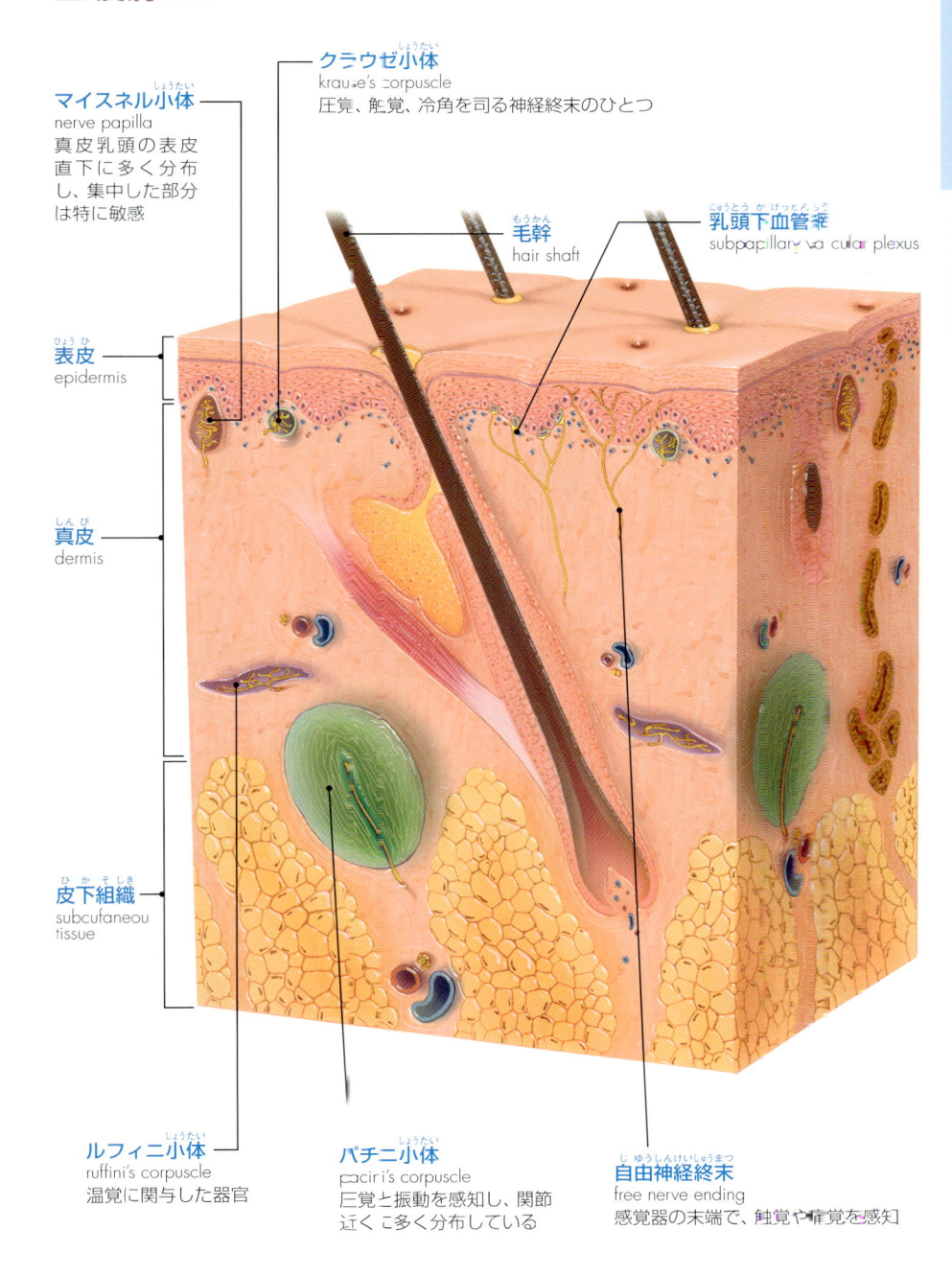

クラウゼ小体
krause's corpuscle
圧覚、触覚、冷覚を司る神経終末のひとつ

マイスネル小体
nerve papilla
真皮乳頭の表皮直下に多く分布し、集中した部分は特に敏感

毛幹
hair shaft

乳頭下血管叢
subpapillary vascular plexus

表皮
epidermis

真皮
dermis

皮下組織
subcutaneous tissue

ルフィニ小体
ruffini's corpuscle
温覚に関与した器官

パチニ小体
pacini's corpuscle
圧覚と振動を感知し、関節近くに多く分布している

自由神経終末
free nerve ending
感覚器の末端で、触覚や痛覚を感知

第7章 感覚器

皮膚感覚

253

体温調節・発汗

ヒトの体温は常に一定に保たれています。しかし、**外界の温度が変化し、皮膚が知覚する**と、大脳に命令を下して毛孔、血管、汗でコントロールを行います。

●体温調節

ヒトは**恒温動物**です。このため、体内で熱を産生する一方、体表面から放出することで体温を一定に保ち続けます。

体温は脳や心臓、肺、肝臓、腎臓、消化管など、体内の中心部ほど高くなります。最高温は直腸の37℃前後で、一般的な検温部位の腋窩よりも約1.4℃高めです。1日のうちでは、早朝にもっとも低く、夕方に最高になります。女性は排卵後に約0.5℃上昇します。

熱の産生と放出は、ヒトが体温を一定に維持するための基本的なメカニズムです。熱の産生は主として、筋肉の運動や細胞の代謝で行われます。寒いときの震えはその一例です。

放出は皮膚の毛細血管を広げ、血流量を増やすことで行われます。また、発汗による気化熱で放出することもあります。

体温の調節をつかさどる中枢を**体温調節中枢**といい、脳の視床下部という場所にあります。ここでは、皮膚と脳内の双方にある温度センサーの働きで体温を制御しています。

体温が37.1℃以下になると視床下部の指令で分泌された甲状腺ホルモンが全身の代謝を進め、体温を上昇させます。

●発汗と不感蒸泄

汗の気化熱で体表面から熱を奪うことによる体温調節を**発汗**といいます。通常は温熱性ですが、精神的なものや病的な**多汗症**もあります。水分と塩分を失うので、円滑な代謝を行うためにも発汗後に補給しておくことが大切です。

呼吸や皮膚からの蒸発など、発汗以外の理由で水分が失われることを**不感蒸泄**といいます。汗をかかない季節の場合、1日あたり呼吸で約400mℓ、皮膚から約600mℓの水分が失われると考えられています。発汗後と同様の補給が必要です。

🔬 TOPIC 汗を出す腺

汗腺は汗を分泌する場所で、エクリン腺とアポクリン腺の2種類があります。

エクリン腺：全身に広く分布し、汗を体表に分泌する働きをします。水分の蒸発によって熱を奪う体温調節に関わる汗腺です。手のひらや足底、腋窩にある汗腺の分泌は精神的な緊張の高まりでも盛んになります。

アポクリン腺：腋窩、乳輪、肛門周辺などに分布する汗腺で、脂肪やタンパク質を多く含む汗を分泌します。細菌で分解されると、体臭のもとになる特有の臭いを発します。

■ 体温調節のしくみ

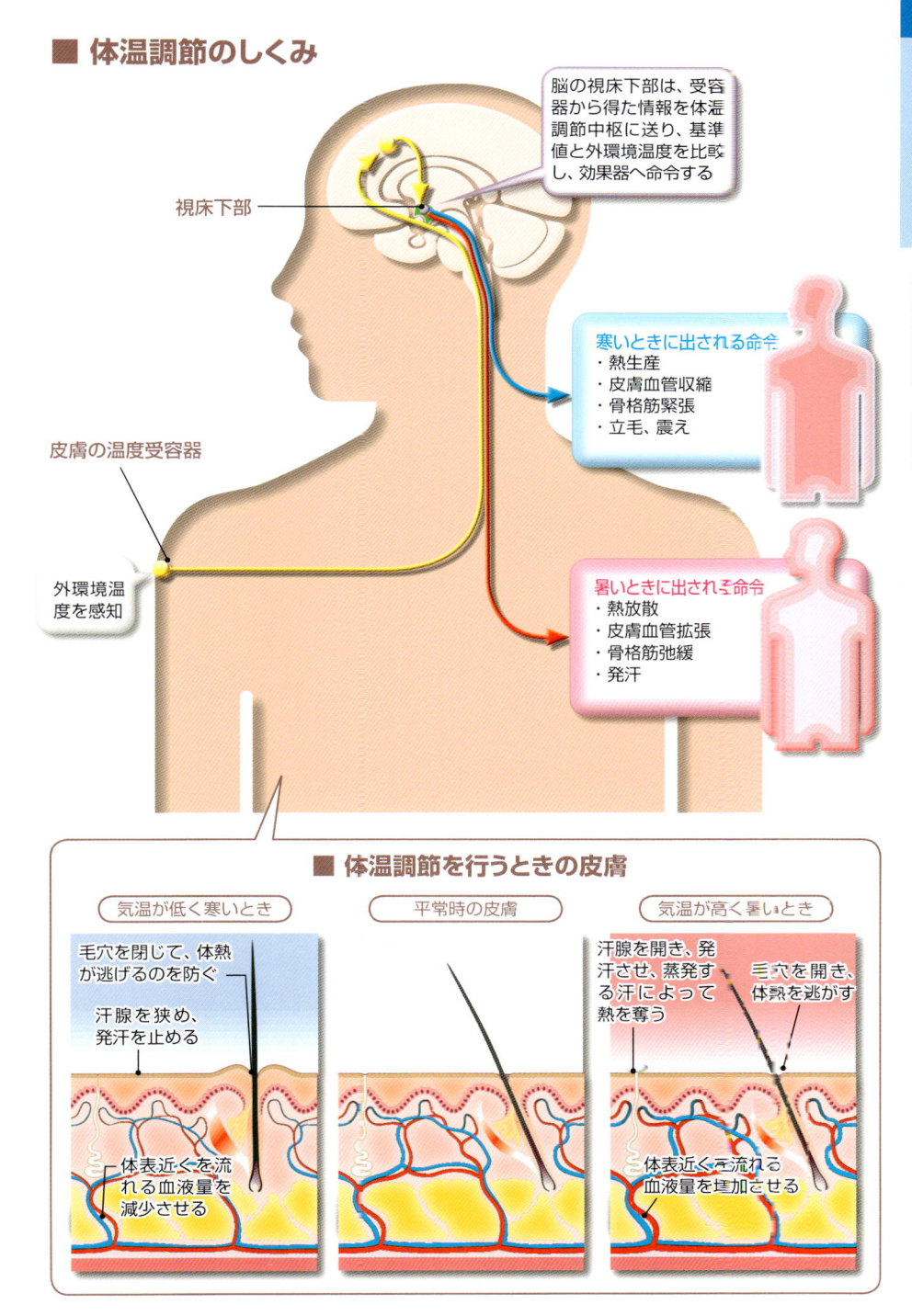

脳の視床下部は、受容器から得た情報を体温調節中枢に送り、基準値と外環境温度を比較し、効果器へ命令する

視床下部

皮膚の温度受容器

外環境温度を感知

寒いときに出される命令
・熱生産
・皮膚血管収縮
・骨格筋緊張
・立毛、震え

暑いときに出される命令
・熱放散
・皮膚血管拡張
・骨格筋弛緩
・発汗

第7章 感覚器

体温調節・発汗

■ 体温調節を行うときの皮膚

気温が低く寒いとき
- 毛穴を閉じて、体熱が逃げるのを防ぐ
- 汗腺を狭め、発汗を止める
- 体表近くを流れる血液量を減少させる

平常時の皮膚

気温が高く暑いとき
- 汗腺を開き、発汗させ、蒸発する汗によって熱を奪う
- 毛穴を開き、体熱を逃がす
- 体表近くを流れる血液量を増加させる

255

第7章 感覚器

毛

毛は皮膚の上に生え、からだを保護・保温する付属器官です。場所によって長さや太さは違いますが、構造的にはすべて同じ形をしています。

●毛の構造

毛は、表皮の角質層が形を変えて角化したもので、外側から**毛小皮**、**毛皮質**、**毛髄質**という3層になっています。

1本の毛は、皮膚表面から外部に出ている**毛幹**と、皮膚内部にとどまっている**毛根**からなります。毛根は皮膚の続きである**毛包**で包まれています。毛包は表皮の延長である**上皮性毛包**と、真皮の続きである**結合組織性毛包**からなります。

毛包には**脂腺**と**立毛筋**が付着しています。脂腺は毛包に開口し、脂肪性の分泌物を産出しています。立毛筋は、毛を立て、脂腺の分泌を助ける働きをします。

毛根の下端には**毛球**と呼ばれる膨らみがあり、毛球には結合組織性乳頭である**毛乳頭**が嵌入します。毛乳頭を覆う細胞の集まりが**毛母基**です。毛母基は毛の発育を担っています。

●毛が生える場所

全身に生えている短くて柔らかい毛を**産毛**といいます。頭毛、眉毛、睫毛、腋毛、陰毛などの太くて硬い毛は**終生毛**と呼ばれ、からだの中で守るべき部分に密生しています。手のひらや足底、口唇、手足の第三関節から先、亀頭、小陰唇などには生えません。

●毛の生え替わり

ヒトの頭髪は10万〜20万本生えています。毛は、**成長期**、**退行期**、**休止期**というサイクルを保ちながら、常に生え替わっています。しかし、年を重ねるにつれて、生える本数よりも抜ける本数が上回ります。ストレスや過労など、加齢以外で頭髪が抜け落ちたり、円形脱毛症になったりすることもあります。睫毛や眉毛などの短い毛は、3〜5ヵ月ほどで生え替わります。

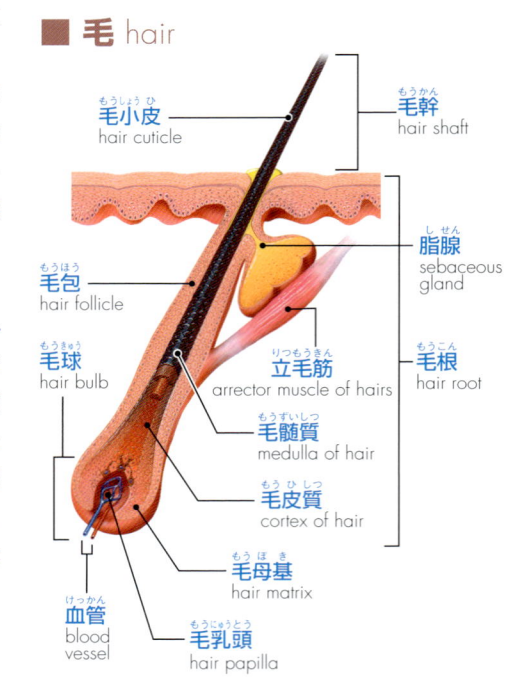

■ **毛** hair

- 毛小皮 hair cuticle
- 毛幹 hair shaft
- 脂腺 sebaceous gland
- 毛包 hair follicle
- 毛球 hair bulb
- 立毛筋 arrector muscle of hairs
- 毛髄質 medulla of hair
- 毛根 hair root
- 毛皮質 cortex of hair
- 毛母基 hair matrix
- 血管 blood vessel
- 毛乳頭 hair papilla

■ 毛の成長

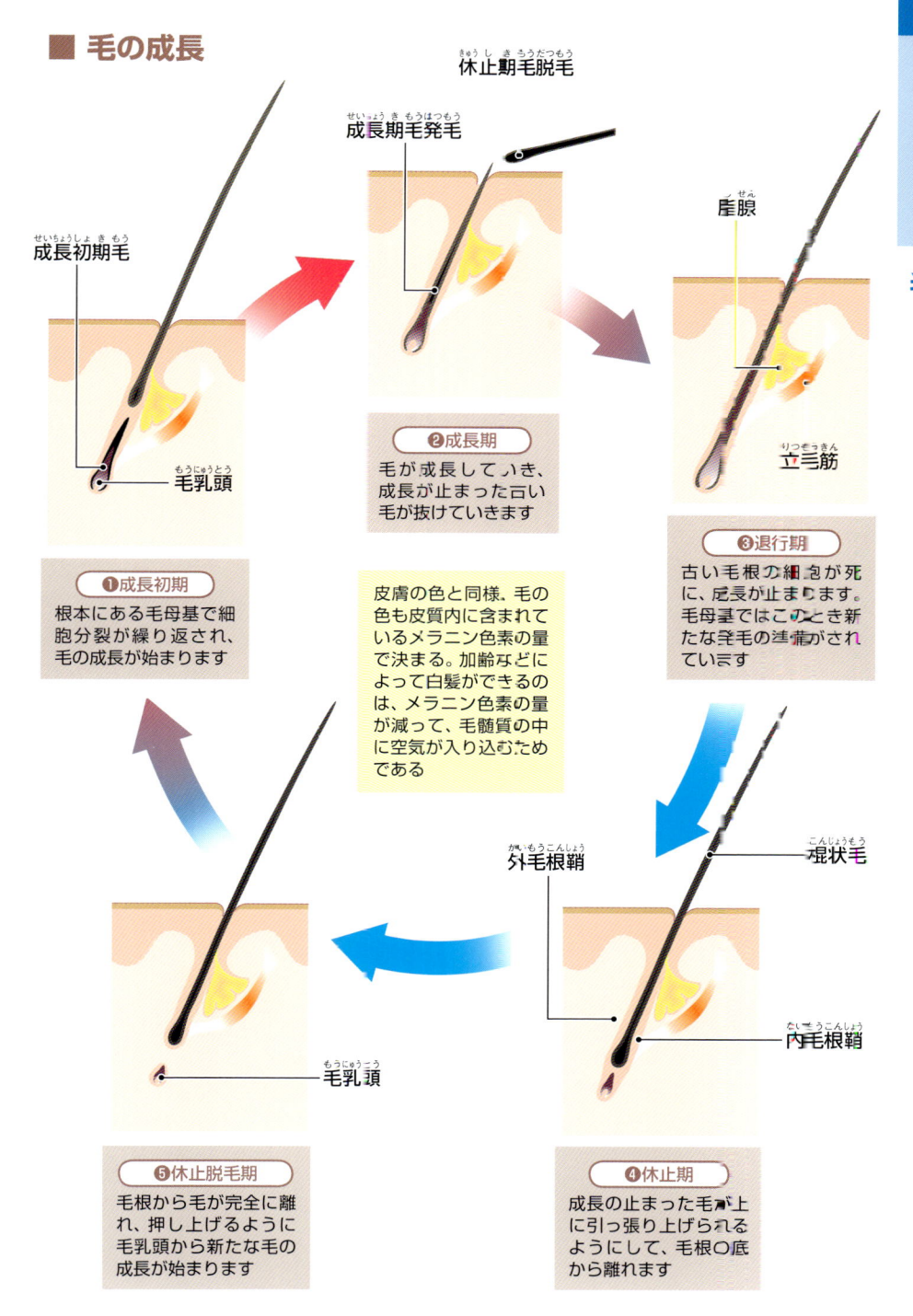

成長初期毛

毛乳頭

休止期毛脱毛

成長期毛発毛

皮脂腺

立毛筋

❶成長初期
根本にある毛母基で細胞分裂が繰り返され、毛の成長が始まります

❷成長期
毛が成長していき、成長が止まった古い毛が抜けていきます

❸退行期
古い毛根の細胞が死に、成長が止まります。毛母基ではこのとき新たな発毛の準備がされています

皮膚の色と同様、毛の色も皮質内に含まれているメラニン色素の量で決まる。加齢などによって白髪ができるのは、メラニン色素の量が減って、毛髄質の中に空気が入り込むためである

外毛根鞘

棍状毛

内毛根鞘

毛乳頭

❺休止脱毛期
毛根から毛が完全に離れ、押し上げるように毛乳頭から新たな毛の成長が始まります

❹休止期
成長の止まった毛が上に引っ張り上げられるようにして、毛根の底から離れます

第❼章 感覚器

毛

爪

爪は、表皮が角質化(かくしつか)した物質で、一生成長し続けます。指先を守るだけでなく、物を持つ、さわるなどの触覚にも役立っている器官です。

●爪のしくみ

爪は、皮膚の細胞が集まって角質化し、変形した皮膚の付属器官です。主にタンパク質の一種であるケラチンでできており、水分量は12〜16％、脂肪量は0.15〜0.75％です。

外に露出している部分は**爪体**(そうたい)、根本の薄い皮膚に隠れている部分は**爪根**(そうこん)といいます。爪体の下にある皮膚は**爪床**(そうしょう)といい、表皮と組織はほぼ同じですが、本来角質層(かくしつそう)の下に存在する顆粒層(かりゅうそう)を持たず、爪体に密着しています。

爪根付近の爪体には、乳白色の半月状になった物質である**半月**(はんげつ)があります。ここは角質化が進行している部分で、新しい爪になる場所です。半月より指先にある爪体が薄い肉色をしているのは、爪床内の血管が透けているためです。

爪体の先端は**自由縁**(じゆうえん)、爪体の両側を囲んでいる皮膚は**爪郭**(そうかく)、爪根を覆っている皮膚は**後爪郭**(こうそうかく)といいます。後爪郭から爪体をわずかに覆っている半透明の皮膚角質は**上爪皮**(じょうそうひ)といいます。

●爪の成長

指の爪は1日に約0.1mm、足の爪は0.05mmほど成長します。左右の手足でスピードに差はありませんが、高齢になるほど成長は遅くなります。

爪根の爪床部には**爪母基**(そうぼき)があり、新しい爪は爪母基の細胞集団の分裂によって起こります。ここで分裂した皮膚細胞が角質化して新しく爪体に付け加わるとともに、先端部分へと押しやられていきます。成長した爪体は、爪床(そうしょう)から剥離し、指先に伸びていきます。

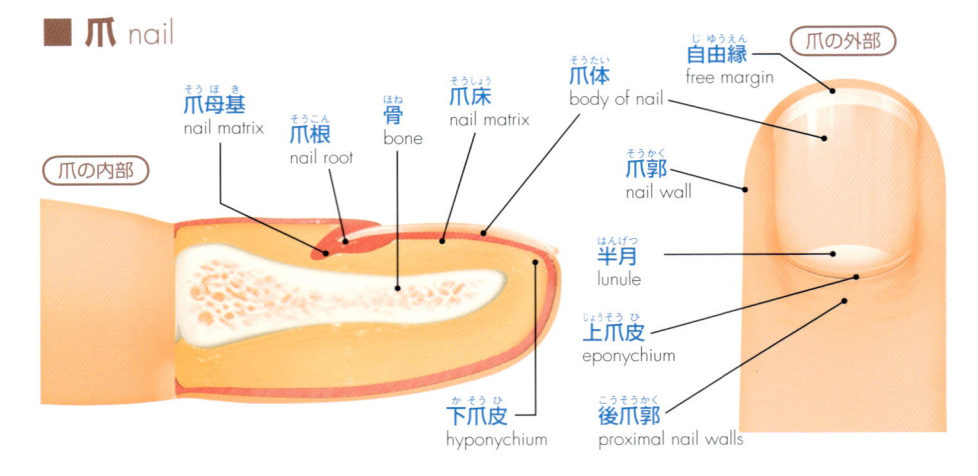

■ 爪 nail

- 爪母基 nail matrix
- 爪根 nail root
- 骨 bone
- 爪床 nail matrix
- 爪体 body of nail
- 自由縁 free margin（爪の外部）
- 爪郭 nail wall
- 半月 lunule
- 上爪皮 eponychium
- 下爪皮 hyponychium
- 後爪郭 proximal nail walls
- 爪の内部

●爪の役割

爪母基が破壊されると、爪は再生できなくなります。爪がなくなると、指先を保護するものがなくなるだけでなく、手足の動作を行う際、指先に力が入らなかったり、歩行が困難になったりします。

また、爪は健康のバロメーターとしても役立ちます。健康な爪は薄いピンクをしており、表面も滑らかですが、貧血気味になると白っぽく変化したり、慢性の腎臓病では黒紫色っぽくなったりします。

色だけでなく、爪は形でもからだの状態を知ることができます。爪の中央がへこんでスプーンのようになった爪は貧血やレイノー病、指先が肥大し、太鼓のばちのようになった爪は心臓病、肺ガンである場合があります。

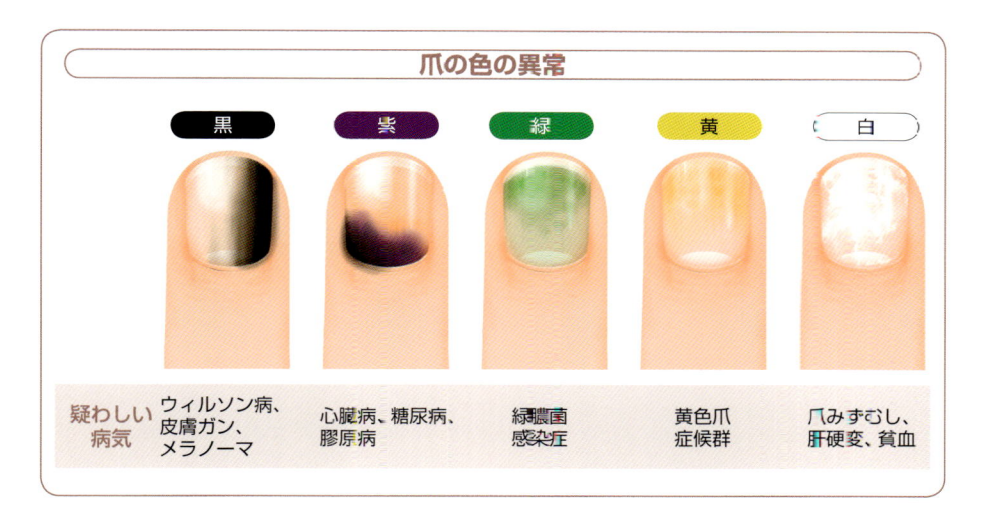

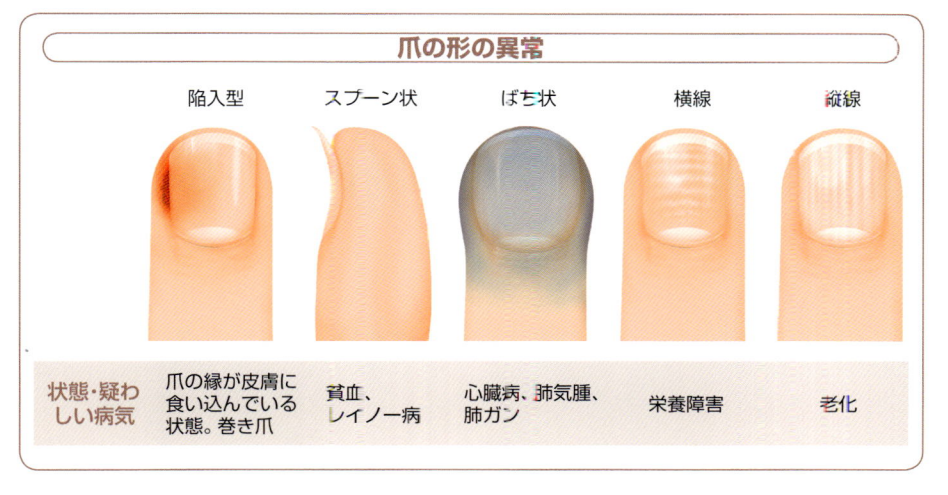

爪の色の異常

	黒	紫	緑	黄	白
疑わしい病気	ウィルソン病、皮膚ガン、メラノーマ	心臓病、糖尿病、膠原病	緑膿菌感染症	黄色爪症候群	爪みずむし、肝硬変、貧血

爪の形の異常

	陥入型	スプーン状	ばち状	横線	縦線
状態・疑わしい病気	爪の縁が皮膚に食い込んでいる状態。巻き爪	貧血、レイノー病	心臓病、肺気腫、肺ガン	栄養障害	老化

感覚器系の病気

結膜炎や急性中耳炎、虫歯など身近な病気が多いのが感覚器系の病気です。放置しておくと重症化する可能性があるので早めの対策が必要です。

白内障

白内障は、目の中の水晶体が灰白色や茶褐色に濁り、視力が低下してかすんで見えるようになる病気です。これだけで、痛みや充血などが出ることはありません。

■ 症状と原因

白内障は、水晶体の中にあるクリスタリンというタンパク質が変性し、濁ることによって発症しますが、根本的な原因は未だ不明です。先天性や胎内感染、糖尿病による合併症、外傷などで発症することがあります。

発症の原因によって病状の現れ方と進行度は異なりますが、いずれも水晶体が濁り、最終的に視界も白濁します。また、明るいところへ出ると眩しくて見えにくくなったり、メガネなどで視力を調整してもピントが合わなくなります。

白内障
水晶体が濁った状態

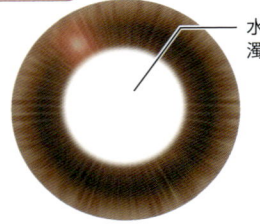

白内障とは、目の中の水晶体が白く濁る病気。初期は白い斑点が現れるだけだが、病気が進行すると成熟白内障といわれ、手術以外に回復手段がなくなってしまう

結膜炎
充血 / 目やに

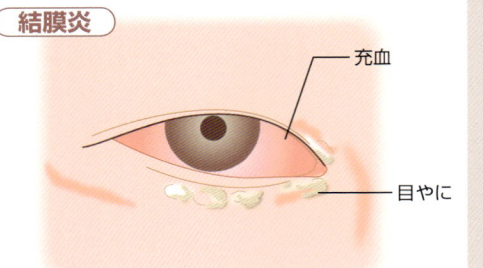

結膜炎になると目やにが増加したり、結膜が充血したりする。また、眼瞼の腫れや発熱といった症状が現れることも。結膜炎の目に触れた手で物を触ると、それが感染源になるので注意が必要

結膜炎

目の表面を覆う結膜は、眼瞼を開いている間は外部にさらされているため、刺激を受けやすい部分です。結膜の炎症が起きる要因は、ウイルス性やアレルギー性などさまざまです。

■ 症状と原因

原因は、主にアレルギー性、ウイルス性、細菌性の3つに分けられます。また、結膜に傷がついた場合にも炎症を起こすことがあります。細菌性、ウイルス性の結膜炎は感染するおそれがありますが、原因の特定は見た目で判断が難しいので、正しく治療することが大切です。

結膜炎になると白目が充血したり、目やにが出たりします。結膜炎だけでは失明することは少ないですが、合併症により視力低下や失明することがあります。

急性中耳炎

中耳に炎症が起きることを中耳炎といいます。主に急性中耳炎、滲出性中耳炎、慢性中耳炎に分かれますが、一般に中耳炎というと、この急性中耳炎を指します。

■ 症状と原因

急性中耳炎は乳幼児に多い病気で、風邪の後に併発することがよくあります。しかし、大人もアレルギーを持っていたり、風邪の後のように免疫力が低下しているとかかることがあります。

中耳炎は、のどにある耳管に細菌が入り、耳の奥へ進んで炎症を起こすのがほとんどです。耳に水が入ると中耳炎になりやすいといわれていますが、外耳と中耳は鼓膜で隔てられているため、これによって中耳炎になることはありません。

急性中耳炎になると、まず耳の奥が痛み、熱が出ます。痛みはとても強く、次第に詰まったような感覚になり、難聴になります。そして、放置しておくと膿が中耳腔にたまり、鼓膜を破ります。

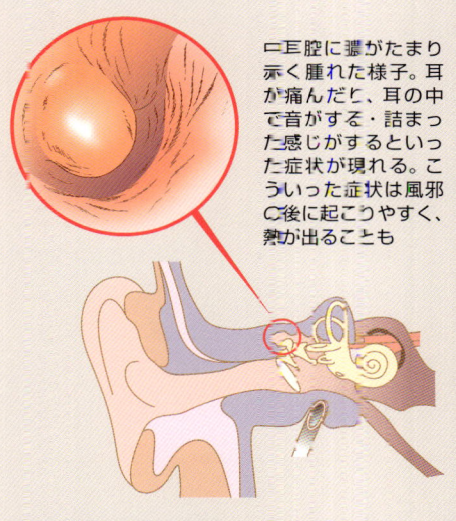

耳腔に膿がたまり赤く腫れた様子。耳が痛んだり、耳の中で音がする・詰まった感じがするといった症状が現れる。こういった症状は風邪の後に起こりやすく、熱が出ることも

難聴

難聴は音が聞こえにくくなる障害で、主な原因は老化によるものですが、先天性や脳神経の障害やストレス性などでも発症することがあります。

■ 原因

難聴の基準は、健常者と比べて聴力が30dB以下に低下している場合です。障害の重さは軽度・中度・重度に、障害は伝音性難聴、感音性難聴、混合性難聴に分類されます。

● 伝音性難聴

外耳、中耳に障害が起きて、音が伝わらなくなる障害です。生まれつき外耳道がふさがっていたり、中耳炎の合併症でなる場合が多い難聴です。

● 感音性難聴

内耳の感覚細胞、または脳神経に障害が出て起きる難聴です。薬による副作用や内耳炎、老化による蝸牛内部の有毛細胞の減少によって起こる難聴です。

● 混合性難聴

伝音性難聴と感音性難聴が併発したものです。

アレルギー性鼻炎

アレルギーによる鼻炎はアレルギー性鼻炎といわれます。通年性、季節性があり、後者の代表的なものには花粉症があります。通年性はハウスダストによるものが多く、花粉症はスギ花粉が代表的ですが、イネ科の植物の花などが原因の花粉症もあります。

■ 原因

アレルギー性鼻炎の原因は、特定の抗原が体内に入り、抗体が作られ、再び抗原が入ってきたときに、鼻の粘膜で抗原抗体反応が起きてヒスタミンなどの化学物質が放出されるためです。このヒスタミンの刺激によって、くしゃみ、鼻水、鼻づまりなどの反応が引き起こされます。

原因となる抗原には、日本ではハウスダスト（ダニ）が60％程度を占めており、次いで花粉、カビなどが原因となります。また、牛乳や蕎麦など、食物が原因となることもしばしばあります。

■ 症状

風邪をひいているのと関係なく、発作性、再発性のくしゃみと、鼻水、鼻づまりが主な症状です。

アレルギー性鼻炎の症状は、抗原がある限り出続けます。また、鼻水は透明でさらさらしているので、症状が進行すると粘着度が増した鼻水になる風邪との見分け方も比較的容易です。

通常、これらの症状は朝と夜に出ることが多いのですが、これは、アレルギー性鼻炎は、副交感神経の働きが優位なときに起こりやすいためです。

蓄膿症

蓄膿症は、慢性副鼻腔炎のことをいい、鼻の周りにある空洞、副鼻腔が炎症を起こし、慢性的に副鼻腔内に膿がたまる病気です。日本人の約80％が蓄膿症の予備軍であり、毎年1000万人程度が発症しているといわれています。

■ 原因

蓄膿症の原因は、風邪などに引き続いて起こる急性副鼻腔炎の頻発や、遺伝的体質、アレルギーなどさまざまです。また、鼻の粘膜が厚くなったり、虫歯の炎症がのどを通じて副鼻腔まで及んだときにも発症します。

主因となる細菌は、黄色ブドウ球菌やインフルエンザ菌です。これら細菌が作る毒素が副鼻腔の粘膜を腫れさせ、換気と排泄を滞らせて病体を形成します。たまった膿が、さらに粘膜を厚くさせるという悪循環も原因のひとつです。

■ 症状

蓄膿症になると、鼻の奥から常に黄色い膿が混じった鼻汁が出てきます。そして、鼻が詰まり、悪化するとにおいがわからなくなったり、鼻の奥から不快なにおいが感じ取れたりします。

さらに、頭が重い、痛いといった症状や、注意力の低下なども見られます。

しかし、近年では早期に抗生物質が投与されるようになったことから、黄色く粘液性のある鼻汁ではなく白くてさらさらとしたものになり、症状が軽症化しているという報告もあります。

虫歯

細菌が糖質から作った酸により歯が脱灰（欠損すること）することをう蝕といい、う蝕された歯をう歯、虫歯といいます。風邪と並んで大勢に見られる一般的な病気です。自然治癒がされない病気なので、定期的に歯科医院で検診して確認することが大切です。

■ 原因

口腔内には口腔常在菌という多くの細菌が存在します。特にミュータンス菌という細菌がう蝕を引き起こす上でもっとも重要な菌とされています。

ミュータンス菌だけではう蝕は起こりませんが、食物から糖質を作り出し、プラーク（歯垢）を形成します。

そしてプラークから酸が放出され、エナメル質に浸透して歯を溶かします。このとき歯は豆腐のように柔らかくなり、このときの状態を虫歯といいます。ここからさらにミュータンス菌などが侵入し、虫歯は進行していきます。虫歯の進行は、細菌の量や種類によって速度が異なり、歯から取り除かれない歯垢はやがて歯石となって、歯周病のもとにもなります。

■ 症状

虫歯の進行度によって症状は異なります。進行度は5段階に分けられ、C_0はエナメル質表面が一時的に溶けた状態で、自然に治る可能性がある状態です。

C_1は脱灰が歯の表面のエナメル質にとどまった状態です。ほとんど痛みはなく、まれに水がしみる程度です。

C_2は脱灰が象牙質まで進行した状態です。冷たいもの、甘いものがしみて痛みを感じるようになります。

C_3は脱灰が歯の神経まで進行した状態です。歯髄炎も併発し、常に痛みが出るようになります。

C_4は歯のほとんどが溶かされ、歯根のみになった状態です。痛みはなく、歯髄は死んでいます。

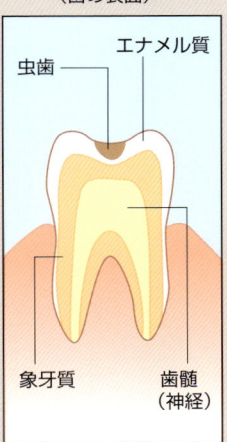

エナメル質の虫歯 （歯の表面）	象牙質の虫歯 （神経に近い）	神経まで進んだ虫歯 （歯髄炎）	歯根まで進んだ虫歯
虫歯／エナメル質／象牙質／歯髄（神経）	虫歯／エナメル質／象牙質／歯髄（神経）	虫歯／歯髄（神経）	膿の袋

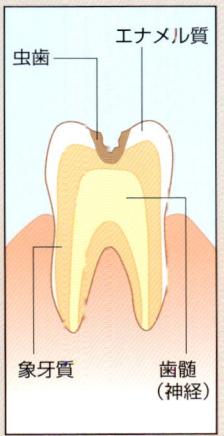

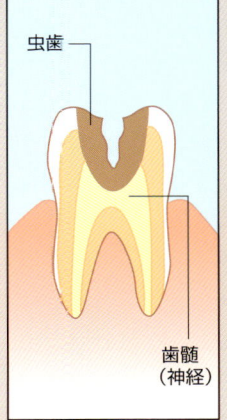

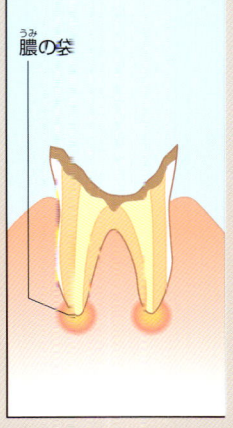

アトピー性皮膚炎

アレルギー反応と関連して起こる湿疹（皮膚の炎症）を、アトピー性皮膚炎といいます。アトピーとは、「場所が不特定」というギリシャ語に由来しています。

■ 症状と原因

アトピー性皮膚炎は、アレルギー疾患のひとつで、かゆみを伴う発疹が繰り返し出現するものです。患者の約8割は5歳頃までの幼児期に発症し、成長するにつれて自然治癒しますが、近年、成人になってから発症したり、再発したりする例が増加しています。

発症の原因は不明ですが、主に生まれつきアレルギー反応を起こしやすいアトピー体質と、外部からの刺激に弱い皮膚過敏性があげられます。また、過敏性のある皮膚は、化学物質などの刺激を受けるとかゆみを感じ、その部分をかくことで肌が傷つけられ、アレルゲンが皮膚に入りやすくなって悪化するという悪循環に陥ることもあります。

ステロイド剤の使用といった対症療法以外に劇的な効果をあげられるものはありませんが、お風呂に入って皮膚を清潔な状態にし、常に肌を保湿させ、潤いのある状態にすることが大切です。

足白癬（あしはくせん）

足白癬とは、足が白癬菌というカビに感染する症状で、一般に水虫といわれています。白癬菌にはからだのどこでも感染する可能性がありますが、ここでは足白癬について解説します。

■ 症状と原因

白癬菌は高湿度を好むため、高温多湿の時期に感染する可能性が高まります。感染すると角質内部へ侵入して定住しますが、白血球による駆除ができない範囲のうえ、侵食も皮膚のターンオーバー以上のスピードです。また、治りにくく再発しやすい病気と思われているのは、自覚症状がなくなっても、皮膚が新しいものに入れ替わるまで治療が必要なためです。

足白癬の症状にはいくつかタイプがあり、足の指の間の皮膚が剥けたり、小さな水ぶくれができたり、角層が厚くなってひび割れを起こしたりとさまざまです。かゆみも必ず起きるわけではないため、自覚症状がなくても感染している可能性があります。

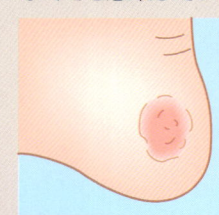

小水疱型足白癬
足の裏や側面などに水ぶくれができ、かゆくなる症状。夏場に発症することが多い。小水疱が目立たず皮がむけるだけのことも

趾間型足白癬（しかん）
足の指の間が赤くなって皮がむけたりただれたりする症状。夏場によく症状が出る。患部がにおう場合は雑菌が加わっていることが多い

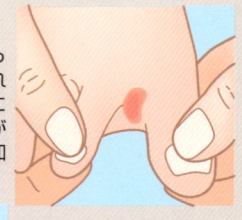

角質増殖型足白癬
足の裏全体がカサカサして、皮がむけたりひび割れを起こす。冬場に悪化することが多い。また、爪白癬を合併している頻度が高い

第 8 章
骨・筋肉

人間のからだを支えている骨格は、約200個の骨からできています。この骨格を覆うように筋肉が付着し、人間のからだは形づくられているのです。この筋肉が収縮・弛緩することで、からだは自由に動くことができます。

執筆・共同監修
樋口 桂（文京学院大学 保健医療技術学部 解剖学・人体標本室 准教授）

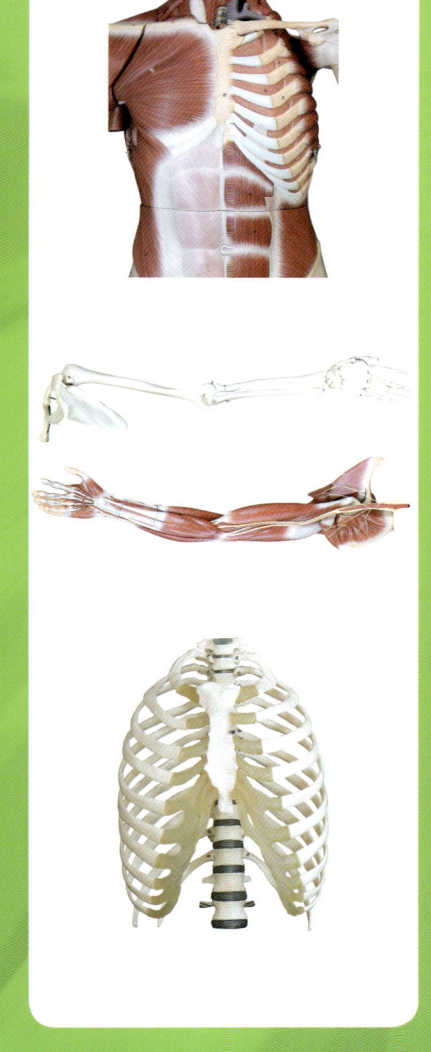

第❽章　骨・筋肉

骨格

からだを内部から支えている支持組織の骨格は、およそ200個の骨からできており、役割も多岐に及んでいます。

●骨の働き

骨は、からだを支える**支持組織**で、それ以外に4つの働きを持ちます。

❶ 運動作用

骨には**骨格筋**が付着します。そして、隣り合う骨同士が関節によって連結し、筋の収縮を受けて関節運動できるようになっています。

❷ 保護作用

内臓や脳など、内部に位置する器官を支え、保護します。形はさまざまで、胸骨と肋骨と胸椎は籠のような形を作って心臓や肺を保護し、骨盤はすり鉢のような形を作って腸や泌尿生殖器を支えています。

❸ 造血作用

人間の血液を作るのは、骨の内部にある**骨髄**（P268）です。特に、長い骨（長骨）の内部には骨髄を収める**髄腔**があって、そこで赤血球や白血球、血小板が新生されて全身に供給されます。

❹ カルシウムなど電解質の貯蔵

骨には体内の約97％のカルシウムが貯蔵されています。骨のどこかでカルシウムがイオンとなって血液に溶け出す、あるいはどこかで血液中のカルシウムイオンが結晶となって骨表面に付け加わることで、血液中のカルシウムイオンの量が一定に保たれているのです。

●骨の分類

人間の骨は、通常約200個の骨で構成されており、骨をすべて合わせると、人体の約18％の重量になります。

骨を部分的に分けると、**頭蓋**、**脊柱**、**胸郭**、**上肢骨**、**下肢骨**となります。

この中で、頭や体幹を構成する頭蓋骨、脊柱、胸郭は**軸骨格**、上肢と下肢は**付属肢骨格**といいます。

骨の数は頭蓋骨に23個、脊椎に約30個（頸椎が7個、胸椎が12個、腰椎が5個、仙骨が5個、尾骨が3～5個）、胸部に25個（肋骨が24個、胸骨が1個）、上肢骨に64個、下肢骨に62個です。

●骨の形状による分類

骨はその形状から次のように分類されます。

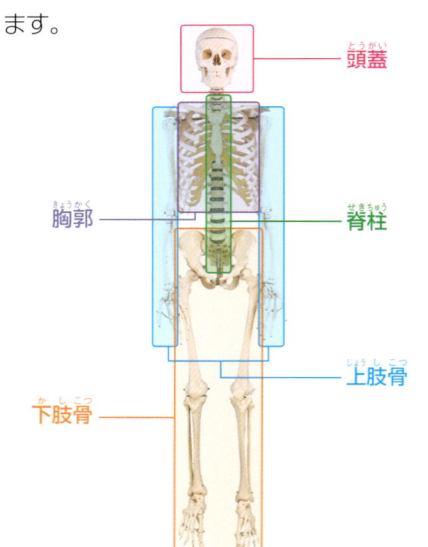

腕や脚などの長い骨は**長骨**、手根骨や足根骨などの小さく短い骨は**短骨**、肩甲骨や頭蓋骨を構成する薄板状の骨を**扁平骨**、椎骨など定まった形状に分類しにくい骨を**不規則骨**、上顎骨など内部に空洞を持つ骨を**含気骨**、膝蓋骨など腱の内部に生じる骨を**種子骨**といいます。

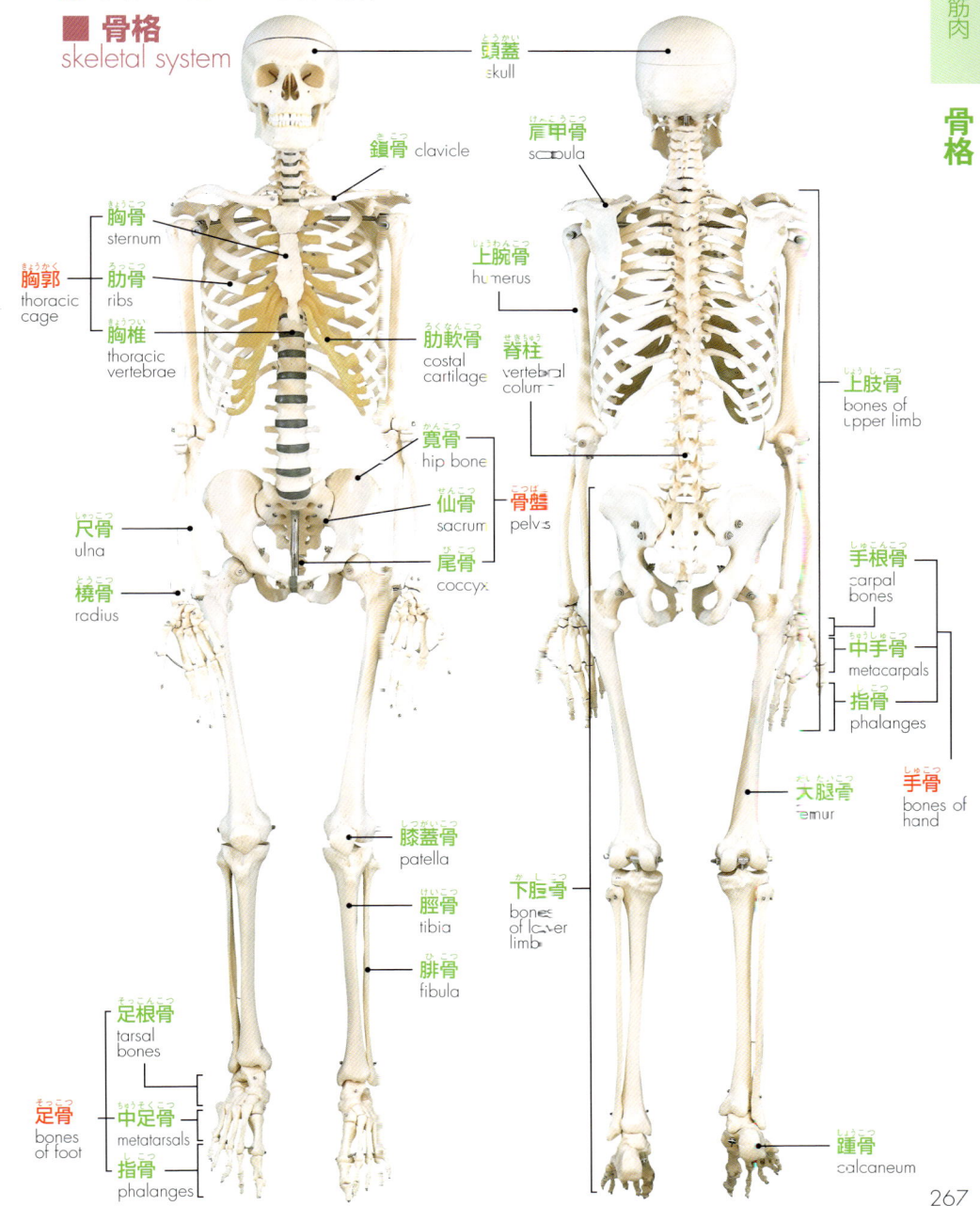

第8章 骨・筋肉

骨格
skeletal system

骨格

- 頭蓋 skull
- 鎖骨 clavicle
- 肩甲骨 scapula
- 胸骨 sternum
- 胸郭 thoracic cage
- 肋骨 ribs
- 上腕骨 humerus
- 胸椎 thoracic vertebrae
- 肋軟骨 costal cartilage
- 脊柱 vertebral column
- 寛骨 hip bone
- 尺骨 ulna
- 仙骨 sacrum
- 骨盤 pelvis
- 尾骨 coccyx
- 橈骨 radius
- 上肢骨 bones of upper limb
- 手根骨 carpal bones
- 中手骨 metacarpals
- 指骨 phalanges
- 大腿骨 femur
- 手骨 bones of hand
- 膝蓋骨 patella
- 脛骨 tibia
- 下肢骨 bones of lower limb
- 腓骨 fibula
- 足根骨 tarsal bones
- 足骨 bones of foot
- 中足骨 metatarsals
- 指骨 phalanges
- 踵骨 calcaneum

骨の構造

骨は、主にリン酸カルシウムなどの無機質の結晶からできていて、軽いのに折れにくいという力学的に優れた構造を持っています。

●骨のしくみ

　骨は、緻密質と海綿質からなる**骨質**からできており、骨のまわりは線維性結合組織の**骨膜**によって覆われます。骨膜は線維層（外層）と骨形成層（内層）からなり、内層には骨質を形成する**骨芽細胞**が並んでいます。骨膜と緻密質は**シャーピー線維**というコラーゲン線維によって密着しています。

　骨膜直下の緻密質表面は層状の骨組織になっており**骨層板**と呼ばれています。緻密質の大部分は、骨に分布する血管を中心として同心円状に集まった層板状の骨組織（ハバース層板）で、これが骨の機能単位である骨単位（オステオン）となります。

　緻密質は、骨単位が緻密に集まってできており、骨の表層を形成しています。一方、海綿質は緻密質の内部にあり、骨組織がスポンジ構造をとっています。これらによって骨に強度を生み出しています。

　骨の中心部は空洞になっており、**髄腔**といわれます。軽く柔軟で、力学的に骨が丈夫な理由は、この空洞があるためです。髄腔および、海綿質の骨小柱の隙間には造血機能を果たす骨髄が入っています。

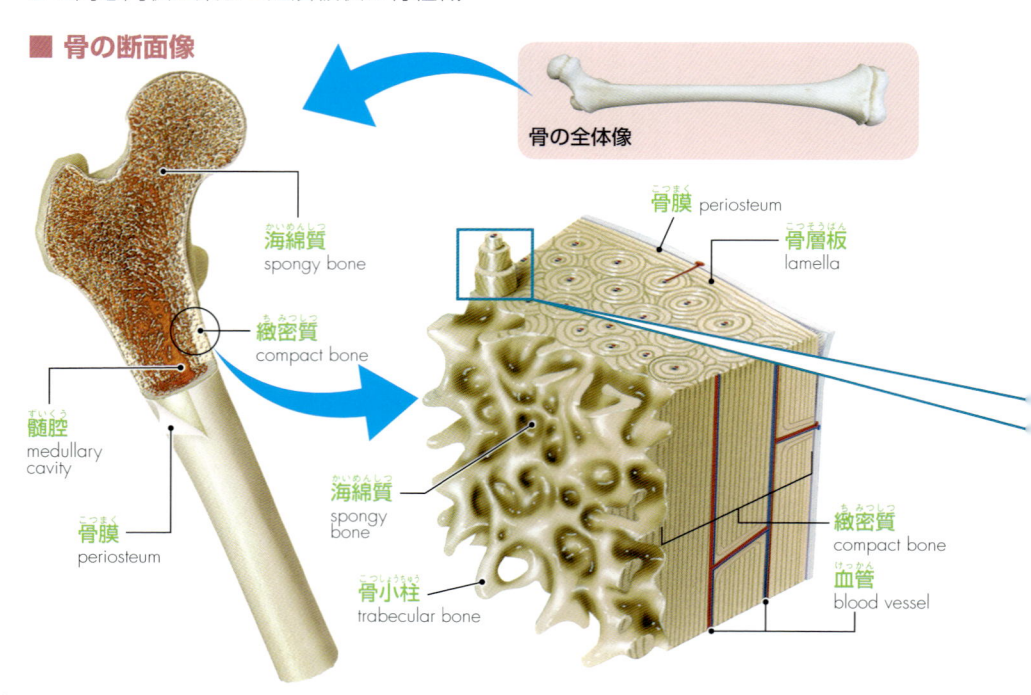

■ 骨の断面像

骨の全体像

- 海綿質 spongy bone
- 緻密質 compact bone
- 髄腔 medullary cavity
- 骨膜 periosteum
- 海綿質 spongy bone
- 骨小柱 trabecular bone
- 骨膜 periosteum
- 骨層板 lamella
- 緻密質 compact bone
- 血管 blood vessel

●骨の成分

骨を作る成分は、4分の3が無機物、残りが有機物です。

有機物はタンパク質のコラーゲン（膠原線維）です。骨に弾力性を与えて、骨折しにくくする機能があります。

無機物はコラーゲンの格子の隙間を埋めるように存在します。主な成分はリン酸カルシウム、炭酸カルシウムなどの結晶で、骨にかたさを与えています。

リン酸カルシウムは水酸化カルシウムと反応するとヒドロキシアパタイトになり、コラーゲンに付着する性質があります。これにより、骨は有機物と無機物を合体させた形が取れるようになります。

●骨のリモデリング

骨は常に改変されており、これを**骨のリモデリング**といいます。骨の細胞には、**骨細胞**、**骨芽細胞**、**破骨細胞**があり、これらの細胞が骨のリモデリングに働きます。

骨芽細胞は骨膜に存在し、骨表面に新しい骨質を付加して骨を太くしていきます。骨芽細胞は、骨膜下の骨形成層に多く存在し、血液中のカルシウムイオンを使って細胞自身の周囲に骨基質のアパタイトを生成し、骨を厚くしていきます。そして、この細胞が骨基質に埋もれてしまうと**骨細胞**に変化します。また、骨基質のコラーゲンやアパタイトを分解してしまうのが**破骨細胞**で、血液中にカルシウムイオンを供給する役割を持っています。

■ 骨組織

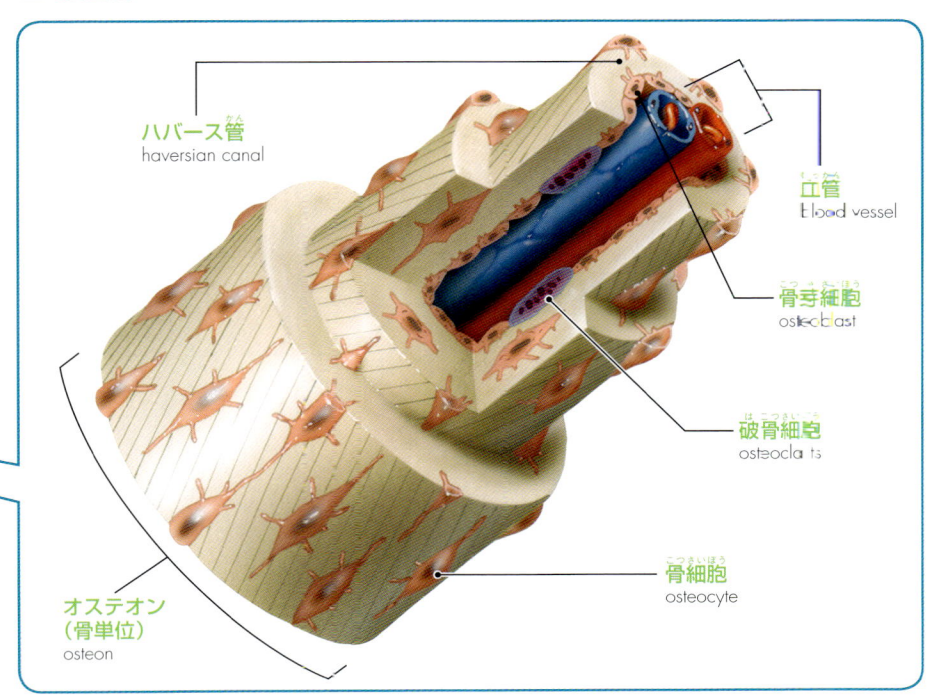

- ハバース管 haversian canal
- 血管 blood vessel
- 骨芽細胞 osteoblast
- 破骨細胞 osteoclasts
- 骨細胞 osteocyte
- オステオン（骨単位） osteon

筋組織（骨格筋）

筋組織は収縮力を持つ細胞の集まりで、骨格筋・心筋・平滑筋からなります。中でも、全身の運動に関わるのは、骨に付着する骨格筋です。

●骨格筋のしくみと働き

骨格筋は、収縮能力が特に発達した細胞の集まりです。細胞の形が細長く、一般に**筋線維**と呼ばれます。

筋線維が集まって**筋周膜**にくるまれたものを**筋束**といい、肉眼で確認できる筋肉の単位になります。

筋原線維は、**ミオシン線維**という太いフィラメント（糸状の構造）と細い**アクチン線維**とからなります。

通常、ミオシン線維の間にアクチン線維が入り込んでおり、筋肉が収縮するときはアクチン線維がミオシン線維の間に滑り込み、筋原線維は短くなります。筋肉が緩むときアクチン線維とミオシン線維の重なりは少なくなり、筋原線維は長くなります。

●骨格筋のしくみ

骨格筋は、骨に付着して骨格を動かす筋肉で、神経系に支配されて意識的に運動調節を受ける随意筋です。筋原線維に横紋が観察されるので、**横紋筋**に分類されます。細長い筋線維の束とそれらを束ねる結合組織からできています。

骨格筋には、**遅筋**（**赤筋**）と**速筋**（**白筋**）という２種類の筋線維があります。ヒトの筋では、それぞれの筋線維が交じり合っていて、その割合には個人差があります。遅筋は持久力が高く、有酸素運動などで使われます。筋肉中には毛細血管が多く、ミオグロビンという酸素と結合する赤い色素も多いため、赤く見えるといわれます。速筋は瞬発力を引き出す筋肉

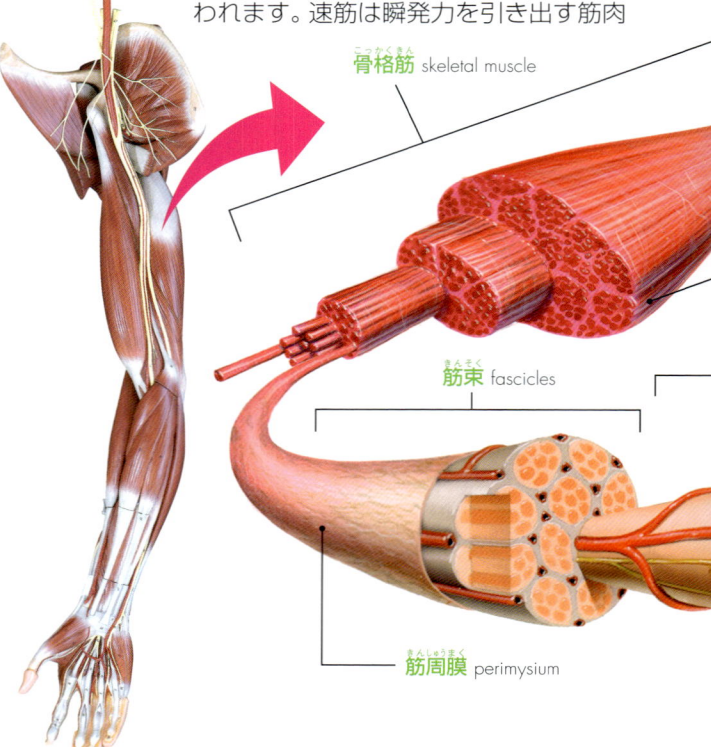

骨格筋 skeletal muscle

筋束 fascicles

筋周膜 perimysium

で、無酸素運動のときによく使われます。遅筋よりも毛細血管とミオグロビンが少なく、色が薄く見えることから白筋と呼ばれます。

● 腱のしくみと働き

骨格筋の両端にはコラーゲンが密に集合してできた腱と呼ばれる結合組織があります。腱は骨の表面に筋肉の一端をつなぎとめ、筋収縮の際に骨を引き寄せて身体運動を起こさせます。

人体の中で最大の腱はアキレス腱で、ふくらはぎの筋肉を踵の骨に付着させています。長さは15cmほどで、丈夫で太く、下に行くにつれて細くなっており、逆三角形のような形をしています。歩行や跳躍といった運動に必要な組織のため、ここに障害が起こると歩行などの働きが困難になります。

手首や足首には、指を動かす筋肉の腱をくるむ腱鞘（滑液鞘）があります。腱鞘の中にある滑液によって、筋の収縮時に腱の滑りをよくして運動を助けています。

第8章 骨・筋肉

筋組織（骨格筋）

■ 骨格筋 skeletal muscle

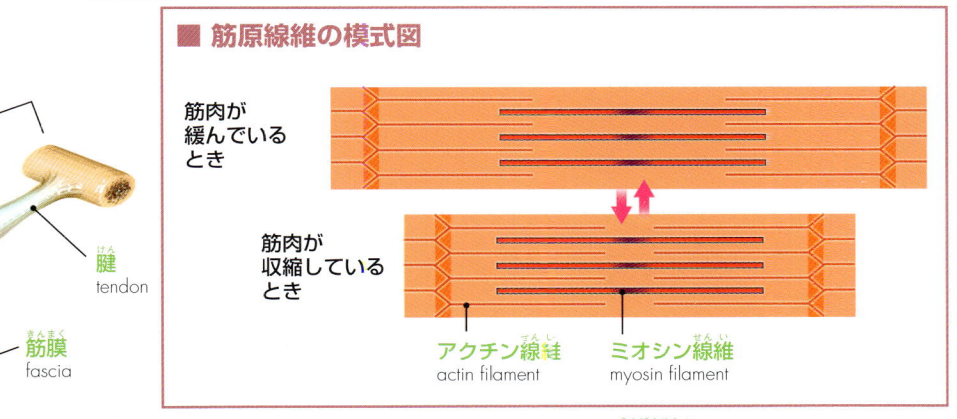

■ 筋原線維の模式図

筋肉が緩んでいるとき

筋肉が収縮しているとき

アクチン線維 actin filament　　ミオシン線維 myosin filament

腱 tendon
筋膜 fascia
筋線維 muscle fiber
筋原線維 myo fibril
横紋管 transverse tubule
筋小胞体 sarcoplasmic reticulum
筋内膜 endomysium

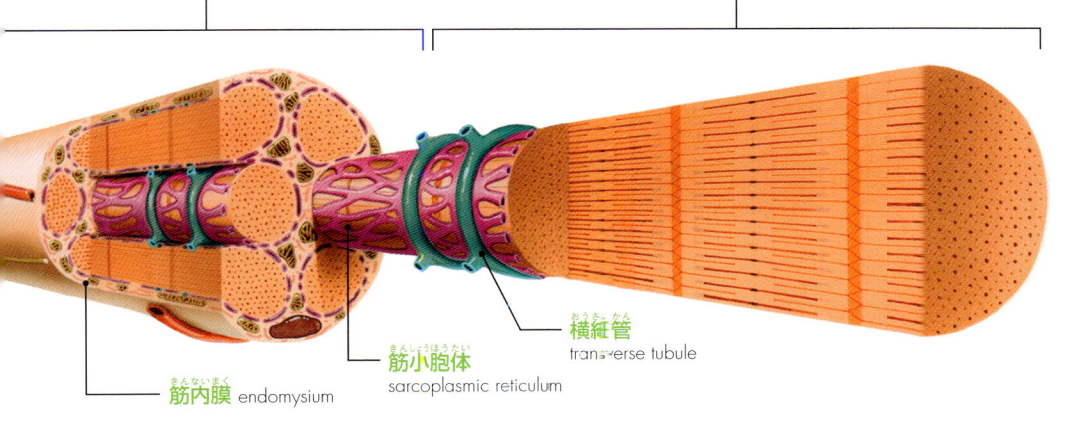

骨の成長・修復・再生

骨は、骨芽細胞の働きによって、太く成長します。また、骨が折れると、骨芽細胞と破骨細胞という2つの細胞が働き、再生、修復しようとします。

●骨芽細胞のしくみ

骨が成長するときに大きな役割を担うのが**骨芽細胞**です。

骨芽細胞は、骨組織で骨形成を行う細胞です。骨の表面に並んで、突起を骨の表面に平行に伸ばしています。この突起から基質小胞が膨れ出て細胞外に分泌され、分泌された基質小胞はリン酸カルシウムなどからなるヒドロキシアパタイト結晶をコラーゲンの間に沈着させ、骨基質を形成します。

●骨の成長

子どもと大人では骨の大きさは異なります。これは、からだの成長に応じて骨が発達するためです。そして、骨の成長は16～17歳、遅くても20歳くらいまでで止まります。

① 長さの成長

骨端軟骨の増殖によって長くなり、長くなった軟骨がかたい骨組織に置き換わることによって骨が伸長していきます。この伸長は、伸びしろだった骨端軟骨がすべて骨組織に置換することで止まります。

② 太さの成長

骨膜の内面にいる骨芽細胞が骨質を作り、それが骨表面に付加されることによって太くなります。外側に太くなると同時に、内部の髄腔では破骨細胞が働いて髄腔を広げます。

●骨が修復・再生するしくみ

外部から強い圧力がかかり、骨組織の連続性が断裂された状態を**骨折**といいます。その骨折を治すときにも、骨芽細胞

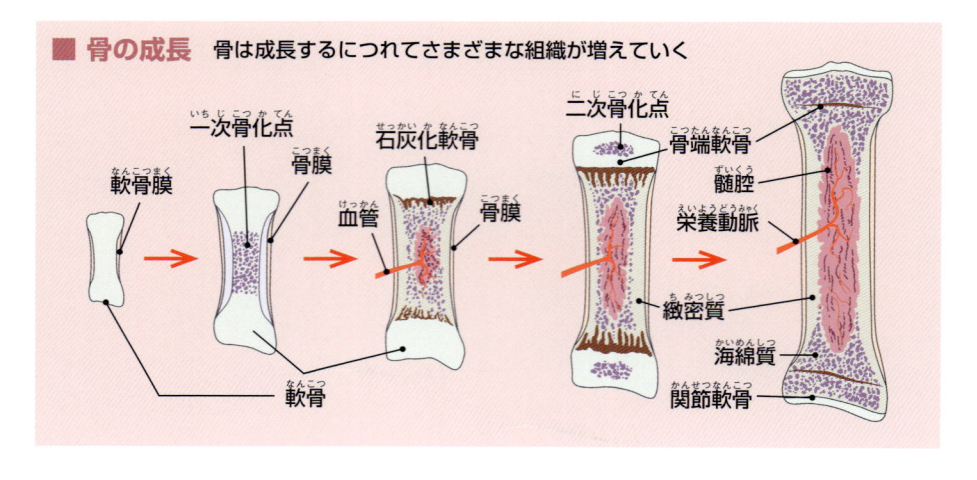

■ 骨の成長　骨は成長するにつれてさまざまな組織が増えていく

軟骨膜 → 一次骨化点／骨膜 → 血管／石灰化軟骨／骨膜／軟骨 → 二次骨化点／骨端軟骨／髄腔／栄養動脈／緻密質／海綿質／関節軟骨

が働きます。また、このときは骨を破壊する破骨細胞も働きます。

① 血腫の形成

骨が損傷すると、その部分にあった血管が破れて出血します。やがて、**血小板**、**血漿**などの働きによって、血液はかたまり、血管をふさいで出血を止めます。そして、そのかたまった血で損傷部分を埋めます。

② 骨芽細胞の増殖

損傷部分近くの骨膜から、**骨芽細胞**が分裂し、血液で埋められた部分を覆います。そして、毛細血管も増殖されるほか、骨芽細胞が作り出したカルシウム結晶が沈着して**仮骨**となります。また、軟骨組織も分化・増殖して、軟骨内に骨化が促されます。

③ 仮骨の形成

かたまった骨は、そのままでは一部分だに太くなりすぎてしまうので、**破骨細胞**が仮骨の余分な箇所を吸収して形を整えます。こうしてできた骨は、最初の骨よりも強く、折れにくくなります。

第8章 骨・筋肉

骨の成長・修復・再生

■ 骨が成長するしくみ

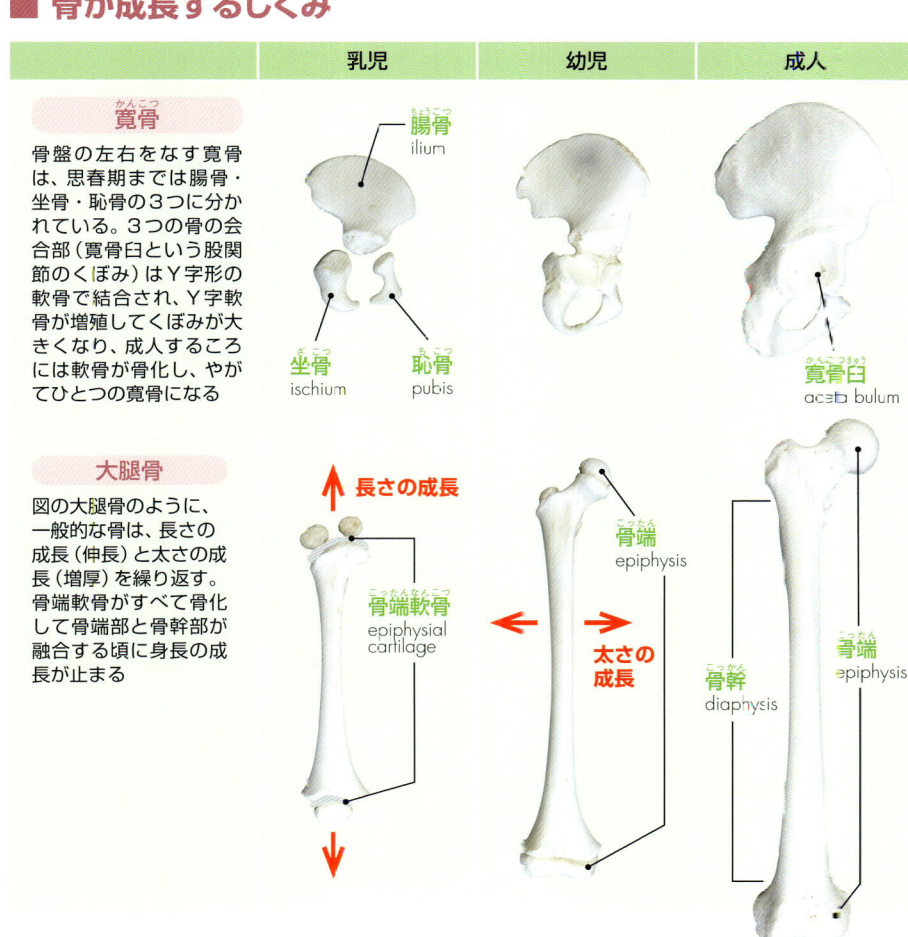

	乳児	幼児	成人

寛骨

骨盤の左右をなす寛骨は、思春期までは腸骨・坐骨・恥骨の3つに分かれている。3つの骨の会合部（寛骨臼という股関節のくぼみ）はY字形の軟骨で結合され、Y字軟骨が増殖してくぼみが大きくなり、成人するころには軟骨が骨化し、やがてひとつの寛骨になる

腸骨 ilium
坐骨 ischium
恥骨 pubis
寛骨臼 acetabulum

大腿骨

図の大腿骨のように、一般的な骨は、長さの成長（伸長）と太さの成長（増厚）を繰り返す。骨端軟骨がすべて骨化して骨端部と骨幹部が融合する頃に身長の成長が止まる

長さの成長
骨端軟骨 epiphysial cartilage
太さの成長
骨端 epiphysis
骨幹 diaphysis
骨端 epiphysis

273

第8章 骨・筋肉

関節の構造

2個以上の骨がつながり、動きのある部分は**関節**と呼ばれ、骨を連結してからだを動かす機能を担っています。軟骨は、関節内で骨同士がすれ合わないようにする役割をしています。

●関節の役割

関節では、隣り合う骨同士が滑膜によって連結されています。骨のつなぎ目には、関節包で囲まれた**関節腔**という隙間があります。このつなぎ目が、からだのさまざまな動きを可能にしています。

関節は凸部分(**関節頭**)と凹部(**関節窩**)が組み合わさり、その表面は**関節軟骨**で、つなぎ目のまわりは**関節包**という結合組織で覆われています。

・関節軟骨

関節腔に面する骨の表面は関節軟骨で覆われています。軟骨は、軟骨細胞と、それを取り囲む軟骨基質でできた支持組織です。なめらかな面を持ち、関節を作る骨の先端を保護して、骨同士に傷がつかないようにしています。

・関節包

関節包は2層の膜が合わさってできています。関節腔に面する内層をなすのは滑膜、関節包の表面(外層)をなすのが線維膜です。滑膜からは滑液という液体が分泌され、関節運動の際に骨同士の摩擦を軽減する潤滑油のような働きをします。

関節包の外層にある線維膜には、コラーゲン線維が密に束なっているところがあり、これを**靭帯**といいます。関節の可動域を制限したり関節の安定性を高めたりする働きがあります。

・関節円板

関節腔内には、線維軟骨の**関節半月**や**関節円板**が介在することがあります。関節の動きに合わせて変形し、関節腔内で対応する関節面同士の適合性を高めたりします。

●関節の種類

関節は、大きく6つに分類されます。

平面関節:平らな関節面同士がすべり合うようにわずかに動きます(椎間関節、手根間関節)。

鞍関節:鞍を組み合わせたような形をしています。親指の付け根などがこの関節でできており、前後左右に動かせます。

球関節:関節頭が球形に膨らみ、それに対面するもう一方の関節窩が丸い凹型になっています。前後・左右・回転・回旋など多様な運動軸を持ち、もっとも可動性の高い関節です。

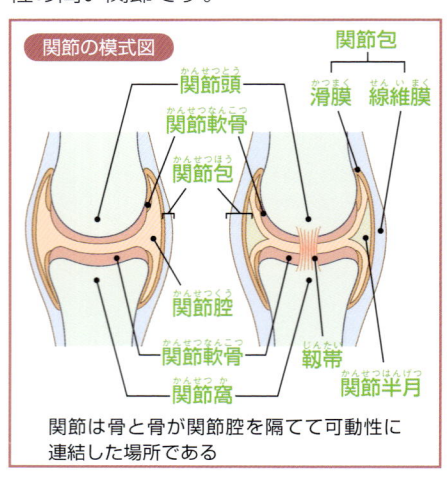

関節の模式図

関節包 / 関節頭 / 滑膜 / 線維膜 / 関節軟骨 / 関節包 / 関節腔 / 関節軟骨 / 靭帯 / 関節半月 / 関節窩

関節は骨と骨が関節腔を隔てて可動性に連結した場所である

■ 全身の関節

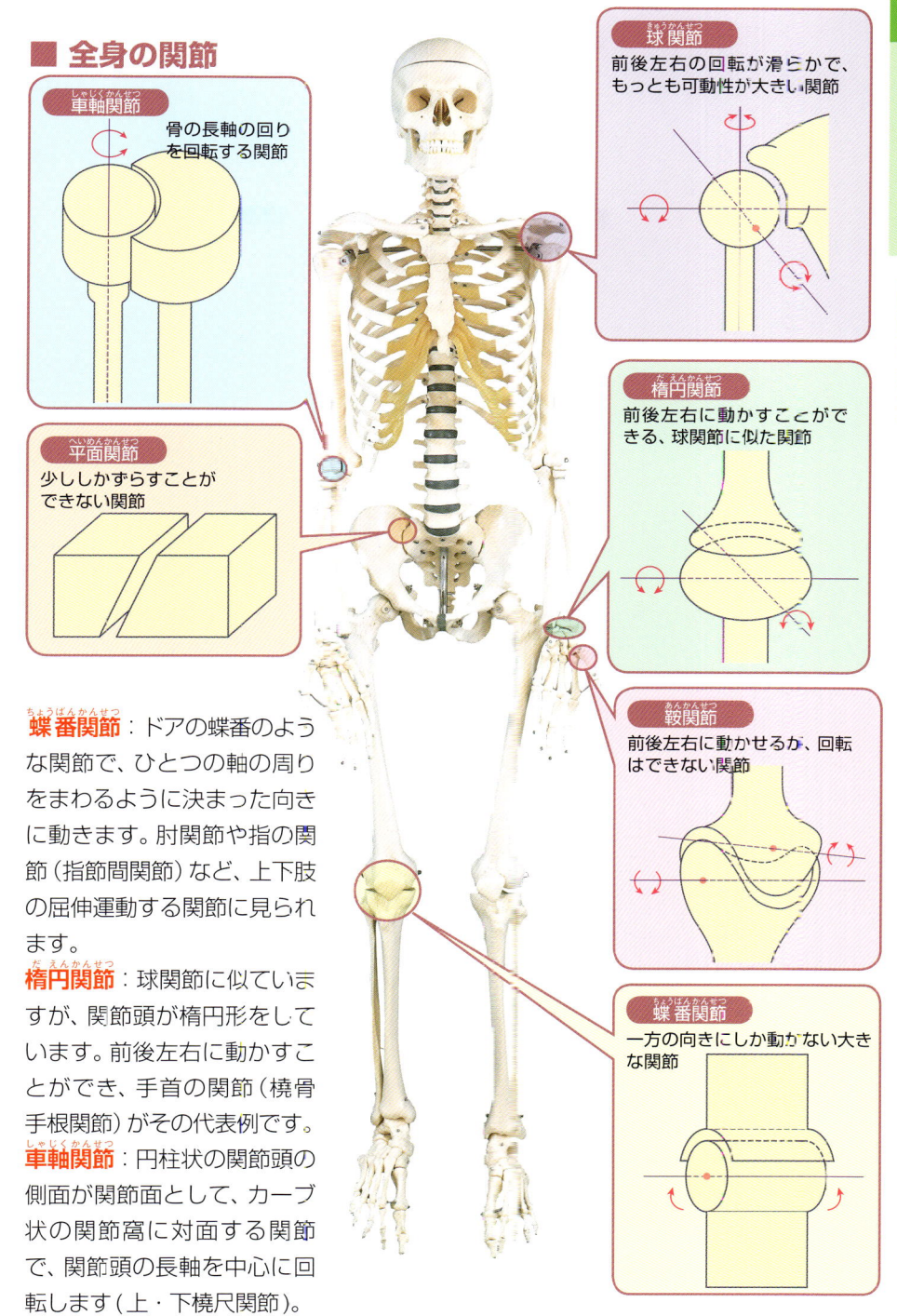

車軸関節
骨の長軸の回りを回転する関節

平面関節
少ししかずらすことができない関節

球関節
前後左右の回転が滑らかで、もっとも可動性が大きい関節

楕円関節
前後左右に動かすことができる、球関節に似た関節

鞍関節
前後左右に動かせるが、回転はできない関節

蝶番関節
一方の向きにしか動かない大きな関節

蝶番関節：ドアの蝶番のような関節で、ひとつの軸の周りをまわるように決まった向きに動きます。肘関節や指の関節（指節間関節）など、上下肢の屈伸運動する関節に見られます。

楕円関節：球関節に似ていますが、関節頭が楕円形をしています。前後左右に動かすことができ、手首の関節（橈骨手根関節）がその代表例です。

車軸関節：円柱状の関節頭の側面が関節面として、カーブ状の関節窩に対面する関節で、関節頭の長軸を中心に回転します（上・下橈尺関節）。

第❽章 骨・筋肉

関節の構造

第8章 骨・筋肉

頭部の骨格・筋肉

脳や感覚器官が集まった頭部は、かたい頭蓋によって保護されています。そして、筋肉は食べる時の咀嚼に関わる筋肉と、表情をつかさどる2つの筋肉が備わっています。

●頭蓋のしくみ・働き

頭蓋は、成人で15種23個の骨から構成されています。乳児期には成長途中の40個以上の骨片に分かれていますが、成長とともに骨片同士が結合していき、23個になります。

23個の骨のうち、8個の骨は脳を守る脳頭蓋を構成します。隣り合う骨同士は線維性結合組織によって結合して、その連結を縫合といいます。残りの15個の骨は顔面頭蓋という顔を支持する骨格です。

頭部には、発達した脳が収められているほか、感覚器官としての目、耳、鼻、呼吸と栄養摂取をつかさどる口腔があります。これらを守り支えるために、頑丈な頭蓋骨が存在しているのです。

●子どもの頭蓋骨

新生児の頭蓋骨は**骨化**が不十分で、隣接する骨同士の間は膜上の線維性結合組織に覆われています。この部分を泉門といいます。

大泉門：矢状縫合と冠状縫合が会合した菱形の部分です。生後1年半から2年ほどで閉鎖します。

小泉門：矢状縫合とラムダ縫合との間にある三角状の部分です。生後約6ヵ月から1年ほどで閉鎖します。

■ 頭蓋 skull

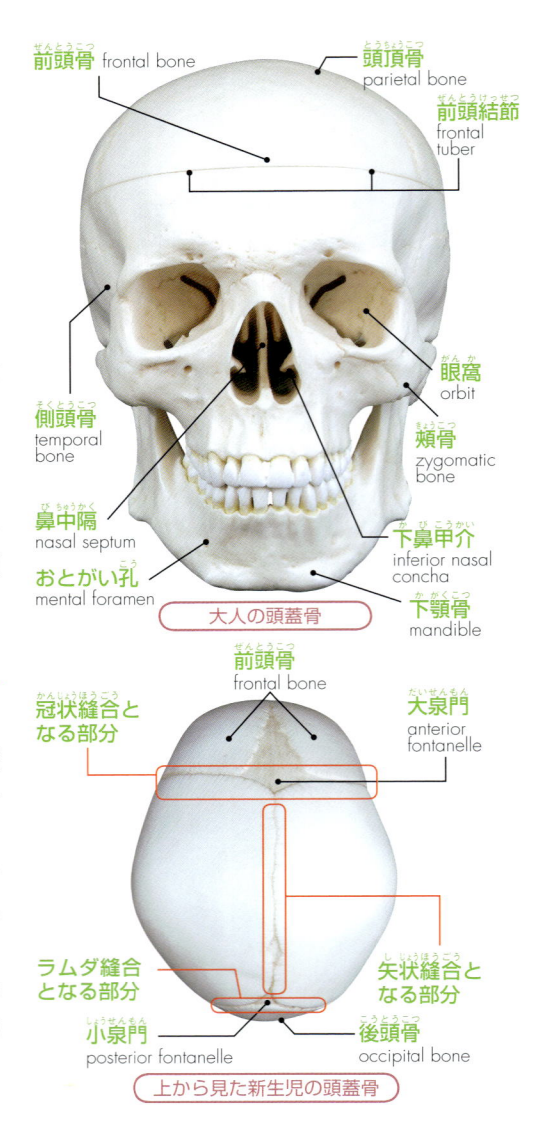

- 前頭骨 frontal bone
- 頭頂骨 parietal bone
- 前頭結節 frontal tuber
- 側頭骨 temporal bone
- 眼窩 orbit
- 頬骨 zygomatic bone
- 鼻中隔 nasal septum
- 下鼻甲介 inferior nasal concha
- おとがい孔 mental foramen
- 下顎骨 mandible

大人の頭蓋骨

- 冠状縫合となる部分
- 前頭骨 frontal bone
- 大泉門 anterior fontanelle
- ラムダ縫合となる部分
- 矢状縫合となる部分
- 小泉門 posterior fontanelle
- 後頭骨 occipital bone

上から見た新生児の頭蓋骨

●顔の筋肉のしくみ・働き

　頭部の筋肉は、**浅頭筋**（表情筋）と**深頭筋**（咀嚼筋）に分かれます。浅頭筋は顔の表情を作り、深頭筋は物をかむときに働く咀嚼筋です。

浅頭筋（表情筋）：顔面神経によって支配されている筋肉です。額には**前頭筋**があり、後頭骨にある**後頭筋**と連続しているため、**後頭前頭筋**といいます。

　眼輪筋は眼瞼（まぶた）を輪状に囲んでおり、目を閉じる働きをします。

　口輪筋は口を閉じる筋肉で、口輪筋から放射状に伸びる**大頬骨筋**や**小頬骨筋**などは、上唇を上げます。また、**笑筋**は口角を横に引き、笑ったときの口の形を作ります。下唇を下げる筋肉を**口角下制筋**といいます。

　頬の壁を作る**頬筋**はストローで飲み物を吸い込むときなど口腔内の圧力を変化させるほか、咀嚼時に頬と歯茎の間に入り込んだ食物片を上下の歯の間に押し戻します。

深頭筋（咀嚼筋）：三叉神経の第3枝（下顎神経）に支配される筋肉で、咀嚼時に下顎骨の運動に関わる筋肉です。**側頭筋、咬筋、内側翼突筋、外側翼突筋**の4筋からなります。

　下顎を上げるには、側頭筋、咬筋、内側翼突筋が働きます。開口には、外側翼突筋が関わるほか、舌骨上筋が下顎骨の引き下げに関与します。

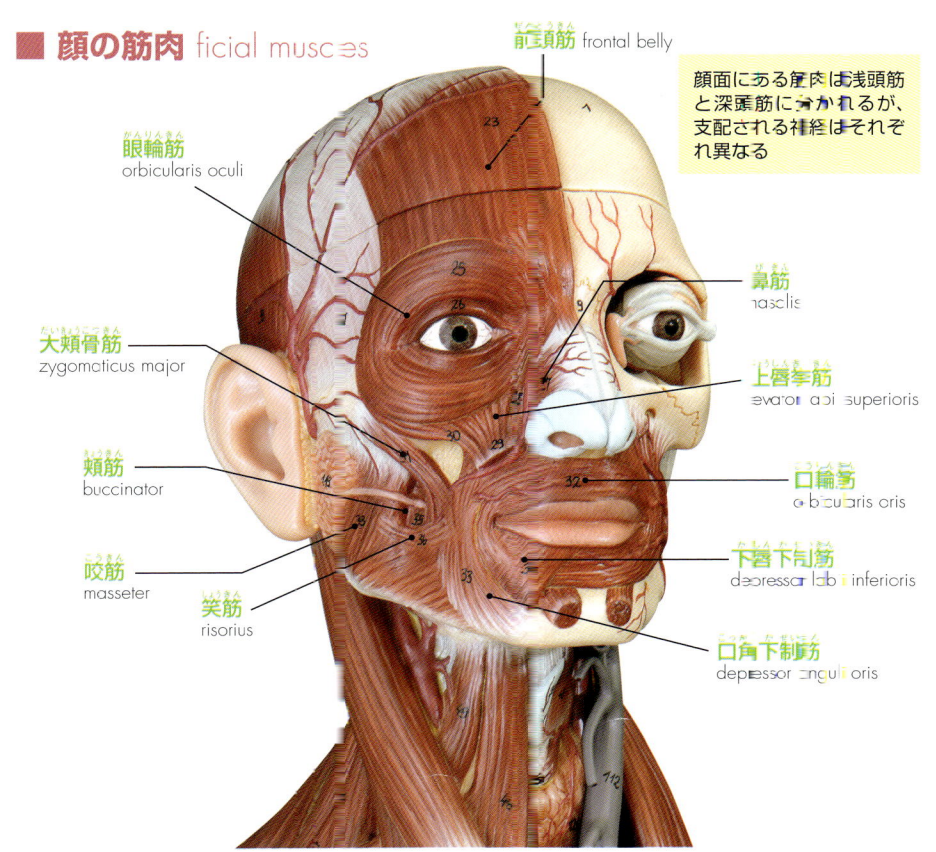

■ 顔の筋肉 facial muscles

顔面にある筋肉は浅頭筋と深頭筋に分かれるが、支配される神経はそれぞれ異なる

- 眼輪筋 orbicularis oculi
- 大頬骨筋 zygomaticus major
- 頬筋 buccinator
- 咬筋 masseter
- 笑筋 risorius
- 前頭筋 frontal belly
- 鼻筋 nasalis
- 上唇挙筋 levator labii superioris
- 口輪筋 orbicularis oris
- 下唇下制筋 depressor labii inferioris
- 口角下制筋 depressor anguli oris

第8章 骨・筋肉

背骨（脊柱）のしくみ

背骨は、脊柱ともいわれ、体幹としてだけでなく中枢神経である脊髄を守る役割も担います。

●脊柱の役割

脊柱はからだの軸心に位置し、柱のように全体を支える**支持骨格**で、骨の中に中枢神経である脊髄を収納しているので、**保護骨格**としての役割も果たします。また、椎骨にある突起に筋肉を付着させ、脊柱を動かして体幹運動にも関与します。

●脊柱の構成

脊柱は、**椎骨**という複雑で多様な形の骨が32〜34個連なってできた骨格です。頸部にある7個の椎骨を**頸椎**、胸部にある12個の椎骨を**胸椎**、腰部にある5個の椎骨を**腰椎**、骨盤の後ろをなす5個の椎骨を**仙椎**、脊柱の下端部にある3〜5個の椎骨を**尾椎**といいます。成長とともに仙椎と尾椎はそれぞれ融合し、仙骨と尾骨になります。

●椎骨の構成

椎骨の基本的な形としては、腹側に楕円形の**椎体**、背側に**椎弓**があり、椎体と椎弓の間にある椎孔は上下で連なって**脊柱管**を形成して脊髄を収めます。そして、椎弓から**上関節突起**、**下関節突起**、**横突起**がそれぞれ左右1対ずつ、**棘突起**が背側方向に1個の、計4種7個の突起が伸びています。2つの椎骨を上下重ねると、椎骨側面に**椎間孔**という隙間が形成されます。この孔は脊柱管と連絡していて、脊髄から出て末梢に向かう脊髄神経が通ります。

形が異なる椎骨の代表には頸部の骨があります。特に、最上位の第1〜2頸椎はそれぞれその独特の形から**環椎**・**軸椎**と呼ばれています。環椎には椎体がなく、その代わりに大きな椎孔を持っています。軸椎では椎体の上面に歯突起が突出し、環椎の前弓内面にあるくぼみとの間で正中環軸関節を作ります。

●椎間円板の構造と働き

第2頸椎から第5腰椎の下までは、各椎骨の椎体の間に合計23個の**椎間円板**という軟骨が存在します。

椎間円板はコラーゲン線維に富んだ線維軟骨で、からだを支えると同時に、前後左右に運動できるように機能しています。椎間円板の外層は層状に重なった線維軟骨の線維輪で、その中には**髄核**が入っています。

髄核は、水分を多く含んでいるゲル状の物質です。コラーゲン線維のほか、水と結合する力が強いムコ多糖を含んでいます。髄核の働きによって椎間円板にかかる圧力は各部に平等に分散されますが、水分は老化するにつれて失われ、弾力性も衰えるため、次第に圧力は局所的になります。

椎間円板は腰部で特に厚みを持っており、上半身の体重の圧力に耐える構造をとっています。

背骨（脊柱）のしくみ

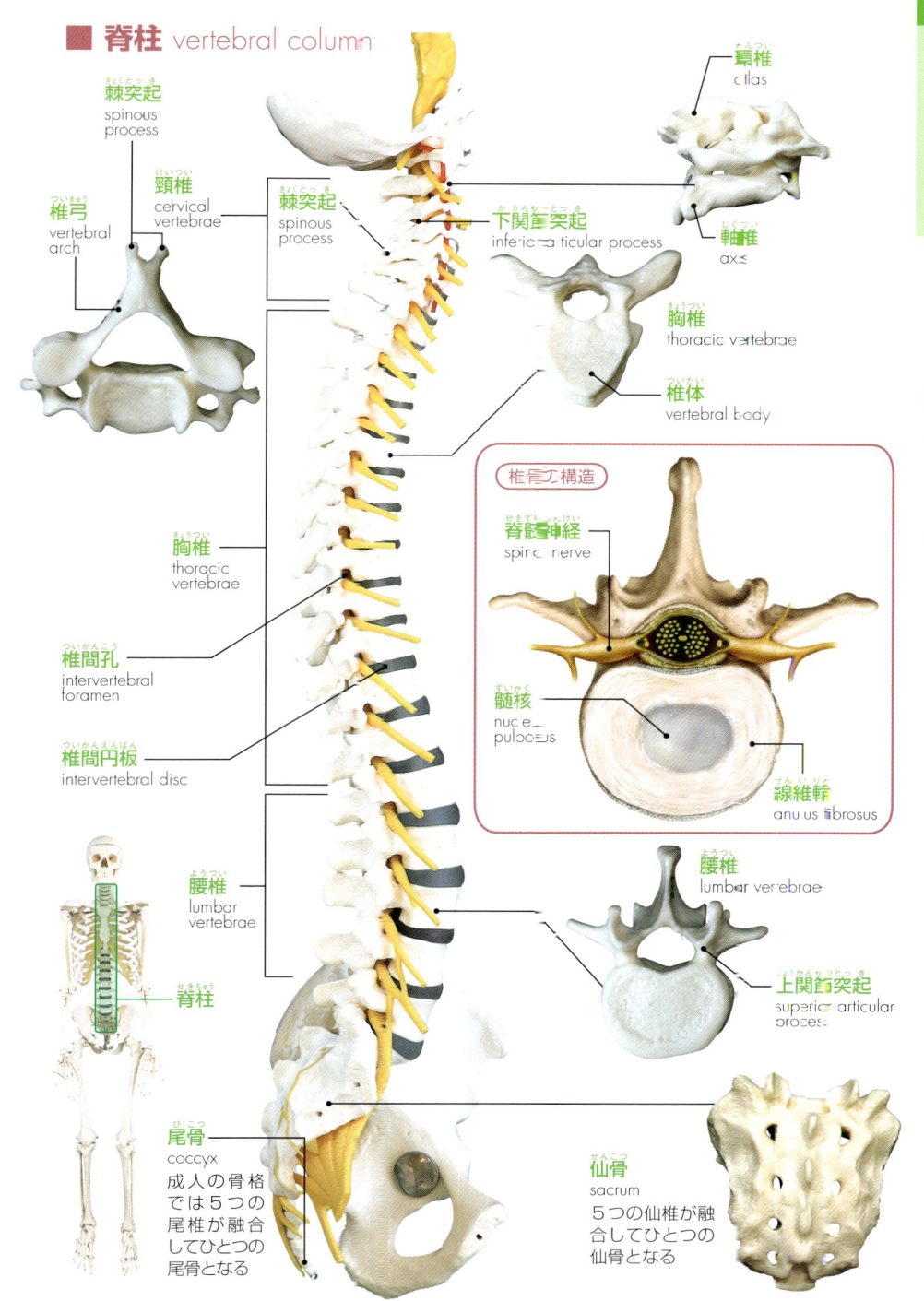

脊柱 vertebral column

- 棘突起 spinous process
- 椎弓 vertebral arch
- 頸椎 cervical vertebrae
- 棘突起 spinous process
- 下関節突起 inferior articular process
- 環椎 atlas
- 軸椎 axis
- 胸椎 thoracic vertebrae
- 椎体 vertebral body
- 胸椎 thoracic vertebrae
- 椎間孔 intervertebral foramen
- 椎間円板 intervertebral disc
- 腰椎 lumbar vertebrae
- 脊柱
- 尾骨 coccyx
  成人の骨格では5つの尾椎が融合してひとつの尾骨となる
- 腰椎 lumbar vertebrae
- 上関節突起 superior articular process
- 仙骨 sacrum
  5つの仙椎が融合してひとつの仙骨となる

椎骨の構造

- 脊髄神経 spinal nerve
- 髄核 nucleus pulposus
- 線維輪 annulus fibrosus

第8章 骨・筋肉

第8章 骨・筋肉

胸・腹の骨格・筋肉

胸部の骨は心臓や肺を守るかごのような役割を果たしています。そして筋肉には、上肢の付け根（肩関節など）を動かす役割の筋と体幹を動かす役割の筋があります。

●胸・腹の骨格のしくみ

胸部にある骨格・**胸郭**は、12個の**胸椎**と左右12対の**肋骨**、1個の**胸骨**から構成されます。

胸骨：胸骨はのど元からみぞおち辺りにあるネクタイ形の扁平骨です。上から**胸骨柄**、**胸骨体**、**剣状突起**の3部に分かれ、それぞれ軟骨結合によって連結します。これらの軟骨結合は、加齢とともに骨化する傾向がありますが、胸骨柄結合は成人しても独立した骨として残り、体表から胸骨角として触れることができます。

肋骨：12対の肋骨は、**胸椎**から内臓を取り囲むようについた骨です。もともと軟骨が置き換わって発生した骨で、後方部（椎骨端）の部分は**肋硬骨**に置換されますが、前端部は軟骨のまま**肋軟骨**として残ります。

肋骨は上から順に第1肋骨〜第12肋骨と名前がつけられています。第1〜7肋骨までは肋軟骨を介して独立して胸骨につくので**真肋**、第8〜12肋骨は各自の肋軟骨が胸骨に直接つかないので**仮肋**といいます。特に、第11、12肋骨は遊離しているので**浮遊肋**といいます。また、第7〜10肋軟骨は連結して**肋骨弓**を作ります。

■ 胸郭 thoracic skeleton

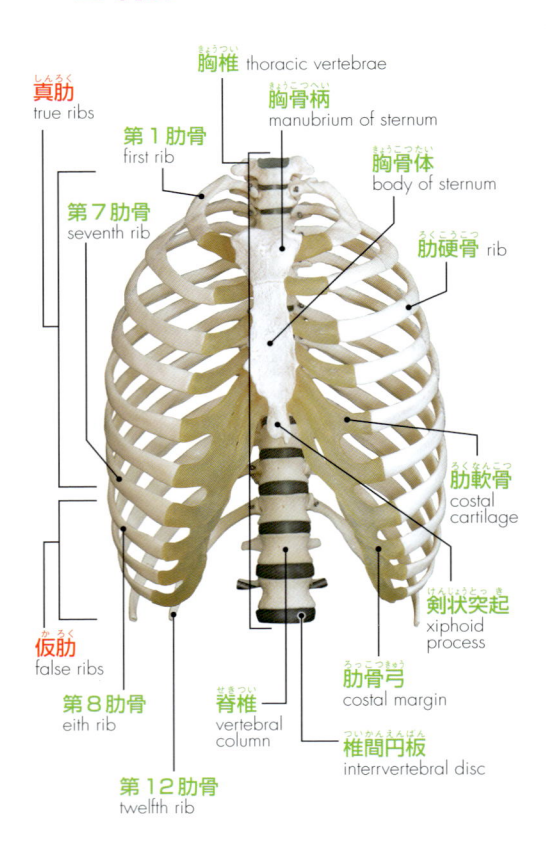

- 胸椎 thoracic vertebrae
- 真肋 true ribs
- 第1肋骨 first rib
- 胸骨柄 manubrium of sternum
- 第7肋骨 seventh rib
- 胸骨体 body of sternum
- 肋硬骨 rib
- 肋軟骨 costal cartilage
- 剣状突起 xiphoid process
- 仮肋 false ribs
- 肋骨弓 costal margin
- 第8肋骨 eith rib
- 脊椎 vertebral column
- 椎間円板 interrvertebral disc
- 第12肋骨 twelfth rib

●胸郭の働き

胸郭には可動性があります。胸郭の横径・前後径・上下長の拡大は吸気に関連し、肋骨を上方に引き上げると胸郭は拡大します。この肋骨の動きによる呼吸を**胸式呼吸**といいます。

●胸部の筋肉

胸部の筋肉は**浅胸筋**、**深胸筋**、**横隔膜**に分かれます。

浅胸筋：胸郭から起こり、鎖骨・肩甲骨または上腕骨につく筋肉で、上肢の運動に関係します。腕神経叢からの神経支配を受けます。主な筋肉に**大胸筋**、**小胸筋**、**鎖骨下筋**、**前鋸筋**があります。

深胸筋：いずれも呼吸作用に関係する筋肉です。肋骨挙筋以外はすべて肋間神経の支配を受けます。外肋間筋と肋骨挙筋は肋骨を引き上げて胸郭を広げるので、吸気筋といわれます。**内肋間筋**、**最内肋間筋**、**肋下筋**、**胸横筋**は肋骨を引き下げて胸郭を狭める呼気筋です。

横隔膜：横隔膜は、胸腔と腹腔を隔てる横紋筋でできた膜状の壁です。収縮によって吸気に、弛緩することで呼気に関わります。

●腹部の筋肉

腹筋は隣接する筋同士が互いに結合しており、**前腹筋**、**側腹筋**、**後腹筋**の3つに分かれます。主な役割として、体幹を前屈させること、体幹をまわして側屈させること、腹圧を高めることなどがあります。

前腹筋：腹の前側の筋肉で、**腹直筋**と**錐体筋**があります。ヘソの両脇を縦に走る筋肉で、いくつかの腱画で筋肉が分割されています。

側腹筋：**外腹斜筋**、**内腹斜筋**、**腹横筋**から構成され、互いに重なり合っています。

後腹筋：腰椎の両側にある筋肉で、**腰方形筋**を指します。第12肋骨を骨盤に引き寄せる働きを持ちます。

■ 胸～腹上部の筋肉

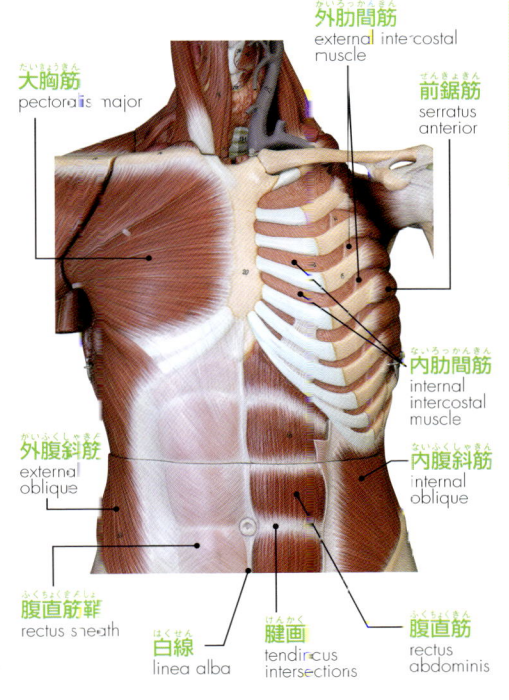

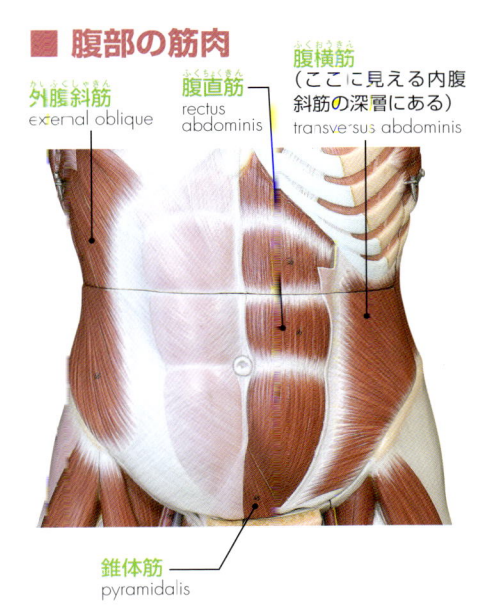

- 外肋間筋 external intercostal muscle
- 大胸筋 pectoralis major
- 前鋸筋 serratus anterior
- 内肋間筋 internal intercostal muscle
- 外腹斜筋 external oblique
- 内腹斜筋 internal oblique
- 腹直筋鞘 rectus sheath
- 白線 linea alba
- 腱画 tendinous intersections
- 腹直筋 rectus abdominis

■ 腹部の筋肉

- 外腹斜筋 external oblique
- 腹直筋 rectus abdominis
- 腹横筋（ここに見える内腹斜筋の深層にある）transversus abdominis
- 錐体筋 pyramidalis

背筋

脊柱の後方にある筋肉の総称である背筋。人間が立った姿勢を保つために常に働いている部分です。

●背筋のしくみ

背筋は**浅背筋**と**深背筋**の2つに分けられます。さらに、深背筋は第1層と第2層に区別されます。

浅背筋：背部の表層を覆う筋肉で、上肢の運動に関与しています。主な筋肉に**僧帽筋**、**広背筋**、**肩甲挙筋**、**菱形筋**があります。特に大きな筋肉は僧帽筋と広背筋です。僧帽筋は背中を覆う菱形の筋肉で、左右の肩甲骨を動かして胸を張ったり、肩甲骨を挙上して肩をすくめたり、上腕の挙上を助けたりします。広背筋は上腕を内転させるときに働きます。

深背筋：上肢の運動とは関係せず、肋骨に関係ある**棘肋筋**と脊柱に関係ある**固有背筋**に分けられます。

① 第1層（棘肋筋）
　上後鋸筋と**下後鋸筋**があり、椎骨の棘突起と肋骨を結ぶため、棘肋筋といわれます。肋骨を上下させ、呼吸の補助筋として働きますが、筋が薄いため力は微弱です。

② 第2層（固有背筋）
　脊髄神経後枝に支配される背筋です。多数の筋からなり、固有背筋と総称されます。脊柱と頭を動かし、全体としては脊柱を直立させます。

■ 背中の筋肉

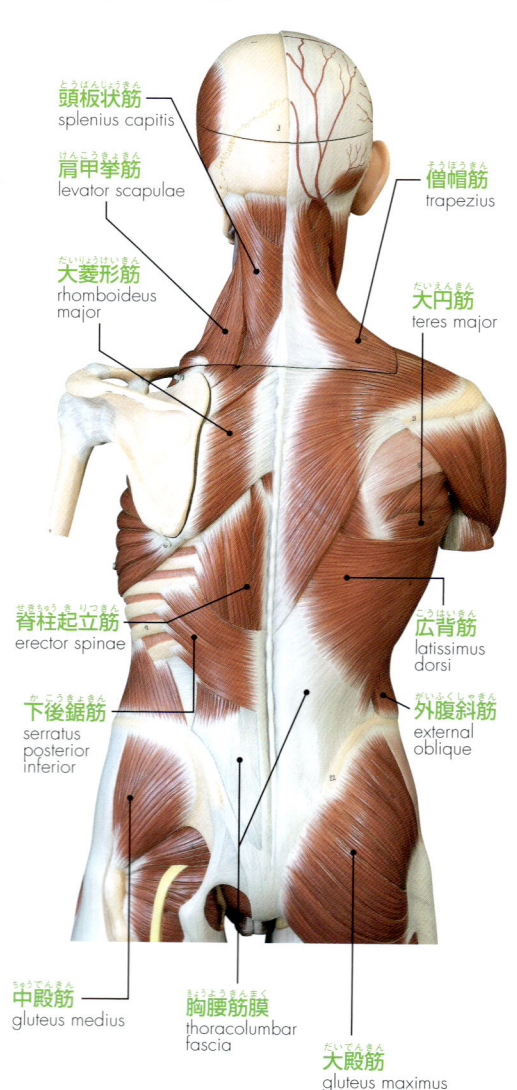

- 頭板状筋 splenius capitis
- 肩甲挙筋 levator scapulae
- 僧帽筋 trapezius
- 大菱形筋 rhomboideus major
- 大円筋 teres major
- 脊柱起立筋 erector spinae
- 広背筋 latissimus dorsi
- 下後鋸筋 serratus posterior inferior
- 外腹斜筋 external oblique
- 中殿筋 gluteus medius
- 胸腰筋膜 thoracolumbar fascia
- 大殿筋 gluteus maximus

骨盤

腹部にあるスリ鉢状の骨盤は、腸や泌尿器、生殖器を守る働きをしています。また、男性と女性で大きく形が異なる部分です。

●骨盤のしくみ

体幹の下端で、左右の下肢の付け根の間には**骨盤**があり、**仙骨**、**尾骨**、左右1対の**寛骨**で構成されています。主な役割は外部から腸や泌尿器、生殖器を保護するほか、腰椎から受けた上半身の体重を下肢に伝えたり、体幹の筋や股関節を動かす下肢の筋の付着部を提供したりします。

仙骨：腰椎の下にあり、5個の仙椎が融合したものです。

尾骨：3～5個でできた尾椎が部分的または全面的に融合したものです。

寛骨：腸骨、坐骨、恥骨からできており、思春期の頃に融合してひとつの骨になります。寛骨の後方部では仙骨との間に**仙腸関節**を作り、前方部では、左右の恥骨が軟骨によって結合する**恥骨結合**をなして骨盤を形成します。

■ 腹部の骨

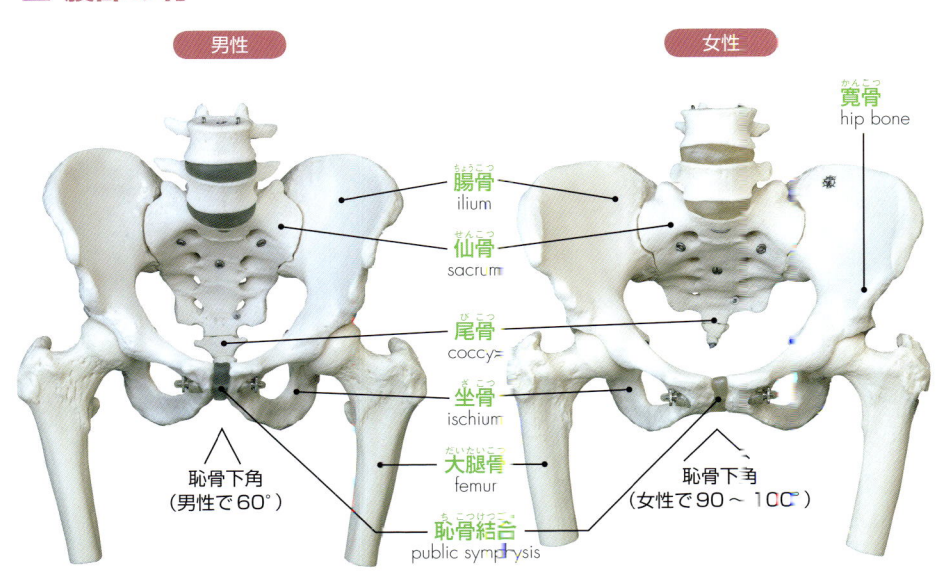

男性 / 女性

- 寛骨 hip bone
- 腸骨 ilium
- 仙骨 sacrum
- 尾骨 coccyx
- 坐骨 ischium
- 大腿骨 femur
- 恥骨結合 pubic symphysis
- 恥骨下角（男性で60°）
- 恥骨下角（女性で90～100°）

> 骨盤は男女で大きく形状が異なり、男性は中央にできる骨盤腔がハート形に近く、女性は横楕円形で広くなっている。これは、女性が子宮を持っていて、出産時に胎児が骨盤を通って出てくるため

第8章 骨・筋肉　背筋／骨盤

第8章 骨・筋肉

上肢の骨格と筋肉

もっとも鋭敏な感覚を持つ手と、胴と手をつなぎ、物を投げる、持ち上げるといった機能を持つ腕。人間が文化的に生きる上で欠かせない役割を持つ箇所です。

●上肢の骨格

上肢の骨には、**上肢帯**の骨として、**鎖骨**、**肩甲骨**と、**自由上肢**の骨として、**上腕骨**、**橈骨**、**尺骨**、**手根骨**、**中手骨**、**指骨**があります。鎖骨は体幹から上肢を引き離して運動域を広げます。肩甲骨は、上腕骨の動きに対応して、肩関節の向きや位置を変えます。

腕の骨には、上腕骨、橈骨、尺骨があります。肘を境に、肩に近いほうを上腕、手に近いほうを前腕といいます。上腕には上腕骨、前腕の内側に尺骨、外側に橈骨があります。手のひらを上や下に向けたりする回外・回内の運動には手首の関節ではなく、橈骨と尺骨の動きが関与しています。

手には、手首に近い部分に**手根骨**、手のひらに**中手骨**、指に**指骨**があります。

手根骨は合計8個の骨からなり、それぞれ独特の形を持っています。また、手根骨が組み合わさって、手のひらの基部で**手根管**というトンネルを作ります。ここには、指の**屈筋腱**や**正中神経**が通っています。

中手骨は5本の長骨（母指側から第1～5中手骨）で手のひらを作っています。一番長いのは第2中手骨、次いで第3、4、5、1の中手骨という長さの順にな

■ 腕の骨格・筋肉

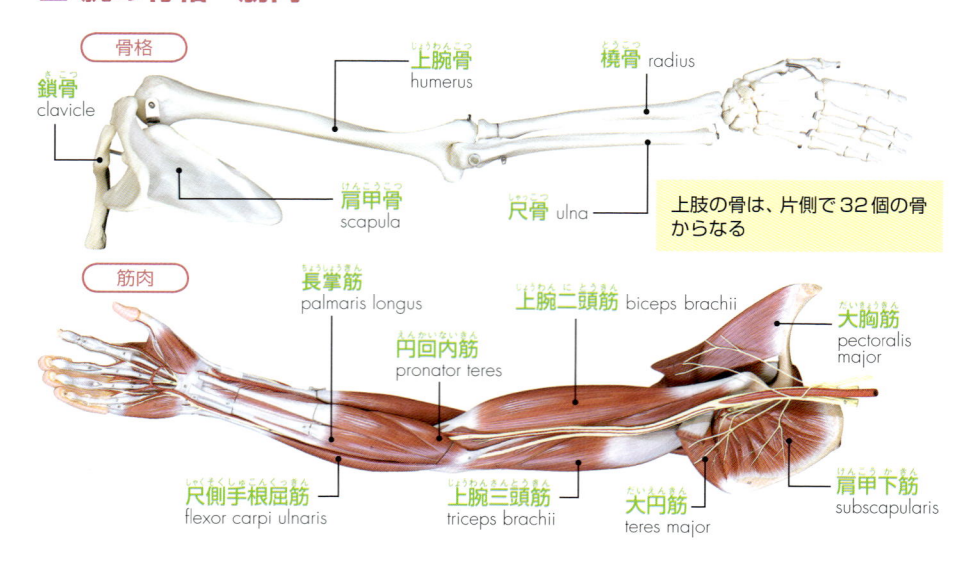

骨格
- 鎖骨 clavicle
- 肩甲骨 scapula
- 上腕骨 humerus
- 橈骨 radius
- 尺骨 ulna

上肢の骨は、片側で32個の骨からなる

筋肉
- 長掌筋 palmaris longus
- 円回内筋 pronator teres
- 上腕二頭筋 biceps brachii
- 大胸筋 pectoralis major
- 尺側手根屈筋 flexor carpi ulnaris
- 上腕三頭筋 triceps brachii
- 大円筋 teres major
- 肩甲下筋 subscapularis

っています。

指骨は指先から**末節骨**、**中節骨**、**基節骨**という順番で並び、母指だけ中節骨がありません。

● 上肢の筋肉

上肢の筋は、上肢帯の筋、上腕の筋、前腕の筋、手の筋に分けられます。

上肢帯の筋は**三角筋**や**大円筋**など6つの筋から成り立ち、肩関節の運動に関与しています。

上腕の筋は前面の**屈筋**と後面の**伸筋**の2群に区別されています。前腕の橈骨・尺骨につき、肘関節の運動に関与しています。

前腕の筋も前面の屈筋と後面の伸筋に分けられ、主に手関節や指を動かして、一部の筋は肘関節を動かしています。そして指の屈筋・伸筋は手根部では長い腱となり、**腱鞘**に包まれて手内に入ります。

手の筋は**手内筋**といい、親指の付け根で親指を動かす**母指球筋**、小指の付け根で小指を動かす**小指球筋**、手のひらの深部で中手骨の間を埋める**中手筋**に分かれます。手内筋はいずれも手のひら側についています。

手関節や指を大きく屈伸する運動には前腕の筋が関与しており、指を微妙に動かす場合には手内筋が協力して作用しています。3つの筋は母指球筋が**正中神経**、小指球筋と中手筋が**尺骨神経**に支配されていますが、中手筋のひとつである第1・2虫様筋だけは正中神経の支配を受けています。また、母指球筋のうち母指内転筋と短母指屈筋の一部は尺骨神経支配です。

第❽章 骨・筋肉

上肢の骨格と筋肉

■ 手の骨格・筋肉

骨格

- 末節骨 distal phalanx
- 中節骨 middle phalanx
- 基節骨 proximal phalanx
- 指骨 phalanges
- 中手骨 metacarpals
- 手根骨 carpal bones

筋肉

- 深指屈筋腱 tendon of flexor digitorum profundus
- 虫様筋 lumbricals
- 背側骨間筋 dorsal interossei
- 母指内転筋 adductor pollicis
- 短母指屈筋 flexor pollicis brevis
- 小指外転筋 abductor digiti minimi
- 短母指外転筋 abductor pollicis brevis
- 浅指屈筋腱 tendon of flexor digitorum superficialis

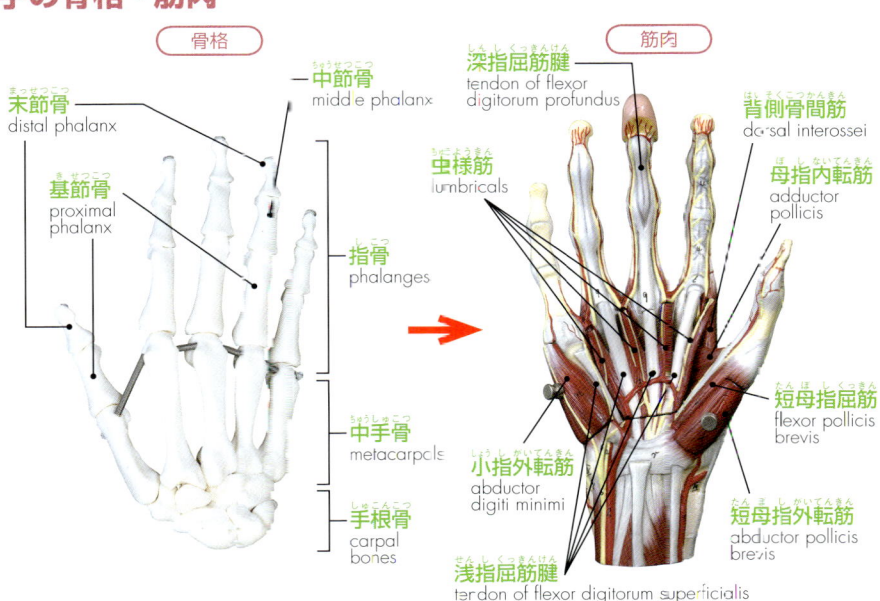

第8章　骨・筋肉

下肢の骨格と筋肉

脚は、からだを支え、直立歩行を行い、力学的に体重のほとんどを支えています。足もまた体重を受け止めており、接地による衝撃を和らげる構造を取っています。

●下肢の骨格

下肢の骨格には、**下肢帯**の骨である**寛骨**（**腸骨**・**坐骨**・**恥骨**）、**自由下肢骨**である**大腿骨**、**膝蓋骨**、**脛骨**、**腓骨**、**足根骨**、**中足骨**、**指骨**があります。大腿骨は人体でもっとも大きな長骨で、長さは身長に比例します。膝蓋骨は大腿骨の下端の前面にある膝蓋面と関節を作ります。

脛骨と腓骨は下腿の骨にあたります。脛骨は長く丈夫な長骨で、大腿骨とともに体重を支えています。腓骨は下腿の外側にある長骨で、脛骨より細くて体重を支える役割はほとんどなく、下腿の筋に囲まれています。

足の骨は**足根骨**、**中足骨**、**指骨**の3種からなっています。足根骨は2個の骨（**距骨**と**踵骨**）と、足背（足の甲）にある舟状骨や立方骨などの5個の骨、合計7個の骨からなります。踵骨と距骨は他の5個の骨に比べて著しく大きく、人間が直立歩行をするのに重要な役割を持っています。

中足骨は5本の長骨で、足の内側から第1～5中足骨の順に並んでいます。

指骨は手と同様の形を持っていますが、はるかに短いです。**基節骨**・**中節骨**・**末節骨**と並び、母指には中節骨がありません。小指はしばしば末節骨と中節骨が融合しています。

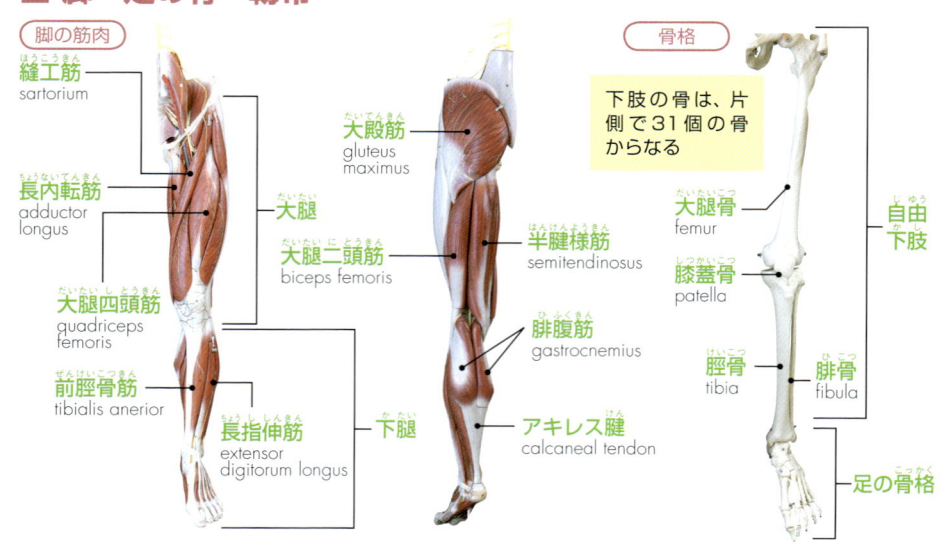

■ 脚・足の骨・靱帯

脚の筋肉

- 縫工筋 sartorius
- 長内転筋 adductor longus
- 大腿四頭筋 quadriceps femoris
- 前脛骨筋 tibialis anerior
- 大殿筋 gluteus maximus
- 大腿
- 大腿二頭筋 biceps femoris
- 半腱様筋 semitendinosus
- 腓腹筋 gastrocnemius
- 長指伸筋 extensor digitorum longus
- 下腿
- アキレス腱 calcaneal tendon

骨格

下肢の骨は、片側で31個の骨からなる

- 大腿骨 femur
- 膝蓋骨 patella
- 脛骨 tibia
- 腓骨 fibula
- 自由下肢
- 足の骨格

●脚の筋肉

脚の筋には**大腿**と**下腿**の筋があります。

大腿の筋は前面の**伸筋群**、内側の**内転筋群**、後面の**屈筋群**の３群に分けられます。伸筋群と屈筋群は膝関節を屈伸させ、内転筋群は股関節を内転させる筋です。また、伸筋群の**大腿四頭筋**は大腿前面の膨らみを作り、体表から輪郭を見ることができます。

下腿の筋は前面の**伸筋群**、外側の**腓骨筋群**、後面の**屈筋群**に分けられ、屈筋群は浅層と深層に分けられます。下腿の筋は立つことはもちろん、歩くときに足先が地面をすらないようにしたり、足底を地面に接触させたり、滑らかな歩行を行えるよう働いています。

●足の筋肉

足の筋は**足背筋**と足底の筋に分かれ、足底の筋は**母指球筋**、**小指球筋**、**中足筋**に分けられます。

足背筋は**短母指伸筋**と**短指伸筋**があり、指の伸展に働きます。

母指球筋には**母指外転筋**、**短母指屈筋**、**母指内転筋**があり、それぞれ母指を外転、屈曲、内転させます。母指内転筋は足の前部を固定して**横足弓**を保持し、母指外転筋は**縦足弓**を保持するのにも関わります。小指球筋の作用は弱いですが、縦足弓の保持に役立っています。

足底の筋の表面（皮膚の下）には強い腱線維が走っており、これを**足底腱膜**といい、足指の支持・固定に役立つ箇所です。これら筋によるアーチがかうだをバランスよく保っているのです。

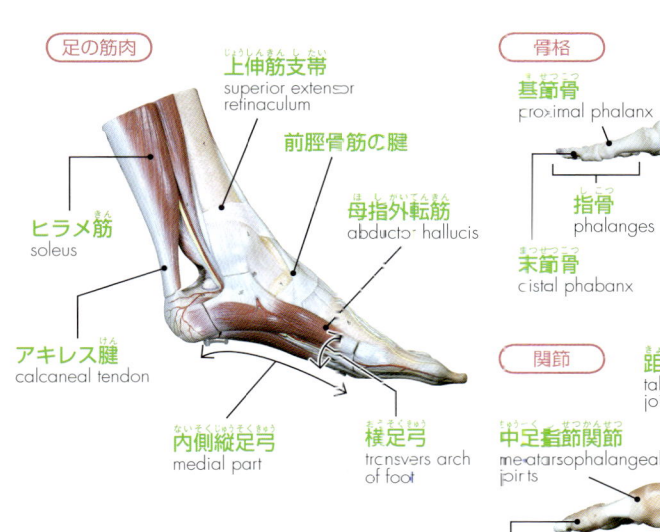

第❽章 骨・筋肉

下肢の骨格と筋肉

■ 脚・足の筋肉

足の筋肉

- 上伸筋支帯 superior extensor retinaculum
- 前脛骨筋の腱
- ヒラメ筋 soleus
- 母指外転筋 abductor hallucis
- アキレス腱 calcaneal tendon
- 内側縦足弓 medial part
- 横足弓 transvers arch of foot

骨格

- 基節骨 proximal phalanx
- 指骨 phalanges
- 中足骨 metacarpals
- 足根骨 tarsal bones
- 末節骨 distal phalanx

関節

- 距踵舟関節 talocalcaneonavicular joint
- 距腿関節 ankle joint
- 中足指節関節 metatarsophalangeal joints
- 指節間関節 interphalangeal joints of foot
- 足根中足関節 tarsometatarsal joints

> 長時間の歩行の際には、第２中足骨が疲労骨折を起こす場合がある

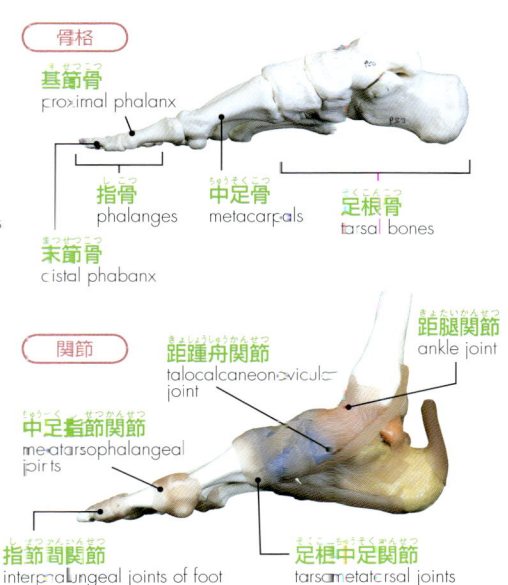

骨の病気

骨は加齢によって病気になりやすい部分ですが、カルシウムやビタミンの不足によって若い世代にも患者が増えているといわれています。

骨粗鬆症

骨粗鬆症は、骨の中がスカスカになり、骨がもろくなる病気です。骨の中に鬆が入った状態になることから、こう呼ばれています。

■ 原因

一度形成された骨は一生そのままではなく、骨組織を壊す破骨細胞と、新しい骨を作る骨芽細胞によって常に新しい骨へ再生されています。このしくみを、骨改変（骨リモデリング）といいます。

骨改変は、骨を壊す骨吸収と、骨を新しく作る骨形成によって行われますが、この骨吸収のスピードが骨形成を上回ると、骨粗鬆症になってしまうのです。

骨粗鬆症の原因として、以下のようなものがあります。

・加齢

年齢を重ねるとともに骨を作るのに必要なカルシウムの吸収が悪くなります。

・ホルモンバランスの乱れ

女性ホルモンの一種であるエストロゲンは、骨吸収をゆるやかにする作用がありますが、女性が閉経期を迎え、女性ホルモンの分泌が低下すると、骨吸収のスピードが速まり、骨密度が低くなります。

・ダイエットによるカルシウム不足

体内のカルシウムの97%は骨の中にありますが、残りの3%は他の組織や血液などに存在し、さまざまな臓器に作用しています。血液中のカルシウムが不足すると、骨からカルシウムが溶け出し、血液に流れ込みます。そのため、ダイエットによって栄養が減り、カルシウム不足の状態が起きると、骨から血液へカルシウムが溶け出し、骨を構成するカルシウムなどの成分がどのくらいしっかり詰まっているのかを示す骨密度が低くなるのです。

■ 症状

骨粗鬆症は自覚症状が乏しい病気です。骨粗鬆症になるとちょっとしたことで骨折しやすくなり、からだの重みが加わっただけで骨折することもあります（圧迫骨折）。また、背中が丸くなったり背中や腰が痛んだりすることもあります。

骨の断面図

骨粗鬆症の骨の断面図

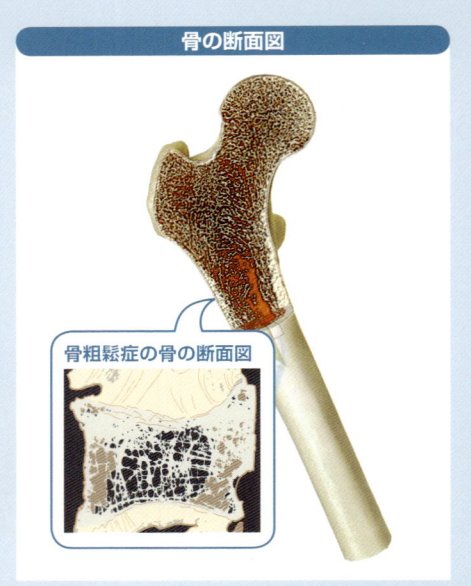

海綿骨の量が減少し、複雑に絡み合った編み目のような構造がくずれ、支えとなる骨梁がなくなっていく。このため、骨の断面には空洞が目立つようになり、強度も弱まっていく

骨肉腫

骨肉腫は、骨の悪性腫瘍のひとつで、腫瘍細胞自身が骨を形成するのが特徴です。10代の患者が多く、中高年より若い年齢層に多く見られる病気です。また、男性のほうが女性より約1.5倍多い病気でもあります。原因は不明で、遺伝は認められていません。

■ 症状

手足の関節近くから発症するため、運動をしたあと、手や足、膝、肩などの関節に持続的に痛みを感じるようになります。しかし、痛みは安静にしていれば軽くなり、スポーツをしている年代に発症することが多いため、単なる筋肉痛と考えられてしまうことが少なくありません。

最初の痛みから2～3ヵ月たち、病気が進行すると、痛みが強くなり、安静時でも痛むようになります。さらに、患部が熱くなったり、関節の動きが悪くなったりします。

■ その他の悪性骨腫瘍

悪性骨腫瘍には、骨自体から腫瘍が発生した原発性悪性骨腫瘍と、からだの他の部位のガンが転移した続発性悪性骨腫瘍があります。骨肉腫は、原発性悪性骨腫瘍で、その他に、軟骨を作る細胞がガン化した軟骨肉腫、ガン化した細胞の起源がはっきりわかっていないユーイング肉腫があります。

続発性悪性骨腫瘍は、原発性に比べて多く見られます。これは、骨には血管が豊富な骨髄があり、他の臓器からガン細胞が血管を通って転移しやすいためです。

骨髄炎

化膿性骨髄炎ともいい、骨の中に細菌が侵入して炎症を起こす病気で、急に症状が出る急性骨髄炎と慢性的に症状が続く慢性骨髄炎があります。

■ 原因

細菌が感染する経路は3つあります。からだの別の部位から血液を介して感染するケース、骨折を固定する金属プレートなどから波及して感染するケース、手術などで外部にさらされている骨髄に細菌が直接感染するケースです。

骨髄が炎症を起こすと、骨髄が膨大して外側にある血管を圧迫するため、骨への血液供給が減少し、骨の一部が壊死してしまいます。また、骨髄から感染が広がり、筋肉などに膿がたまって膿瘍ができてしまうこともあります。

■ 症状

急性骨髄炎は乳幼児や10歳前後の子どもに多く見られます。大腿骨や脛骨、上腕骨などに起こり、患部が腫れて熱を持ちます。全身の症状として、発熱、倦怠感、食欲不振などの症状が出る場合もあります。

慢性骨髄炎は、患部が腫れて赤くなりますが、発熱などはあまりありません。治療が長引くと皮膚に穴があき、そこから膿が流れ出ることがあります。膿が流れ続けると皮膚が悪性変化を起こし、扁平上皮ガンになることもあります。

顎関節症

顎関節症とは、何かの要因で顎の関節付近に異常が起き、顎が開かない、口を開けるとあごが鳴る、口が開けづらいなどの症状が持続している状態のことです。

■ 原因

顎関節症の原因は、顎に悪いクセや姿勢が続く、かみ合わせが悪い、ストレス、外傷などがあります。

顎に悪いクセや姿勢とは、物を食べるときに、片方の顎だけでかむ、ほおづえをよくつく、食いしばりや歯ぎしりが多いなどです。

また、ストレスも歯ぎしりや食いしばりを誘発するため、顎のゆがみにつながるといわれています。

顎関節症が起こる部位

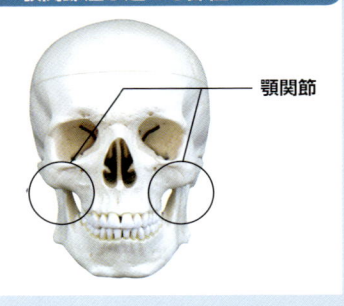

■ 症状

口を開け閉めした際に顎が痛む、口を大きく開けられない、顎を動かすと音がする、かみ合わせに違和感がある、口をきちんと閉じられないなどの症状が見られます。

そのほか、頭痛、肩こり、耳鳴り、目の疲れ、嚥下困難、呼吸困難など、全身に症状が現れることもあります。

変形性関節症

変形性関節症は、関節の軟骨とその周辺の組織が変形し、炎症が起きたり、痛みが生じたりする病気で、中高年に多く見られます。

■ 原因

変形性関節症は、肩、指、膝、股など、全身のどの関節にも発生し、加齢とともに発生頻度は増します。

変形性関節症は、一次性と二次性に分けられます。一次性は、もともと関節に障害や異常がないのに、筋肉の衰え、膝への負担の大きいスポーツや習慣、Ｏ脚や扁平足など足の変形などの要因が重なって発症した、原因の特定が難しいものです。

二次性は、骨折や靱帯の損傷、リウマチなどのあとに発症するものです。

日本では畳や布団といった、下肢の関節に負担がかかりやすい生活様式も関与していると考えられています。

■ 症状

症状はゆっくり進行します。初期の段階では、ちょっと動かすと痛む、朝起きてすぐや動かさずにいたあと関節が強ばる、などがあります。

さらに症状が進むと、関節の動きが悪くなり、ついにはその部分を伸ばしたり曲げたりすることができなくなります。また、その部分の軟骨が肥厚し、関節を動かした際にきしみ音がします。

脊柱に起こった場合、神経を圧迫して手足のしびれが出ることもあります。

関節リウマチ

からだの関節に炎症が起こり、痛みや腫れなどをもたらす病気です。進行すると関節が変形し、機能障害が起こります。

■ 原因

はっきりした原因はわかっていませんが、からだを守るための免疫に何らかの異常が発生して引き起こされると考えられています。免疫が異常をきたし、自らのからだにある成分を異物と見なして攻撃してしまうことを自己免疫疾患といいますが、関節リウマチはこの疾患のひとつとされています。

免疫に異常をきたす原因としては、ウイルスや細菌の感染、遺伝子の異常などが考えられています。

■ 症状

手首、足首、手足の指、肘、肩、膝、股関節などに起こります。関節の痛みと腫れが徐々に起こり、患部が熱を持つこともあります。症状は、天候に左右されることが多く、暖かく晴れた日は軽く、雨の日や寒い日などは痛みが強くなります。

進行すると、関節の軟骨や骨が破壊されて変形し、関節を動かせる範囲が狭くなって、日常生活に支障が出ます。

そのほか、食欲不振、倦怠感、息切れ、めまい、ドライアイなどの症状が見られる場合もあります。

また、全身の血管に炎症を起こす悪性関節リウマチになると、心臓や肺、神経など他の臓器にも症状が現れます。中には、心筋梗塞、肺炎、腎障害など、生命に関わる場合もあります。

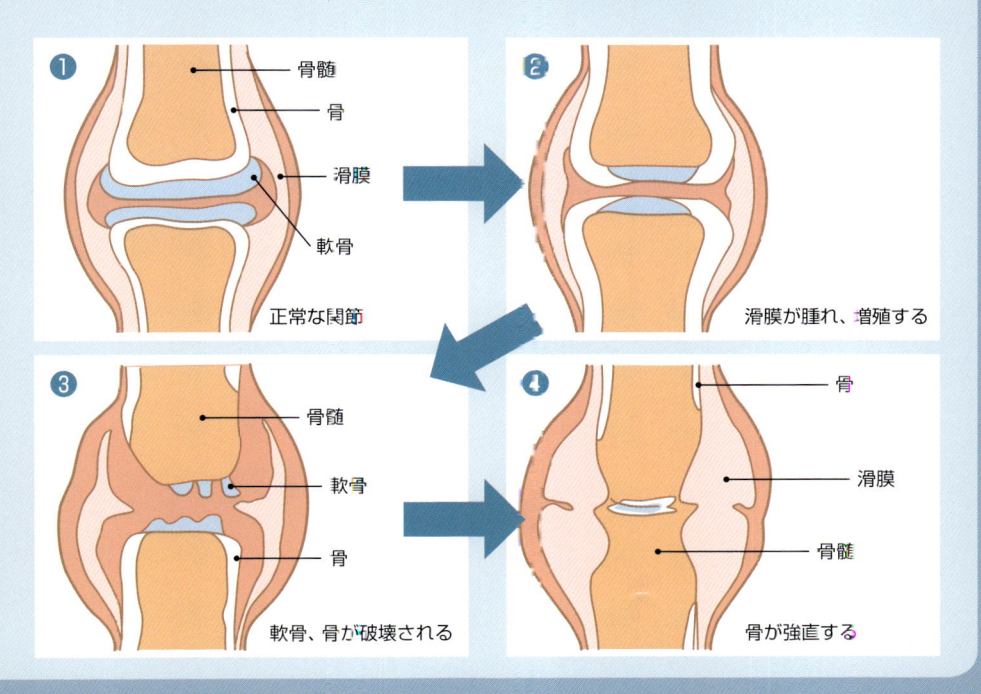

❶ 正常な関節 — 骨髄、骨、滑膜、軟骨
❷ 滑膜が腫れ、増殖する
❸ 軟骨、骨が破壊される — 骨髄、軟骨、骨
❹ 骨が強直する — 骨、滑膜、骨髄

椎間板ヘルニア

椎間板ヘルニアとは、脊柱の椎体間にある椎間板の劣化が起こり、椎間板中の髄核が外に脱出し、脊髄神経の根本を圧迫している状態のことです。

■ 原因

椎間板ヘルニアは、日頃の脊柱への過負担が蓄積され、限界に達したときに表面化するのです。

原因としては、姿勢の悪さからくる背骨のゆがみ、重いものを持ち上げる、腰を強くひねる、長時間の座り仕事など日常生活での動作、椎間板の老化などがあげられます。

急性の椎間板ヘルニアは、柔軟体操を勢いよく行う、足元にあるものをかがまずに手だけで取る、高いところから飛び降りる、朝飛び起きるなどの動作が引き金となって起こります。

■ 症状

椎間板ヘルニアの代表的な症状は、神経根圧迫による痺れです。背中を丸めるなど、特定の動作をした瞬間に「ビリビリッ」という痺れが走ります。人によっては、せきをするだけで痺れたり、安静にしていても痛みや痺れが取れなかったりすることもあります。

さらに、筋力低下や感覚鈍麻など、運動神経や感覚神経の機能不全を引き起こすこともあります。

■ 対処法

一度潰れてしまった椎間板が完全に回復するのは難しく、症状によっては手術が必要な場合もありますが、多くの人は半年以内に治癒しています。

正常な椎間板
- 髄核
- 線維輪
- 神経根
- 馬尾

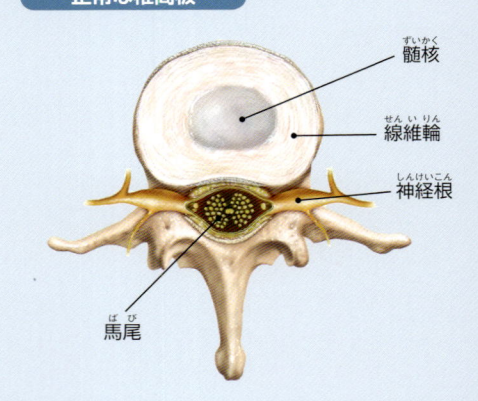

椎間板ヘルニアを患った椎間板

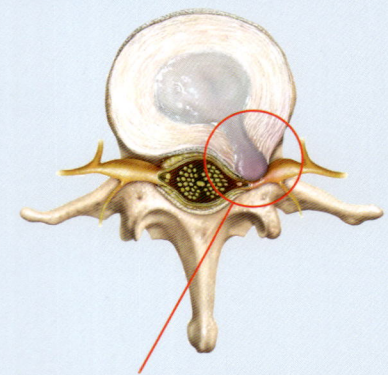

ゼリー状の髄核や周囲の線維輪が突き出し、神経根を圧迫している

索引（50音順）

あ行

あ

RNA ……………………… 222
ICU ……………………… 14、15
iPS細胞 ………………… 17、19
アキレス腱 ……………………286
悪性リンパ腫 …………………136
悪玉菌………………………… 79
アクチン線維 …………………270
アクロソーム …………………155
足白癬…………………………264
アセトアルデヒド ………… 86
圧覚……………………………252
圧受容器………………………132
アデニン ………………220、222
アトピー性皮膚炎 …… 35、264
アポクリン腺 …………………254
アミノ酸 ………………………222
アルコール分解 …………… 86
アルツハイマー病 ……………209
アレルギー ………………… 32
アレルギー性鼻炎 …… 34、262
アレルゲン ………………… 33
鞍関節…………………………274

い

胃……………………………… 72
ES細胞 …………………… 17
胃炎…………………………… 93
胃潰瘍………………………… 93
胃ガン………………………… 92
移行型…………………………252
意思表示カード …………… 20
胃小窩………………………… 72
移植医療…………………… 20
胃体…………………………… 72
一次視覚野……………………235
一次体性感覚野………………200
一次聴覚野……………………240
胃底………………………… 72
遺伝子 …………………220、222
遺伝情報………………………220
遺伝要因………………………… 32
胃壁……………………… 72、73

意味記憶………………………198
陰核……………………………158
陰茎 ……………………152、156
陰茎海綿体 ……………152、156
インスリン ………………… 26
咽頭………………………… 68
咽頭炎…………………………116
咽頭結膜熱 ………………… 68
咽頭扁桃 …………………… 68
陰嚢 ……………………152、154
インフルエンザ ………………120

う

ウェルニッケ中枢 ……………193
右心室………… 122、125、128
右心房………………… 122、128
うつ病 …………………… 29
右脳……………………………196
右肺……………………………106
産毛……………………………256
右房室弁………………………122
ウラシル………………………222
運動神経………………………200
運動性線維……………………202
運動野 …………………193、201
運動連合野……………………192

え

エイズ…………………………228
ATCG …………………………222
腋窩神経………………………181
液性調節………………………132
エクリン腺 ……………………254
S状結腸……………………… 82
エストロゲン …………………165
エナメル質 ………………… 64
エピソード記憶 ………………198
えら呼吸………………………114
遠位尿細管……………………144
塩基……………………………220
塩基配列………………………222
嚥下 ……………… 60、66、70
嚥下障害 …………………… 71
嚥下反射 …………………… 71
遠視……………………………235
遠心性神経 ……………………180

延髄 ……………… 184、188、200

お

横隔膜 ………… 112、113、281
横行結腸……………………… 82
黄色骨髄………………………218
横足弓…………………………287
黄体形成ホルモン ……………162
横突起…………………………278
横紋筋…………………………270
おなら………………………… 83
オリゴデンドロサイト …… 178
温覚……………………………252

か行

か

外顆粒層………………………236
外境界膜………………………236
開口筋……………………… 66
外肛門括約筋 ……………… 82
外呼吸…………………………114
外耳 ……………………238、240
外耳孔…………………………238
外耳道…………………………238
外舌筋……………………… 61
外側溝 …………………190、192
外側足底神経…………………181
外側半規管……………………242
外側翼突筋……………………277
回腸 ……………………… 78、80
外転神経………………………202
外尿道口 ……… 148、150、157
海馬……………………………198
灰白質…………………………186
外鼻……………………………100
外鼻孔…………………………100
外腹斜筋………………………281
外分泌機能 ……………… 74、75
外分泌腺………………………171
外膜……………………………130
外網状層………………………236
回盲弁 …………………… 78、82
外肋間筋………………………112
カウパー腺 ……………………152

索引

化学受容器 …………… 132
下眼瞼 ……………… 232
下関節突起 …………… 278
蝸牛 ………………… 240
核 …………………… 154
顎下腺 ………………… 62
顎関節 ………………… 66
顎関節症 ……………… 290
顎骨 …………………… 66
核酸 ………………… 222
核小体 ………………… 44
顎舌骨筋 ……………… 66
拡張期血圧 …………… 132
撹拌運動 ……………… 73
角膜 …………… 232、234
核膜 ………………… 44、45
下行鋸筋 ……………… 282
下行結腸 ……………… 82
仮骨 ………………… 273
可視光線 ……………… 237
下肢骨 ……………… 266
下肢帯 ……………… 286
下小脳脚 …………… 186
下唇 …………………… 60
下垂体 ……………… 132
ガス交換 … 110、114、126、128
風邪 ………………… 120
下腿 ………………… 287
下大静脈 …………… 126
滑車神経 …………… 202
滑面小胞体 …………… 44
下鼻甲介 …………… 100
下鼻道 ……………… 100
下部食道括約筋 ……… 70
下部尿路 …………… 148
花粉症 ………………… 34
仮面うつ病 …………… 29
下葉 ………………… 106
顆粒細胞 …………… 146
顆粒白血球 ………… 214
仮肋 ………………… 280
ガン …………………… 22
肝炎 ………………… 97
感音部 ……………… 240

眼窩 ………………… 230
感覚記憶 …………… 198
感覚神経 …………… 200
感覚性線維 ………… 202
含気骨 ……………… 267
眼球 …………… 230、232、236
環境要因 ……………… 32
眼筋 …………… 230、231
眼瞼 ………………… 232
眼瞼結膜 …………… 232
寛骨 …………… 273、283、286
桿状体細胞 ………… 237
桿状体錐状体層 …… 236
肝小葉 ………………… 85
関節 ………………… 274
関節円板 …………… 274
関節窩 ……………… 274
関節腔 ……………… 274
関節頭 ……………… 274
関節軟骨 …………… 274
関節半月 …………… 274
関節包 ……………… 274
関節リウマチ ……… 291
汗腺 ………………… 250
肝臓 …………………… 84、86
環椎 ………………… 278
眼底 ………………… 231
間脳 …………… 184、190
眼房 ………………… 231
顔面神経 …………… 202
顔面頭蓋 …………… 276
眼輪筋 ………… 232、277

き

気圧 ………………… 244
キーセルバッハ部位 …… 100
記憶 ………………… 198
気管 ………………… 108
気管支 ……………… 106
気管支炎 …………… 118
気管軟骨 …………… 108
気管平滑筋 ………… 108
基節骨 ………… 285、286
基底細胞 …………… 247
基底膜 ……………… 144

亀頭 ………………… 152
気道 …………… 60、108
気分障害 ……………… 28
気門 ………………… 114
嗅覚 …………… 100、246
嗅覚器 ……………… 246
球関節 ……………… 274
嗅球 ………………… 246
球形嚢 ……………… 243
嗅細胞 ……………… 246
休止期 ……………… 256
旧小脳 ……………… 187
嗅上皮 ……………… 100
嗅神経 ………… 202、246
求心性神経 ………… 180
急性中耳炎 ………… 261
嗅部 ………………… 100
救命救急医療 ………… 10
橋 …………… 184、188
胸横筋 ……………… 281
胸郭 …… 106、112、266、280
胸管 ………………… 134
頬筋 ………………… 277
胸腔 ………………… 112
胸骨 …… 106、112、280
頬骨 ………………… 54
胸骨体 ……………… 280
胸骨柄 ……………… 280
胸式呼吸 …………… 112
狭心症 ……………… 139
胸腺 ………………… 136
胸大動脈 …………… 126
胸椎 …… 106、112、278、280
強膜 ………………… 234
胸膜 ………………… 112
胸膜腔 ……………… 106
曲精細管 …………… 154
棘突起 ……………… 278
棘肋筋 ……………… 282
距骨 ………………… 286
キラーT細胞 ……… 226
近位尿細管 ………… 144
筋原線維 ……………… 49
筋細胞 ………………… 45

近視…………………235	月経……………162、163	恒常性維持機能……146、170
筋周膜………………270	結合・支持組織………48	甲状腺の病気…………176
筋性動脈………………130	結合組織………………130	甲状軟骨………………102
筋線維……………61、270	結合組織性毛包………256	口唇……………………60
筋層……………………72	血漿………134、216、273	後爪郭…………………258
筋束……………………270	血漿タンパク…………216	酵素作用………………216
筋組織……………48、270	楔状軟骨………………102	抗体……………32、226
筋肉………………52、53	血小板……………216、273	喉頭………70、102、103
	血小板血栓……………216	喉頭蓋………………70、102
く	血栓……………………217	喉頭蓋軟骨……………102
グアニン…………220、222	血糖値…………………90	喉頭筋…………………104
区域気管支……………108	血糖調節………………90	後頭筋…………………277
空回腸…………………78	結膜炎…………………260	後頭前頭筋……………277
空腸………………78、80	解毒作用………………85	後頭葉……………190、192
QOL（クオリティ・オブ・ライフ）	ゲノム…………………220	喉頭隆起………………102
……………………35	腱………………………271	高尿酸血症……………22
口呼吸…………………113	肩甲挙筋………………282	更年期障害……………176
屈筋……………………285	肩甲骨…………………284	広背筋…………………282
屈筋腱…………………284	原始生殖細胞………55、161	後半規管………………242
クモ膜…………………194	腱鞘………………271、285	後腹筋…………………281
クモ膜下腔……………194	剣状突起………………280	後腹膜…………………78
クモ膜顆粒……………195	原始卵胞…………160、162	高分子…………………222
グリア細胞…………49、185	減数分裂………………47	後壁……………………108
クリトリス……………158	瞼板……………………232	硬膜……………………194
グロブリン……………216		肛門……………………82
クロマチン……………220	**こ**	口輪筋…………………277
	恒温動物………………254	口裂……………………60
け	口蓋扁桃………………68	呼吸……………………112
毛…………………250、256	後角……………………183	呼吸細気管支…………108
脛骨……………………286	口角下制筋……………277	心の病…………………28
脛骨神経………………181	睾丸………………152、154	鼓室………………238、244
形質細胞………………226	交感神経………………232	古小脳…………………187
頸椎……………………278	交感神経系………180、205	弧束核…………………249
頸リンパ本幹……………56	咬筋………………66、277	骨化……………………276
血圧………………132、147	口腔………………60、68	骨格……………………266
血圧調節………………147	高血圧……………22、27	骨格筋……49、201、266、270
血液………212、214、216	抗原……………………32	骨芽細胞…268、269、272、273
血液型…………………213	抗原抗体反応…………32	骨細胞……………45、269
血液凝固………………216	抗原レセプター………226	骨髄………………218、266
血液凝固作用…………216	後交連…………………50	骨髄炎…………………289
血液系…………………217	後根……………………200	骨髄系幹細胞…………218
血液細胞………………218	虹彩………………230、234	骨折……………………272
血液循環………………128	後索核…………………200	骨層板…………………268
血管………………126、130	高脂血症………………26	骨粗鬆症……………22、288
血管運動中枢…………132	膠質浸透圧………212、216	
血球……………………213		

295

索引

骨端軟骨 … 272
骨肉腫 … 289
骨盤 … 283
骨半規管 … 242
骨膜 … 182、268
鼓膜 … 238、240、244
固有肝動脈 … 84
固有背筋 … 282
孤立リンパ小節 … 136
ゴルジ装置 … 44
コルチ器 … 240
コレステロール … 26

さ行

さ

サーファクタント … 110
細気管支 … 108
最高血圧 … 132
最小血圧 … 132
再生医療 … 16
臍帯 … 168
最大血圧 … 132
最低血圧 … 132
サイトカイン … 218
最内肋間筋 … 281
細胞 … 44
細胞外基質 … 48
細胞障害性T細胞 … 226
細胞小器官 … 45
細胞分裂 … 46
細胞膜 … 44
酢酸 … 86
鎖骨 … 284
坐骨 … 286
鎖骨下筋 … 281
坐骨神経 … 181
左心室 … 122、125、126、128
左心房 … 122、128
左脳 … 196
左房室弁 … 122
三角筋 … 285
三叉神経 … 202
3次救急 … 10
三尖弁 … 122

し

痔 … 98
CCU … 14、15
耳介 … 238、240
視覚 … 234
視覚連合野 … 193
耳下腺 … 62
歯冠 … 64
耳管 … 101、238、244
耳管扁桃 … 68
色覚 … 236
色素上皮層 … 236
子宮 … 158、161、166
子宮外妊娠 … 167
子宮ガン … 175
四丘体 … 50
糸球体 … 142、146
子宮内膜 … 162、166
軸骨格 … 266
軸索 … 178
軸椎 … 278
歯頸 … 64
止血 … 217
止血作用 … 216
耳垢 … 238
耳垢腺 … 238
指骨 … 284、286
篩骨洞 … 100
自己免疫疾患 … 227
歯根 … 64
歯根膜 … 64
支持骨格 … 278
支持細胞 … 246
支持組織 … 266
脂質異常症 … 22、26
歯周靱帯 … 64
歯周組織 … 64
歯周病 … 22
視床下部 … 132、170、180
耳小骨 … 238、240
糸状乳頭 … 248
茸状乳頭 … 248
視神経 … 181、202

耳垂（耳たぶ） … 238
歯髄腔 … 64
脂腺 … 250、256
歯槽 … 64
歯槽骨 … 64
歯槽突起 … 64
舌 … 60、66、248
死体移植 … 20
膝蓋骨 … 286
シトシン … 220、222
シナプス … 49、179
シナプス小胞 … 179
歯肉 … 64
脂肪細胞 … 164
シャーピー線維 … 268
尺側手根屈筋 … 52
車軸関節 … 275
射精 … 156、157
射精管 … 152
尺骨 … 284
尺骨神経 … 285
自由縁 … 258
縦隔 … 106
自由下肢骨 … 286
集合管 … 144
集合リンパ小節 … 136
収縮期血圧 … 132
自由上肢 … 284
自由神経終末 … 252
終生毛 … 256
縦足弓 … 287
十二指腸 … 74、76、78、80
十二指腸潰瘍 … 94
十二指腸腺 … 76
終末細気管支 … 108
終末装置 … 252
絨毛 … 78、80
手根骨 … 284
種子骨 … 267
樹状突起 … 178
主膵管 … 74、76
受精 … 166
受精膜 … 166
受精卵 … 166

出産	169	
受動的免疫	224	
手内筋	285	
受容体	170、179	
シュワン細胞	178	
小陰唇	158	
漿液	106	
小円筋	52	
消化管	58	
消化管壁	58	
消化器	58	
消化器官	72	
上顎洞	100	
小角軟骨	102	
消化腺	58	
松果体	50	
上眼瞼	232	
上関節突起	278	
小胸筋	281	
小頬骨筋	277	
笑筋	277	
上行鋸筋	282	
上行結腸	82	
上行大動脈	126	
踵骨	286	
娘細胞	46	
小指球筋	285、287	
上肢骨	266	
上肢帯	284	
小十二指腸乳頭	74、76	
上小脳脚	186	
上唇	60	
常染色体	220	
上爪皮	258	
小泉門	276	
上側頭回	50	
上大静脈	126	
小唾液腺	62	
小腸	78、80	
小脳	184、186	
小脳回	186	
小脳溝	186	
上鼻甲介	100	
上皮細胞	45、110	
上皮性毛包	256	
上皮組織	48	
上鼻道	100	
上部食道括約筋	70	
上部尿路	148	
漿膜	72、160	
静脈	126、131	
静脈角	134	
静脈血	212	
静脈性毛細血管圧	212	
静脈弁	131	
睫毛	232	
小葉	154	
上葉	106	
上腕	285	
上腕骨	284	
上腕三頭筋	284	
上腕二頭筋	284	
初期救急	10	
食細胞	224	
食道	59、69、73	
植物状態	188	
食物アレルギー	33	
女性生殖器	158、159	
触覚	252	
自律神経	204	
自律神経系	180、205	
腎盂	142、148	
心エコー	24	
真核細胞	44	
深胸筋	281	
心筋	49、122、124、201	
伸筋	285	
伸筋群	287	
心筋梗塞	139	
神経	51	
神経細胞	45、178、180	
神経細胞層	236	
神経細胞体	178	
神経性調節	132	
神経線維層	236	
神経組織	48	
神経痛	210	
神経伝達物質	179	
神経網	180	
人工臓器	18	
心室	125	
心疾患	22	
心室中隔	122	
心周期	125	
腎障害	22	
腎小体	143、144	
腎上体	90	
新小脳	187	
腎静脈	142	
腎錐体	142	
心臓	122	
腎臓	142	
心臓ドック	41	
靱帯	274	
心停止	20	
心電図	24	
深頭筋	277	
腎動脈	142	
腎乳頭	142	
腎杯	142、148	
深背筋	282	
心拍数	125	
腎盤	142	
深部感覚	252	
心不全	138	
腎不全	172	
深部痛	252	
心房	125	
心房中隔	122	
腎門	142	
心理療法	31	
真肋	280	

す

随意運動	70	
随意筋	82	
膵液	58、74、76、80、88	
髄液	182、194、195	
膵炎	96	
髄核	278	
膵管	74	
髄腔	266、268	
髄質	160	

索引

髄鞘……………………178
水晶体…………………234
錐状体細胞……………237
膵臓……………………74
水素結合………………220
錐体外路………………201
錐体筋…………………281
錐体路…………………201
髄膜………………182、194
髄膜炎…………………209
睡眠時無呼吸症候群……117
ストローマ細胞………218

せ

精液……………………157
生活習慣病………22、26
精管………152、154、156
精原細胞………………155
精子………154、155、166
精子細胞………………155
成熟卵胞………………162
生殖細胞…………46、47
性染色体………………220
精巣………………152、154
精巣上体…………152、156
精巣上体管……………154
精巣中隔………………154
精巣網…………………154
精巣輸出管……………154
精祖細胞………………155
声帯……………………104
生体移植………………20
声帯筋…………………104
生体細胞………………18
声帯靱帯………………104
声帯ヒダ………………104
声帯ポリープ…………116
正中神経…………284、285
成長期…………………256
精嚢………………152、156
精嚢液…………………152
精母細胞………………155
声門裂…………………104
赤色骨髄………………218
脊髄………180、181、182

脊髄神経………………200
脊柱………182、266、278
脊柱管……………182、278
脊椎……………………54
舌咽神経…………188、202
舌下神経…………188、202
舌下腺…………………62
赤筋……………………270
舌筋群…………………61
赤血球…………………214
赤血球沈降速度………214
舌根………………61、248
舌根部…………………68
舌尖………………61、248
舌体………………61、248
舌乳頭…………………248
舌扁桃…………………68
背骨……………………278
セメント質……………64
線維芽細胞……………45
前角……………………183
浅胸筋…………………281
前鋸筋…………………281
前駆細胞………………218
前脛骨筋………………52
宣言的記憶……………199
前交連…………………50
前後運動………………73
仙骨……………………283
前障……………………190
染色体……46、220、222
全身性自己免疫疾患……227
善玉菌……………79、81
仙腸関節………………283
仙椎……………………278
前庭……………………243
前庭嚢…………………243
蠕動運動………………73
前頭眼野………………192
浅頭筋…………………277
前頭筋…………………277
前頭洞…………………100
前頭葉……………190、192
前頭連合野……………192

浅背筋…………………282
前半規管………………242
前腹筋…………………281
前壁……………………108
腺房……………………164
線毛……………………101
泉門……………………276
腺葉……………………164
前立腺………150、152、156
前立腺肥大症…………173

そ

爪郭……………………258
臓器……………………55
臓器特異的自己免疫疾患…227
象牙質…………………64
造血作用………………218
爪根……………………258
桑実胚…………………166
爪床……………………258
臓側胸膜………………106
爪体……………………258
総胆管…………74、76、88
僧帽筋…………………282
僧帽弁…………………122
爪母基…………………258
相補性…………………222
側角……………………183
足底腱膜………………287
側頭筋……………66、277
側頭葉……………190、192
側頭連合野……………192
側脳室…………………195
足背筋…………………287
側腹筋…………………281
鼠径リンパ節…………56
組織……………………48
組織液…………………134
組織系…………………217
組織呼吸………………114
咀嚼………………60、66
咀嚼筋……………67、277
速筋……………………270
足根骨…………………286
粗面小胞体……………44

た行

た

第一次視覚野 ……………… 193
第一次聴覚野 ……………… 192
第一小節 …………………… 136
大陰唇 ……………………… 158
体液 ………………………… 146
体液性免疫 ………………… 226
大円筋 ……………………… 285
体温調節 …………………… 254
体温調節中枢 ……………… 254
大胸筋 ……………………… 281
大頬骨筋 …………………… 277
対合 …………………………… 47
退行期 ……………………… 256
体細胞 ………………………… 46
体細胞分裂 …………………… 46
第三脳室 …………………… 195
胎児 ………………… 166、168
胎児循環 …………………… 129
大十二指腸乳頭 … 74、76、88
体循環 ……………………… 128
帯状溝 ………………………… 50
体性感覚 …………………… 252
体性感覚野 ………………… 193
体性幹細胞 …………………… 17
体性神経系 ………………… 180
大泉門 ……………………… 276
大腿 ………………………… 287
大腿骨 ……………… 273、286
大腿四頭筋 ………………… 287
大腿神経 …………………… 181
大唾液腺 ……………………… 62
大腸 …………………………… 82
大腸ポリープ ………………… 95
大動脈 ……………………… 126
大動脈弓 …………………… 126
大動脈弁 …………… 122、125
大動脈瘤 …………………… 138
第二小節 …………………… 136
大脳 ………… 184、186、190
大脳基底核 ………………… 190
大脳縦裂 …………………… 185
大脳髄質 …………………… 190
大脳皮質 …………………………
　　　 180、190、192、196、201、235
胎盤 ………………… 166、168
第四脳室 …………………… 195
唾液 …………………………… 62
唾液腺 ………………………… 62
楕円関節 …………………… 275
多汗症 ……………………… 254
多能性幹細胞 ………………… 17
多能性造血幹細胞 ………… 218
胆管 …………………………… 88
短期記憶 …………………… 198
短骨 ………………………… 267
短指伸筋 …………………… 287
胆汁 ……………… 58、76、80、88
男性生殖器 ………………… 152
弾性線維 …………………… 130
弾性動脈 …………………… 130
胆石症 ………………………… 98
胆道 …………………………… 88
胆嚢 …………………………… 88
胆嚢管 ………………………… 88
単能性 ……………………… 218
タンパク質 ………… 216、220
短母指屈筋 ………………… 287
短母指伸筋 ………………… 287

ち

遅筋 ………………………… 270
蓄膿症 ……………………… 262
恥骨 ………………………… 286
恥骨結合 …………………… 283
膣 …………………… 158、166
膣口 ………………………… 158
膣前庭 ……………………… 158
緻密質 ……………………… 268
チミン ……………… 220、222
着床 ………………… 162、166
中耳 ………………… 238、240
中手筋 ……………………… 285
中手骨 ……………………… 284
中小脳脚 …………………… 186
中心溝 ……………… 190、192
中心体 ………………………… 44

虫垂 …………………………… 82
虫垂炎 ………………………… 94
中枢 ………………………… 240
中枢神経 …………………… 180
中枢神経系 ………… 178、200
中節骨 ……………… 285、286
中足筋 ……………………… 287
中足骨 ……………………… 286
中脳 ………………… 184、188
中鼻甲介 …………………… 100
中鼻道 ……………………… 100
中膜 ………………………… 130
中葉 ………………………… 106
腸炎 …………………………… 96
聴覚連合野 ………………… 193
腸間膜 ………………………… 78
長期記憶 …………………… 198
蝶形骨洞 …………………… 100
長骨 ………………………… 267
腸骨 ………………………… 286
腸内細菌 ……………………… 79
蝶番関節 …………………… 275
腸閉塞 ………………………… 95
直精細管 …………………… 155
直腸 ………………… 59、83
陳述記憶 …………………… 198

つ

椎間円板 …………………… 278
椎間孔 ……………………… 278
椎間板ヘルニア …………… 292
椎弓 ………………………… 278
椎骨 ………………………… 278
椎体 ………………………… 278
痛覚 ………………………… 252
爪 …………………… 250、258

て

DNA …… 44、154、220、222
T細胞 ……………… 218、224
Tissue Engineering（ティッシュ
　エンジニアリング）……… 19
手続き記憶 ………………… 199
伝音部 ……………………… 240
電解質 ……………………… 146

索引

と

頭蓋……………………266、276
動眼神経…………………………202
瞳孔………………………………230
橈骨………………………………284
頭頂後頭溝……………190、192
頭頂骨……………………………54
頭頂葉…………………190、192
頭頂連合野……………………193
糖尿病……………………22、26
洞房結節………………………125
動脈………………………126、130
動脈血……………………………212
動脈性毛細血管圧……………212
動脈弁……………………122、125
洞様毛細血管……………………84
特異的……………………………224
特異的生体防御機能…………224
特異免疫………………………215
ドクターヘリ……………………11
ドライマウス……………………62
トランスファー RNA（tRNA）
……………………………………223

な行

な

内顆粒層………………………236
内境界膜………………………236
内肛門括約筋……………………82
内呼吸……………………………114
内耳………………………238、240
内耳神経………………………202
内舌筋……………………………61
内臓脂肪型肥満…………………27
内臓脂肪症候群…………………22
内側足底神経…………………181
内側毛帯………………………200
内側翼突筋………………66、277
内転筋群………………………287
内尿道口………………………150
内皮細胞………………………130
内腹斜筋………………………281
内分泌機能………………………75

内分泌腺………………………170
内膜………………………………130
内網状層………………………236
内肋間筋…………………112、281
ナチュラルキラー細胞（NK 細胞）
……………………………218、224
涙…………………………………232
軟口蓋……………………70、102
難聴………………………241、261
軟膜………………………………194

に

二価染色体………………………47
肉様膜……………………………152
2 次救急…………………………10
二重鎖構造……………………220
乳管………………………………164
乳ガン……………………………165
乳管洞……………………………164
乳口………………………………164
乳汁………………………………164
乳腺………………………164、250
乳腺小葉………………………164
乳腺組織………………………165
乳頭……………………61、164、250
乳糜………………………………136
乳糜管…………………………136
乳糜槽…………………………135
乳房………………………………164
乳輪………………………………164
ニューロン……………………178
尿…………………………………144
尿管………………………142、148
尿管開口部……………………148
尿管口…………………………148
尿道………………………148、150
尿道海綿体……………152、156
尿道球腺………………………152
尿路………………………………148
尿路結石………………………174
人間ドック………………………36
妊娠………………………………166

ね

ネフロン………………144、145
粘膜………………………………72

の

脳…………………………50、184
脳回………………………………185
脳下垂体………………………170
脳幹………………180、184、188
脳弓………………………………50
脳溝………………………180、185
脳梗塞…………………………207
脳死………………………20、188
脳室……………………………195
脳出血…………………………206
脳腫瘍…………………………208
脳神経…………………………202
脳脊髄液………………………194
脳卒中……………………………22
脳頭蓋…………………………276
能動的免疫……………………224
脳ドック…………………………40
脳梁………………………185、196
のど仏……………………………102

は行

は

歯……………………60、64、66
パーキンソン病………………210
肺…………………………106、112
パイエル板………………………81
肺炎………………………………118
肺気腫……………………………119
背筋………………………………282
肺結核……………………………117
肺呼吸……………………………114
胚子………………………166、168
肺循環…………………………128
倍数分裂…………………………46
肺尖………………………………106
背側視覚経路…………………235
肺ドック…………………………41
肺中心…………………………137
肺底………………………………106
肺動脈弁………………122、125
排尿反射………………………151
ハイブリッド人工臓器…………18

肺胞 …………… 106、108、110	鼻中隔 ………………………… 100	腹大動脈 ……………………… 126
肺胞管 ………………………… 110	非陳述記憶 …………………… 198	腹直筋 ………………………… 281
肺胞腔 ………………………… 110	尾椎 …………………………… 278	副鼻腔 ………………………… 100
肺胞嚢 ………………………… 110	非特異性免疫 ………………… 215	腹部CT ………………………… 24
肺門 …………………………… 106	非特異的 ……………………… 224	不随意運動 …………………… 70
排卵 …………… 160、162、166	非特異的生体防御機構 ……… 224	不随意筋 ……………………… 124
排卵期 ………………………… 162	ヒドロキシアパタイト ……… 269	付属肢骨格 …………………… 266
白質 …………………………… 186	鼻背 …………………………… 100	二日酔い ……………………… 87
拍動 …………………… 124、125	皮膚 …………………… 250、253	浮遊肋 ………………………… 280
白内障 ………………………… 260	皮膚感覚 ……………………… 252	プライミング ………………… 199
白膜 …………………………… 160	皮膚呼吸 ……………………… 114	ブローカ中枢 ………………… 192
破骨細胞 ……………… 269、273	皮膚腺 ………………………… 250	分化 …………………………… 48
発汗 …………………………… 254	被包終末器官 ………………… 252	分界溝 ………………………… 248
白筋 …………………………… 270	被膜 …………………………… 142	噴門 …………………… 70、72
白血球 ………………………… 214	肥満 …………………… 23、27	**へ**
白血病 ………………………… 140	肥満細胞 ……………………… 224	平滑筋 ………… 49、130、201
発現 …………………… 223、226	肥満症 ………………………… 27	平衡感覚 ……………………… 242
発声器 ………………………… 60	眉毛 …………………………… 232	閉口筋 ………………………… 66
鼻 ……………………… 100、246	表情筋 ………………………… 277	平衡砂 ………………………… 243
ハバース管 …………………… 269	標的細胞 ……………………… 226	平衡聴覚器 …………………… 238
半規管 ………………… 240、242	鼻翼 …………………………… 100	平衡斑 ………………………… 243
半月 …………………………… 258	日和見菌 ……………………… 79	平面関節 ……………………… 274
半腱様筋 ……………………… 52	ヒラメ筋 ……………………… 287	ペプチド ……………………… 170
反射運動 ……………… 201、202	鼻涙管 ………………… 101、232	ヘモグロビン ………… 110、214
反射作用 ……………………… 231	披裂軟骨 ……………………… 102	ヘリコバクター・ピロリ … 77
万能細胞 ……………………… 17	ピロリ菌 ……………………… 77	ヘルパーT細胞 ……………… 226
ひ	貧血 …………………………… 140	辺縁系 ………………………… 180
B細胞 ………………… 218、224	**ふ**	変形性関節症 ………………… 290
皮下脂肪層 …………………… 250	ファーター乳頭 … 74、76、88	扁桃 …………………………… 136
皮下組織 ……………………… 250	フィブリノゲン ……………… 216	扁平骨 ………………………… 267
光受容部 ……………………… 237	プール熱 ……………………… 68	鞭毛 …………………………… 155
鼻腔 …………………… 100、232	不可視光線 …………………… 237	ヘンレループ ………………… 144
腓骨 …………………………… 286	不感蒸泄 ……………………… 254	**ほ**
尾骨 …………………………… 283	不規則骨 ……………………… 267	忘却曲線 ……………………… 198
腓骨筋群 ……………………… 287	腹横筋 ………………………… 281	縫合 …………………………… 276
尾骨神経 ……………………… 51	副睾丸 ………………… 152、156	膀胱 …………………………… 148
鼻根 …………………………… 100	副交感神経 …………………… 232	膀胱炎 ………………………… 174
皮脂腺 ………………… 238、250	副交感神経系 ………… 180、205	膀胱括約筋 …………………… 148
皮質 …………………………… 160	副交感性線維 ………………… 202	膀胱三角 ……………………… 148
微絨毛 ………………… 44、78、80	腹式呼吸 ……… 112、113、280	膀胱尖 ………………………… 148
尾状核 ………………………… 190	副腎 …………………………… 90	膀胱体 ………………………… 148
鼻尖 …………………………… 100	副神経 ………………………… 202	膀胱底 ………………………… 148
脾臓 …………………… 74、135	副膵管 ………………… 74、76	房室結節 ……………………… 125
左主気管支 …………………… 108	腹側視覚経路 ………………… 235	房室弁 ………………… 122、125

索引

放出ホルモン ……………170
胞胚…………………………166
ボウマン腺 ………………247
ボウマン嚢 ………………143
保護骨格 …………………278
保護膜 ……………………250
母細胞 ………………………46
母指外転筋 ………………287
母指球筋 …………285、287
母指内転筋 ………………287
補体 ………………………227
勃起 ………………152、156
勃起障害（ED）…………152
骨 …………54、268、272
ホメオスタシス ……………
………………146、170、205
ホルモン …………………170
翻訳 ………………………223

ま行

ま
膜性壁 ……………………108
膜半規管 …………………242
マクロファージ …………226
マジャンディ孔 …………195
末梢神経 …………178、180
末節骨 ……………285、286
マトリックス ………………19

み
ミオシン線維 ……………270
味覚 ………………………248
味覚器 ………………60、61
味覚野 ……………………192
右主気管支 ………………108
右リンパ本幹 ……………134
味孔 ………………………249
ミトコンドリア …44、154
耳 …………………238、240
味盲 ………………………248
味毛 ………………………249
脈絡叢 ……………………195
脈絡膜 ……………230、234
味蕾 ………………60、249

む
無顆粒白血球 ……………214
ムコ多糖 …………………268
虫歯 ………………………263
無髄神経線維 ……………179
無力化 ……………………226

め
目 ……………230、232、234
明暗順応 …………………237
迷走神経 …………………202
迷路 ………………………238
メタボリックシンドローム
………………22、24、25、27
メッセンジャーRNA（mRNA）
………………………………223
メニエール病 ……………245
メラニン …………………251
免疫 ………………224、226
免疫応答 …………224、226
免疫不全 …………………227
メンタルヘルス ……………28

も
毛幹 ………………250、256
毛球 ………………………256
毛根 ………………250、256
毛細血管 …………………126
毛小皮 ……………………256
毛髄質 ……………………256
盲腸 …………………82、94
盲点 ………………………236
毛乳頭 ……………………256
毛皮質 ……………………256
毛包 ………………………256
毛母基 ……………………256
網膜 ………………230、234、236
網様体 ……………………188
毛様体 ……………230、234
門脈 …………………………84
モンロー孔 ………………195

や行

や
薬物療法 ……………………31

ゆ

有郭乳頭 …………………248
有髄神経線維 ……………179
有毛細胞 …………………242
幽門 …………………72、76
幽門部 ………………………72
輸入細動脈 ………………144

よ

葉気管支 …………………108
溶血 ………………………214
葉状乳頭 …………………248
腰椎 ………………………278
腰方形筋 …………………281

ら行

ら
ラセン器 …………………240
卵黄嚢 ……………………168
卵管…… 157、158、161、166
卵管采 ……………………158
卵管腹腔口 ………………166
卵管膨大部 ………157、166
卵形嚢 ……………………243
ランゲルハンス島 …75、90
卵子 ………157、161、166
卵娘細胞 …………………161
卵巣 …………………………
…158、160、161、162、166
卵祖細胞 …………………161
卵胞 ………………………160
卵胞刺激ホルモン ………162
卵母細胞 …………………161

り
リソソーム …………………44
立毛筋 ……………………256
リボソーム ………44、223
リモデリング ……………269
流涙反射 …………………232
菱形筋 ……………………282
輪状軟骨 …………………102
リンパ ……56、134、224
リンパ管 …………………134
リンパ管炎 ………………136

リンパ球 …………… 224	類洞 ………………… 84	肋骨 ………… 106、112、280
リンパ系 …………… 134	涙嚢 ………………… 232	肋骨弓 ……………… 280
リンパ系幹細胞 …………… 218	ルシュカ孔 ………… 195	ロボトミー手術 …………… 191
リンパ小節 ………………… 136	**れ**	
リンパ節 …………… 134、136	冷覚 ………………… 252	**わ行**
リンパ節炎 ………………… 136	レセプター ………… 170	**わ**
リンパ腺 …………………… 136	レンズ核 …………… 190	ワルダイエル咽頭輪 ……… 68
リンパ洞 …………………… 136	**ろ**	ワルダイエル扁桃輪 ……… 68
リンパ浮腫 ………………… 136	老眼（老視）………………… 235	腕頭静脈 …………………… 134
る	肋硬骨 ……………… 280	
涙器 ………………… 232	肋軟骨 ……………… 280	
涙腺 ………………… 232	肋下筋 ……………… 281	
涙道 ………………… 232	肋間神経 …………… 181	

協力

- 日本医科大学千葉北総病院
- （社）日本臓器移植ネットワーク
- 四谷メディカルキューブ
- 八王子クリニック
- 文京学院大学　保健医療技術学部　解剖学・人体標本室

参考文献

- 『ほんとうにすごい！iPS細胞』岡野栄之著　講談社
- 『図解雑学　人体の不思議』安藤幸夫監修　ナツメ社
- 『早引き　救急看護事典』有賀 徹監修　ナツメ社
- 『徹底図解　からだのしくみ』小野嘉夫監修　新星出版社
- 『日本人体解剖学　上・下巻』金子丑之助著　金子勝治・穐田真澄改訂　南山堂
- 『解剖学』　社団法人 東洋療法学校協会編
- 「特定非営利活動法人　再生医療支援機構」 http://www.saiseiiryo.or.jp/sorm/about_rm.html
- 「株式会社ジャパン・ティッシュ・エンジニアリング」http://www.jpte.co.jp/stories/story_1.html
- 「佐藤製薬株式会社」http://www.sato-seiyaku.co.jp/top/healthcare/pharmacy/lifestyle/lifestyle9_1.html
- 「NPO再医療推進センター」http://www.rm-promot.com/

監修者略歴

竹内修二（たけうちしゅうじ）

医学博士。元常葉大学健康プロデュース学部学部長・教授

東邦大学卒業。東京慈恵会医科大学にて人体解剖学の実習と講義を担当、その後、常葉大学教授を歴任。医師、歯科医師、看護師、理学療法士、作業療法士、鍼灸師、柔道整復師、管理栄養士、アスレティックトレーナーなどの養成に関わり、解剖学・解剖生理学・成長学・運動学を担当。『史上最強図解これならわかる!解剖学』『竹内先生の楽しくわかる解剖生理 人のからだにある"あな"』（ナツメ社）、『読んでわかる解剖生理学』（医学教育出版社）、『好きになる解剖学』（講談社）など著書多数。

本書に関するお問い合わせは、書名・発行日・該当ページを明記の上、下記のいずれかの方法にてお送りください。電話でのお問い合わせはお受けしておりません。

・ナツメ社webサイトの問い合わせフォーム
　https://www.natsume.co.jp/contact
・FAX（03-3291-1305）
・郵送（下記、ナツメ出版企画株式会社宛て）

なお、回答までに日にちをいただく場合があります。正誤のお問い合わせ以外の書籍内容に関する解説・個別の相談は行っておりません。あらかじめご了承ください。

ナツメ社Webサイト
https://www.natsume.co.jp
書籍の最新情報（正誤情報を含む）はナツメ社Webサイトをご覧ください。

史上最強カラー図解
プロが教える 人体のすべてがわかる本

2012年 7月10日 初版発行
2023年 6月20日 第11刷発行

監修者	竹内修二	Takeuchi Shuji, 2012
発行者	田村正隆	
発行所	株式会社ナツメ社	
	東京都千代田区神田神保町1-52　ナツメ社ビル1F（〒101-0051）	
	電話　03(3291)1257（代表）　　FAX　03(3291)5761	
	振替　00130-1-58661	
制　作	ナツメ出版企画株式会社	
	東京都千代田区神田神保町1-52　ナツメ社ビル3F（〒101-0051）	
	電話　03(3295)3921（代表）	
印刷所	ラン印刷社	

ISBN978-4-8163-5253-9　　　　　　　　　　　　　　　Printed in Japan

〈定価はカバーに表示してあります〉
〈落丁・乱丁本はお取り替えいたします〉

本書の一部または全部を著作権法で定められている範囲を超え、ナツメ出版企画株式会社に無断で複写、複製、転載、データファイル化することを禁じます。